中国双相障碍防治指南

2025版

组织编写　中华医学会精神医学分会

主　　编　方贻儒　刘铁榜

副主编　李凌江　王　刚　李　涛　陈　俊　邱昌建

主　　审　于　欣　施慎逊

编　　委　（按姓氏汉语拼音排序）

白渊翰　陈　俊　方贻儒　洪　武　胡少华　李　涛

李凌江　李晓白　刘铁榜　刘忠纯　马现仓　马燕桃

彭代辉　邱昌建　荣　晗　汪作为　王　纯　王　刚

王长虹　王化宁　王绪轶　夏　炎　许秀峰　杨甫德

姚志剑　俞章盛　张　玲

学术秘书　洪　武　白渊翰

人民卫生出版社

·北　京·

图书在版编目（CIP）数据

中国双相障碍防治指南：2025 版 / 中华医学会精神医学分会组织编写；方贻儒，刘铁榜主编 . -- 北京：人民卫生出版社，2025. 8（2025. 11重印）. -- ISBN 978-7-117-38359-2

Ⅰ. R749.4-62

中国国家版本馆 CIP 数据核字第 2025U08G11 号

| 人卫智网 | www.ipmph.com | 医学教育、学术、考试、健康，购书智慧智能综合服务平台 |
| 人卫官网 | www.pmph.com | 人卫官方资讯发布平台 |

中国双相障碍防治指南(2025 版)
Zhongguo Shuangxiang Zhang'ai Fangzhi Zhinan (2025 Ban)

组织编写：中华医学会精神医学分会
主　　编：方贻儒　刘铁榜
出版发行：人民卫生出版社（中继线 010-59780011）
地　　址：北京市朝阳区潘家园南里 19 号
邮　　编：100021
E - mail：pmph @ pmph.com
购书热线：010-59787592　010-59787584　010-65264830
印　　刷：北京铭成印刷有限公司
经　　销：新华书店
开　　本：710×1000　1/16　印张：26
字　　数：399 千字
版　　次：2025 年 8 月第 1 版
印　　次：2025 年 11 月第 4 次印刷
标准书号：ISBN 978-7-117-38359-2
定　　价：79.00 元

打击盗版举报电话：010-59787491　E-mail: WQ @ pmph.com
质量问题联系电话：010-59787234　E-mail: zhiliang @ pmph.com
数字融合服务电话：4001118166　E-mail: zengzhi @ pmph.com

专家组成员（按姓氏汉语拼音排序）

白渊翰　深圳市精神卫生中心

陈　俊　上海交通大学医学院附属精神卫生中心

方贻儒　上海交通大学医学院附属瑞金医院

洪　武　上海交通大学医学院附属精神卫生中心

胡少华　浙江大学医学院附属第一医院

李　涛　浙江大学医学院附属精神卫生中心

李凌江　中南大学湘雅二医院

李晓白　中国医科大学附属第一医院

刘铁榜　深圳理工大学未来医学中心

刘忠纯　武汉大学人民医院

马现仓　西安交通大学第一附属医院

马燕桃　北京大学第六医院

彭代辉　上海交通大学医学院附属精神卫生中心

邱昌建　四川大学华西医院

荣　晗　深圳市精神卫生中心

汪作为　上海市虹口区精神卫生中心

王　纯　南京医科大学附属脑科医院

王　刚　首都医科大学附属北京安定医院

王长虹　新乡医学院第二附属医院

王化宁　空军军医大学西京医院

王绪轶　中南大学湘雅二医院

夏　炎　哈尔滨医科大学附属第一医院

许秀峰　昆明医科大学第一附属医院

杨甫德　北京回龙观医院

姚志剑　南京医科大学附属脑科医院

俞章盛　上海交通大学医学院

张　玲　首都医科大学附属北京安定医院

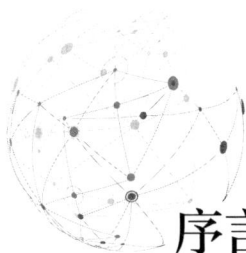

序言

随着社会公众日益关注精神心理健康,双相障碍的治疗和管理已成为全球精神医学领域的重要课题。国内外针对双相障碍识别、诊断与治疗的研究不断深化,循证证据日益增多,进一步强化了临床医生对于双相障碍疾病本质的认识和理解,理顺了治疗原则与要点,丰富了治疗策略,细化了对特殊类型、特殊人群的干预。第 3 次更新再版的《中国双相障碍防治指南(2025 版)》在保持与国际并轨的同时,立足本土实践,基于循证医学理念为双相障碍提供了规范化、精细化及个体化的防治策略。

本指南凝集了我国众多精神医学专家、循证医学专家、临床医生和研究者的智慧与心血,布局及内容安排在保持证据科学性的同时充分考虑了临床实用性。在 2015 年出版的第 2 版的基础上与时俱进,强调了应用"心境图"更好地使双相障碍诊断过程具象化;解答了临床上关注度高的相关问题(例如,抗抑郁药是否能用于双相抑郁,青少年双相障碍的治疗要点等)。值得医务工作者常常翻看、细细阅读。

在中华医学会精神医学分会的鼎力支持和指导下,《中国双相障碍防治指南(2025 版)》修订工作精推细敲,历时两年有余,终得以出版和发布。特别感谢所有参与者的辛勤付出,致敬国内外同道的临床与研究贡献,也期待这样智慧与经验的结晶在国际精神医学界得到热烈反响。希望本指南能够为我国双相障碍患者提供合理诊疗建议,成为学界同道的常备参考书,为临床实践点亮明灯,托起双相障碍患者、家人及社会稳定且充满希望的明天,推动我国双相障碍防治工作更上一层楼。

2025 年 4 月

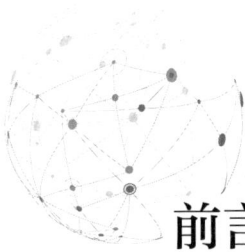

前言

2007 年，由卫生部疾病预防控制局、中国疾病预防控制中心精神卫生中心和中华医学会精神医学分会牵头，沈其杰教授主编的第 1 版《中国双相障碍防治指南》（北京大学医学出版社）正式推出，第 1 版指南是我国临床精神医学从经验医学走向循证医学的重要标志。2015 年，中华医学会精神医学分会发布了由双相障碍研究协作组牵头，于欣、方贻儒教授主编的第 2 版《中国双相障碍防治指南》（中华医学电子音像出版社）。第 2 版指南发布以来，得到了学界同道的高度认同，广泛应用，多次加印[1]；并通过 *Bipolar Disorders* 杂志的介绍，提升了我国精神医学学科的国际影响力。近 10 年来，国内外对双相障碍临床诊治相关研究不断深入，新的循证证据日益增多，不同国家 / 地区 / 学术组织陆续更新 / 再版了双相障碍诊疗相关指南，推动了双相障碍诊治理念的深化与干预方法的变化。针对日益突显的未得到满足的临床需求，国内学者拾遗补阙，陆续发表了双相障碍诊治相关"共识""建议""诊疗规范"等。因此，中华医学会精神医学分会决定再版重大精神障碍防治指南，双相障碍研究协作组接受委托，组织国内学者，于2022 年 11 月启动修订工作。

《中国双相障碍防治指南（2025 版）》遵循以下原则修订：第一，传承。体例上延续第 2 版特色，依照真实世界临床诊疗步骤与习惯，在原版基础上发展性地调整，总体布局和相关要素与第 2 版基本一致。第二，发展。体现与时俱进的学科成就，鉴于双相障碍的复杂性，当前诊疗主要遵循研究证据，尚无法针对生物学靶标精准干预。因此，本指南在多渠道全方位检索、分析研究文献的基础上，由编写专家及其团队配合指南制订组（秘书组 + 循证组）分工协作、共同完成。第三，精研。设计与制订遵照世界卫生组织（WHO）2014 年发布的《指南制订手册》和中华医学会《中国制订 / 修订临床诊疗指南的指导原则（2022版）》的流程和方法，同时按照中国指南 / 共识科学性（scientific）、透明性（transparent）、适用性（applicable）和评级（ranking）（简称 STAR）标准进行方法学构建。章节相关内容经过多次核实、修改、多方评审等过程"锤炼"而成，定稿由中华医学会精神医学分会常委会批准发布。

本指南总体延续第 2 版架构，考虑到学界针对双相障碍特殊类型、特殊人群的研究日益深入，临床上也更关注这些患者的个体化合理治疗，以及对双相障碍治疗的安全性监测日益重视，本版指南将第 2 版指南的第五章"特殊类型、人群与治疗监测"，拆分为第五章"特殊类型和特殊人群"和第六章"治疗安全性、监测及处理"两章。本版指南已在国际实践指南注册与透明化平台进行双语注册（Practice guidelines REgistration for transPAREncy, http://www.guidelines-registry.cn/）（注册编号：PREPARE-2023CN360）。

指南按照以下步骤修订：首先，基于 PICO（participants, interventions, comparisons, outcomes）原则，提出临床核心问题。其次，检索 PubMed/MEDLINE、Web of Science、Cochrane Library、Central、Embase、PsycINFO、CNKI、万方数据、维普数据库，纳入 2012 年 1 月—2023 年 12 月与双相障碍流行病学、病因机制、评估识别、诊断治疗等相关的文献，由 3 名精神科医师参考加拿大情绪与焦虑治疗网络和国际双相障碍学会（CANMAT/ISBD）证据等级标准（表 A）进行独立和交换检查后确定是否纳入。再次，所纳入的临床研究，采用 RevMan 5.4.1 进行质量评价，通过 GRADEpro GDT 在线工具对循证证据进行质量分级，结合 meta 分析的质量评价形成证据评价。完成 GRADE 质量分级后，由循证组进一步根据证据等级标准对循证证据进行二次评级，完成证据等级评定。最后，证据等级评价完成后，编委专家组采用德尔菲法结合临床疗效与不良反应形成治疗推荐分级（表 B）。

表 A　循证证据质量分级标准

证据级别	证据类型
A	RCT，质量升高二级的观察性研究，窄置信区间的 meta 分析、多项有安慰剂 / 活性对照组的双盲随机对照研究（每个活性治疗组样本量 $n \geqslant 30$ ）
B	质量降低一级的 RCT，质量升高一级的观察性研究，宽置信区间的 meta 分析、一项有安慰剂 / 活性对照组的双盲随机对照研究（每个活性治疗组样本量 $n \geqslant 30$ ）
C	质量降低二级的 RCT，观察性研究，至少一项有安慰剂 / 活性对照组的双盲随机对照研究（每个活性治疗组样本量 $n=10{\sim}29$ ）、健康系统管理数据
D	质量降低三级的 RCT，质量降低一级的观察性研究，系列病例观察，非对照研究、个案报道、专家共识

表 B　治疗推荐等级分级标准

推荐等级	证据等级
一线	A 级或 B 级疗效证据 + 安全性 / 耐受性的临床支持 + 无治疗诱发的转相风险
二线	C 级及以上疗效证据 + 安全性 / 耐受性的临床支持 + 治疗诱发的转相风险低
三线	D 级及以上疗效证据 + 安全性 / 耐受性的临床支持
不推荐	治疗无效的 A 级证据，或治疗无效的 B 级证据 + 专家共识

本指南的编写团队由我国精神医学界具有学科、领域、学术和机构代表性的专家组成，包括精神医学临床专家 26 名、公共卫生学专家 1 名。具体分工如下：第 1 章——方贻儒、洪武，第 2 章——刘铁榜、白渊翰，第 3 章——李凌江、胡少华、王绪轶，第 4 章——王刚、张玲、王化宁、李晓白、马现仓、姚志剑，第 5 章——汪作为、彭代辉、许秀峰、王长虹、荣晗、刘忠纯、夏炎，第 6 章——李涛、马燕桃，第 7 章——陈俊、王纯、俞章盛，第 8 章——杨甫德、邱昌建，附录——洪武、白渊翰，审阅——方贻儒、刘铁榜、于欣、施慎逊。

在指南编写过程中，衷心感谢以下人员在临床研究检索、循证证据收集和文稿整理等方面做出的重要贡献，他们是（按照姓名拼音排序）：陈依明、陈志璐、董冠希、高静、高凤洁、耿梦军、何雨茹、黄佳、黄嘉轩、黄乐萍、黄小嘉、黄卓悦、冀紫阳、金锋、金梦云、李琳、李谦、李炳桦、李金阳、李元荣、刘琳、孟雅婧、潘子怡、邱宇甲、史家波、史一凡、陶洋洋、王丹丹、徐月洋、徐子悦、颜涵春、阳璐、杨涛、叶淑玮、余华、张建、张浩楠、张凌风、张遥迟、周儒白、朱玥、朱楚懿、邹浩文。特别鸣谢王凡、陈毅锋等秘书组成员在文稿整理中的倾力付出。

《中国双相障碍防治指南（2025 版）》旨在为医务工作者在双相障碍诊疗过程中制定有效、合理的临床决策提供重要参考依据。其按照临床诊疗过程展开，推陈出新，面面俱到，内容充实，实用性强，便于专业人员学习掌握并付诸实践。本书的读者主要是在临床第一线工作的精神卫生与心理健康从业人员，包括精神专科医师、全科医师、综合医院心理 / 心身科及其他临床学科医师、规培 / 专培医生、研究生，临床社工师以及精神卫生管理人员。诚恳欢迎同道们在真实世界临床工作中，及时反馈使用情况，提出建设性意见，不吝赐教，促进指南优化、修订、更新。

2025 年 4 月

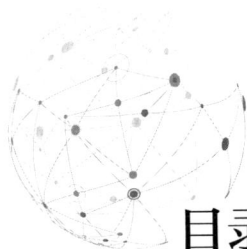

目录

1 第一章 总论 001

2 第二章 双相障碍的临床评估 023

3 第三章 诊断与鉴别 043

第一节 早期识别 044

第二节 诊断原则、诊断标准与鉴别 049

第三节 病程与预后、双相障碍的共病问题 063

4 第四章 治疗建议 073

第一节 双相障碍治疗原则 074

第二节 双相 I 型障碍躁狂发作急性期治疗 079

第三节　双相Ⅰ型障碍抑郁发作急性期治疗　088

第四节　双相Ⅰ型障碍维持治疗　096

第五节　双相Ⅱ型障碍治疗　101

5

第五章　**特殊类型和特殊人群　113**

第一节　特殊类型　114

第二节　特殊人群　141

第三节　共病　187

6

第六章　**治疗安全性、监测及处理　201**

第一节　药物治疗安全性、监测及处理　202

第二节　认知功能损害评估及治疗　210

7

第七章　**双相障碍治疗循证医学证据　213**

第一节　循证证据方法学说明　214

第二节　药物治疗的循证证据　216

第三节　非药物治疗的循证证据　244

8 第八章　疾病管理　259

第一节　人群防治　260

第二节　精神科管理　274

第三节　指南的推广与实施　284

附录1　双相障碍相关评估工具介绍　287

附录2　国外代表性双相障碍治疗指南简介（2015—2025）　297

参考文献　301

中英文词汇对照　398

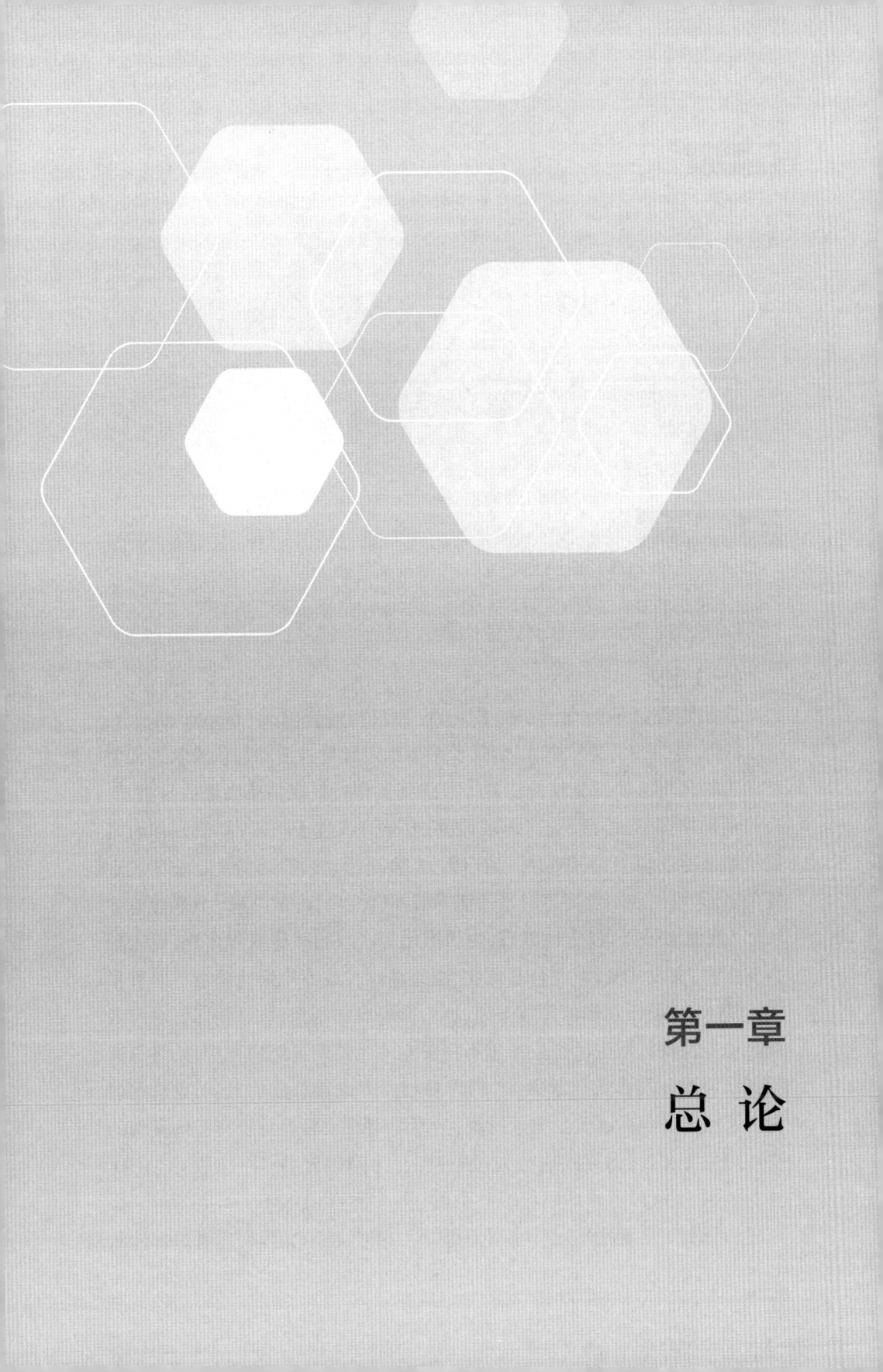

第一章

总 论

1 第一章

总 论

一、概述

> **⚠ 要点提示:**
>
> 1-0-1. 双相障碍概念变迁及其核心临床特征
>
> 1-0-2. DSM-5 与 ICD-11 关于双相障碍诊断分类的重要变更

（一）定义

双相障碍（bipolar disorder，BD），也称双相情感障碍（bipolar affective disorder），是一种反复发作、以情感水平不稳定和精神活动起伏及状态异常波动为临床特征的常见精神障碍[2]。躁狂发作时呈现情感高涨或易激惹、言语活动增多、思维活跃、兴趣增加、精力充沛或过于旺盛；抑郁发作时则见情绪低落或烦闷、兴趣索然、疲乏无力、言语活动减少等特征。临床表现复杂多形，可出现幻觉妄想或紧张症等精神病性症状；常共患/共病焦虑症状和/或焦虑障碍、强迫性障碍、物质滥用等。双相障碍病程多样，可表现为发作性、交替往复性、混合迁延性、潮起潮落式或不规则性病程等多种形式。临床上，躁狂发作可持续 1 周以上，抑郁发作则超过 2 周时间，对患者社会功能及其日常生活产生严重不良影响[3]。长期自然病程中，始终只有躁狂或轻躁狂发作者非常少见（约占双相障碍患者总数的 1%），且这些患者的家族史、病前人格、生物学特征、治疗原则及预后等与兼有抑郁发作的双相障碍相似。《国际疾病分类：精神与行为障碍分类（第 11 版）》（ICD-11）及美国《精神障碍诊断与统计手册（第 5 版）》（DSM-5）均取消了"躁狂症（mania）"诊断，而一并列入双相障碍。40% 的双相障碍患者最初诊断为抑郁症（major depressive disorder, MDD）或焦虑障碍,多次情感发作之后会出现发作频率加快、趋向混合发作而致病情愈发复杂。近年来,学界强调"双相及相关障碍"（bipolar or related disorders）、"双相谱系障碍"（bipolar spectrum disorders）等概念,将"抑郁症 - 双相Ⅰ型障碍,环性人格 - 双相Ⅰ型障碍"视为谱系延长线,用以提醒早期关注那些尚未出现（轻）躁狂发作的"抑郁症"临床病例。

> ❓ 问题 1-0-1: 双相障碍通常具备什么样的临床特征?
>
> 答案：双相障碍是一种临床表现反复发作、以情感水平不稳定和精神活动起伏及状态异常波动等为特征的常见精神障碍[2]。

（二）概念变迁

20 世纪 50 年代,精神病学界采纳 E. 布鲁勒（Eugen Bleuler）的观点,提出了情感性精神病（affective psychosis）的命名,并于 1968 年被美国精神病学协会（American Psychiatric Association, APA）推出的 DSM-Ⅱ 所采用,将躁狂抑郁性精神病和更年期抑郁症归于此条目。1974 年,WHO 发布的 ICD-8 也沿用该名称。其后,ICD-9（1978）将躁狂抑郁性精神病划分为躁狂型、抑郁型和循环型等亚型,并删除了更年期抑郁症;1980 年发布的 DSM-Ⅲ将情感性精神病改名为情感障碍（affective disorder）,并列出了双相障碍、抑郁症和其他 / 不典型情感障碍等亚类。1992 年,ICD-10 使用心境障碍（mood disorder）替代情感障碍,采纳单相（unipolar）和双相（bipolar）的概念,并扩大了内容,包括了躁狂发作、双相障碍、抑郁发作、复发性抑郁障碍、持续性心境障碍和其他 / 未特定的心境（情感）障碍等亚型,同时指出在躁狂发作或抑郁发作时,患者可伴有或不伴有精神病性症状。DSM-Ⅳ（1994）及 DSM-Ⅳ-TR（2000）也采用心境障碍一词,将躁狂症（mania）和轻躁狂（hypomania）划归于双相障碍范畴;DSM-Ⅳ-TR 则将双相障碍视作一种疾病谱系,提出了双相谱系障碍的概念,将心境障碍划分为抑郁障碍、双相障碍（Ⅰ型、Ⅱ型）以及其他心境障碍。2013 年发布的 DSM-5 将双相障碍改称为双相及相关障碍（bipolar or related disorders）,与精神分裂症、抑郁障碍等精神障碍并列,并将"混合发作"改为"伴混合特征"标注[4]。

2022年,WHO推出的ICD-11保留"心境障碍"大类,包含双相及相关障碍、抑郁障碍、其他继发性或非特定的心境障碍等诊断类别。其中,双相Ⅰ型障碍定义为至少出现1次躁狂发作或混合发作,躁狂发作持续至少1周(或经治疗而病期缩短);混合发作指在至少2周的大多数时间内明显的躁狂症状与抑郁症状混合或快速交替出现。双相Ⅱ型障碍定义为至少出现1次持续数日的轻躁狂发作,同时至少出现1次抑郁发作;抑郁发作持续至少2周。

(三)DSM-5与ICD-11的变化

DSM-5从四个方面修订了双相及相关障碍的分类和诊断标准:①基因和家系研究证实抑郁障碍、双相障碍属于异质性疾病,因此将抑郁障碍、双相障碍划分为独立的疾病类别;②研究表明活动增加与情绪高涨存在强关联,因此躁狂/轻躁狂诊断标准A中增加了活动增多;③研究显示持续2天的轻躁狂发作也可以区分抑郁发作与双相障碍,但潜在的"过度诊断"可能将导致临床实践和卫生资源利用发生重大变化,故而仍然维持"至少4天"的病程标准,而将"2~3天"归类于"其他特定的双相及相关障碍";④删除了"混合发作"亚型,而采用"伴混合特征"的标注,临床呈现为:躁狂或轻躁狂发作伴混合特征,抑郁发作伴混合特征。混合特征提示病情更严重、共病更多见、自杀及致残风险更高、疾病结局更差等。因此,明确标注"双相障碍伴混合特征",有利于临床制订合理的治疗计划以及监测治疗效应,既切合了临床需求,又桥接了抑郁障碍和双相障碍,体现了双相障碍谱系的本质[5,6]。

ICD-11对于双相及相关障碍的亚类划分较之ICD-10变化大,与DSM-5更接近,包括双相Ⅰ型障碍、双相Ⅱ型障碍、环性心境障碍。取消了"心境发作""持续性心境障碍"类别,将"环性心境障碍"归入双相障碍。轻躁狂发作被认为是在没有明显功能损害的情况下,一种减弱形式的躁狂发作,不伴有精神病性症状。并增加了"伴显著焦虑症状""伴忧郁特征"等标注。ICD-11强调"混合发作"可以是每天或1天之内同时并存躁狂和抑郁症状群或快速转换,而"快速循环型"强调在过去12个月内有较频繁的情感发作(至少4次)。"环性心境障碍"指在至少2年病程中的大多数时期内,出现大量心境不稳定期,包括轻躁狂和抑郁症状,但均不符合诊断标准要求；如果病程中出现了符合诊断标准的情感发作，则应更改诊断为双相Ⅰ型障碍或双相Ⅱ型障碍。

（四）"软双相"和阈下双相障碍

由于多数双相障碍以抑郁首发，从首次抑郁发作中尽早预测双相障碍是有效避免误诊漏诊的重要手段。有学者提出"软双相（soft bipolarity）"概念。软双相指目前为抑郁发作，且过去没有确切的躁狂或轻躁狂发作，但具备某些人口社会学与临床特征的患者，譬如发病年龄早（20岁以前）；有精力旺盛气质、环性情感气质以及边缘型人格障碍；有双相障碍、自杀、边缘型人格障碍等家族史；发作频繁，晨重夜轻或季节性发作等节律变化更明显；抑郁发作具有混合、非典型、伴精神病性症状或激越等特征以及经多种（3种或以上）抗抑郁药物治疗但疗效不佳的难治性抑郁症（treatment resistant depression，TRD）。软双相被认为是"抑郁"演变成双相障碍的过渡概念，亦被称为"假单相"。

随着双相谱系障碍（bipolar spectrum disorders）日益获得认可，除经典的双相Ⅰ型障碍或双相Ⅱ型障碍外，阈下双相障碍（subthreshold bipolar disorder），甚至情绪不稳或烦躁等亦被归入双相谱系障碍。阈下双相障碍的定义或标准因研究而异，可以归类于未特定（unspecified）双相障碍。美国儿童与青少年精神病学学会将其定义为不满足躁狂/轻躁狂或混合发作的病程标准或情感发作症状不典型的情感障碍。美国双相谱系障碍患病率调查研究（2007）提出，阈下双相障碍包括三种情况：①既有反复阈下轻躁狂发作（subthreshold hypomanic episode）史（符合DSM-Ⅳ轻躁狂发作的所有其他标准并且至少有2项B症状），又有抑郁发作（major depressive episode）史；②有2次或2次以上轻躁狂发作史，但无抑郁发作史，伴或不伴阈下抑郁发作；③有反复阈下轻躁狂发作史，但无抑郁发作史，伴或不伴阈下抑郁发作。世界精神卫生调查计划（World Mental Health Survey Initiative，WMHSI）（2011）将阈下双相障碍简单归纳为阈下轻躁狂发作，具体为复合性国际诊断访谈（CIDI）筛查出至少1项躁狂条目，但不符合轻躁狂诊断标准。

二、流行病学与疾病负担

> ❗ **要点提示：**
>
> 1-0-3. 双相障碍患病率与疾病负担变化
>
> 1-0-4. 应高度重视双相障碍自杀风险

（一）患病率

2019年，WHO公布的数据显示全球罹患双相障碍者估占总人口的0.52%，约有4 000万人。双相障碍发病呈现三峰分布，早发、中发、晚发的起病年龄分别为17.3（±1.19）岁、26.0（±1.72）岁、41.9（±6.16）岁，比例分别达45%、35%、20%，双相障碍的发病年龄约半数在20岁之前，是导致年轻人致残的主要原因之一。与此同时，不同国家/地区的双相障碍终生患病率不等（0.1%~8.0%），地域间差异很大[7-9]。同年，我国精神卫生调查的双相障碍终生患病率为0.6%，其中双相Ⅰ型障碍为0.4%，双相Ⅱ型障碍<0.1%，未特定型为0.1%[9,10]。2021年的流行病学调查显示，从1990年到2021年30年间，全球双相障碍发病率呈上升趋势，从每10万人453.7例小幅上升至454.59例，而患病率和健康寿命损失年保持稳定或略有下降；女性的死亡率高于男性（2021年，女性为474.22/10万，男性为435.01/10万）。此外，透过该报告数据也可以观测新型冠状病毒感染（COVID-19）对于双相障碍发生发展的影响[10,11]。最新（2021）的全球及亚洲地区双相障碍年龄标准化发病率（ASIR）、年龄标准化患病率（ASPR）、年龄标准化残疾生活年限（ASRYLD），详见表1-0-1。

表1-0-1　2021年全球及亚洲地区双相障碍的 ASRYLD、ASIR、ASPR

单位:(/10万)

地区	ASRYLD（95% *CI*）	ASIR（95% *CI*）	ASPR（95% *CI*）
全球	97.32（63.1, 139.99）	32.12（27.02, 38.42）	454.59（377.9, 545.75）
女性	100.48（65.16, 143.98）	33.06（27.8, 39.6）	474.22（393.55, 570.16）

续表

地区	ASRYLD（95% *CI*）	ASIR（95% *CI*）	ASPR（95% *CI*）
男性	94.16（60.91，135.74）	31.22（26.27，37.34）	435.01（362.67，521.46）
亚洲地区			
高收入亚太地区	105.23（68.4，152.63）	33.84（28.5，40.21）	485.25（405.7，586.7）
中亚地区	99.59（59.44，146.97）	33.00（25.73，41.35）	462.67（228.91，585.9）
南亚地区	70.68（46.57，100.78）	24.83（20.89，29.38）	333.17（278.46，392.01）
东南亚地区	67.56（42.81，97.22）	23.22（19.17，27.88）	313.11（254.91，377.9）
东亚地区	37.7（24.65，54.32）	12.75（10.77，14.92）	173.26（146.92，203.61）

尽管不同国家／地区的双相障碍患病率悬殊，但双相障碍患者都具有发病年龄早，病情进展复杂，容易出现个体残疾，社会功能下降等共同特征[12]。双相障碍造成的社会成本高，约占全球经济负担的 6.5%[13]，其中大部分疾病负担与共病（comorbidity）相关[14]。2015 年美国的调研表明双相障碍导致的疾病负担超过 2 021 亿美元，主要是由共病，尤其是共病慢性非传染性疾病（如共病心血管疾病）所造成的，这些疾病严重影响双相障碍患者的预后转归[15]。

罹患双相障碍将造成患者预期寿命损失约 9~20 年，这种差距在青少年人群（15~29 岁）中尤其明显[16]。心血管疾病是导致双相障碍患者过早死亡的常见原因。鉴于双相障碍突出的高共病率、高死亡率及高疾病负担，应对该患病群体尽早进行综合评估和全面管理[16-18]。

?

问题 1-0-2：近年来双相障碍患病率及疾病负担的变化趋势？

答案：2019 年，WHO 发布的数据显示全球罹患双相障碍者估占总人口的 0.52%，约有 4 000 万患者；我国双相障碍终生患病率为 0.6%。全球双相障碍发病率有上升的趋势，而患病率和健康寿命损失年保持稳定或略有下降。双相障碍是导致年轻人致残的主要原因之一，其疾病负担女性高于男性[7, 11]。

（二）自杀和冲动风险

自杀是双相障碍患者需要强调的重大临床问题。双相障碍自杀成功率远高于其他精神障碍患者，双相障碍患者死于自杀的可能性较健康人群高约 20~30 倍[19, 20]。30%~50% 的成人双相障碍患者其自杀意念 / 企图伴随一生，其中约有 15%~20% 的患者最终死于自杀[21]。处于抑郁发作或混合发作的双相障碍患者更有可能出现自杀企图并最终自杀死亡；而双相 II 型障碍较之双相 I 型障碍的自杀率也更高，因此强调临床上亟须关注双相 II 型障碍的复杂性和严重性[20, 22]。

冲动行为是双相障碍的另一种疾病特征，会随着疾病的严重程度而波动。如在躁狂发作期间，双相障碍常见的冲动冒险行为包括性欲亢进、过度消费、滥用药物、肇事肇祸等。研究表明，双相障碍患者的高冲动行为与自杀企图有一定的相关性[23]。另一项研究表明，急性住院的双相障碍患者比其他住院患者有着更高的冲动攻击风险。15 岁以后健康人群冲动攻击行为的发生率约是 0.66%，而双相 I 型障碍患者则高达 25.34%。共病人格障碍和物质滥用会增加双相障碍患者的冲动风险[24]。

（三）共病

成人双相障碍共病躯体疾病和 / 或其他精神障碍的终生患病率约为 90%，半数左右的双相障碍合并多种疾病（共病 3 种或以上合并症）。双相障碍共病患者发病年龄更早、临床表现更复杂、自杀率更高、治疗反应更差和预后更加不良。与首次为躁狂发作的患者相比，多次抑郁发作的成年双相障碍患者共病率更高，这既对早发现、早诊断、早预防提出了更高要求，也提示了相关线索[25]。

焦虑障碍是双相障碍最常见的精神障碍共病，70%~90% 的双相障碍患者共病广泛性焦虑障碍、社交焦虑障碍或惊恐障碍[26]。约 30%~50% 的成年双相障碍患者共病物质滥用或酒精滥用[27]，25%~45% 共病注意缺陷多动障碍[26, 28]；而人格障碍（20%~40%）[29]和暴食症（10%~20%）[30]也是较为常见的精神障碍共病。

双相障碍常与代谢综合征（metabolic syndrome，MetS）、糖尿病、多囊卵巢综合征、甲状腺疾病、偏头痛等躯体疾病共病。双相障碍患者共病代谢综合征是普通人群的 1.6~2.0 倍，代谢异常导致双相障碍标准化死亡率提高 1.9~2.1 倍，也增加双相障碍严重程度和自杀风险[31]。

双相障碍高共病率对其转归影响深远,强烈提示临床医师诊治双相障碍患者的同时应务必筛查其他精神障碍与躯体疾病。而双相障碍的高共病率或反映了不同疾病间发病机制存在重合。例如,与双相障碍的情感不稳定和认知功能有关的大脑区域也与注意缺陷多动障碍和焦虑障碍有关。儿童时期的注意缺陷多动障碍和/或焦虑障碍共病,则可能是双相障碍的变异表型[32]。相较首发双相障碍患者,复发患者的酒精和药物滥用发生率更高,这表明双相障碍患者的认知控制、基于奖赏的决策等方面都存在异常,而更易导致共病药物和酒精滥用[33,34]。

(四)疾病负担

目前的研究结果表明,即使得到充分的治疗,双相障碍的高致残率以及不良结局仍普遍存在[35]。研究发现,双相障碍患者即使临床症状稳定缓解时,也会存在残余的功能损害[36]。与健康人群相比,处于稳定期的双相障碍患者可能会继续经历睡眠障碍等状况、表现为更差的社会功能和生活质量[35]。

2023 年,一项美国的研究表明,与普通人群相比,双相障碍患者有着更高的住院率、更多的直接医疗费用和间接费用以及更差的生活质量。该研究队列中双相障碍患者过去 6 个月内因疾病发作的平均住院人数为 0.53,普通人群为 0.30;双相障碍患者平均年化直接医疗费用为 20 846 美元,而普通人群为 11 391 美元,双相障碍患者的年平均间接费用为 14 795 美元,普通人群则为 9 274 美元[35]。

此外,研究表明双相抑郁症状与较差的工作效率、就业结果和职业功能相关联[37,38]。对功能的持续影响与残留的抑郁症状有关,美国研究报道由于生产力损失造成的年间接成本为 58 075~61 235 美元[35]。

三、危险因素与发病机制

> **❗ 要点提示:**
>
> 1-0-5. 双相障碍发病相关危险因素
>
> 1-0-6. 双相障碍发病机制主要假说

双相障碍病因不明,发病机制不明确。研究提示遗传因素、生物学因素和心理社会因素以及遗传-环境因素相互作用等多种因素交错综合对其发生发展影响深远,其整合作用模型可能阐释其病理机制。

(一)危险因素

1. 年龄　双相障碍多数发病于成年早期。双相Ⅰ型障碍的平均发病年龄为18岁,双相Ⅱ型障碍稍晚,平均约为22岁,发病高峰年龄在15~19岁。

2. 性别　双相Ⅰ型障碍男女患病机会均等,性别比约为1∶1。双相Ⅱ型障碍、快速循环亚型则以女性常见。女性患者首次多为抑郁发作,病程发展中多见混合发作,也易在更年期和产后出现抑郁发作,这种差异可能与内分泌系统(如性腺和甲状腺)功能紊乱等因素有关。

3. 季节　初冬(10—11月)是抑郁的高发季节,而夏季(5—7月)则是躁狂的高发季节。女性患者常呈现夏天季节性发作高峰,男性患者则缺乏明显的高发季节。

4. 社会经济状况　一些调查发现,双相障碍较多发生于高社会阶层人群。

5. 婚姻家庭　离婚或独居者多见双相障碍,双相障碍患者离婚率比普通人群高3倍以上。良好的婚姻关系可能推迟双相障碍发生,也或减少复发。

6. 人格特征　具有环型人格、情感旺盛性人格特征(明显外向性格、精力充沛、睡眠需要少)以及强迫性人格特征者易罹患双相障碍。

7. 代谢异常　不良的生活方式与代谢综合征、双相障碍强关联,而患者的不良生活方式、药物使用引起体重增加等提示代谢综合征与双相障碍存在着共同的病理机制,如遗传、胰岛素抵抗和异常激活的免疫炎症信号转导级联等[39]。

8. 物质滥用　近半数双相障碍共病物质使用障碍,这种共病患者更容易从抑郁发作转相至躁狂、轻躁狂或混合发作,已证实使用大麻会增加双相障碍患病风险。双相障碍共病物质使用障碍也会导致患者的治疗结局不良,譬如不依从性增加、发作和住院更频繁、低缓解率和生活质量下降等[40]。

9. 环境因素　虽然很难确定生活事件与双相障碍发生发展之间的因果关系,但童年虐待,特别是情感虐待或忽视,与双相障碍的后期发展有关。

其他与双相障碍相关的应激生活事件包括分娩、离婚、失业、残疾和早期丧亲。在成年期,超过 60% 的双相障碍患者报告在情感发作前 6 个月内至少有过一次"应激生活事件"。另外,从母孕期至出生后反复感染所造成的"多重打击"(multiple-hit),也是导致双相障碍发病,甚至早发的不可忽略的环境因素。

10. 其他因素　经前期综合征、产后抑郁、闭经或多囊卵巢综合征等疾病也是导致双相障碍发病的危险因素。

(二)发病机制

1. 遗传因素　遗传倾向调查发现双相障碍的遗传度高达 80%,双相障碍虽有明显的家族聚集性,但其遗传方式不符合常染色体显性遗传,而属于多基因遗传。近期,一项对 13 933 名双相障碍患者和 14 422 名健康对照人群的全外显子组测序发现,A-kinase anchoring protein 11(*AKAP11*)可能是较为明确的双相障碍致病风险基因,也可能是双相障碍与精神分裂症共有的风险基因[41]。

2. 神经免疫与神经凋亡　双相障碍存在免疫激活现象,尸脑研究发现双相障碍患者大脑前额叶、背外侧前额叶和眶额叶等的免疫相关基因表达上调,膝下前扣带回皮质(sACC)和杏仁核的转录组分析呈现表达下调[42]。有学者提出如下假说:双相障碍核心发病机制是免疫介导白质改变,导致边缘网络损伤、连接障碍以及神经元过度激活,使神经信号传递不稳定,神经信号的变化导致大脑内在活动呈现阶段性重新配置,包括边缘系统广泛的脑白质微结构异常、皮质 - 皮质下耦合异常和网络平衡的变化,最终导致临床躁狂和 / 或抑郁症状[43]。

3. 神经连接与神经网络　躁狂发作时感觉运动环路的皮质 - 皮质下连接增加,而抑郁发作则见该环路的皮质 - 皮质下连接减少。躁狂发作患者感觉运动网络 / 突显网络(SMN/SN)活性增加、默认模式网络(DMN)活性降低;反之,抑郁发作患者则见 SMN/SN 活性降低,DMN 活性增加[43]。

4. 氧化应激损伤与线粒体功能障碍　双相障碍患者存在氧化磷酸化、能量生成以及磷脂代谢异常。能量代谢异常与情感发作密切相关。大脑是人体组织中最耗能的器官之一,细胞内的线粒体数量也是最多的。人脑线粒体功能障碍结合氧化应激损伤导致神经元凋亡而致病[44]。

5. 代谢因素　代谢综合征、肥胖和糖代谢异常是导致双相障碍预后变差的危险因素，糖脂代谢紊乱及能量代谢异常会加重疲劳 / 动力缺乏等症状，改变双相障碍病程，导致治疗反应更差、病程慢性迁延，促进快速循环以及整体功能更差[39, 45]。

6. 神经内分泌　双相障碍患者下丘脑 - 垂体 - 肾上腺（hypothalamic-pituitary-adrenal, HPA）轴活性增高，抑郁发作时血浆皮质醇浓度过高，分泌的昼夜节律也有改变，缺少晚间自发性皮质醇分泌抑制；双相障碍患者促甲状腺激素（thyroid-stimulating hormone, TSH）对促甲状腺激素释放激素（thyrotropin-releasing hormone, TRH）的反应增强，血浆基础 TSH 浓度升高。双相抑郁患者的生长激素（GH）对地昔帕明（desipramine）反应降低，部分患者 GH 对胰岛素的反应也降低。γ 氨基丁酸（GABA）激动剂巴氯芬（baclofen）可激发躁狂发作患者过度分泌 GH，但在抑郁症患者中并不出现[46]。

7. 生物节律　双相障碍患者发病前通常经历较多的社会生物节律紊乱事件，生物节律紊乱将导致睡眠障碍、饮食紊乱等状况，从而使易感个体出现情感发作；生物节律紊乱持续 8 周可能是促发躁狂的时间窗。双相障碍患者脑脊液检测发现褪黑素水平明显低于抑郁症患者和健康对照人群。

8. 神经电生理　双相障碍患者表现出由 γ 振荡引起的听觉稳态反应（auditory steady-state response, ASSR）缺陷。P300 事件相关电位可以反映患者的注意缺陷情况，双相障碍患者的 P300 相关电位振幅明显较小，而健康对照与抑郁症患者之间没有明显差别。双相障碍患者在对环境做出反应时更易受情绪和感觉处理的影响[47, 48]。

9. 心理因素　奖励敏感性、认知方式、人格因素等在个体情绪调节中起着重要作用。比如对目标执着追求、抑制性控制受损与躁狂发作有关联，病前外向、神经质、易冲动、寻求刺激、情绪起伏大和难以控制情绪、难以适应社会环境等人格特征也在双相障碍的发生发展中发挥作用[49]。

10. 社会因素　患者近期的生活事件和社会支持是影响双相障碍患者病情发展及其表现的因素。而父母的不良教养方式可导致其子女的情绪不稳定，与青少年暴力攻击行为存在关联。

四、潜在生物学标志

> **① 要点提示:**
> 1-0-7. 双相障碍诊断与治疗的重要"靶点"

寻找合适的生物学标志,以帮助医生尽早识别和早期诊断双相障碍,得出正确的结论并指导治疗非常重要。目前,可用于双相障碍早期预测和干预指导的生物学标志包括神经影像、外周血、行为和心理学指标等。

(一)神经影像

脑结构及神经环路研究表明,双相障碍可定义为情绪处理、情绪调节和奖赏处理过程中的神经环路功能障碍,相应的大脑结构异常或是双相障碍的潜在生物学标志[50];相关研究需朝多模型、多维度方向深入,克服现今研究的局限性[48,51]。双相障碍患者一级亲属的功能磁共振成像(fMRI)研究显示其关键脑区发生了变化,支持神经影像特征是双相障碍生物学标志的观点,研究也揭示了双相障碍患者直系亲属出现脑结构改变但没有发展成精神障碍的神经代偿机制[52]。神经影像学与基因组学结合分析,可以在遗传和表型水平上为双相障碍的诊断提供证据,例如双相障碍患者脑源性神经营养因子(BDNF)基因 Val66Met 风险等位基因与海马体积减小存在联系[53]。

(二)外周血

1. 皮质醇 血清皮质醇(cortisol)唤醒反应水平升高被认为是双相障碍较可靠的标志物。唾液检测证实,剧烈的皮质醇唤醒反应水平变化通常与双相障碍持续时间延长有关,双相抑郁则与低皮质醇水平、皮质醇唤醒水平钝化相关。双相障碍患者毛发皮质醇浓度检测显示,高水平的毛发皮质醇浓度与双相I型障碍患者躁狂发作有关,有助于其早期识别。而测量唾液醛固酮与皮质醇水平也有助于判断双相障碍患者情绪状态与昼夜节律变化的关系[54]。

2. 褪黑素 双相障碍和抑郁症患者通常都会出现昼夜节律紊乱,但双相障碍患者的脑脊液褪黑素水平明显低于抑郁症患者。抑郁症患者的褪黑素水平与健康对照人群之间没有显著差异,然而躁狂发作患者在 15:00—19:00 期间褪黑素分泌水平异常增加,生物节律基因也出现异常表达[54]。

3. C 反应蛋白 双相障碍患者血清 C 反应蛋白（C-reactive protein, CRP）水平升高与躁狂发作临床症状存在关联,CRP 水平升高与双相障碍患者全因死亡率升高有关,其血浆高反应性 CRP 水平明显高于健康对照。双相障碍患者常见 CRP rs1130864a 等位基因突变,尤其是女性、甲状腺功能障碍以及快速循环发作的患者。CRP 水平与双相障碍发病风险有关,其水平升高增加双相障碍晚发风险[54]。

4. 肿瘤坏死因子和可溶性 TNF 受体 双相障碍躁狂发作时患者肿瘤坏死因子 -α（tumor necrosis factor-α, TNF-α）和 TNF-R1 水平显著升高。双相Ⅱ型障碍患者血清可溶性 TNF 受体 -1（soluble TNF receptor-1, sTNF-R1）水平明显低于双相Ⅰ型障碍患者,抑郁发作明显低于躁狂发作,躁狂发作显著高于健康对照,提示 sTNF-R1 可能作为双相障碍躁狂发作的生物学标志,尤其是晚发双相障碍患者。目前正在研发针对该靶点精准干预的精神药物[54]。

5. 脑源性神经营养因子 脑源性神经营养因子（brain-derived neurotrophic factor, BDNF）在神经元突触形成、发育、可塑性和分化中起重要调节作用,被认为是抗抑郁治疗的关键靶点。研究表明抑郁症患者的成熟 BDNF 与前体 BDNF 比值（mBDNF/proBDNF）明显高于双相障碍患者,可试用该比值的大小来区分抑郁症和双相障碍[55];抑郁症患者应用抗抑郁药物治疗后,该比值恢复至正常水平。双相障碍躁狂发作期与缓解期患者的 BDNF 水平低于健康对照,BDNF 水平与双相障碍患者的认知能力呈正相关。然而,外周血 BDNF 水平作为双相障碍识别与诊断的生物学指标仍然存在争议;也有研究指出,BDNF 可以作为抑郁症治疗疗效预测的标志,但不适用于双相障碍[55-57]。

6. 胰岛素样生长因子 双相障碍和抑郁症患者外周血胰岛素样生长因子（insulin-like growth factor-1, IGF-1）水平均有升高,其中双相障碍躁狂发作患者血清 IGF-1 升高显著,提示 IGF-1 可能是躁狂发作的生物学标志;躁狂发作患者 IGF-1 水平升高被认为是对抗兴奋性毒性的代偿所致,使用心境稳定剂（锂盐）有助于使其回归正常水平。对使用锂盐治疗的双相障碍患者进行淋巴母细胞全基因组表达分析，结果显示有应答患者的 IGF-1 表达明显高于无应答患者，提示 IGF-1 可作为预测双相障碍疗效的潜在标志物；体外实验证明，增加 IGF-1 水平可以提高无应答细胞对锂盐的敏感性。双相障碍患者室管膜下区 IGF-1、IGF1 受体、IGF 结合蛋白 2 的 mRNA 表达降低，可能与神经干细胞分化抑制相关[54]。

7. 氧化应激损伤 目前认为双相障碍发生与线粒体功能障碍有关，双相障碍患者线粒体呼吸和三磷酸腺苷（ATP）产生均存在显著变化，提示其处于氧化应激（oxidative stress）状态；双相抑郁患者线粒体氧化应激程度明显升高，线粒体复合体 II 活性下降。双相障碍患者的总抗氧化能力低于其健康同胞和健康对照，氧化水平升高也与疾病严重程度关联。双相障碍氧化应激损伤相关的代表性标志物包括谷胱甘肽、谷胱甘肽转移酶、硫代巴比妥酸反应物质、过氧化氢酶、亚硝酸盐、丙二醛、尿酸、前白蛋白、直接胆红素等[54]。

（三）表观遗传

对精神障碍患者顶叶皮质样本的研究发现，*BDNF* 基因启动子 IXabcd 处 5- 甲基胞嘧啶（5-methylcytosine，5mC）和 5- 羟甲基胞嘧啶（5-hydroxymethycytosine，5hmC）升高，反映出 *BDNF* 基因转录减少；而对精神障碍患者下顶叶的研究，检测到 Ten-eleven translocation 1（*TET1*）基因表达增加。与 *TET1* 基因表达增加同步的是 5hmC 水平升高，具体表现为双相障碍患者谷氨酸脱羧酶 67 基因 –537 至 –415 和 –145 至 +21 位点的 5hmC 水平较高；精神障碍患者 *BDNF* IXabcd 基因 –60 至 +50 位的 5hmC 也增加，但 *BDNF* IXd 外显子 +1185 至 +1305 位的 5hmC 并没有增加[57]。

鉴于相关临床研究在入组标准、诊断一致性、纳入样本和测量方法等方面存在差异，学界对于生物学标志能否应用于双相障碍诊断与治疗选择，以及其代表性、有效性仍然存在争议。不仅在于研究本身，更多在于双相障碍异质性、共病以及其他因素对于生物标志物的确定性产生影响，导致其既不灵敏也非特异。值得期待的是，多种生物学标志联合评估可能会增加应用效度。从当前的研究可以看到利用生物学标志指导双相障碍诊断与治疗已露曙光，例如氧化应激损伤所关联的线粒体功能障碍相关靶标能协助早期识别双相障碍，并提高诊断准确性。当前，更多生物学标志正在被逐步挖掘与深入探索,在验证并明确其作用的同时,有必要加强转化应用,开发简便有效的工具来帮助临床医生提高和规范双相障碍早期识别与客观诊断,使更多的患者得到及时干预和精准治疗。

（四）其他

研究表明心理表象易感性与双相障碍相关,是该病的易损因子,并且可能导致双相障碍发作[55,58]。另有研究发现,双相障碍躁狂发作和抑郁发作在自我面孔识别方面缺乏优势。相较于健康人群,躁狂发作患者自我加工和熟悉加工能力明显增强,而抑郁发作患者则只见熟悉加工能力增强[59]。

五、防治现状与诊治未满足需求

> ❗ **要点提示:**
> 1-0-8. 双相障碍早期识别与防治研究方向

（一）早期识别与干预至关重要

早期识别并诊断对双相障碍的预后十分重要,遗憾的是通常患者在首次发作后或要经过8~10年甚至更长时间才能得到确诊。现今,双相障碍的诊断主要依据临床现象学辨析,准确的诊断有赖于医师对该病"情感不稳定性(instability)"本质的识别以及对其波动性、发作性病程的理解。有专家提出因该疾病的谱系性,临床医师在区分抑郁障碍和双相障碍时面临挑战,并指出识别症状的发作类型、频率和持续时间有助于正确诊断。早发双相障碍与预后较差、频繁复发以及共病发生率高相关[60]。因此,越来越多的临床工作与科学研究关注于更早地识别和治疗双相障碍,希望减少疾病和残疾的长期负担。双相障碍前驱期表现包括情绪波动/不稳定、药物滥用、严重或持续易怒、精神病性特征、抑郁和活跃/轻躁狂症状、睡眠障碍、焦虑、冲动和攻击性等需要得到关注。2022年,方贻儒团队提出应用以氧化应激损伤生物标志物为核心的BIOS模型(oxidative stress injury biomarker model),预测首次抑郁发作患者的双相障碍患病风险,力求在典型临床特征出现之前做到早期识别、助力早期诊断[61]。

目前,国际双相障碍学会(International Society for Bipolar Disorders, ISBD)针对重视双相障碍前驱期发表的共识指出:首先,需要更多地对特征明确的临床和/或家族高危个体开展前瞻性研究,重点识别双相障碍的前体和前驱期症状,努力甄别出现躁狂/阈下躁狂发作风险的个体;其次,需要就临床评估和生物学检测的最优方法达成共识,形成与双相障碍预测和早期识别相关的、可共享的数据库;此外,推荐后续研究着眼于评估众多的风险和预测因素,帮助临床医生和研究者更有效地预测和识别双相障碍,改善治疗疗效和结局[62]。2020年,澳大利亚与新西兰皇家精神科医师学会(RANZCP)发布的《双相障碍临床实践指南》提出:临床上应赋予活动(activity,A)、认知(cognition,C)与情绪(emotion,E)同等的重要性,有助于明确双相障碍的情感发作[63]。通常,活动、认知和情绪这三个方面的变化是同步的,而混合状态恰恰是由于ACE三个领域不同步所致的临床现象。根据ACE结构能更准确定义和诊断混合状态,结合患者病史与药物使用情况纵向评估则可以区分过渡、循环、治疗诱导和特发性混合状态。

2021年,ISBD专家组提出了双相障碍分期模型,将双相障碍分为0期(无症状)、1a期(非特异性)、1b期(高风险期)、2期(首次发作)、3a期(亚临床症状复发)、3b期(首次复发)、3c期(多次复发)、4期(治疗抵抗)。不同分期与神经生物学改变、功能损害、治疗反应、预后转归等密切相关。分期模型可以帮助确定双相障碍各阶段最早的干预窗口,从而阻断疾病进展甚至实现病程逆转;也可以指导药物选择、预测临床应答反应,并或能提示有效干预靶点,进行早期干预以达成更佳疗效。此外,这样的分期模型还能推动疾病早期筛查,指导二级预防向一级预防推进[64]。

早期干预是指在个体出现双相障碍阈下症状时给予干预[65]。强调对于双相障碍高危人群需要密切预防,直至症状出现。一旦临床表现符合诊断标准,必须给予针对性治疗。早期干预阶段可尝试采用那些可能具有保护作用的方法。例如,①心理治疗:认知行为治疗、家庭治疗、自助项目或精神卫生急救等策略;②生活方式干预:如戒烟戒酒、鼓励锻炼和健康饮食等;③药物干预:初步支持阿立哌唑在降低双相障碍高危人群的情绪症状向特征性症状群发展方面具有疗效；④密切监测早期症状的发展演变也至关重要。系统评估上述方式方法的有效性是今后的重要研究方向[66]。

问题 1-0-3：ACE 模型对于明确双相障碍情感发作有何作用？

答案：澳大利亚与新西兰皇家精神科医师学会（RANZCP）发布的《双相障碍临床实践指南》提出：评估双相障碍的情感发作，应同等看待活动（activity，A）、认知（cognition，C）与情绪（emotion，E）的重要性。通常，活动、认知和情绪三方面的变化是同步的，而混合状态则是 ACE 三个领域不同步所导致的临床现象。根据 ACE 的结构能更准确定义和诊断混合状态，结合患者病史与药物使用情况的纵向评估则可以区分过渡、循环、治疗诱导和特发性混合状态[63]。

（二）防治现状和未来方向

双相障碍的识别率、诊断率和治疗率依然很低。临床上，延迟诊断属于普遍现象，误诊漏诊比比皆是，治疗方案以对症为主、乱拳迭出。诊治现状不容乐观，预防切入点严重滞后。

我国流行病学调查报道的双相障碍患病率低于全球多数国家/地区，表明我国医学界对于双相障碍的知晓、识别、诊断率与患者就诊率总体较低。究其原因可能涉及以下几方面：①调查工具过时，部分研究仍然采用已经中止使用的中国精神障碍分类诊断标准（CCMD-2-R 或 CCMD-3）甚或 ICD-9[10]。需指出的是在这些诊断标准中，复发性躁狂不属于双相障碍，因而导致所统计的患病率低。②某些研究使用非本专业访谈者进行诊断访谈，这可能导致诊断阈值的变化。③我国将双相障碍纳入需要照看的重性精神病范畴，造成年轻患者及其家属不接受或否认双相障碍，抵触就诊。④在亚洲国家/地区的流行病学调查中，抽样偏差或文化因素的影响也可能导致精神障碍的低患病率，如精神障碍患者及家庭常因病耻感而避免参加相关的调查[67]。尽管如此，自21世纪以来多次不同地区的流行病学调查数据对比显示，我国双相障碍患病率呈现上升趋势，需要临床医生积极关注、及时识别并正确诊断[65]。

双相障碍漏诊普遍，误诊更多，这既是业界同仁对于双相障碍的理解存在差异，所使用的诊断标准不一致所致；更是因为相当多的临床医师仅根据横断面症状将患者判断为抑郁症、焦虑障碍等，而那些具有冲动、激越特征和伴有精神病性症状的双相障碍则被误诊为精神分裂症。一项为期3年的研究汇总分析了在上海市精神卫生中心就诊患者中双相障碍误漏诊情况，发现那些确诊为双相障碍的患者，70.6% 曾误诊为抑郁症，20.6% 诊断为精神分裂症，6.6% 诊断为焦虑障碍，仅有 24.2% 首诊确定为双相障碍[68]。一项我国多中心研究显示，相较于晚发双相障碍患者，早发患者更易罹患双相 I 型障碍，更易被误诊为精神分裂症，但不易被诊断为抑郁症并接受抗抑郁药物治疗[69]。尽管（轻）躁狂发作是双相障碍的典型特征，但抑郁发作则是其最常见的临床表现，双相抑郁时所呈现的临床症状与抑郁症抑郁发作（单相抑郁）有诸多相似，且抑郁症的患病率相比双相障碍更高、就诊患者更多，如果不进行筛查，很可能会造成误诊。提示在以抑郁发作为主要临床表现的患者中，务必加强对双相障碍症状、特征的识别和诊断。由于伴有精力旺盛、激越冲动和伴有精神病性症状的患者容易被误诊为精神分裂症，因此，那些有精神病性症状的患者，在作出精神病性障碍的诊断之前，需要加强双相障碍相关筛查，如全面细致的病史询问和系统的精神检查，加强对情感淡漠与情绪低落、思维奔逸与思维破裂、抑郁性木僵与紧张性木僵等症状的鉴别。此外，最近 12 个月内的双相障碍情感发作的极性将会影响患者的临床用药规范，抑郁发作患者的用药选择不符合指南推荐的比例最高（47.8%）[70]。可见，双相抑郁不仅容易被误诊为抑郁症，而且治疗方案也不符合指南推荐建议。因此，需要进一步强化对于双相障碍的核心特征、双相抑郁的重要特点尤其是单/双相抑郁临床表现的异同之处的重视和辨别，强化临床规范化治疗、个体化干预的系统性培训[68,71]。

影响双相障碍患者寻求医学帮助的因素多样，如教育水平、对疾病的认识、社会支持程度，而病耻感和对于专业治疗的认识不足，甚至误解通常是造成患者不能及时就诊的根本原因。治疗方面，不同性别年龄的双相障碍患者在核心表现、伴随症状和亚型特征等方面存在差异，而这些患者对于心境稳定剂碳酸锂、抗惊厥药（丙戊酸盐等）以及具有心境稳定作用的非典型抗精神病药的应答也不一致[72,73]。尽管我国精神医学界开展了越来越多的临床研究,但尚没有系统研究和评估当前常用精神药物治疗双相障碍的有效性、安全性和耐受性,更缺乏高质量的随机、双盲、对照临床研究以探讨药物治疗等在双相障碍维持期的防复发效果与长期安全性[74]。因此,临床工作中超适应证范围使用(off-label use)精神药物治疗双相障碍为普遍现象,而非例外。2015 年,全国多家精神卫生医疗机构调查发现,双相障碍躁狂发作、抑郁发作患者所应用精神药物与指南推荐方案的不一致率分别是11.1%、50.2%,缓解期则为 35.6%,提示在双相抑郁的治疗选择中不规范性较为突出,由此带来的治疗效果难免事与愿违。这些未满足的临床需求,是我国精神医学临床与研究亟待解决的重大问题[67]。

双相障碍发生发展进程复杂,涉及多维度、多层面病理机制。因此,双相障碍的病因学、发病机制、特异性生物学标志、临床现象学、客观诊断和精准治疗、康复预防等领域的深入研究需要学界共同努力,学科交叉融合、基础与临床合作以求突破。未来我国双相障碍诊治研究可考虑从以下方面深入和强化[75]。

加强平台建设。重点推动以下工作:①宣传普及双相障碍疾病知识,提高公众知晓率。②加强专科和非专科医生培训,开展继续教育,建立双相障碍规范化临床诊疗路径,提高识别率和促进规范诊疗,强化亚专科建设和推进个体化诊治模式。在此基础上关口前移,重点加强双相障碍高危人群、亚临床及临床早期的研究,促进临床医生对于"情感不稳定"等双相障碍核心特征的认识,改变"对症治疗"观点,强化针对核心特征的个体化治疗理念。③开展多中心、大样本量、前瞻性临床研究,尤其是真实世界队列研究,为双相障碍诊断、治疗提供高质量的循证证据。④促进多学科合作,探索疾病特征、发病机制、治疗策略和创新诊疗技术。

把握发展机遇。脑科学时代,双相障碍研究面临着重要的发展战略机遇期。精神医学界必须融入"大医学",加强与临床兄弟学科、神经科学、心理科学、计算科学等学科的交叉合作,贯彻转化医学理念,追求"临床问题 - 科学研究 - 转化应用"的诊疗新技术,推陈出新、加快成果转化。

发展精准医疗。生物学标志(包括特征性的认知功能损害)研究是双相障碍领域的热点,未来有望获得突破。由此,强化对于生物学标志的灵敏度、特异度检验以及跟进基于"靶点"的诊疗新技术研发与应用,将在疾病筛查、早期诊断、治疗选择、预后判断等方面推动双相障碍的诊治水平从循证医学阶段迈向精准医疗。大大改善双相障碍患者的结局和预后,有助于切实降低医疗成本花费,推进建设和谐幸福的美好社会。

(方贻儒 洪武)

第二章

双相障碍的临床评估

2 第二章

双相障碍的临床评估 _____

> **!** **要点提示:**
>
> 2-0-1. 双相障碍评估的 "3P" 因素和 "生物 - 心理 - 社会" 模式

双相障碍的临床评估应当围绕患者和病情两个核心。采用以 "3P" 因素为基础的病因学分析对患者进行综合考虑,即素质因素(predisposing)、诱发因素(precipitating)和持续因素(perpetuating)。从生物 - 心理 - 社会疾病模式视角出发,不仅要确认患者临床症状及其持续时间和严重程度等情况,更要了解症状背后的社会心理因素,前者强调病情的共性问题,后者则提示病情的个体化因素,进而从综合的角度为诊断和制定干预策略提供依据。根据心境发作类型的不同,评估信息获取的方式有所差异。受躁狂症状的影响,患者多感觉良好或没有自知力,信息获取的侧重点来自患者的自发表现和周围人对患者的观察;轻躁狂的确定需要结合患者的自诉以及周围人的观察意见,有明显异于日常的表现但没有明显社会功能损害;多数抑郁发作患者可以清晰提供不适的情感和躯体症状。评估需要收集患者横断面信息,追溯患者既往的表现,再比较其与周围多数人表现的异同。需要了解患者病前性格特征和社会生活模式,发病前有无明显的社会心理诱因,是否存在特定亚文化(宗教、特殊地域文化等)的特殊表现。双相障碍的评估流程见图 2-0-1。

双相障碍的临床评估
↓
病史采集 → 一般状况、主诉、现病史、既往史、个人史、月经婚育史、家族史
→ 特征性症状、风险因素、社会心理特征
↓
绘制心境图
↓
躯体及精神状态评估 → 体格检查
→ 实验室及辅助检查
→ 精神检查 → 注意轻躁狂表现
↓
风险评估 → 风险评估工具 → 肇事肇祸风险
→ 自伤自杀风险
↓
评估工具的应用 → 诊断性评估工具
→ 筛查性评估工具
→ 症状评估工具
→ 伴随特征评估工具
→ 认知和社会功能评估工具
→ 治疗相关不良反应评估工具
↓
诊断标准的使用 → ICD-10（官方）/11
→ DSM-5/5-TR → 伴随特征的判断
↓
全病程评估 → 急性期 → 巩固维持期

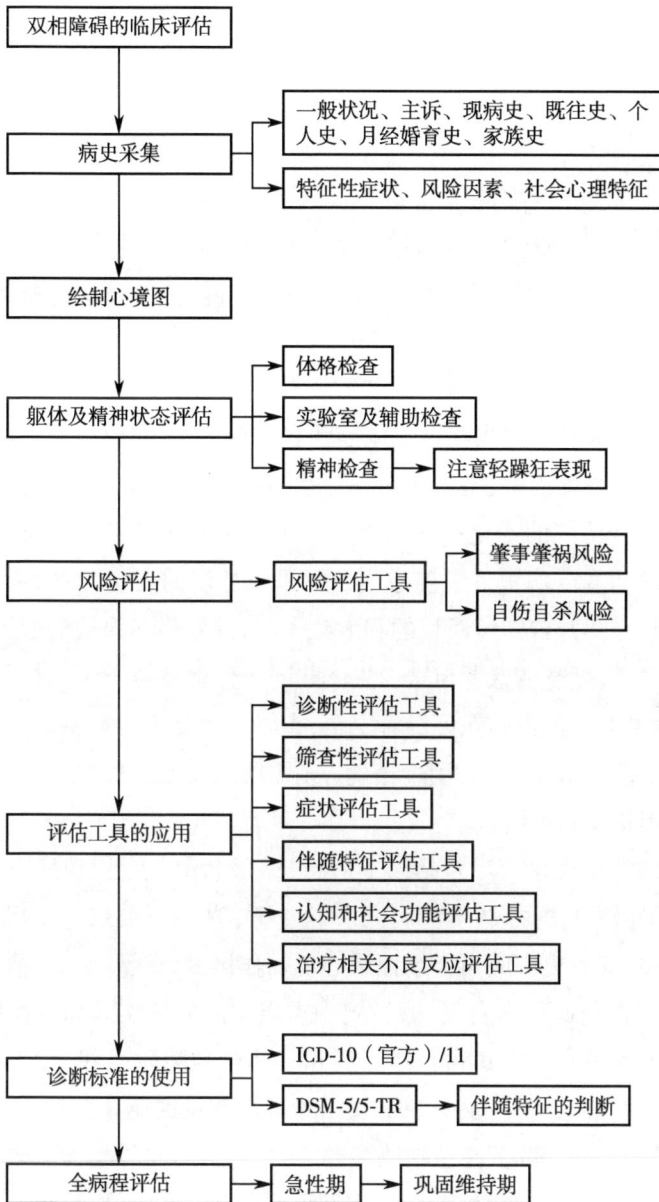

图 2-0-1 双相障碍的评估流程

一、病史采集和评估

！要点提示：

　　2-0-2. 双相障碍病史采集内容

　　2-0-3. 采用心境图描述双相障碍的发作特点

　　2-0-4. 儿童青少年、围产期及围绝经期女性、老年人群双相障碍病史采集评估要点

　　完整的临床病史应当涵盖临床症状和综合征、发病前的人格特征、与病情相关的社会心理因素、是否存在病理性的致病因素、患病前的社会功能以及患病后社会功能的变化。评估原则上应当先询问患者，之后收集送诊主体所提供的信息。病史采集前应当确保采集环境的安全，向患者及送诊主体进行自我介绍并告知访谈目的和大致时间，并就隐私保护情形进行说明。对合作的患者，可邀请患者与送诊主体共同或分别参与访谈；对不合作的患者，必要时采取相关措施保证患者安全，查看患者是否有需要紧急处理的问题。如无法直接从患者处了解到信息，则需要安排专人照看患者，然后向送诊主体收集相关病史信息。

　　完整的病史记录应当包括以下信息：一般状况、主诉、现病史、既往史、个人史、月经婚育史、家族史。病史采集过程中的以下要点与双相障碍的评估密切相关，现病史中应当详细记录心境发作诱因、类型、次数、治疗、转归，以及是否存在轻躁狂的表现；既往史中重点询问躯体疾病和双相障碍共病的问题（共病评估包括共病躯体疾病和其他精神障碍两部分）。代谢综合征、偏头痛、肥胖、2 型糖尿病等是双相障碍最常见的躯体共病[76]。焦虑障碍、物质滥用、人格障碍、注意缺陷多动障碍、进食障碍等精神障碍常与双相障碍共病[76,77]。在评估共病时，一方面需要对共病线索敏感，另一方面需要相关的实验室及辅助检查确证；个人史中应详细了解社会心理因素和人格特征；注意女性患者是否存在与月经周期相关的情绪波动；关注家族双相障碍和心境障碍病史，锂盐应答情况，以及家族成员自杀史。一些风险因素、

社会心理特征、症状表现在不同人群中具有重要意义,在病史收集过程中应当予以重视。

心境图可以协助临床医师直观区分双相Ⅰ型障碍和双相Ⅱ型障碍,以及是否存在快速循环或者伴有混合特征(图 2-0-2)。借助心境图可以了解患者既往心境发作类型特点、当前心境发作类型、缓解期长短、社会功能恢复情况等,为临床治疗决策提供依据。

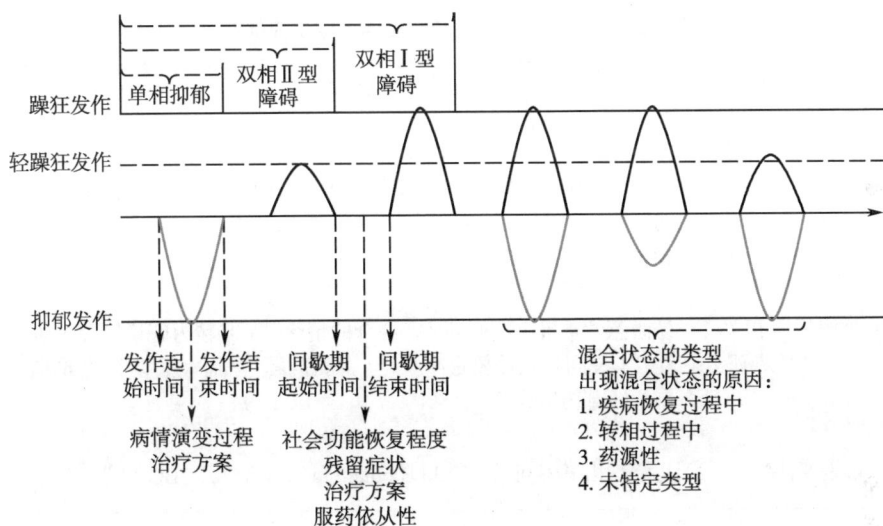

图 2-0-2 心境图示例

根据 ICD-11 和 DSM-5 诊断标准,单次躁狂发作即为双相Ⅰ型障碍。

问题 2-0-1:为什么要采用心境图来描述双相障碍?

答案:心境图在一定程度上可以将双相障碍的全病程具象化,在图中标明发作起始时间、类型、持续时间、间隔时间、间歇期社会功能以及治疗情况。完整的心境图可以清晰呈现双相障碍患者全病程特点,明确双相障碍的发作类型,为制订诊疗计划提供参考。

(一)儿童青少年人群病史采集评估要点

儿童青少年患者的情感/心境受到生长发育和青春期、体内激素、周围环境和同伴、家庭和社会角色转换等因素的影响。儿童青少年可能对自己的异常心境更加敏感，而监护人或密切生活成员反馈的情况往往更加客观。必要时应收集儿童青少年学习状态、学习成绩、在校行为表现、参加集体活动情况、与老师和同学的互动等信息，以便进一步了解其心理发育和社会交往方面的问题。应当收集儿童青少年成长发育经历和一些与双相障碍相关的特征，同时结合量表进行综合评估（表 2-0-1）。建议邀请儿童青少年精神科专家共同评估。

表 2-0-1　儿童青少年双相障碍病史采集评估要点

类别	要点
成长发育经历	家庭功能（如问题解决、沟通、情感反馈、行为控制等）出现问题[78]；童年期精神心理创伤与双相障碍的自杀[79]和非自杀性自伤行为相关[80]；青少年同性或双性性取向[81]与双相障碍的自杀相关
双相障碍相关的特征性表现	易激惹[82]、超快速循环[83]、混合的情绪[84,85]、精力旺盛[86]、冲动性[87]、夜间睡眠需要量减少[88]、品行问题[89]、冲动冒险行为或非自杀性自伤行为[84]
量表评估	儿童双相障碍问卷（Child Bipolar Questionnaire，CBQ）[90]

（二）围产期和围绝经期女性人群病史采集评估要点

女性围产期和围绝经期体内激素的变化与双相障碍有密切关联。体内激素等内环境的变化对女性心理的作用也会影响病程的进展和转归。评估围产期女性，要了解其妊娠时的状态，对妊娠的态度，妊娠期间周围环境、人际关系、家庭关系的变化，以及对未来新生命降临的态度，尤其要注意这一时期是否存在明显负面和消极观念，甚至消极观念的扩大。对围产期女性进行心境障碍的筛查应当兼顾抑郁障碍和双相障碍两方面[91]，推荐评估方法包括结构式访谈诊断工具和心境障碍问卷（Mood Disorder Questionnaire，MDQ）[92]。围绝经期女性自身魅力变化和价值认同，家庭与社会关系，事业和获得感等应当是重点评估的社会心理因素。围产期和围绝经期女性双相障碍患者病史采集评估要点和意义见表 2-0-2。

表 2-0-2　围产期和围绝经期女性双相障碍病史采集评估要点

时期	要点
围产期	分娩是（轻）躁狂的危险因素[93-95]；围产期心境发作伴有精神病性症状可能会使患者出现自伤或伤害婴儿；抑郁发作的女性更容易出现忧郁特征[96]；约有 1/4 的围产期抑郁女性会发展成双相障碍[97]；怀孕前 2 年出现躁狂症状[98]、有双相障碍病史[99,100]、抑郁残留症状[101]的女性产后复发风险升高；由睡眠减少诱发躁狂发作的女性产后双相障碍发生风险增加[102]；生物节律紊乱增加产后心境恶化的风险[103,104]
围绝经期	绝经时间较早、未母乳喂养和既往接受激素治疗增加双相障碍的发病风险[105]

（三）老年人群病史采集评估要点

老年人群双相障碍病史采集有两个重点：一是明确双相障碍的起病形式，二是关注双相障碍共病其他疾病的情况。老年人群双相障碍起病形式有两种，一种是早年起病，病情迁延到老年期；另一种是晚发型双相障碍，即老年期新发的双相障碍。在评估早年起病而病情迁延至老年期的双相障碍时，重点关注患者抑郁发作的频次、持续时间、缓解的难易程度、是否对特定药物有较好的应答反应。具有易怒气质或者既往多次发作伴精神病性症状会导致晚年心境发作时更易伴有焦虑症状[106]。老年期的双相抑郁一般以精神性焦虑、无原因的躯体不适、食欲及睡眠改变等不典型症状呈现，评估时需加以注意。老年期首发双相障碍较为少见，一旦出现，首先需要排查器质性疾病。晚发型双相障碍患者更容易表现出认知损害[107,108]，双相Ⅰ型障碍、文化程度较低、较为严重的躯体合并症是其风险因素[108]。老年双相障碍患者常伴有躯体疾病，常见的有各种类型的痴呆、帕金森病、神经梅毒或其他类型的神经系统感染、脑卒中后、冠心病、高血压、慢性阻塞性肺疾病、糖尿病、甲状腺功能减退、胃食管反流病、消化系统溃疡、功能性胃肠病、自身免疫系统疾病等。医师在评估时应当有重点地进行查体，根据患者的躯体不适和体检阳性情况开具实验室及辅助检查。即便患者没有特殊的躯体症状或阳性体征，也应当安排适当的实验室和辅助检查，排查潜在的器质性因素或者影响精神状态的器质性因素。

二、体格检查、实验室检查和辅助检查

❗ 要点提示:

2-0-5. 体格检查、实验室检查和辅助检查目的在于排查潜在的器质性因素

双相障碍目前尚无明确的体征和生物学标志物，确诊双相障碍首先要排除器质性因素。体格检查和实验室/辅助检查主要作用在于发现器质性疾病和影响治疗方案选择的阳性体征以及异常检查结果。体格检查和实验室/辅助检查至少包括（根据临床需要，但不限于）如下主要项目（表2-0-3）。有条件的医疗机构可参考《中国精神科治疗药物监测临床应用专家共识》开展临床血药浓度监测[109]。

表2-0-3 体格检查、实验室检查和辅助检查项目

类别	主要项目	内容
体格检查	一般状况	意识状态、步态、姿势、面容、卫生和整洁程度、过度妆容或夸张打扮、皮肤创伤痕迹（淤青、烟头烫伤、利器划伤、针眼、伤疤等）
	生命体征	呼吸、心率、脉搏、血压
	发育及营养状况	身高、体重、体质指数、腹围、皮肤弹性、毛发量
	器官系统	神经系统（意识程度、有无病理性体征等）、心血管系统及呼吸系统（有无胸廓变形；有无心脏杂音、肺部干湿啰音；有无胸闷、气短、心悸等）、消化系统（腹部形态、肠鸣音、腹部脏器触诊等）、内分泌系统（甲状腺形态、是否有突眼征、水肿等）
实验室检查	一般项目	血尿便常规、肝肾功能、电解质、血糖、血脂、甲状腺功能

续表

类别	主要项目	内容
实验室检查	特殊项目	炎症标志物、血清酶、泌乳素、传染病系列（肝炎病毒、梅毒螺旋体、人类免疫缺陷病毒）、精神活性物质尿检筛查、血液酒精浓度、D- 二聚体、育龄期女性血人绒毛膜促性腺激素（hCG）
辅助检查	影像学	颅脑 CT 或 MRI、胸片或胸部 CT
	电生理	心电图、脑电图
	B 超	腹部、甲状腺、女性子宫及附件

三、精神检查

⚠ 要点提示：

2-0-6. 精神检查的目的是为诊断和鉴别诊断收集信息

2-0-7. 轻躁狂发作精神检查要点

精神检查以晤谈的方式了解患者的认知、情感 / 情绪、意志行为等精神活动,目的在于获取患者的症状及其背后的精神综合征,是双相障碍诊疗活动中最为重要的部分,也是建立医患联盟和增进患者信任的关键阶段。

（一）检查前的准备

评估检查周围环境的安全;去除患者、检查者和周围环境潜在的危险物品;将医疗检查器械及消毒用品集中放置于患者不能直接接触的地方。

（二）一般原则

1. 检查前自省,准备检查提纲。

2. 主检人员和随同人员介绍,告知检查目的和时间,声明隐私保护原则。

3. 按照开始、自由交谈、问询与澄清、结束的步骤进行。基本沟通技巧是观察、倾听、提问、非言语交流。开始与自由交谈阶段多观察和倾听,适时提问,与患者建立关系并发现临床问题的线索。（轻）躁狂患者一般有较强的表现欲,多倾听患者的言语内容并观察患者的行为表现可获得很多症状相关信息,再对疑点进行问询和澄清,适时打断患者以掌握检查进行的方向。抑郁患者言语和行为都有所减少,检查者应多加引导,鼓励患者表达内心的感受,需要注意一些患者的抑郁表现以焦虑和身体不适的形式出现,问询与澄清有助于进一步采集和核实信息。在结束时对采集到的信息进行小结并再次核实,作病情初步解释,安慰鼓励患者,为后续沟通做好铺垫。

4. 医师可主动收集患者发病期间相关的书面文字、图画、聊天记录等,这些资料是患者精神状态的补充呈现形式。必要时,在征得患方同意后,可以将一些典型资料作为补充材料附于病历中。

（三）精神检查项目

精神检查的主要内容包括一般状况、认知、情感／心境、意志行为四个方面,涵盖个体所有的高级精神活动。患者的配合程度决定了不同的精神检查方式和侧重点（表 2-0-4）。针对合作的患者,精神检查按照一般程式开

表 2-0-4　合作和不合作患者精神检查主要项目

类别	精神检查主要项目	
	合作患者	不合作患者
一般状况	定向力、患者的外貌特征、衣着打扮、有无异味、眼神接触、面部表情、皮肤状态、步态、约束保护与否	
认知功能	感知觉 思维形式和内容 注意力和记忆力 智能 自知力	言语（量多与少、速度、内容、延迟） 自语、自笑、发呆 对周围环境或对外界刺激的反应
情感功能	情感性质 情感诱发 情感协调性	面部表情变化（喜悦、悲伤、紧张、愤怒、呆滞、平淡）
意志与行为	意志水平 精神运动性兴奋或抑制 本能行为 其他异常行为 自伤自杀与冲动攻击	精神运动性兴奋或抑制 紧张状态 本能行为亢进或减退 其他异常行为 自伤自杀与冲动攻击

始,逐渐深入检查认知、情感/心境、意志行为等方面的异常,通过有价值的临床症状构筑有意义的综合征,为后续诊断和鉴别诊断提供依据。不合作的患者无法配合言语问诊,同时还可能存在兴奋或抑制的行为。因此,患者的生命体征和躯体状况,尤其是皮肤状态(利器划痕、淤青、紫斑、破损和瘢痕、针孔痕迹等)是检查关注重点。通过患者自发言语、眼神接触、面部表情、和周围环境的互动、兴奋或抑制状态、其他怪异行为来间接判断异常精神状态。一旦患者病情改善并转为合作状态,需要追问患者当时不合作状态的原因,有助于进一步了解患者的病情演变。

(四)轻躁狂发作精神检查要点

思维联想速度增快和内容增多[110,111]、行为冲动性增加[87,112]、不同以往的精力增加[113]、比以往更有创造力[110]、情感旺盛或具有循环气质特征[114]、具有武断和不稳定的特质[115]、生活节律主要表现为晚间节律型[116]等特征与轻躁狂发作相关。尽管 DSM-5 认为轻躁狂发作没有明显的社会和职业功能损害,但冲动和冒险行为(冲动消费、物质滥用、危险驾驶和性行为)在轻躁狂发作期间是十分常见的[117]。异于平常的兴奋状态是识别轻躁狂的关键[118],但个体往往难以提供或者加以区分。但是,个体对于行为记忆的深刻性甚于对心境状态的回忆。按照从行为到心境的顺序进行问诊,寻找轻躁狂发作线索(图 2-0-3)。判断轻躁狂表现时要了解患者一贯以来的气质类型和人格特征[可采用明尼苏达多项人格问卷(MMPI)或者卡特尔

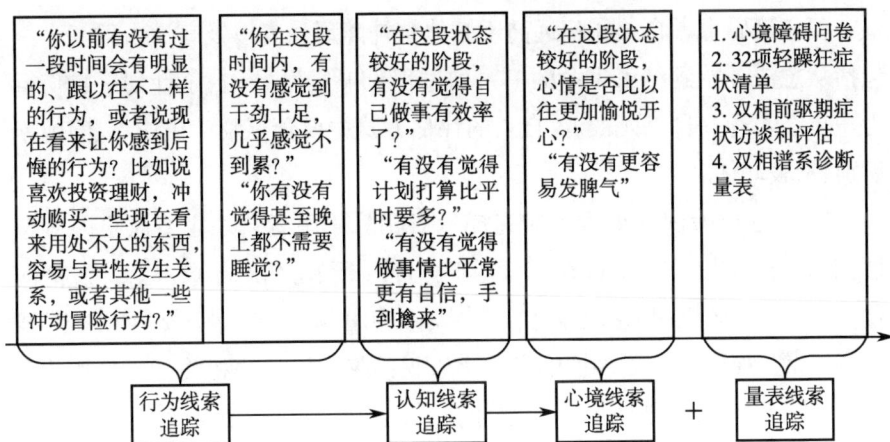

图 2-0-3 轻躁狂发作线索追踪流程

16 种人格因素问卷（16PF）进行辅助评估）]，以便进一步判断可疑的轻躁狂症状是否与患者一贯的心理行为模式相关。学习效率的明显增加、社交活动的频繁和过度、冲动冒险行为等表现与儿童青少年轻躁狂状态密切相关。

> **❓ 问题 2-0-2：轻躁狂的特点和精神检查思路是什么？**
>
> 答案：结合 ICD-11 和 DSM-5 诊断标准，轻躁狂发作存在他人可观察到的言行改变，但无明显社会功能损害；轻躁狂不伴有精神病性症状；如果轻躁狂发作达到住院标准，则为躁狂发作。轻躁狂精神检查推荐按行为 - 认知 - 心境顺序开展。日间精力增加、工作和学习效率提升、参与冲动冒险行为、做事不计后果等行为变化常常提示轻躁狂发作。

四、急症状况评估

> **❗ 要点提示：**
>
> 2-0-8. 自伤自杀风险评估
> 2-0-9. 冲动攻击风险评估

（一）自伤自杀风险评估

双相障碍患者自杀风险远高于其他精神障碍患者以及普通人群。自杀包括从想法开始到结束生命的一系列过程（自杀意念—自杀计划—自伤行为—自杀未遂—自杀死亡）。自杀的评估方式主要包括临床访谈、风险因素识别、量表评估。

1. 自杀风险因素识别　研究提示双相障碍患者自杀主要风险因素包括：自杀未遂史[119-122]、低龄[119,120,123]、男性（死亡风险高）[122,124]、人格问题[120,125]、伴有精神病性症状[119,122]、双相Ⅱ型障碍[124]、女性（未遂风险高）[125]、独居[122]、更多抑郁发作[120]、无助感[119]、违法相关[122]、生物节律紊乱[126]、重大精神创伤史[125]、家族自杀史[119]、伴混合状态[127]、伴忧郁特征[127]、伴有自杀意念[123]、伴慢性疼痛[128]、更多抗抑郁药物治疗[127]、静坐不能[124]。一些生物标志物如低 BMI[129]、C 反应蛋白水平下降[129]等也与自杀相关。不同的自杀阶段有独特的风险因素和病理生理变化（表 2-0-5）。

表 2-0-5 自杀分类及相关风险因素

自杀分类和定义	风险因素（证据由多至少）	潜在的病理生理变化（证据由多至少）
自杀意念：有明确伤害自己的意愿，没有形成自杀计划，没有自杀准备，没有伤害自己的实际行动	严重的情感症状[129-132]、认知功能异常[132-134]、情绪稳定性差[135,136]、内疚/自罪感[137,138]、无助感[136,139]、伴有精神病性症状[140,141]、较高自知力水平[131,139]、低龄[142]、低自尊[138]、对生活的失望[132]、睡眠和社会节律紊乱[143]、负性认知[134]、童年期虐待[137]、心理折磨[137]、父母负面情感表达[144]、人际关系紧张[145]、既往自杀未遂史[131]、多次住院[129]、共病创伤后应激障碍[146]、精神运动性迟滞或激越[138]、非典型特征[138]、单用文拉法辛[147]、代谢综合征[148]	基因甲基化水平下降[149]、顶叶灰质体积减小[150]
自杀计划：有明确伤害自己的计划，但没有任何实际准备和行动	睡眠和社会节律紊乱[143]	
自伤行为：采取了伤害自己的行为，对身体造成了一定伤害，主要是为了缓解痛苦而非死亡	睡眠节律紊乱[151,152]、自伤史[152,153]、首发年龄晚[153]、女性[153]、失业[152]，童年期情感虐待[154]，共病其他精神障碍或躯体疾病[153]、精神机构就诊史[153]	灰质结构异常[155]、厚壁菌门相对丰度上调[156]
自杀未遂：采取了伤害自己生命的行为，具有一定强度的死亡愿望，但结局没有导致直接死亡	女性[139,142,157-162]、童年期创伤（性虐待/忽视）[142,163-169]、低龄[142,162,168,170-173]、既往发作次数多[158,162,166,167,174,175]、阳性自杀家族史[142,160,162,168,174,176]、物质成瘾/滥用[161,168,177-180]、当前抑郁严重程度[130,142,161,168,172]、多次住院[172,179,181,182]、伴有精神病性症状[168,171,173,174]、首发抑郁症状[158,162,172]、伴焦虑特征[162,172,182]、既往快速循环发作史（含混合状态）[142,172,175]、药物或精神活性物质相关的心境发作[158,162,173]、	脑白质连接功能异常[188,189]、血浆睾酮水平升高[190,191]、脑结构和功能耦合异常[192]、左侧前扣带回功能异常[193]、中性粒细胞

续表

自杀分类和定义	风险因素（证据由多至少）	潜在的病理生理变化（证据由多至少）
	生物节律紊乱[159,183]、高冲动性[166,181]、共病轴Ⅰ诊断疾病[182,184]、边缘型人格障碍[162,185]、文化程度较低[176]、无助感[139]，抑郁发作持续时间长[183]、更多的亚临床症状[166]、非自杀性自伤行为[168]、自杀意念[181]、认知功能下降[186]、既往自杀未遂史[142,168]、家庭环境缺陷[142]、接受更多心理健康教育[171]、偏头痛[187]、腹型肥胖[186]、多药联用[139]	和淋巴细胞比率升高[194]、脑源性神经生长因子水平下降[195]、高血IgA水平[170]
自杀身亡：采取了伤害自己生命的行动，行为直接导致个体死亡	一级亲属自杀史[20,162,196]、自杀未遂史[20,196,197]、起病年龄早[20]，精神或急诊医疗机构就诊史[197]、居住地海拔高[198]	

双相障碍的伴随特征也与自杀过程相关。自杀观念是双相伴焦虑特征的自杀未遂高危因素[199]；高龄和自杀观念与伴精神病性症状的自杀未遂风险增加相关[200]；边缘型人格特征、周围环境变化、不良人际关系等与伴混合特征的自杀风险增加相关[201]。

2. 自杀临床评估策略 评估自杀应当根据患者的年龄、性别、成长发育、家庭环境、社会关系和支持系统综合判断；要区别消极观念下的自伤自杀与非自杀性自伤行为[202]，或者两者同时存在的混合性自杀；评估应当遵循从重原则，如评估者无法分辨自杀行为的目的是缓解痛苦还是结束生命时，建议按照结束生命的目的来给出评估意见，避免临床漏判而引起不良后果。临床医师不应担心冒犯患者或者加重患者自杀风险而回避与患者谈论自杀相关问题。自杀访谈所采取的一般策略有：鼓励患者自发表达；从意念到行为逐渐深入问询；区分意念和行为的冲动性或是计划性；自杀意念和行为的目的；自杀意念和未遂行为的次数和方式；诱发因素；精神活性物质的影响；精神病性症状的影响；关注访谈过程中患者的非言语表达，如迟疑、低垂或回避目光、哭泣、双臂交叉抱紧等行为。自杀访谈要素和内容见表2-0-6。

表 2-0-6　自杀访谈要素和内容

要素	内容
访谈前的准备	访谈环境安全、告知访谈的目的、允许的亲人与朋友的陪同、隐私保护、及时求助的渠道
人口学信息	年龄、性别、居住环境、文化程度、工作状态、婚姻状态、人际关系状态、性格特点
自杀相关信息	自杀类别、既往自杀类别和方式、家族自杀史、容易接触到危险品的类别、内外生物节律、社会支持、生活事件、分娩（与扩大自杀相关）
心理成长发育史	童年期忽视或虐待、父母教养方式、挫折应对方式
精神症状	首发症状、症状严重程度、发作次数、抑郁发作持续时间、精神运动性迟滞或激越、命令性幻听、虚无和自罪妄想、内疚自责、无助感、自知力
伴随特征	伴焦虑特征、伴忧郁特征、伴精神病性特征、伴混合特征、伴非典型特征
物质使用相关	物质依赖 / 有害使用
治疗相关因素	多次住院、抗抑郁药物使用、药源性转相、静坐不能
共病精神障碍	焦虑谱系障碍、创伤后应激障碍、边缘型人格障碍
共病躯体疾病	慢性内科疾病、癌症、慢性疼痛
功能	对疾病的认识、自我评价、认知功能、社会和职业功能

3. 自杀评估工具　简明国际神经精神访谈（Mini International Neuropsychiatric Interview, MINI）[203] 自杀模块由 6 个问题组成：你是否觉得死了会更好或者希望自己已经死了（1 分）；你是否想要伤害自己（2 分）；你是否想到自杀（6 分）；你是否有自杀计划（10 分）；你是否有过自杀未遂的情况（10 分）；在你的一生中，曾经有过自杀未遂的情况吗（4 分）。根据患者的回答计算总分，0~5 分为低风险；6~9 分为中高风险；≥10 分为高风险。其他临床常用的自杀评估工具有哥伦比亚自杀严重程度评定量表和贝克自杀意念量表。

（二）冲动攻击的评估

冲动攻击行为在双相障碍患者中时常出现[204-206]，且常包含一些违法行为[207,208]。对患者冲动攻击行为的评估和预判可以有效减少相关不良后果。

1. **冲动攻击危险因素识别** 研究提示冲动攻击行为相关危险因素有：物质滥用[206,207,209,210]、急性发作[205,211]、伴精神病性症状[205,206]、男性[208]、起病年龄较小[208]、冒险性行为较多[208]、超过 2 次的发作[206]、既往存在攻击行为[206]、药物依从性差[206]、社会支持少[206]、社会和职业功能受损[208,210]、情绪控制相关的冲动[212]。另外，慢性炎症也可能与冲动攻击行为相关[213]。

2. **冲动攻击评估策略** 冲动攻击评估前首先要保证周围环境安全；事前了解患者既往和当前的冲动攻击行为；避免与患者单独相处；安抚和疏导患者的愤怒；迂回试探患者的激惹程度；避免与患者争执或针锋相对。

评估冲动攻击时一般有两种场景。第一种是患者已经被约束保护起来了，在这种情况下，评估者应当事先准备好相关辅助用具及药品；注意患者在约束保护期间手脚的活动范围仍可能造成自身或他人的伤害；提防由冲动攻击他人转为突发性攻击自身，注意咬舌、异常扭动肢体导致脱臼或骨折、意外皮肤损伤等。第二种是患者有潜在冲动攻击风险，患者可能已经表现出明显的易激惹、激越或言语攻击威胁等。在评估这些患者时，评估者应当关注自身和患者安全；与患者之间留有一定的安全距离，或有桌椅等物品间隔患者；避免独自面对患者；避免与患者直接的目光对视；谨慎言语，多倾听、安抚和引导；及时调整谈话内容与方向；密切关注患者姿势变化和肢体动作。

3. **冲动攻击评估工具** 采用分级的方式对患者的冲动风险进行评估：0 级为患者没有任何的冲动言行；1 级为口头威胁、喊叫，但没有打砸行为；2 级为打砸行为，局限在家中，针对财物，可以被劝说制止；3 级为不分场合的打砸行为，针对财物，不能被劝说停止；4 级为不分场合持续打砸行为，针对财物或人，不能经劝说停止；5 级为不分场合的持械针对人的任何暴力行为，或纵火、爆炸等。3 级及以上的行为即为高风险。

问题 2-0-3：自伤自杀和冲动攻击行为的评估原则？

答案：评估环境安全、患者及评估者人身安全；循序渐进、逐渐深入；收集患者自伤自杀和冲动攻击行为的危险因素；既往自伤自杀和冲动攻击行为程度；家族自伤自杀和冲动攻击行为史；使用评估工具。

五、全病程诊疗过程评估

🛈 **要点提示：**

2-0-10. 双相障碍不同病程阶段的评估要点

双相障碍的治疗一般经历急性期、巩固期和维持期，目的是控制患者急性心境发作，巩固治疗效果，预防复发，并能够消除残留症状，促使患者早日回归社会。双相障碍全病程的评估要点见表 2-0-7。

表 2-0-7　双相障碍全病程的评估要点

评估内容	评估方式	重点评估内容	
		急性期	巩固期和维持期
心理状况	问询	起病诱因、人格特征	应激性生活事件
症状	精神检查	异常的思维、情感和意志行为	残留症状、转相、复燃/复发
体征	体格检查	体重、毛发量、皮肤状况、神经系统体征、其他阳性体征	
风险评估	问诊+量表	肇事肇祸和自伤自杀风险（住院期间擅自离院风险）	
诊断	ICD-10/11 DSM-5/5-TR	明确诊断	疗效不佳时诊断再评估
实验室检查	血液学指标	血常规、肝肾功能、血脂、血糖、甲状腺功能、hCG（女性）、其他必要检查	血常规、肝肾功能、血脂、血糖、甲状腺功能、性激素、血药浓度、其他必要的检查
辅助检查	心电图+影像学	心电图、脑影像学、心脏/甲状腺/腹腔脏器/妇科超声、脑电图、其他必要检查	心电图、甲状腺/妇科超声、其他必要的检查
共病	问诊+生理指标+既往诊断	共病种类、多学科会诊、共病治疗情况	共病治疗及演变情况

续表

评估内容	评估方式	重点评估内容	
		急性期	巩固期和维持期
治疗计划	问诊+检查	药物种类、足量足疗程、依从性、用药偏好、药物禁忌证、明确无效药物	继续急性期有效的治疗方案、治疗方案的变更、服药依从性、对服药的认知
疗效	问诊+量表	症状改善情况，是否达到临床痊愈	残留症状
不良反应	问诊+量表+实验室和辅助检查	主观感受、锥体外系不良反应、代谢综合征等	主观感受、药物相互作用、迟发性锥体外系不良反应、嗜睡、代谢综合征等
社会功能	问询+量表+社会功能表现	受损程度、痛苦程度	社会功能恢复情况、学习或职业功能是否达到发病前水平
认知功能	问询+神经心理测验	受损程度	注意力、记忆力、学习能力、执行功能是否达到发病前水平

问题 2-0-4：双相障碍全病程评估要点是什么？

答案：急性期重点评估症状的严重程度、认知和社会功能损害、共病、治疗方案的选择、药物短期耐受性和安全性、症状的改善；巩固期和维持期需要重点评估残留症状、服药依从性、药物长期耐受性和安全性、认知和社会功能的恢复情况、疾病认知。

六、评估工具

要点提示：

2-0-11. 双相障碍评估工具的选择

　　临床医师可以借助工具进一步对患者进行筛查，评估症状的严重程度，按照结构式访谈进行诊断评估和伴随症状确认，并对认知、社会功能和治疗过程中的不良反应进行判断。双相障碍常用评估工具汇总见表2-0-8。相关量表介绍详见附录1。

表 2-0-8　双相障碍常用评定量表汇总

评估方向	具体分类	评估内容	推荐工具
筛查	早期风险筛查	提高识别率	双相前驱期症状访谈和评估（BPSS-P） *双相谱系诊断量表（BSDS）
	轻躁狂筛查	提高轻躁狂识别率	*32项轻躁狂症状清单（HCL-32） *心境障碍问卷（MDQ）
症状	综合性	总体症状	双相症状评定量表（BISS）
	躁狂	躁狂严重性	*杨氏躁狂评定量表（YMRS） *贝克-拉范森躁狂量表（BRMS） 儿童躁狂评估量表—父母版（CMRS-P）
	抑郁	抑郁严重性	*汉密尔顿抑郁评定量表（HAMD/HDRS） *蒙哥马利抑郁评定量表（MADRS） *双相抑郁评定量表（BDRS）
诊断	基于诊断标准所开发的工具	对临床诊断标准进行辅助	*复合性国际诊断访谈（CIDI） *神经精神病学临床评定量表（SCAN） *简明国际神经精神访谈（MINI） *DSM-5用临床结构式访谈临床医师版本（SCID-5-CV）
	双相相关诊断评估工具	针对双相诊断的辅助	*情感障碍和精神分裂症检查纲要（SADS） 心境谱系障碍用结构式临床访谈（SCI-MOODS） 精神病性谱系用结构式临床访谈（SCI-PSY）
风险	评估双相障碍相关风险	自杀	*哥伦比亚自杀严重程度评定量表（C-SSRS） *贝克自杀意念量表（BSSI）

续表

评估方向	具体分类	评估内容	推荐工具
风险	评估双相障碍相关风险	非自杀性自伤行为	*自我伤害想法和行为访谈（SITBI） *渥太华自伤量表（OSI） 蓄意自伤问卷（DSHI） *自残功能性评估（FASM）
		冲动攻击	行为活动评定量表（BARS） 外显激越严重度量表（OASS） *外显攻击行为量表修订版（MOAS）
伴随特征	评估双相障碍伴随症状	焦虑痛苦	临床实用抑郁发作伴焦虑痛苦特征量表（CUDOS-A）
		忧郁特征	悉尼忧郁症原型指数（SMPI）
		混合特征	*简明国际精神访谈躁狂发作伴混合特征问卷（MINI-M） *临床实用抑郁发作伴混合特征量表（CUDOS-M）
		伴紧张症	布什-弗朗西斯紧张症评定量表（BFCRS） 诺索夫紧张症量表（NCRS）
		季节特征	季节模式评估问卷（SPAQ）
		非典型特征	抑郁症状清单（IDS） *人际关系敏感测量问卷（IPSM）
认知和社会功能	认知功能		心境障碍简明认知测评（BAC-A）
	社会功能		*功能评估测验简版（FAST）
药物不良反应	常见不良反应		*副反应量表（TESS）
	迟发性运动障碍		*异常不自主运动量表（AIMS）

注：*表示该评估工具有汉化版。评估工具的详细介绍参见附录1。

（刘铁榜　白渊翰）

第三章

诊断与鉴别

3
第三章

诊断与鉴别

| 第一节　早期识别 |

!)**要点提示：**

> 3-1-1. 双相障碍早期识别要点

　　双相障碍表现形式多样，病程演变复杂，共病率高，很多患者早期症状不典型。因此，临床上双相障碍早期并未得到及时而准确的识别。双相障碍从发病到确诊往往有很长一段时间，平均确诊需要约 8~10 年[214]。当双相障碍患者以抑郁发作为首发表现或早期症状不典型时，双相障碍容易被误诊为抑郁症、精神分裂症、分裂情感障碍、强迫性障碍及焦虑障碍等。上海的一项门诊研究发现，双相障碍患者的误诊率达 76.8%，其中最常见的误诊为抑郁症（70.6%）[215]。对国内 13 所精神专科医院或综合医院精神科当中 1 487 例抑郁症患者的连续评估显示，20.8% 的患者实际为双相障碍[216]。由于双相障碍早期症状不典型且容易与其他精神障碍共病，也导致漏诊率较高。一项长期随访研究显示，双相障碍患者首次和最后一次诊断一致的概率仅为 18.3%[217]，首次未诊断双相障碍的患者为 37.5%。因此，早期精准识别、规范诊治，对于改善双相障碍的临床预后，减轻疾病负担均具有重要的医学意义。大量研究和汇总分析建议临床实践可以从以下几方面来加强早期识别。

一、评估风险因素及识别前驱期症状

对双相障碍风险因素的评估,有助于预测疾病发展及识别双相障碍的高危人群。综合国内外研究发现,双相障碍的风险因素包括年龄、性别、季节、社会经济状况、婚姻家庭、人格特征、代谢异常、物质滥用等多方面。综合考量患者的多个风险因素,对于早期识别双相障碍具有重要的临床意义。

双相障碍前驱期症状是指抑郁或(轻)躁狂完全发作之前一段时间出现的非特异性症状或体征,被认为可以作为其早期识别的预警系统。前驱期患者的症状和功能受损情况相对轻微,持续时间一般从几周到几年不等,常见的症状有易激惹、攻击性、睡眠昼夜节律紊乱、多动、焦虑和情绪波动等。阈下情感症状群是较为明确的前驱期症状。

基于双相障碍的风险因素,不同研究团队开发了结构化评估工具来确定双相障碍的风险人群,且这些评估工具首次前瞻性研究都显示出在预测双相障碍有效性方面的潜能。Leopold 等 2012 年[218]开发的双相障碍风险评估工具——双相障碍早期阶段清单(Early Phase Inventory for Bipolar Disorder, EPI bipolar)会根据风险因素情况,将个体发展为双相障碍的风险进行分级,分别为无风险状态、风险状态、高风险状态和超高风险状态。Bechdolf 等人 2010 年制定了双相风险(Bipolar at Risk, BAR)标准[219],即当患者年龄在 15~25 岁之间,并且在过去 12 个月至少满足以下一个风险组的标准时,即符合 BAR 标准。风险组包括:阈下躁狂症状、阈下抑郁症状 + 环性特征、阈下抑郁症状 + 遗传风险。此后 BAR 标准扩展版增加了阈下混合发作和情绪波动两个风险组。一项针对 15~24 岁人群的前瞻性研究[220]验证了 BAR 标准预测个体发展为双相障碍的有效性,结果显示符合 BAR 标准的个体 12 个月内双相障碍的发生率为 14.3%,其中阈下躁狂症状预测价值最高。有研究者[221]2018 年在 BAR 标准基础上设计了双相障碍风险状态的半结构化访谈(Semistructured Interview for Bipolar at Risk States, SIBARS)以预测个体发展为双相障碍的可能性,结果显示其具有良好的预测准确性和临床实用性。同时也有研究者 2007 年开发了双相障碍前驱症状回顾性量表（Bipolar Prodrome Symptom Scale - Retrospective，BPSS-R）[222]，该量表系统评估了首次（轻）躁狂或抑郁发作前出现的 39 条症状和体征的表现、持续时间、严重性和频率，并将前驱症状分为亚躁狂症状综合征、亚抑郁症状综合征，一般症状和亚精神病性症状综合征四个维度。Correll 等[223]采用 BPSS-R 对 52 名 7~21 岁双相障碍患者的调查显示，大多数患者（88.5%）在首次完全躁狂发作之前存在一段相对较长且大多非急性的前驱症状，超过一半的患者存在以下前驱症状：学习 / 工作能力下降、易激惹、思维敏捷、情绪波动或不稳定、情绪低落、注意力不集中和精力旺盛等。国内研究者[224]采用 BPSS-R 来确定中国双相障碍患者首次完全心境发作前的前驱症状，首次抑郁发作前最常见的前驱期症状为情绪低落、疲劳或乏力、愉悦感或兴趣下降、学业或工作受损和焦虑，而首次（轻）躁狂发作之前最常见的前驱期症状是极度精力充沛、过于开朗、思维敏捷、过度健谈和睡眠需求减少，阈下抑郁或（轻）躁狂症状是全面抑郁或（轻）躁狂发作的关键预测因素。此后在 BPSS-R 基础上 Correll 等人[223]2014 年进一步开发并验证了双相障碍前驱期症状访谈和评估（BPSS-P），结果显示其具有良好的内部一致性、聚合效度和评分者间可靠性。

二、儿童青少年双相障碍的早期识别

双相障碍通常在青春期和成年早期起病，双相障碍发病呈现三峰分布，早发起病年龄平均为 17.3 岁。需要注意的是，儿童青少年双相障碍患者的临床症状具有一些年龄相关的特点，如可能更多表现出行为障碍、躯体不适、混合发作、情绪波动频繁等。在儿童青少年双相障碍患者中，患者父母回顾性报告发现严重的情绪起伏波动、发脾气、焦虑症状、睡眠障碍和攻击性是最常见的症状。儿童青少年双相障碍常见共病与成年双相障碍不同，前者往往与注意缺陷多动障碍、对立违抗障碍、焦虑障碍、强迫性障碍、品行障碍、抽动障碍、物质相关障碍、智力发育迟缓或孤独症谱系障碍等共病[225]。双相障碍与儿童青少年的注意缺陷多动障碍在症状上存在重叠，故双相障碍与这类疾病的鉴别相对困难。此外情景和非情景下的情感不稳定或波动缺乏明确的界限,双相障碍与青春期的适应变化也难以区分。加强对儿童青少年期情绪及该年龄段常见精神障碍的识别,对于双相障碍的早期识别具有重要意义。

三、双相抑郁的早期识别

大约一半的双相障碍患者以抑郁发作为首发表现,双相抑郁和单相抑郁的抑郁症状相似,都可表现为持续的悲伤或易激惹,对几乎所有活动失去兴趣或愉悦感,食欲或体重显著变化,失眠或嗜睡,精神运动性迟滞或激越,疲乏或精力丧失,无价值感或过度内疚,思考或注意力集中困难以及反复出现的想死或自杀。研究显示最初诊断为抑郁症(MDD)的患者最终发展为双相障碍的概率很高,年转变率为 0.8%~3.9%[226],10 年转变率为 12.9%[226],20 年转变率为 25%[227]。对于以抑郁发作为首发表现的患者首先应向患者及知情人调查患者既往躁狂或轻躁狂发作史。如果未查及明确的躁狂或轻躁狂发作史,可根据一些临床特征来判断抑郁发作患者发展为双相障碍的可能性。

既往研究显示相较于抑郁症,双相抑郁患者如下一些临床特征更为突出:抑郁发作突然且缓解迅速,具有躁狂和抑郁的混合特征,情绪不稳定,易激惹,伴非典型抑郁症状如食欲增加、体重增加、嗜睡、疲乏无力或灌铅样麻痹,伴精神病性症状或紧张症,精神运动性迟滞,精神运动性激越,思维快,有双相障碍家族史,遭受过儿童期虐待,发病年龄早(<25 岁),抑郁反复发作(≥5 次)且严重,容易出现难治性抑郁,常共病焦虑障碍、精神活性物质使用、人格障碍和注意缺陷多动障碍等[31,228-231]。当患者具备 5 个或以上上述临床特征时,则患者为双相抑郁的可能性较大。

有研究者[232]利用观察医疗结局伙伴(the Observational Medical Outcomes Partnership, OMOP)通用数据模型为标准,构建抑郁症转换为双相障碍的预测模型,并在多国患者数据库网络中进行了验证,验证数据集的曲线下面积(AUC)范围为 0.570~0.785(μ=0.664)。其中与双相障碍风险增加相关的因素有:年龄较小、严重抑郁、精神病性症状、焦虑、物质滥用、自残想法/行为和既往精神障碍。

值得一提的是，双相障碍的诊断目前仍然基于症状学，在没有确切证据提示患者有躁狂或轻躁狂发作时，即使有更多的临床特征提示患者发展为双相障碍的可能性大，当下也不能诊断为双相障碍。虽然没有诊断为双相障碍，但这些提示患者可能发展为双相障碍的临床特征仍具有临床价值，对临床医师在病史采集、诊断评估、治疗方案的制定以及预后判断上均有帮助。对于这类患者，在临床实践中首先应重视动态评估其情绪变化尤其是躁狂或轻躁狂发作情况，在病情变化时及时修改诊断并调整治疗方案；其次在治疗中避免使用转躁风险高的抗抑郁药。

四、识别双相障碍的精神病性症状

双相障碍躁狂发作或抑郁发作可以伴有精神病性症状，如幻觉或妄想，易被误诊为精神分裂症。一般来说双相障碍以心境发作为原发症状，精神病性症状多为继发性的，且精神病性症状多在心境发作较为严重的情况下出现，同时双相障碍患者的思维、情感和意志行为等精神活动多是协调的。具体鉴别过程可参考第三章第二节鉴别诊断部分。有研究者[230,233]尝试在前驱期区分双相障碍和早发精神分裂症谱系障碍，研究发现双相障碍组最常见共病注意缺陷多动障碍、焦虑障碍，精力极度旺盛、自尊膨胀、冲动性、自杀想法、失眠、对立和发脾气在双相障碍组更常见，而多疑更常见于早发精神分裂症谱系障碍组。同时研究表明前驱期出现≥3 种亚躁狂症状综合征且共病注意缺陷多动障碍，会增加患双相障碍的风险。

五、双相障碍与其他精神障碍共病

双相障碍常与其他精神障碍共病，大约 65% 的双相障碍患者有一种或多种精神障碍共病，尤其是焦虑障碍、精神活性物质使用障碍、人格障碍、注意缺陷多动障碍[31]。双相障碍与这些易共患精神障碍部分症状相互重叠，相互作用,从而使得诊断更为困难,导致双相障碍的误诊或漏诊。因此充分理解相关疾病的临床表现,正确区分双相障碍和其他精神障碍对于早期识别双相障碍具有重要意义。

此外,还有很多研究从遗传、神经影像、神经递质、神经内分泌、神经生理、神经认知等领域来探索双相障碍的早期诊断标志,然而迄今为止尚未发现任何生物标志物对双相障碍的诊断具有足够的灵敏度和特异度,因此单独的生物标志物用于双相障碍的早期识别尚不现实。

> **?** 问题 3-1-1:双相障碍的早期如何识别?
> 答案:危险因素 + 前驱期症状 + 轻躁狂量表筛查。

(李凌江)

第二节 诊断原则、诊断标准与鉴别

一、诊断原则

> **!** 要点提示:
> 3-2-1. 双相障碍现症症状学与纵向病程并重诊断的原则
> 3-2-2. 双相障碍共病诊断的原则

(一)现症症状学与纵向病程并重诊断的原则

双相障碍是一种慢性的、症状及病程非常复杂的精神障碍,除了上述提到的共病、伴精神病性症状之外,还有躁狂症状与抑郁症状不同程度混合、同一患者的发作或循环模式在疾病的不同阶段也可能表现不同,因此医生仅仅靠某一横断面的临床相作出诊断很容易误诊或漏诊。所以，应强调横向现症症状学诊断与纵向病程诊断相结合的原则，诊断过程中应综合病史、临床症状群、病程特点、体格检查和实验室检查来作出最终诊断。

双相障碍患者可出现（轻）躁狂或抑郁这二种截然不同的临床相，我们可利用该特点进行双相障碍的诊断。例如，物质使用所致障碍的患者若曾出现躁狂（或轻躁狂）发作，又曾出现抑郁发作，则应考虑在"物质使用障碍"的诊断之外还存在"双相障碍"的诊断。再如曾有多动表现且被诊断为注意缺陷多动障碍的患者若出现明确的抑郁发作，则需要考虑可能存在双相障碍的诊断。因此，在诊断双相障碍时，详细询问病史，纵观患者整个病程很重要。

病程对双相障碍诊断非常重要的原因还在于患者的病程复杂多变，不同的患者病程表现不一。有的发作多，呈快速循环发作，甚至是超快速循环发作，而有的患者发作次数少；有些患者某一阶段是典型的躁狂／轻躁狂或者抑郁发作，另一个阶段可能是混合发作。因此，在诊断时关注患者的病程，有利于全面认识和评估病情，并有助于选择治疗方案。

（二）共病诊断的原则

大量的研究表明，双相障碍患者共病其他精神障碍很常见，如焦虑障碍、强迫性障碍、物质使用障碍、边缘型人格障碍等。有报道大约 50%~60% 的成人双相障碍患者目前或终生伴酒精使用障碍、物质使用障碍[234]。且许多研究认为，注意缺陷多动障碍（ADHD）、边缘型人格障碍、酒精使用障碍及其他物质使用障碍等诊断可能更多是提示潜在的双相障碍共病诊断，而不是排除诊断[235-238]。

二、诊断标准

> **! 要点提示：**
>
> 3-2-3. ICD-10 与 ICD-11 双相障碍诊断标准差异
>
> 3-2-4. ICD-11 与 DSM-5 双相障碍诊断标准差异
>
> 3-2-5. 双相障碍的各类临床发作特征及诊断要点

（一）ICD-10 与 ICD-11 双相障碍诊断标准差异

ICD-10 诊断标准在过去几十年使用非常广泛，随着 ICD-11 诊断标准的更新，临床医生需要调整诊断习惯。ICD-10 和 ICD-11 均将双相障碍分类在"心境障碍"类别之下，但两者存在较大的差异，以下列出 ICD-10 和 ICD-11 中双相障碍诊断标准的差异。

1. ICD-10 虽然在其他双相障碍（F31.8）中略提及双相Ⅱ型障碍，但是没有正式确定双相Ⅰ型障碍和双相Ⅱ型障碍；ICD-11 中提出正式的双相Ⅰ型障碍和双相Ⅱ型障碍的分类。

2. 在 ICD-10 中，"心境障碍"的分类单元包括了"躁狂发作""双相障碍""抑郁发作""复发性抑郁障碍""持续性心境障碍"和"其他心境障碍"作为诊断类别。在 ICD-11 中，"心境障碍"的组织架构发生了变化，心境发作作为心境障碍的基本组成部分，需要首先进行描述，共包括 4 种：抑郁发作，躁狂发作，轻躁狂发作，混合发作。但是心境发作本身并不能作为诊断类别，而心境发作的特点、次数和变化模式才构成了心境障碍的诊断。ICD-11"心境障碍"罗列的诊断主要包括抑郁障碍、双相及相关障碍、其他心境障碍。其中，双相及相关障碍主要包括双相Ⅰ型障碍和双相Ⅱ型障碍、环性心境障碍。

3. 在 ICD-10 中，单次躁狂发作作为独立的诊断类目，双相障碍的诊断需符合两条标准：本次发作符合抑郁发作、躁狂发作或混合发作的标准；既往至少有过 1 次其他心境发作。而 ICD-11 取消了单次躁狂发作的独立诊断类目，如果患者表现出了至少 1 次躁狂或混合发作，就应当归类为双相Ⅰ型障碍；如果患者表现出至少 1 次轻躁狂发作和至少 1 次抑郁发作，应当归类为双相Ⅱ型障碍。

4. 在 ICD-10 中，诊断类别"持续性心境障碍"包含了"恶劣心境"和"环性心境障碍"。在 ICD-11 中，取消了"持续性心境障碍"的诊断类别，而将"环性心境障碍"归属于双相及相关障碍，"恶劣心境障碍"归属于抑郁障碍。如果环性心境障碍在其发展过程中出现了符合诊断标准的躁狂或混合发作，则应更改诊断为双相Ⅰ型障碍，如果环性心境障碍中出现了符合诊断标准的抑郁发作和轻躁狂发作，则诊断应变更为双相Ⅱ型障碍。

5. 在 ICD-10 中，诊断类别"双相障碍，目前为混合状态"，没有区分伴或不伴精神病性症状。在 ICD-11 中，混合发作分为"双相Ⅰ型障碍，目前为不伴精神病性症状的混合发作"和"双相Ⅰ型障碍，目前为伴精神病性症状的混合发作"。

（二）ICD-11 与 DSM-5 双相障碍诊断标准差异

1. DSM-5 把"心境障碍"分类单元取消，取而代之的是"双相及相关障碍""抑郁障碍"并列；而在 ICD-11 中，"双相及相关障碍""抑郁障碍"属于"心境障碍"的不同亚型。

2. DSM-5 取消了"混合发作"的诊断，而增加了"混合特征"的描述。该"混合特征"可用于躁狂发作、轻躁狂发作以及抑郁发作（包括单相抑郁患者），ICD-11 虽然明确了双相Ⅰ型障碍和Ⅱ型障碍，但双相Ⅰ型障碍的定义为"出现至少 1 次躁狂发作或混合发作"，保留了混合发作这一临床特征。

3. DSM-5 在躁狂发作中核心症状方面为"心境高涨或易激惹以及活动（或精力）增高"。在 ICD-11 中，躁狂发作的基本特征描述则为"心境的高涨易激惹或扩张，以及活动增多或主观感受的精力充沛"。

4. DSM-5 在轻躁狂发作的病程标准方面要求"至少连续 4 天"，而ICD-11 提出"轻躁狂发作是一种持续的（至少几天）的心境状态"，没有指出具体天数。

5. 除了上述的"混合特征"，在 DSM-5 中有许多对双相障碍患者临床特征的描述，如"伴焦虑性痛苦""伴快速循环""伴忧郁特征""伴非典型特征""伴与心境协调的精神病性症状特征""伴与心境不协调的精神病性症状特征""伴季节性模式""伴紧张症""伴部分缓解""伴完全缓解""轻、中、重"，等等。而 ICD-11 对特征的描述少，主要有"轻、中、重""是否伴精神病性症状""部分缓解状态""完全缓解状态"等标注。

6. 抗抑郁治疗所致转相　DSM-5 对抗抑郁药治疗所致转相的诊断有明确描述，不过在 ICD-11 中对此归属不明。DSM-5 提出如果患者在抗抑郁药治疗［包括改良电休克治疗（MECT）/电休克治疗（ECT）］中出现转躁，患者符合躁狂或轻躁狂发作的症状学标准、严重标准、病程标准，而且症状持续时间超过了抗抑郁药的药物效应持续时间，则符合躁狂或轻躁狂发作标准，即可诊断双相障碍。

7. 在 DSM-5 中有一个"其他特定的双相及相关障碍"分类，该分类对近年来研究的结果及相关的争议做了折中。一定程度上,既尊重了研究结果,又照顾到了一些反对的意见。如有不少研究显示轻躁狂的病期为 2 天即可,但有的专家认为如果标准放得如此宽,会导致双相障碍过度诊断。该分类患者主要有以下 4 种情况:①短病期(2~3 天)的"轻躁狂"以及 1 次或以上的典型抑郁发作;②病期 4 天或以上,但症状学未达到轻躁狂标准的"轻躁狂"以及 1 次或以上的典型抑郁发作;③1 次或以上的轻躁狂发作(症状及病期均满足标准)而既往无典型抑郁发作;④病期小于 24 个月的环性心境障碍(如果是儿童或青少年则小于 12 个月)。

8. 在 DSM-5 中双相障碍章节的正式名称是"双相及相关障碍",这一点变化主要是在 DSM-5 中将"物质/药物所致双相及相关障碍""其他躯体疾病导致双相及其相关障碍"也列入该分类。ICD-11 将上述分别列入"物质使用所致心境障碍""痴呆中的心境症状"。

9. DSM-5 的双相障碍诊断还包括未特定的双相及相关障碍,适用于具备双相及相关障碍的典型症状,且引起了有临床意义的痛苦,或导致社交、职业或其他重要功能的损害,但未能完全符合双相及相关障碍任一种疾病的诊断标准。可应用于:临床工作者选择不标注未能符合任一种双相及相关障碍的诊断标准,包括因信息不足而无法作出更特定的诊断(如在急诊室的环境下)。

(三)情感发作特征及诊断要点

1. 躁狂发作　典型躁狂发作常为急性或亚急性起病,以异常并持续的情感高涨或易激惹、思维奔逸和意志行为增强为主要临床特征。

(1)情感高涨或易激惹:情感高涨可表现为轻松愉快、乐观热情、兴高采烈等,情绪有感染力。部分患者当要求得不到满足时,会转变为易激惹;部分患者的高涨情绪表现不典型,以易激惹为主,不能听取一点反对意见,因细小琐事而大发雷霆,有时甚至有冲动或攻击性言语或行为。

(2)认知症状:患者思维联想速度明显增快,思维和观念难以约束,言语急促,患者常常感到说话的速度跟不上思考的速度,语量比平常明显增加,滔滔不绝、难以打断,严重者出现思维奔逸,观念飘忽不定,音联意联或音韵联想,有时容易被误解为思维散漫。患者通常显得过分自信、对外界事物的看法常有自己的一套观点。患者自我评价过高,言辞夸大,高谈阔论,如认为自己才华出众、出身名门、权位显赫、非常富有、神通广大等,并可达到妄想的程度。有的患者在夸大的基础上出现被害体验或妄想,但持续时间多短暂。幻觉少见。患者主动注意和被动注意均有增强,但不持久,容易被周围事物所吸引而转移,严重者随境转移。部分患者记忆力增强,交谈时有很多细节,赘述。急性期躁狂患者常无自知力。

（3）意志行为增强:患者活动明显增多,计划、打算增多,难以安静下来,并往往伴有夸大、盲目、不切实际的成分。患者可表现为爱好交际、外向、自信。他们常言语诙谐、满篇笑话,但常不合时宜。也可能穿着色彩艳丽、修饰夸张,却失之恰当。随着病情发展,患者可能说话声更大、语速更快,伴命令口吻,并变得有攻击性和威胁性。患者爱管闲事,易冲动,行为鲁莽,花钱大手大脚,挥霍,做事虎头蛇尾,有始无终,做事缺乏深思熟虑,常造成不良后果。患者活动过多,入量不足,可能会导致体重下降,严重时出现虚脱、衰竭,尤其是年老、体弱及进食差的患者。

（4）伴随症状:表现为睡眠减少或整夜不眠,而患者仍然会感到精力充沛,没有疲倦感。有的患者表现为性欲亢进,对配偶的性需求增加,甚至在公共场合表现出对异性过分亲热的动作或行为,严重者出现造成不良后果的性行为。睡眠减少有可能是躁狂发作的前兆。患者可有交感神经功能兴奋症状,如面色红润、双目有神、心率加快、瞳孔轻度扩大等。不过患者由于自我感觉良好而较少诉说躯体不适。

（5）精神病性症状:躁狂患者伴精神病性症状,常见的有上文中提到的夸大妄想、被害妄想及关系妄想等,幻觉相对少且短暂。患者精神病性症状内容常与心境高涨等躁狂症状相协调。除了幻觉、妄想、紧张性症状,在ICD-11中"广泛的兴奋和活动过多""显著的精神运动性迟滞"也可被认为是精神病性症状。极少数患者出现木僵症状,患者表现不语不动,但他们面部表情却显得很高兴,缓解后,患者会述说思维联想加快等典型的躁狂思维。

（6）其他:少数严重患者可以出现短暂性意识障碍,伴定向障碍、视幻觉、错觉方面的表现,称之为谵妄性躁狂。

诊断标准为①核心症状:在ICD-11中躁狂发作的基本特征描述为"心境的高涨易激惹或扩张,以及活动增多或主观感受的精力充沛"。DSM-5中躁狂发作的核心症状为"心境高涨或易激惹以及活动（或精力）增加"。

②症状标准及严重标准:ICD-11 与 DSM-5 接近。③病程标准:ICD-11 与 DSM-5 接近,均要求至少 1 周。

2. 轻躁狂发作 轻躁狂症状与躁狂症状相似,只是在症状的严重程度和社会功能损害水平上未达到躁狂症状的程度(如患者的职业能力轻微受损或不受损),这种心境紊乱和功能改变能够被其他人观察到。患者存在持续至少数天的情绪高涨、精力增强和活动增多,常有自我感觉良好,觉得身体和精神活动富有效率。社交活动主动且增多,言语增多或有说话的压力感,常伴有性欲增强、睡眠需要减少等表现。有时易激惹、自负自傲、行为鲁莽的表现代替了上述较常见的症状。患者可有注意力不集中的表现,易被外界事情吸引而随境转移,从而降低从事工作、进行娱乐的能力,但仍保留对全新活动和冒险的兴趣和轻度挥霍表现。轻躁狂发作的以下特点可有助于其与躁狂发作鉴别:①病期 4 天或数天;②没有精神病性症状;③发作没有严重到引起明显的社会和职业功能损害;④如需要住院治疗则为躁狂发作。在诊断标准方面,ICD-11 与 DSM-5 接近,ICD-11 要求病程标准为数天,未作具体天数要求。

3. 抑郁发作 无论是 ICD-11,还是 DSM-5,均未强调双相抑郁与单相抑郁障碍(典型抑郁障碍/抑郁症)抑郁发作的区别。典型的抑郁发作表现为在持续至少 2 周的时间内几乎每天大部分时间都存在抑郁心境,或对活动的兴趣减少或愉悦感缺乏。

(1)核心症状:情绪低落是抑郁发作最主要的、原发的症状。患者表现为显著而持久的情感低落,严重程度可以从轻度闷闷不乐,到严重的痛不欲生,悲观绝望。患者因情绪低落、兴趣缺乏、无愉快感,表现为对任何事都没兴趣,感到“心里有压抑感”“高兴不起来”;患者终日忧心忡忡、郁郁寡欢、愁眉苦脸、长吁短叹,常有“活着没有意思”的想法。约 2/3 的患者伴有焦虑症状,表现为过度的担忧和躯体症状,更年期和老年患者更加明显。典型的抑郁发作患者其情绪低落具有晨重暮轻节律改变的特点。

(2)认知症状:患者往往表现出思维联想的速度减慢,反应迟钝,如患者感到“脑子生锈”“脑子像涂了层糨糊一样”。临床上可见患者的主动言语减少、语速明显减慢、声音低沉、对答困难,严重者无法进行正常交流。在情绪低落的影响下,患者出现悲观思维,表现为自我评价低,自责或后悔,不能正确评价自己的过去、现在和将来，也不能正确比较自己与别人的差异。如患者自感一切不如别人、今不如昔，产生无用感、无希望感、无助感和无价值感。患者常将过错归咎于自己，觉得自己连累了家庭。患者常有度日如年、生不如死的悲观思维，因为回想过去，一事无成；看看当前，感到自己无能力、无作为；想到将来感到前途渺茫。在悲观失望的基础上，常产生孤立无援的感觉，伴有自责自罪，严重时可出现罪恶妄想。亦可在躯体不适的基础上产生疑病观念，怀疑自己身患癌症等；还可能出现关系、贫穷、被害妄想等，以及老年抑郁患者常见的虚无妄想。部分患者可出现幻觉，临床上以听幻觉较常见，如患者听见"你去死，你这个无用的人"。故患者在悲观思维的基础上可以出现自杀念头和企图，需要重视和及时处理此症状。另外，抑郁发作时患者存在近事记忆力下降、注意力障碍、反应时间延长、警觉性增高、抽象思维能力减弱、学习困难、语言流畅性差，以及空间知觉、眼手协调及思维灵活性等能力减退。认知功能损害导致患者的生活和社会功能受损，且影响患者的远期预后。

（3）意志活动减退：抑郁发作时患者的意志活动呈显著而持久的抑制。临床表现为患者的动作和行为缓慢，如生活被动、疏懒，常独坐一旁或整日卧床，不修边幅，日常生活料理需要他人督促。患者整日不想做事，如不愿参加平常喜欢的活动和业余爱好，不想上班，也不愿与家人/朋友和周围人接触交往，常闭门独居、疏远亲友、回避社交。严重抑郁发作时患者可出现不语、不动不食，呈现缄默或木僵状态，称为"抑郁性木僵"，但经仔细地精神检查，仍可发现患者流露痛苦或抑郁情绪。

但是，也有部分患者会出现精神运动性激越的表现。脑中反复思考无目的的事情，思维内容无条理，大脑持续处于紧张状态。注意力不集中，思维效率下降，无法进行创造性思考。在行为上则表现为烦躁不安、紧张，有手指抓握、搓手顿足或踱来踱去等症状。有时不能控制自己的动作，但又不知道自己因何烦躁。

严重的抑郁发作患者常有消极悲观的思维及自责自罪，有自杀行为或未遂。患者会萌生绝望的念头，认为"结束自己的生命是一种解脱""自己活在世上是多余的人"，使自杀未遂发展成自杀行为。自杀未遂和自杀行为是抑郁症发作时的最危险的症状，应及时对症处理，减少不良后果。长期追踪发现,约 15% 的抑郁症患者最终死于自杀。

（4）躯体症状：抑郁发作时患者的躯体症状很常见。临床常见有：睡眠障碍、乏力、食欲减退、体重下降、便秘、肌肉疼痛、性欲减退、阳痿、闭经等。躯体症状的主诉可涉及各脏器,自主神经功能失调的症状也较常见,如恶心、呕吐、心慌、胸闷、出汗等。睡眠障碍最常见的表现形式为入睡困难,早醒则最具特征性。有的患者表现为入睡困难、睡眠浅易醒；少数患者表现为睡眠过多。体重减轻与食欲减退不一定成比例,少数患者可出现食欲增强、体重增加。对躯体症状,经相应的检查排除躯体疾病后,应注重抑郁发作的筛查。

（5）其他：抑郁发作时也可出现人格解体、现实解体及强迫症状。

在具体诊断标准方面,ICD-11 与 DSM-5 接近。ICD-11 "抑郁发作" 中区分了 "轻度抑郁发作" "中度抑郁发作" "重度抑郁发作"。上述严重程度区分有赖于复杂临床判断,包括症状数量、类型以及严重程度。ICD-11 认为日常工作和社交活动的表现通常是帮助了解严重程度的有用指标；但是,个人的、社会的、文化的影响使症状的严重程度与社会功能之间并不呈平行关系。

问题 3-2-1：患者以易激惹作为主要情绪表现时,如何进行疾病诊断？

答案：各类的诊断标准中,易激惹都被列为抑郁障碍、双相及相关障碍的主要临床症状之一。不同的发病形式、临床特征会导致疾病诊断差异。易激惹的症状特异性不强,导致临床医生在疾病诊断时存在一定的困难。当患者除了情绪低落外,临床症状表现为易激惹,同时伴有一些特征时提示双相障碍的可能,包括发病年龄较小（<25 岁）,抑郁反复发作（≥5 次）,双相障碍家族史,伴精神病性症状,精神运动性激越/迟滞,非典型抑郁症状如睡眠增加、食欲过盛、灌铅样麻痹,产后抑郁以及产后精神障碍,伴自杀企图,抗抑郁药引起轻/躁狂发作或快速循环[77]。另外,共病其他精神障碍,对抗抑郁药反应不良,或者使用抗抑郁药后出现明显烦躁、不安、情绪不稳定等,也高度提示双相抑郁[235]。DSM-5 将抑郁症状伴有阈下轻躁狂症状定义为伴有混合特征,因此探索个体是否伴有混合特征对双相障碍评估也具有重要意义[229,239]。详见表 3-2-1。

表 3-2-1　提示双相障碍可能性的患者特征

特征	倾向双相障碍	倾向单相抑郁
症状	睡眠增多和/或日间睡眠增加 食欲过盛和/或体重增加 其他"非典型"抑郁症状,如灌铅样麻痹 精神运动性迟滞 精神病性特征和/或病理性自罪感 心境易波动、易怒、精神运动性激越、思维跳跃	失眠/睡眠减少 食欲减退和/或体重减轻 活动水平正常或增加 躯体主诉
病程	首次抑郁发作年龄偏小（<25岁） 既往多次抑郁发作（≥5次）	首次抑郁发作年龄偏大（>25岁） 当前发作持续时间长（>6个月）
双相障碍家族史	阳性	阴性
共病情况	焦虑障碍/物质使用障碍/暴食障碍/偏头痛等	较少
对抗抑郁药反应	反应不良/出现烦躁、焦虑、情绪不稳定等特征/难治性抑郁	反应良好或单纯效果不佳
是否产后	是	否

此外,DSM-5 提出了一个儿童和青少年情绪相关的新诊断,即破坏性心境失调障碍(disruptive mood dysregulation disorder, DMDD),易激惹是该疾病的主要临床症状之一。DMDD 虽然被置于抑郁障碍中,却与双相障碍密切相关。根据 DSM-5,DMDD 的诊断内容如下:①严重、反复的表现在言语和/或行为上的脾气爆发,其程度或持续时间超出了当时环境所能认可的范围。②脾气爆发程度与年龄发育不相称。③脾气爆发(平均)≥3次/周。④脾气爆发间歇的心境持续易激惹或发怒,基本上每天的大多数时间均有上述表现,且周围人可观察到。⑤上述表现已有 12 个月或以上。⑥前 4 条症状至少在下列三种(即在家、在学校、与同伴在一起)的两种场景中存在,且至少在其中一种场景中是严重的。6 岁以下,18 岁以上者不能首次做出该诊断。通过病史或观察,前 5 项条目中的症状起病于 10 岁之前。如果症

状学满足躁狂或轻躁狂发作,但这种状态不超过 1 天。行为表现无法以抑郁症(MDD)或其他精神障碍诊断解释。行为表现无法以生理原因、躯体或精神活性物质解释。

? 问题 3-2-2:如何进行双相障碍的临床诊断?
答案:完整详尽的病史和体检 + 实验室检查 + 临床评估量表。

三、双相障碍的鉴别诊断

!要点提示:
3-2-6. 列举双相障碍的各类鉴别诊断

双相障碍患者常被误诊为抑郁症(单相抑郁障碍)、精神分裂症;双相Ⅱ型障碍患者常被误诊为焦虑障碍、人格障碍等。另外,可能与躁狂、抑郁发作有关的躯体疾病种类众多,临床上主要依据病史、体格检查和实验室检查,以及精神症状与躯体疾病的发生、发展和转归之间的关系加以鉴别。

(一)器质性(包括症状性)双相障碍

躯体疾病所致的心境障碍,在 ICD-11 中归属于具体躯体疾病或物质所致精神障碍的大章节中,如"痴呆中的心境症状(6D86.1)""阿片类物质所致心境障(6C43.70)";而在 DSM-5 中被归属为双相及相关障碍章节中的"由于其他躯体疾病所致的双相及相关障碍""物质 / 药物所致的双相及相关障碍"亚类。

某些躯体疾病尤其是脑部疾病可出现躁狂或轻躁狂发作。躯体疾病所致的躁狂发作一般不表现为典型的情感高涨,没有"愉快"的临床特点,而是以"欣快"体验、情绪不稳定、焦虑紧张等体验为主,不具有感染力,患者并不主动参与环境。病情发生发展与原发疾病密切相关,通常有明确的躯体疾病史。详细的体格检查、实验室检查(尤其是脑影像学检查)有助于鉴别。临床上对首次躁狂或抑郁发作年龄较大(如 >50 岁)的患者,应特别注意排除可能的躯体原因。

（二）物质使用所致精神障碍

精神活性物质所致精神障碍，在ICD-11中归属为"物质使用所致精神障碍"，在DSM-5中被归属于"物质相关及成瘾障碍"。临床上物质使用与双相障碍共病的现象是存在的，且双相障碍患者在躁狂发作时有可能过度使用精神活性物质。精神活性物质可以导致使用者出现类似混合发作的精神异常表现，也可诱发双相障碍患者的心境发作。主要依据病史资料和精神活性物质定性进行鉴别。当患者已经停止使用相关物质，躁狂症状仍然存在时，应考虑诊断双相障碍。

单纯的精神活性物质使用所致精神障碍既往多无躁狂或抑郁发作史，临床表现不属于典型的心境发作，部分患者出现生动的幻视，转归与精神活性物质使用有密切的联系，停止使用后症状也很快消失。而双相障碍既往有心境发作史、症状典型、一般没有生动的幻视，转归与精神活性物质使用联系不紧密。

另外，其他药物，如抗抑郁药、类固醇激素、左旋多巴等均可诱发（轻）躁狂症状。表3-2-2罗列了部分可导致躁狂/轻躁狂发作的药物及躯体疾病。

表3-2-2　诱发躁狂或轻躁狂发作的躯体疾病/物质

躯体疾病	物质
代谢障碍如艾迪生病（Addison disease）、甲状腺功能亢进、库欣病（Cushing disease）等	皮质醇类固醇、促肾上腺皮质激素
神经系统疾病如亨廷顿病、癫痫、大脑损伤等	中枢兴奋剂如苯丙胺、可卡因等
感染性疾病如脑炎（病毒性或自身免疫性）、神经梅毒、人类免疫缺陷病毒（HIV）感染等	中枢抑制剂如苯二氮䓬类、巴比妥类
肿瘤如胶质瘤、脑膜瘤、垂体前叶嗜酸性细胞瘤或嫌色细胞瘤等	抗惊厥药
谵妄	致幻剂如麦角酰二乙胺、氯胺酮等
结缔组织疾病如系统性红斑狼疮等	抗抑郁药、苯环利定、异烟肼、西咪替丁、左旋多巴、甲氧氯普胺

（三）精神分裂症及其他精神病性障碍

伴有幻觉、妄想、冲动行为等严重精神病性躁狂发作的双相I型障碍需要与精神分裂症进行鉴别。鉴别要点为：双相障碍以情感高涨为原发症状；而精神分裂症的情感症状是继发症状，认知和思维障碍为原发症状。双相障碍的情感症状与患者的思维、意志行为通常是协调的；而精神分裂症患者的思维、情感和意志行为通常是不协调的。双相障碍是间歇发作性病程，间歇期社会功能保持相对完好，多无残留症状；而精神分裂症的病程多为发作进展或持续衰退，缓解期常残留精神症状，社会功能受损。

木僵状态常出现在严重抑郁发作阶段，此时与精神分裂症有关的紧张症较难鉴别。抑郁性木僵往往是逐渐发生的，之前常有抑郁情绪，木僵往往是不完全的，罕见有大小便无法自理、肌张力增高、蜡样屈曲和空气枕头等症状，也不伴有精神紧张性兴奋。仔细观察时还可以发现患者的眼神往往与检查者保持一定的交流，或者眶中含泪，或者对情感刺激保持一定的反应，而且木僵一旦解除，其情绪低落的抑郁特征便暴露无遗，与精神分裂症的以淡漠和精神病性症状为主的特征形成对照。

许多学者认为分裂情感性障碍是精神分裂症到心境障碍连续谱的过渡部分，而伴精神病性症状的心境障碍的位置与其相邻。根据ICD-11，分裂情感性障碍为一种发作性障碍，表现为在同一次发作中，同时满足精神分裂症的诊断需求，以及1次躁狂、混合发作或中-重度抑郁发作的诊断需求。两组诊断需求可同时满足，也可在几天内先后满足。因而发作既不符合单独的精神分裂症亦不符合单独的双相障碍诊断，此时方可作出分裂情感性障碍的诊断。

（四）抑郁症

鉴别要点为：抑郁症以单相抑郁发作为特征，从无（轻）躁狂发作。而双相障碍有（轻）躁狂发作史，或者抑郁发作后出现（轻）躁狂发作。

在评估易激惹症状时需慎重，因为易激惹可存在于抑郁症和双相障碍中。临床实践中，医生应对每个抑郁症患者询问是否有过轻躁狂或躁狂发作史，以免漏诊双相障碍。当抑郁发作伴有一些特征时提示双相障碍的可能，提示需要更仔细地检查（详见问题3-2-1）。

（五）环性心境障碍

鉴别要点为：环性心境障碍以周期性的轻躁狂症状和抑郁症状为主要

临床表现,病程持续超过 2 年,但轻躁狂症状和抑郁症状均不符合轻躁狂发作或抑郁发作的症状标准、病程标准。双相障碍则是符合症状发作标准的（轻）躁狂发作和至少 1 次的抑郁发作。如果抑郁发作在环性心境障碍后,应诊断双相障碍。

（六）注意缺陷多动障碍

青少年期双相躁狂发作应与注意缺陷多动障碍（ADHD）相鉴别,因为两者都有活动过多、行为冲动等表现。双相障碍与 ADHD 的鉴别取决于 ADHD 的症状发作年龄早于双相障碍,以及 ADHD 患者没有精神病性症状和心境发作[77]。两者鉴别要点：ADHD 一般起病于儿童期,常在 7 岁之前起病,而双相障碍起病多在青少年期或青春期后；ADHD 以注意力缺陷为主要特点,而双相障碍以情绪不稳定性为主要特点；ADHD 发病无季节性,双相障碍有季节性波动的特点；ADHD 主要对中枢兴奋剂有疗效反应,而双相障碍主要对心境稳定药有疗效反应。单纯的 ADHD 一般不会表现出极端的情绪波动、持续性的脾气爆发以及自杀观念,而这些症状容易见于双相障碍。青春期前严重的攻击或凶杀行为往往提示心境或品行障碍,而非 ADHD。

（七）人格障碍

人格障碍可以与双相障碍症状重叠,情绪不稳定和冲动在两者中是常见的现象。诊断双相障碍必须有明确的（轻）躁狂发作。鉴别要点为：双相障碍首次发作多在成年初期,症状多呈发作性、间歇性病程；而人格障碍起病于成年早期,慢性起病,持续性病程,发作无规律性,其行为模式和情感特点影响广泛、渗透到生活的各个方面。双相障碍的症状有起病、发展、缓解及消失等变化过程；而人格障碍表现是稳定、长期的。人格测定有助于鉴别诊断。根据 DSM-5 建议,没有经过治疗的心境发作,不能先诊断人格障碍。需鉴别的人格障碍主要有边缘型、自恋型人格障碍。边缘型人格障碍：人际关系不稳定,自我形象和情绪不稳定,易冲动和被抛弃的恐惧感；发病较早且病程较长；极少有真正的愉悦感或长时间维持良好功能；长期、普遍的情绪和人际交往能力差的模式,幼年时的创伤史,以及即使在明显的情绪发作或症状之外仍持续存在的明显的情绪易变性和环境反应性,都可能提示边缘型人格障碍的诊断[240]。自恋型人格障碍：早期即表现骄傲自大、期待钦佩,缺乏同情、骄傲自大并不随着情绪变化或功能障碍而改变。

（八）焦虑障碍

鉴别要点为：双相障碍存在符合标准的心境发作,可继发焦虑症状和惊恐发作。而广泛性焦虑障碍、惊恐障碍的焦虑症状为原发性,且一般为广泛性焦虑障碍,为慢性病程。仔细采集病史非常重要,评估症状的发作性质以及症状的激发因素,有助于正确地诊断。

（九）应激相关障碍

生活事件的应激对双相障碍有促发作用,临床上可以见到许多患者心境发作前常有一定应激性事件。鉴别要点为：双相障碍患者既往有明确(轻)躁狂和抑郁发作史;生活事件的应激强度不高,与疾病的严重程度不一致;临床表现与应激性生活事件联系不紧密,而以"(轻)躁狂症状群""抑郁症状群"或"混合性发作"为主要表现;患者的病情转归可能与生活事件联系不紧密,如应激性因素消失但症状持续;有双相障碍家族史。

（胡少华）

第三节 病程与预后、双相障碍的共病问题

一、病程与预后

> ⓘ 要点提示:
>
> 　3-3-1. 起病、病程与转归、预后

（一）起病

典型的双相障碍通常起病较早,双相障碍平均的发病年龄在 17~31 岁,但第一个发病高峰的平均年龄是 17.3 岁,群体遗传结构分析(admixture analyses）发现双相障碍疾病过程存在危险期,起病往往出现在青春期中期,而青春期到成年早期是双相障碍发展的关键阶段,在这个阶段,双相障碍得以巩固,并继续发展到更严重的程度。60% 的躁狂发作在抑郁发作后出现,90% 的躁狂会复发。(轻)躁狂起病通常较急,发展迅速,可在 1~2 周内达到高峰。抑郁发作起病相对较缓,通常在数天至数周内逐渐发生,前驱期可有持续数周到数月的焦虑症状。

（二）病程

双相障碍病程通常是慢性的,呈现反复发作的特征。前瞻性研究表明,尽管 70%~100% 的患者可以从首次发作中恢复,但大多数人在 2~5 年的时间内将经历一次或多次复发。发作间歇期症状可完全缓解,也有 20%~30% 的双相 I 型障碍和 15% 的双相 II 型障碍患者持续存在情绪不稳。间歇期的长短不一,可从数月到数年。随着年龄增长和发作次数的增加,正常间歇期有逐渐缩短的趋势。

躁狂发作和混合发作的自然病程大概是数周到数月,平均 3 个月;而抑郁发作持续时间通常为 6 个月 ~1 年,平均为 9 个月。部分患者的病程可呈自限性,轻度发作即便不加治疗也可能在一段时间后自发缓解。双相抑郁的患者使用抗抑郁药物治疗有诱发躁狂的风险,并可能增加发作的频率,甚至导致快速循环发作。

快速循环（rapid cycling）的概念是由 Dunner 和 Fieve（1974）提出,用于描述对锂盐应答不佳,并且反复发作,发作次数至少为期前 12 个月内 4 次的双相障碍患者,每次发作形式不论,但符合（轻）躁狂发作、抑郁发作或混合性发作标准,每次情绪变化的持续时间较短,通常在几天到几周之间。极快速循环者甚至可以 48 小时为 1 个循环,两相间常无明显的间歇期,常被看作是双相障碍中的恶性病程形式,临床上终止其循环颇为棘手。快速循环可以是自发性病程,也可以是抗抑郁治疗诱发,特别是抗抑郁药促发躁狂或轻躁狂发作。

（三）转归

双相障碍有自限性,未经治疗的患者大约有 50% 能够在首次发作后的第一年内自发缓解,还有不足 1/3 能够在更长的时间后自发缓解。但如果不加治疗或治疗不当,复发率是相当高的。其终身复发率达 90% 以上,约

15% 的患者自杀死亡, 10% 的患者转为慢性状态, 长期的反复发作可导致患者人格改变和社会功能受损[241]。

过去认为几乎所有躁狂患者都能完全恢复, 现代的观念认为治疗最终能使 50% 的患者完全恢复, 但仍有少数患者残留轻度情感症状, 社会功能也未完全恢复至病前水平。

快速循环型的转归较差, 一项对 109 例快速循环型患者进行 2~36 年随访的研究发现: 33% 的患者可以至少缓解一年, 40% 的患者即使经过治疗, 仍保持严重的快速循环发作, 14% 的患者维持快速循环型, 但发作形式不那么严重, 只有 13% 的患者循环率降低。

一些人口统计学和临床特征提示患者的预后较差, 包括发病年龄早（儿童/青少年）、循环性气质、快速循环、精神病性症状、低社会经济地位、共病其他精神障碍以及治疗的依从性差等。

总而言之, 大多数双相障碍呈现慢性病程, 反复复发的特征, 全病程中抑郁发作和躁狂或轻躁狂发作交替, 显著影响了人群的学业能力、工作能力和社交功能, 严重者出现自伤和自杀行为。临床上, 很多双相障碍患者的医学干预存在不规范, 时有中断, 导致病情的不稳定。人际关系的不和谐, 既是疾病导致的结局, 也是病情加重或者反复的影响因素。双相障碍的全病程管理中, 加强自我管理和情感支持、规范临床干预、加强社会功能康复, 是改善其预后和转归的重要手段。

> **?**
>
> 问题 3-3-1: 如何预测双相障碍的预后?
>
> 答案: 双相障碍的预后受多种因素的影响, 因此, 需要综合多维度因素来预测双相障碍的预后, 这些因素包括病程特点, 临床特征, 生物遗传特征, 既往治疗史和治疗反应, 是否存在躯体疾病、精神疾病共病的问题等。病程为快速循环者、临床症状慢性化者、有明确家族遗传风险者、既往治疗不规律, 或者治疗效果不好, 症状控制不佳者、共病躯体或精神疾病多者预后较差。

二、双相障碍共病

> ⓘ **要点提示：**
>
> 　3-3-2. 双相障碍共病物质滥用、焦虑障碍、进食障碍、注意缺陷多动障碍、人格障碍、躯体疾病
> 　3-3-3. 儿童及青少年双相障碍的共病

共病（co-morbidity）是 20 世纪 70 年代提出的概念,也称为多病共存或多病共存状态,指的是一个人同时患有两种或两种以上的慢性疾病。共病的存在形式多样,可以是躯体疾病之间的共存,如高血压与糖尿病;也可以是躯体疾病与精神心理疾病之间的共存,如冠心病与抑郁;还可能是精神心理疾病之间的共存,如双相障碍与物质依赖。

双相障碍的共病主要有两种情况:第一,双相障碍与其他疾病同时存在但相互独立、具有不同的病因,如双相障碍与乙型病毒性肝炎共病,两者之间可能没有共同的病理基础,没有必然的内在联系,此时以"多元病论"来解释;第二,双相障碍与其他疾病同时存在且可能具有一些相同的病理基础,如双相障碍与物质滥用共病,两者的发生、发展可能相互影响。

共病诊断概念在双相障碍的临床诊疗中很重要,除了可以更全面描述患者临床表现,还有利于确定治疗范围、判断预后、对易感障碍作出预测。例如,对于双相障碍患者而言,即使目前没有物质滥用的证据,也要警惕日后发生物质滥用的可能性。

双相障碍共病其他精神障碍很常见,一项研究发现 61% 的双相障碍患者至少共病一种精神障碍,最常见的共病是物质使用障碍（substance use disorders, SUD）（30%）和焦虑障碍（anxiety disorder, AD）（28%）。较早的研究也发现合并焦虑障碍（42%）和物质使用障碍（42%）的双相障碍患者多于合并进食障碍（5%）的患者[242]。McElroy 等研究显示双相 I 型障碍和双相 II 型障碍患者的合并症没有差异（表 3-3-1）。

表 3-3-1 双相障碍与其他疾病的共病率

疾病类型	平均共病率 /%	范围 /%
所有的精神障碍	65	50~70
物质使用障碍	56	34~60
酒精滥用	49	30~69
其他物质滥用	44	14~60
焦虑障碍	71	49~92
社交障碍	47	
创伤后应激障碍	39	
惊恐障碍	11	3~21
强迫症	10	2~21
暴食障碍	13	
人格障碍	36	29~38
偏头痛	28	15~40
超重	58	
肥胖	21	
2 型糖尿病	10	
甲状腺功能减退	9	

儿童双相障碍患者的情况和成人略有不同,但其共病率总体上也很高。最常见的共病是注意缺陷多动障碍(ADHD)(60%)和对立违抗障碍(ODD)(47%)。焦虑障碍、强迫性障碍、品行障碍、抽动障碍和物质使用障碍影响 13.2%~29% 的患者,而 1/10 的患者共病智力障碍或孤独症谱系障碍(ASD)[225]。

双相障碍共病精神、躯体疾病往往影响双相障碍的临床表现、病程以及治疗反应。双相障碍共患其他诊断者往往起病年龄较早、容易发生快速循环、每一次发作后症状更加严重、一级亲属药物滥用率高。另外,共病使双相障碍患者整体预后不佳、自杀率增加、对锂盐反应较差、诊断延迟等等。

而与躯体疾病的共病还增加了双相障碍患者的病死率。

（一）双相障碍与躯体疾病共病

1. 代谢综合征 　Letícia Czepielewski 等[243]系统综述了双相障碍和代谢综合征的关系,发现双相障碍患者肥胖（BMI≥30.0kg/m²）的比例远高于普通人群,高甘油三酯血症和高血压的比例也远高于普通人群。共病的机制尚未完全清楚,可能和双相障碍患者生活方式（患者更加不关注个人卫生,饮食习惯、运动习惯更不健康等）、共同的生物易感性以及药物不良反应有关。研究发现,即使在用药之前,双相障碍也往往存在代谢综合征问题。当然,在临床中更常见的是长期使用诸如氯氮平、奥氮平、利培酮、喹硫平所导致代谢综合征的问题。

2. 心血管疾病 　双相障碍患者的心血管疾病发病率和死亡率比一般人群要高2倍。这种风险可能超过其他的精神障碍。瑞典的调查也发现,双相障碍患者中有38%死于心血管疾病,而因自杀或其他外部原因死亡仅占18%。双相障碍患者肥胖、代谢综合征、糖尿病、高血压的风险远高于普通人群。双相障碍的病理生理变化也可能促进了心血管疾病的发生,药物治疗也与共病心血管疾病关系密切[244]。

3. 2型糖尿病 　与一般人群相比,双相障碍患者的2型糖尿病发病率更高。而且合并双相障碍的2型糖尿病患者长期血糖控制更差,从而增加心血管疾病发病率和死亡率。遗传因素、不健康生活方式、缺乏运动、单纯碳水化合物摄入增加、双相障碍药物治疗的不良反应以及双相抑郁症状可能影响葡萄糖代谢。

4. 其他躯体疾病 　与普通人群相比,双相障碍患者出现偏头痛的比例更高（34.8%）,而且双相Ⅱ型障碍比双相Ⅰ型障碍更容易合并偏头痛。双相障碍患者出现哮喘、纤维肌痛、腭心面综合征（velo-cardio-facial syndrome）、多发性硬化、库欣综合征等的比例也高于普通人群。

（二）双相障碍共病物质滥用

双相障碍患者共病物质使用障碍发生率很高。国外研究发现双相障碍共病酒精滥用是最常见的,非法物质的滥用也很常见,从高到低的排序是大麻（17%）、可卡因（6.6%）和阿片类物质（4.3%）。双相障碍和物质使用障碍高共病率的原因可能是:①成瘾物质用于自我治疗或缓解与双相障碍相关的精神痛苦时,不当的使用会导致依赖;②与社会经济因素和遗传因素有关,如贫困、创伤或家庭成员的遗传倾向可以导致两种疾病共同出现。考虑到双相障碍的发病通常在物质使用障碍之前,所以筛查双相障碍对早期识别出可能发展成为物质使用障碍的风险人群很重要。

研究发现男性是双相障碍患者共病物质使用障碍的风险因素,快速循环型和焦虑也可增加共病物质使用障碍的风险。双相障碍与物质使用障碍共病的患者起病较早,有较多的自杀意念与行为,健康状况、社会功能较差,治疗依从性也较差。但与一般的理解相反,双相障碍系统治疗增强计划(STEP-BD)对双相障碍与物质使用障碍患者进行随访,发现如果去除发病年龄因素的影响,患者的情绪问题恢复似乎不比单纯的双相障碍患者差,甚至更好一些[234]。

大麻可能引发或诱发躁狂症状,导致双相障碍发病年龄提前。共病物质使用障碍增加了双相障碍诊断的难度。很多诊断双相障碍患者的物质使用障碍被漏诊,反之亦然。因此全面了解病史、药物滥用史尤为重要。

(三)双相障碍共病焦虑障碍

焦虑症状常在躁狂、抑郁发作时出现,焦虑障碍与双相障碍共病发生率非常高。有研究者甚至认为,双相障碍与焦虑障碍共病就是双相障碍的一个亚型。Behrouz Nabavi 等的 meta 分析发现:双相障碍患者终生共患焦虑障碍的比例为 42.7%,其中惊恐障碍 16.8%、广泛性焦虑障碍 14.4%、社交焦虑障碍 13.3%、强迫症 10.7%[245]。双相I型障碍与双相II型障碍分别分析发现:双相I型障碍与双相II型障碍共病焦虑障碍的比例分别为 31% 和 37%,惊恐障碍分别为 9% 和 13%,广泛性焦虑障碍分别为 8% 和 12%,社交焦虑障碍分别为 7% 和 11%,强迫症分别为 8% 和 7%[245]。

躁狂发作的比例和双相障碍的发病年龄对是否共病焦虑障碍有显著影响,发病年龄较早的双相障碍患者有较高的焦虑障碍共病率。双相障碍患者共病社交焦虑障碍和物质使用障碍关系密切。诊断过 ADHD 的双相障碍患者更容易共病焦虑障碍。共病焦虑障碍的双相障碍患者预后较差,对标准心境稳定剂的治疗反应较差、残留症状多、往往具有较高的物质滥用率和较高的自杀风险。

儿童双相障碍患者共病焦虑障碍的比例和成人相比略有不同,Yapıcı

Eser 等的 meta 分析发现：儿童双相障碍患者终生共患焦虑障碍的比例为 44.7%，其中惊恐障碍 12.7%，广泛性焦虑障碍 27.4%，社交焦虑障碍 20.1%，强迫症 16.7%，分离焦虑障碍的比例是 26.1%[246]。和成年人相似的是，发病年龄早、伴有 ADHD 和物质使用障碍的儿童双相障碍患者更容易共病焦虑障碍。

（四）双相障碍共病进食障碍

双相障碍患者在情绪失调、冲动性、进食行为和体重控制方面和进食障碍有类似的地方，因此双相障碍共病进食障碍也很常见。Fornaro 等系统综述了双相障碍患者和进食障碍的共病情况，发现 12.5% 的双相障碍患者共病暴食障碍（binge-eating disorder），共病神经性贪食（bulimia nervosa）的比例是 7.4%，共病神经性厌食（anorexia nervosa）的比例是 3.8%[247]。

（五）双相障碍共病注意缺陷多动障碍

儿童期双相障碍往往具有慢性、快速循环、混合状态的特点，常常与 ADHD 以及品行障碍共病。双相障碍部分症状与 ADHD、品行障碍表现类似，如注意力不集中、冲动性、多动、攻击性等等，给鉴别诊断带来困难，也使共病被过度诊断，导致对双相障碍患者过度处方兴奋剂，从而诱发躁狂或快速循环。Frías 等总结了儿童双相障碍患者共病 ADHD 的情况，发现两者共病率平均为 48%，还发现儿童期发病的双相障碍患者 ADHD 共病诊断比例显著高于青春期发病的双相障碍患者。住院的双相障碍患者往往显示出更高的共病发生率[248]。Schiweck 等发现成人双相障碍和 ADHD 的共病也是很普遍的，分析发现大约 1/13 的 ADHD 成年人同时被诊断为双相障碍，而接近 1/6 的双相障碍成人患有 ADHD[28]。

（六）双相障碍共病人格障碍

美国的一项调查发现双相障碍共病人格障碍比例较高，其中边缘型人格障碍和反社会型人格障碍最为常见。M Fornaro 等发现双相障碍患者中边缘型人格障碍的患病率为 21.6%。双相Ⅱ型障碍患者共病边缘型人格障碍的比例更高。meta 分析证实，男性和较高的平均发病年龄预示着边缘型人格障碍的共病率较低。与人格障碍共病的双相障碍病程更长、发病更早、预后更差、酒精药物滥用的比例和自杀和攻击行为的风险更高[249]。

（七）儿童及青少年双相障碍的共病

Fahrendorff AM 等研究[225]显示儿童及青少年双相障碍临床表现更加不典型,且与成人双相障碍患者的共病情况存在差异,详见表 3-3-2。

表 3-3-2　儿童及青少年双相障碍与其他精神障碍的共病率

疾病类型	平均共病率 /%
注意缺陷多动障碍	59.5
对立违抗障碍	47
两种及两种以上焦虑障碍	43.8
分离焦虑障碍	29.4
场所恐惧症	27.1
焦虑障碍 a	24.2
广泛性焦虑障碍	24.1
社交焦虑障碍	24
强迫症	21.3
品行障碍	21.2

注: a 未另行说明的焦虑障碍患病率。

（王绪轶）

第四章

治疗建议

4.

第四章

治疗建议

| 第一节　双相障碍治疗原则 |

一、充分评估、量化监测原则

　　双相障碍临床表现复杂多样。患者的疾病特征(诊断分型、主要发作形式、伴随特征),病情严重程度(精神病性症状、自杀/攻击风险),个人因素(年龄、性别、遗传因素、个人治疗喜好等),共病和合并症(共病其他精神障碍、合并躯体疾病),既往和当前治疗(药物剂量和疗程、疗效和耐受性、依从性、药物浓度等),以及社会心理(精神压力和创伤、社会和家庭支持系统状况、经济状况)等因素,均可能影响治疗决策(图 4-1-1)。因此,需要对患者进行充分评估,并定期应用实验室检查及精神科量表(自评量表和他评量表)进行治疗反应及耐受性、安全性、社会功能、生活质量以及药物经济负担方面的量化监测。

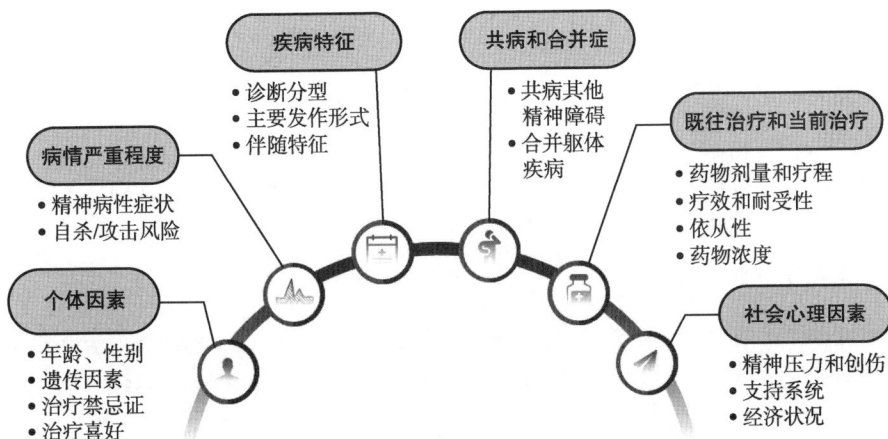

图 4-1-1　充分评估影响双相障碍治疗决策的各类因素

二、综合治疗原则

　　尽管用于治疗双相障碍的精神药物有了长足的发展,但双相障碍的急性期治疗及预防复发的疗效仍不尽如人意。应综合运用药物治疗、物理治疗、心理治疗、生活方式干预及疾病知识教育等措施,在疾病的不同治疗阶段因需组合、主次有序,其目的在于提高疗效、改善依从性、预防复燃复发、减少自杀和攻击行为,改善社会功能和更好地提高患者生活质量,促进患者全面康复。

三、全病程治疗原则

　　由于双相障碍几乎终生以循环方式反复发作,其发作的频率远较抑郁障碍高,尤以快速循环病程者为甚。发作间期常存在不同程度的残留症状,影响生活质量和社会功能。因此,双相障碍的治疗目标除缓解急性期症状外,还应坚持全病程治疗原则以预防反复发作,减少残留症状。医师在治疗开始前应告知患者和家属全病程治疗的重要性及实施办法,争取良好的依从性。全病程治疗可分为 2 个治疗期[77,250](表 4-1-1)。

表 4-1-1　全病程治疗分期、目的和要点

分期	治疗目的	疗程	要点
急性治疗期	控制症状，缩短病程，降低风险	以症状达到临床缓解为标志。一般为6~8周，如未达到临床缓解则延长急性治疗期	药物治疗为主；治疗应充分，并以尽快达到临床缓解为目标
巩固维持期	巩固急性期疗效，减少残留症状，降低风险，预防复发，促进功能的全面康复，提高患者生活质量	尚无定论。大多数患者需要几年的治疗，某些患者（如频繁发作、反复的严重发作）需要长期治疗。可能的情况下，尝试在6~12个月后停止使用抗精神病药物，以减少安全性风险	建议急性期有效的治疗药物继续使用（抗抑郁药除外），密切观察疗效和安全性，个体化调整药物剂量。改善潜在社会心理不良因素，促进患者自我管理，积极干预精神和躯体共病，心理治疗，改善依从性，更能有效提高抗复发效果

　　在全病程治疗期间应密切监测血药浓度并嘱患者定期复诊。教育患者和家属了解疾病复燃、复发的早期表现，以便自行监控，及时就诊。导致复发的诱因可能是：躯体状况、明显的社会心理因素、季节变化、服药依从性差或药物剂量不足等。复发早期表现可能为出现睡眠问题或情绪波动，此时可及时给予相应处理，如短期应用睡眠类药物或增加原药剂量，以避免发展成完全发作。如病情复发，则应及时调整维持治疗药物的种类和剂量，尽快控制发作。

❓　问题 4-1-1：对于双相障碍维持期患者，药物治疗联合心理治疗与常规药物治疗相比，是否能减少疾病复发？
　　答案：推荐在双相障碍维持期采用药物治疗联合系统心理治疗（认知行为治疗、家庭或联合治疗、人际关系治疗或心理教育治疗），较常规药物治疗可减少复发[251]。

> **?** 问题 4-1-2：对于双相Ⅰ型障碍维持期患者，心境稳定剂联合非典型抗精神病药与单用心境稳定剂相比，是否能减少疾病复发？
>
> 答案：推荐在双相Ⅰ型障碍维持期采用心境稳定剂联合非典型抗精神病药治疗，较单用心境稳定剂有更好的预防复发作用[252]。

四、全面治疗原则

治疗措施／药物不能只针对当前发作对症处理，而需要考虑以全面提高情绪稳定性为治疗要点，因此具有心境稳定作用的药物是各种发作类型的核心选择。全面治疗还应包括减少发作间期的残留症状，调节生物节律紊乱，改善认知功能，治疗和预防共病，提高生活质量和防范自杀。

五、提高治疗依从性原则

治疗依从性是维持疾病持续稳定缓解的关键，需要引起足够的重视。急性期症状控制不彻底、共病未得到有效的改善、不良反应、自知力不全、病耻感、经济因素、服药简便性和药物可获得性等诸多因素都会影响患者治疗依从性。尽可能建立良好的社会支持系统、消除社会心理应激因素、合理用药、心理健康教育、鼓励药物与心理治疗结合等有助于提高患者的依从性。

六、优先原则

存在谵妄、明显的精神病性症状、严重的躁狂症状、高度自杀风险及攻击风险、拒食行为、治疗依从性差、快速循环的患者优先考虑精神科住院治疗。急性期治疗时对于存在高度自杀风险者、伴有危及生命的精神病性症状者、紧张症、药物难治性患者，或妊娠期妇女的严重发作和躯体状态危及生命的患者（需系统评估，权衡利弊），可以优先考虑改良电休克治疗（MECT）。

七、患方共同参与治疗原则

由于双相障碍呈慢性反复间歇或循环发作性病程,需要长期治疗,为取得患方的认同与合作,应与患者及家属商讨治疗方案,讲解可能达到的效果、用药方案、相关药物知识、复发的早期表现及复发的影响、疾病自我管理,使其了解长期治疗的必要性和重要性。患者及家属教育应该贯穿整个治疗过程,可以是定期的或根据需要而安排,具有针对性地解决问题。患方要主动参与治疗,与医方共同决策,不仅有助于提高患者的治疗依从性,增强预防复发效果,也有助于维护良好的医患关系。

八、治疗共病原则

双相障碍常与多种精神障碍或躯体疾病共病,如物质使用障碍、强迫障碍、焦虑障碍、人格障碍、心血管和代谢性疾病等。在青少年双相障碍患者中,注意缺陷多动障碍和对立违抗障碍最为常见。共病导致疾病复杂化,治疗难度加大,自杀风险增加,疾病负担加重,功能损害和治疗成本增加。重视共病的评估诊断并积极治疗,有助于改善双相障碍的结局。

九、生活方式管理原则

双相障碍患者常存在生物节律紊乱,以及不良的日常生活习惯,肥胖、心血管疾病和早期死亡的风险也增加。进行持续的生活方式管理,包括压力管理、定期体育活动、健康饮食、避免药物滥用和保持规律的睡眠模式,可以改善情绪症状、社会功能和生活质量。

(王刚 张玲)

第二节 双相 I 型障碍躁狂发作急性期治疗

> **! 要点提示:**
>
> 4-2-1. 双相障碍躁狂发作急性期治疗
>
> 4-2-2. 激越的急性干预

躁狂发作患者处于急性期时,情感高涨、精力充沛、兴奋冲动行为增多,自我评价过高,易导致人际关系变差、冲动伤人毁物等破坏性后果。因此,急性期治疗(包括药物治疗、MECT治疗)的首要目的是尽快控制或缓解症状。对于躁狂发作急性期的患者,应根据是否出现激越等症状特点,以及患者的躯体状况、既往治疗史等多方面综合考量,选择不同的治疗策略。在控制症状、降低风险的基础上,治疗方案还应考虑为患者恢复社会功能、回归社会做准备,并及时评估、降低治疗的不良反应。

一、躁狂发作处理

躁狂发作的有效且常用的治疗药物包括锂盐、丙戊酸盐及其他抗惊厥药、典型和非典型抗精神病药。应根据循证医学证据的强度、安全性以及耐受性进行药物的选择,还要充分考虑药源性转相风险、预防躁狂/抑郁复发的作用等。

在无既往药物治疗无效史或者患者特殊偏好的情况下,应该按照证据推荐等级选择药物治疗方案。表 4-2-1 和表 4-2-2 分别列出了躁狂发作急性期处理步骤和治疗中单药或者联合治疗方案推荐。对特定患者而言,单药还是联合治疗取决于是否需要更快的起效方案、既往单药或联合治疗的有效性、躁狂发作的类型、对联合治疗是否耐受、患者的治疗偏好等因素。无论单药治疗还是联合治疗，都应遵循相关的流程，根据证据等级选择治疗方案，在治疗第 1 周、第 2 周结束时评估治疗效果、耐受性以及潜在的不良反应，以及时做出相应调整。

本流程适用于已确诊为双相障碍躁狂发作急性期的患者。

表 4-2-1　躁狂发作的处理步骤

步骤 1：回顾用药基本原则并评估当前药物使用状况

需要全面评估患者症状严重程度、风险因素、身体状况等，并据此决定合适的治疗环境。在确定诊断和开始治疗前，须排除物质滥用等其他原因导致的躁狂症状，同时评估和管理可能影响治疗效果的各种因素

步骤 2：启动或优化治疗并评估依从性

建议对所有患者使用一线单药或联合治疗方案
选择治疗方案时需考虑患者当前和既往用药情况、药物的安全性和耐受性，若 2 周内未见明显效果则考虑调整治疗策略

步骤 3：增加或替换治疗（替代一线药物）

当一线药物治疗效果不佳或不耐受时，建议先尝试更换或增加其他一线药物，在多种一线治疗策略失败后才考虑使用二线或三线药物

步骤 4：增加或替换治疗（二线药物）

对一线治疗反应不足的患者，可选择奥氮平、卡马西平、齐拉西酮、氟哌啶醇等药物的单药或奥氮平加锂盐或丙戊酸盐联合治疗，以及电休克治疗（ECT）作为二线治疗方案

步骤 5：增加或替换治疗（三线药物）

当患者对一、二线治疗均无反应时，可考虑使用氯丙嗪、氯硝西泮、氯氮平、他莫昔芬等药物单药治疗，或选择药物联合治疗及重复经颅磁刺激等三线治疗方案

表 4-2-2　躁狂发作急性期的治疗推荐 [a]

推荐等级	药物
一线推荐	单用：锂盐（A）、喹硫平 [b]（A）、丙戊酸盐（A）、阿塞那平（A）、阿立哌唑（A）、帕利哌酮（>6mg）（A）、利培酮（A）、卡利拉嗪（A） 合用：（在锂盐／丙戊酸盐基础上）：喹硫平 [b]（A）、阿立哌唑（B）、利培酮（A）、阿塞那平（B）

推荐等级	药物
二线推荐	单用:奥氮平(A)、卡马西平(A)、齐拉西酮(A)、氟哌啶醇(A)、ECT[c](C) 合用:奥氮平+锂盐/丙戊酸盐(A)、锂盐+丙戊酸盐(C)
三线推荐	卡马西平/奥卡西平+锂盐/双丙戊酸盐(C)、氯丙嗪[d](B)、氯硝西泮(B)、氯氮平(D)、氟哌啶醇[d]+锂盐/丙戊酸盐(B)、rTMS(C)、他莫昔芬(B)、他莫昔芬+锂盐/丙戊酸盐(B)
不推荐	单用:艾司利卡西平/利卡西平(B)、别嘌醇(A)、加巴喷丁(B)、拉莫三嗪(A)、Ω-3脂肪酸(A)、托吡酯(A)、戊诺酰胺(B)、唑尼沙胺(B)

注:[a] 推荐表所列药物或组合部分未获得我国国家药品监督管理局(NMPA)批准用于治疗双相躁狂,仅作为中国专家建议,供临床医师参考。

[b] 喹硫平包括喹硫平普通片剂、喹硫平缓释片。

[c] MECT:改良电休克治疗;ECT:电休克治疗。若患者此次躁狂发作已行 MECT 无效,无须再行 ECT。MECT/ECT 应慎与抗惊厥药(包括苯二氮䓬类)合用。

[d] 典型抗精神病药中的氟哌啶醇(注射剂型)、氯丙嗪有良好的抗躁狂作用、镇静作用,但是总体不良反应偏大,长期使用有迟发性运动障碍(tardive dyskinesia, TD)或肌张力障碍等不良反应,且有诱发转抑郁相的风险。因此,建议典型抗精神病药物仅用于急性躁狂发作阶段(轻躁狂发作不推荐使用),躁狂症状缓解后可考虑停用。

(一)步骤1:回顾用药基本原则并评估当前药物使用状况

在本步骤中,应首先评估患者躁狂症状的严重程度、伤人或自伤自杀行为的风险、自知力、治疗依从性、共病情况(包括可能加重或导致临床症状的物质使用/滥用),以及心理社会支持等因素。并进行详尽的躯体检查、精神检查及实验室和辅助检查,若患者不合作可待条件允许后再进行。综合权衡整体评估的结果后,再决定最适合患者的治疗环境(如门诊治疗还是住院治疗)。

在开始药物治疗之前,必须排除由物质滥用、其他治疗或躯体/神经系统疾病引起的症状。对服用其他药物、物质使用/滥用或内分泌紊乱导致的躁狂发作,应对因予以纠正。同时,还应评估并尽量减少不利于抗躁狂治疗的因素。躁狂发作急性期的患者若正在服用抗抑郁药,应停用抗抑郁药。停用抗抑郁药的速度可以根据患者躁狂症状的严重程度、可能发生的抗抑郁药撤药反应等因素综合考虑。若患者正在服用含咖啡因物质或精神活性物质等,也需停止服用。

如果躁狂症状是首次出现,应补充其他有效信息,以确认躁狂症状是否持续存在、诊断是否成立并确定抗躁狂治疗的必要性。对于曾经确诊过双相障碍的患者，应尽快使用抗躁狂药物。在既往接受过抗躁狂治疗的患者中，还需评估既往药物使用剂量和相应血药浓度、耐受性及既往疗效。有物质滥用史的躁狂患者需特别关注可能出现的戒断症状。

（二）步骤 2：启动或优化治疗并评估依从性

在本步骤中，应对所有患者（包括未经治疗的患者和接受非一线治疗的患者）启用一种可行的一线单药或联合治疗方案。若患者此步骤之前未服药或已服用符合本步骤推荐的药物，则从本步骤的推荐开始。若患者已服药且不符合本步骤推荐，则停用之前治疗方案（停药速度依具体情况而定），按本步骤的推荐开始治疗。根据目前我国的国情，我们所说的抗精神病药物包括非典型及典型抗精神病药。非典型抗精神病药不良反应相对小且有心境稳定作用、更适用于维持治疗，但是长期使用亦有发生代谢综合征、泌乳素升高等不良反应的风险。

1. 一线单药治疗　大约 50% 的患者在单药治疗后 3~4 周内躁狂症状显著改善。锂盐（1A）[253]、喹硫平（1A）[253]、丙戊酸盐（1A）[253]、阿塞那平（1A）[253]、阿立哌唑（1A）[253]、帕利哌酮（剂量 >6mg 为 1A）[253]、利培酮（1A）[253] 和卡利拉嗪（1A）[253] 均具有 A 级循证证据，建议作为一线推荐。现有证据显示，这些药物疗效相近，但除非存在特殊情况，如混合特征、共病物质滥用或既往对锂盐治疗无效，否则应该按照表中顺序使用排名靠前的药物，并首先考虑使用锂盐来治疗急性躁狂。卡马西平、奥氮平、齐拉西酮和氟哌啶醇虽然也具有 A 级疗效证据，但因安全性 / 耐受性方面的风险，仅作为二线推荐。

2. 一线联合治疗　推荐使用非典型抗精神病药物喹硫平（1A）[254]、阿立哌唑（1B）[254]、利培酮（1A）[254]、阿塞那平（1B）[254] 与锂盐或丙戊酸盐联合治疗作为一线治疗。与单独使用锂盐或丙戊酸盐相比，尤其是在病情较为严重的患者中，联合治疗效果更佳。同时，也有一些证据表明，与非典型抗精神病药物单药治疗相比，联合治疗收益更高。具体来说，锂盐和喹硫平联合治疗显示出比喹硫平单药治疗更好的疗效。虽然也有 A 级证据显示奥氮平的联合治疗疗效优于奥氮平单药治疗，但由于安全性 / 耐受性问题，此方案作为二线治疗。

需要注意的是,选择使用一个或多个可用的一线药物进行治疗时,应考虑当前和既往药物使用情况,以及既往有效的治疗药物。同时也应考虑每种药物的安全性/耐受性因素,以及对疗效有预测意义的临床特征。通常,联合治疗比单药治疗有更多的不良事件。在选择治疗方案之前,应尽可能与患者及/或其照护者(如家属)讨论,并考虑其偏好。如果使用一线药物的单药治疗或联合治疗未能控制症状,应优化剂量,识别并解决对治疗不依从的问题,并在增加或更换治疗方案之前(第3步),考虑可能影响治疗的因素。鉴于多数抗躁狂药物在1周内与安慰剂相比即有明显的疗效,故通常可在1~2周内见效。如果在2周后使用治疗剂量的抗躁狂药物仍未见反应,并且排除了其他导致无反应的因素,那么应考虑换药或联合治疗策略(第3步)。当躁狂症状缓解时,应采用行为治疗和教育策略来增加用药依从性,减少残留症状,及时识别复发的早期迹象,尽快恢复社会功能。

(三)步骤3:增加或替换治疗(替代一线药物)

如果使用了一种或多种一线药物(锂盐、丙戊酸盐和/或非典型抗精神病药)的最佳剂量,治疗效果依然不佳或不耐受,下一步应考虑更换或增加一个替代的一线药物。值得注意的是,尽管帕利哌酮和齐拉西酮的单药治疗都具有A级证据支持,但由于缺乏证据表明其联合治疗有额外疗效,所以医生应根据患者的具体情况进行个体化分析,全面评估潜在的风险和收益后谨慎作出联合用药的决策。考虑到多种一线药物具有大量的疗效支持数据和相对的安全性及耐受性,推荐在多种一线策略治疗失败后,再考虑使用二线和三线药物。

(四)步骤4:增加或替换治疗(二线药物)

二线选择主要针对一线治疗反应不足的患者,包括奥氮平(2A)[253,255,256]、卡马西平(2A)[253]、齐拉西酮(2A)[253,255,257]、氟哌啶醇(2A)[253,255,258]的单药治疗或奥氮平联合锂盐或丙戊酸盐的联合治疗(2A)[253,259]。虽然这些策略都有很强的疗效支持证据,但如上所述,考虑到安全性/耐受性问题,建议降级为二线推荐。虽然锂盐和丙戊酸盐的联合使用在临床实践中被广泛应用,但也被列为二线推荐,因为支持其疗效的证据仅限于非对照试验(2C)[260-262]。电休克治疗(electroconvulsive therapy, ECT)是一种治疗躁狂急性发作的有效手段。有资料显示，ECT 可使 80% 以上的躁狂急性发作患者症状显著改善。目前国内许多医院的精神科开展了改良电休克治疗（modified electroconvulsive therapy, MECT）来代替既往不良反应较大的ECT。在 MECT 过程中，对患者施用肌松剂、短效麻醉药，可以减少患者的不良反应，使其不舒适感减少，也更容易被患者、家属及医生所接受。基于上述考虑，ECT 也被列为二线推荐（2C），尽管目前研究数量有限，但有证据表明其对高达 80% 的患者有效。可采用每周 2~3 次的短程治疗方案。相较在双侧颞叶放置电极，双侧额叶放置电极显示出更快的治疗反应和更少的认知不良反应[260, 263]。

（五）步骤 5：增加或替换治疗（三线药物）

在考虑启动三线治疗时，建议先评估患者对一线和二线药物单独及联合治疗的反应情况。如果患者对大多数一线和二线药物的单独及联合治疗反应欠佳，则可考虑开始三线治疗。具体决策还需要结合患者的个体情况，权衡潜在的风险和收益后再做出判断。结合循证证据和临床实践，本指南推荐治疗躁狂急性发作的三线药物包括氯丙嗪单药治疗（3B）[264, 265]，氯硝西泮单药治疗（3B）[266]，氯氮平单药治疗或辅助治疗（3D）[267-271]，以及他莫昔芬单药治疗（3B）[253, 258, 272]。他莫昔芬尽管有证据支持但临床应用较少，且考虑到与其相关的子宫癌风险，被归类为三线药物。卡马西平或奥卡西平（3C）[273]联合治疗，氟哌啶醇（3B）[254, 259]或他莫昔芬（3B）[274, 275]联合锂盐或丙戊酸盐也被列为三线治疗。右侧前额叶皮质 10% 运动阈值的重复经颅磁刺激（rTMS）（3C）[276]与药物治疗联用也是躁狂治疗的三线推荐。

（六）不推荐用于治疗急性躁狂的药物

下列药物未显示出抗躁狂疗效：别嘌醇（不推荐 /A）[258, 277]，艾司利卡西平 / 利卡西平（不推荐 /B）[278]，加巴喷丁（不推荐 /B）[253]，拉莫三嗪（不推荐 /A）[253]，Ω-3 脂肪酸（不推荐 /A）[279-281]，托吡酯（不推荐 /A）[253]，戊诺酰胺（不推荐 /B）[282, 283]或唑尼沙胺（不推荐 /B）[284]。

（七）需要进一步临床研究的药物

目前的研究证据显示，帕利哌酮（B）[254]和齐拉西酮（B）[254]作为锂盐或丙戊酸盐的辅助治疗疗效欠佳。这一结果与其他非典型抗精神病药不同(其他所有研究发现,单药治疗有效的非典型抗精神病药在与锂盐或丙戊酸盐联合使用时疗效更好),可能是由于方法学差异所致。因此,在对这些治疗组合做出具体推荐之前,还需要进一步的临床研究。

使用奥氮平(B)[285]或利培酮(C)[286]联合卡马西平的研究结果显示为阴性,但这可能是卡马西平的酶诱导效应所致。虽然通过剂量调整或许可能克服这一问题,但因为这种相互作用不可预测且有效剂量尚未确定,因此暂不做推荐。

其他营养药物如支链氨基酸(C)[287]、叶酸(B)[288]和L-色氨酸(C)[289],以及其他实验性药物如甲羟孕酮(C)[290,291]、美金刚(D)[292]、美西律(D)[293]、左乙拉西坦(D)[294]和苯妥英(C)[295],在与其他抗躁狂药物联用时都显示出疗效。同样,配戴防蓝光眼镜(C)[296]也是如此。然而,仍需要更大规模的临床对照研究才能明确其治疗躁狂症状的推荐等级。

尽管一个初步的小型随机对照试验发现维拉帕米对抗躁狂无效,但有一些证据表明它可能作为辅助治疗(D)[297]或在女性中作为单药治疗有效(D)[298],但需要更大规模的临床研究才能做出结论。

(八)重新评估与分析

经上述治疗仍无效的患者,应组织专家对其进行会诊,分析治疗无效的原因,给予妥善处理。若经药物治疗病情可缓解者,巩固期应继续原治疗方案2~3个月以防复发,然后继续维持期治疗以防复发。维持期可在密切观察下适当减少药物剂量或药物种类,但仍以包括心境稳定剂的联合治疗为宜,因为联合治疗较单药预防复发效果更好。

?

问题4-2-1:双相躁狂发作的处理需要注意什么?

答案:躁狂期的治疗不仅要考虑对躁狂急性期的治疗效果,还要考虑后续预防躁狂/抑郁,治疗急性双相抑郁的效果以及治疗的安全性/耐受性。另外,在治疗过程中转相的风险也需要充分考虑。如果没有其他影响药物使用的情况如药物治疗无效史或者患者特殊偏好,应该按照证据推荐等级选择药物。但注意并非所有患者应该在联合治疗前尝试所有的单药治疗。对特定患者而言,单药还是联合治疗应考虑治疗所需要的起效速度、既往单药治疗是否部分/显著有效、躁狂发作的类型、联合治疗是否耐受、患者是否接受联合治疗等因素。一旦决定好单药治疗还是联合治疗，就应该遵循单药或者联合治疗相关的流程并根据证据等级选择药物。同时，应该在治疗第1周、第2周结束时评估治疗效果、耐受性以及潜在的不良反应并做出相应调整。

问题 4-2-2：双相障碍躁狂发作急性期药物治疗的一线推荐是什么？

答案：一线单药治疗：锂盐（1A）、喹硫平（1A）、丙戊酸盐（1A）、阿塞那平（1A）、阿立哌唑（1A）、帕利哌酮（>6mg）（1A）、利培酮（1A）、卡利拉嗪（1A）；一线联合治疗：（在锂盐/丙戊酸盐基础上）喹硫平（1A）、阿立哌唑（1B）、利培酮（1A）、阿塞那平（1B）。

二、激越症状的处理

激越（agitation）是精神科常见的一种急性综合征。激越是明显的坐立不安和过多的肢体活动，并伴有焦虑。在临床实践中，激越表现为一系列思维活动、情绪和行为从低到高不同程度的兴奋过程，且无法平静，严重时可表现为兴奋冲动、威胁、攻击、自伤等行为。激越是躁狂发作常见的伴随症状，尤其在具有混合特征的双相障碍患者中出现更为频繁[299,300]。对严重的激越症状需要迅速识别和处理，以减轻患者痛苦、缓解临床症状、减少潜在危险行为、降低医疗成本、维护社会稳定。

激越治疗中的关键是识别及预防激越，如果激越是躁狂发作的表现，快速有效干预躁狂发作则可以有效减轻激越的严重程度。例如，在处理双相I型障碍患者的激越时，临床医生需要先评估静坐不能等症状是否为激越的表现。当激越状态持续存在时，尽管已经给予抗躁狂治疗，通常可能还需要额外的药物以期快速起效[300,301]。总体而言，目前所推荐用于激越治疗的药物剂量均是基于临床研究所得出，当具体到患者个体时，应进行全面的评估，如当前医疗状况、躯体状况、已使用的药物等,以确定对于患者安全和合适的剂量。

在激越治疗药物中,所有口服剂型药物的最高证据等级为 C 级,而肌内注射剂型(intramuscular injection, IM)或者吸入剂型证据等级为 B 级或 C 级。需要注意的是,临床证据等级并不能完全代表疗效。在实际临床应用中,口服药物如丙戊酸盐、非典型抗精神病药物等对于治疗躁狂急性发作患者的激越状态具有很好的疗效。因此,如果患者愿意接受口服药物治疗,除了上述药物外,典型抗精神病药物如氟哌啶醇和 / 或苯二氮䓬类药物也可以考虑。但是考虑到患者常伴有自知力不全,具体临床实践中可能会出现藏药等,可以选择口服分散片(orally disintegrating tablets, ODT)、口崩片(fast dissolving tablets, FDT)、口服吸入或者液体药物等剂型。如果口服制剂无效,或者激越症状严重而且患者拒绝接受口服药物治疗,或患者无法摄入口服制剂时,可以考虑使用肌内注射制剂。

结合循证证据和临床实践,本指南建议,可用于控制激越症状的一线治疗方案包括阿立哌唑肌内注射(1B)[302,303]、劳拉西泮肌内注射(1B)[303,304]和奥氮平肌内注射(1B)[304-306]。二线推荐包括阿塞那平舌下含服(2C)[307]、氟哌啶醇肌内注射(2C)[305,308,309]、齐拉西酮肌内注射(2C)[305,310,311]、利培酮口崩片(2C)[309]、氟哌啶醇联合咪达唑仑肌内注射(2C)[305,310]和氟哌啶醇联合异丙嗪肌内注射(2C)[305,310,312]。三线推荐包括氟哌啶醇口服(3D)[313,314]、喹硫平口服(3D)[314]和利培酮口服(3D)[313](表 4-2-3)。

表 4-2-3 双相障碍激越症状的治疗推荐

推荐等级	药物
一线推荐	单用:阿立哌唑肌内注射(B)、劳拉西泮肌内注射(B)、奥氮平肌内注射(B)
二线推荐	单用:阿塞那平舌下含服(C)、氟哌啶醇肌内注射(C)、齐拉西酮肌内注射(C)、利培酮口崩片(C) 合用:氟哌啶醇 + 咪达唑仑肌内注射(C)、氟哌啶醇 + 异丙嗪肌内注射(C)
三线推荐	单用:氟哌啶醇口服(D)、喹硫平口服(D)、利培酮口服(D)

? 问题 4-2-3：如何快速、安全缓解急性期患者的激越症状？

答案：在激越治疗中的关键是识别及预防激越，其中快速处置躁狂发作可减轻激越严重程度。例如，在处理双相Ⅰ型障碍患者的激越时，临床医生需要评估静坐不能是否为激越表现。如果激越是躁狂发作的表现，快速有效干预躁狂发作则可以有效减少激越。当激越状态持续存在时，尽管已经给予抗躁狂治疗，通常可能还需要额外的快速起效的药物进行治疗。总体而言，目前所列激越治疗药物均是基于临床研究所得出的剂量，具体到激越患者个体时，进行全面评估如当前医疗状况、躯体状况、已使用的药物等对确定安全和合适的剂量是必要的。实际临床应用中，口服药物如丙戊酸盐、非典型抗精神病药物等治疗急性躁狂发作患者的激越状态具有很好的疗效。如果口服制剂无效，或者激越症状严重而且患者拒绝接受口服药物/口服药物无法实现时，可以考虑使用肌内注射剂型或者吸入剂型。

（王化宁）

第三节　双相Ⅰ型障碍抑郁发作急性期治疗

! **要点提示：**

4-3-1. 双相抑郁急性期治疗

一、治疗目标与原则

双相Ⅰ型障碍抑郁发作急性期治疗以有效缓解症状并促进患者的功能恢复为目标。治疗方案包括药物治疗、物理治疗以及心理治疗。在开始治疗之前,应该仔细评估患者的症状、自杀意念、自杀企图、精神病性症状、物质滥用、躯体状况以及既往病史和药物治疗史(有效或无效、相关不良反应以及服药依从性)。药物治疗选择应该优先考虑一线推荐药物或既往有效的药物,要充分平衡疗效与安全性。此外,药物治疗除了需要考虑急性期疗效以外,还要综合考虑维持期以及预防复发的效果,即应该优先考虑既有急性期治疗效果又能保证维持效果以及预防复发效果的药物,同时也要考虑长期不良反应以及患者的依从性等问题。药物治疗应该以单药治疗作为首选,然而,如果单药治疗无效,联合用药仍是合理的选择,但是,需要充分考虑到联合用药可能增加药物不良反应以及药物间相互作用的风险。例如,丙戊酸盐和拉莫三嗪的联用应该特别谨慎,因为这两个药的联用可能增加严重皮疹的发生风险,而丙戊酸盐与锂盐联用可能增加震颤、体重增加和胃肠道不适,应及时监测。对于伴有精神病性症状的患者,应该选用具有心境稳定作用的非典型抗精神病药或非典型抗精神病药物与心境稳定剂联合治疗。在开始治疗后,应定期了解患者的症状变化、治疗反应、不良反应、治疗依从性、有无物质滥用以及社会心理应激等因素,同时应该定期监测主要的生理 / 病理指标,包括实验室检查,如全血细胞计数、空腹血糖、血脂、肝肾功能、电解质以及甲状腺激素等内分泌激素水平。此外,也需要监测体重。

二、治疗推荐

(一)双相I型障碍抑郁发作急性期初始治疗及优化治疗原则

双相I型障碍抑郁发作急性期初始治疗及优化治疗原则见图 4-3-1。如果患者处于双相I型障碍抑郁发作的急性期,且至今从未使用过任何相关药物治疗,建议优先使用一种一线推荐药物进行单药治疗,如果无效或不能耐受,推荐使用其他一线推荐药物的单药治疗或联合治疗;如果上述一线推荐药物单药或联合用药疗效仍不佳或不能耐受,建议考虑二线推荐治疗方法(包括药物或非药物及其联合治疗);如果二线推荐治疗疗效不佳或不能耐受,建议考虑 MECT 治疗。此外,对于存在高度自杀风险、伴有精神病性症状的患者,也应考虑 MECT 治疗。

```
                ┌─────────────┐          ┌─────────────┐
                │  目前未用药   │──────────│   目前用药    │──────────────────┐
                └─────────────┘          └─────────────┘                  │
                       │      疗效不佳        │      │                     │
                       │     或不能耐受       │      │                     │
                       ▼                    ▼      ▼                     ▼
   ┌──────────────┐   ┌──────────────┐  ┌──────────────┐   ┌──────────────┐
   │ 一线药物单药治疗 │◄──│ 非一线药物治疗  │  │ 一线药物治疗   │   │ 有效且耐受性可  │
   └──────────────┘   └──────────────┘  └──────────────┘   └──────────────┘
          │                                    │                    │
     疗效不佳                              疗效不佳                   │
    或不能耐受                            或不能耐受                   ▼
          │         ┌──────────────┐          │          ┌──────────────┐
          └────────►│ 其他一线药物单药 │◄─────────┘          │  继续维持治疗   │
                    │  治疗或联合治疗  │                     └──────────────┘
                    └──────────────┘
                           │
                       疗效不佳
                      或不能耐受
                           ▼
                    ┌──────────────┐
                    │  二线药物治疗   │
                    └──────────────┘
                           │
                       疗效不佳
                      或不能耐受
                           ▼
                    ┌──────────────┐
                    │     MECT      │
                    └──────────────┘
```

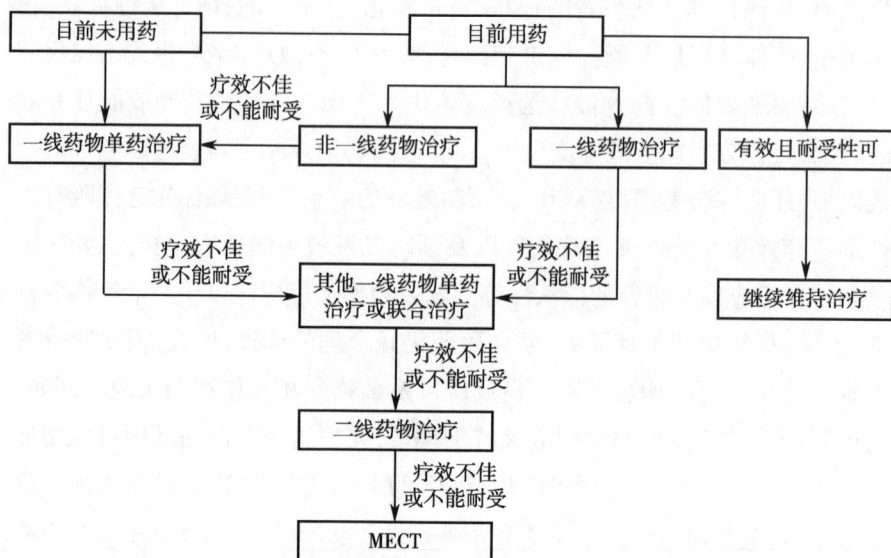

图 4-3-1　双相Ⅰ型障碍抑郁发作急性期初始治疗及优化治疗流程

考虑到双相抑郁反复发作的特点,应该仔细回顾既往的治疗史。对于目前处于双相抑郁的急性期发作且未用药或目前用药但疗效不佳或不能耐受的患者,如果既往曾经接受过药物治疗,且有效并可耐受,应该优先考虑既往有效且可耐受的药物,如果既往从未使用过药物或既往使用过药物但疗效不佳或不能耐受,则考虑按上图的治疗流程进行治疗。

如果患者当前服用的药物为非一线推荐药物,并处于双相Ⅰ型障碍抑郁急性发作期且治疗效果不佳,推荐换用一线推荐药物,包括单药治疗和联合治疗;如果既往使用过一线药物治疗有效且可耐受,应该优先换用此种有效且可耐受的一线药物。

如果患者目前正在使用一线药物但疗效不佳或不能耐受,推荐换用另一种一线药物单药治疗或联合治疗;如果既往服用过的药物有效且可耐受,应优先考虑换用以前有效且可耐受的药物。

如果患者一直在服用一线药物,且病情稳定,但新近出现急性抑郁发作,需要首先评估以下方面:服药依从性、血药浓度监测、与其他药物的相互作用、物质滥用问题、合并使用其他导致心境不稳定的药物(咖啡因、类固醇类、精神活性物质以及拟交感神经药物等)、社会心理应激、锂盐治疗导致的甲状腺疾病等。在排除以上影响药物疗效的因素后,应考虑换用其他一线药物单药治疗或联合治疗(如果以前使用过的药物有效且可耐受,应优先考虑换用以前有效且可耐受的药物）。此种情况下的联合治疗包括两种方式：如果现在服用的是一种心境稳定剂，则在此基础上增加一种一线推荐的非典型抗精神病药物或另一种一线推荐的心境稳定剂，但丙戊酸盐和拉莫三嗪的联用应该特别谨慎（增加严重皮疹的风险）；如果现在服用的是一种非典型抗精神病药，则在此基础上增加一种一线推荐的心境稳定剂，但应该密切关注联合用药导致的体重增加等不良反应。

（二）双相I型障碍抑郁发作急性期治疗推荐

1. 一线推荐　见表 4-3-1。

表 4-3-1　双相I型障碍抑郁发作急性期药物和物理治疗推荐建议

推荐等级	药物
一线推荐	单药：喹硫平（A），鲁拉西酮（A），卡利拉嗪（B），锂盐（B），拉莫三嗪（A），丙戊酸盐（B） 联合：奥氟合剂（A），鲁拉西酮＋丙戊酸盐/锂盐（A）
二线推荐	奥氮平（A），奥氮平＋丙戊酸盐（A），锂盐＋拉莫三嗪（A），喹硫平/哌罗匹隆＋锂盐/丙戊酸盐（B），卡马西平（C），迷走神经刺激（B），经颅磁刺激（A），光照治疗（B），多巴胺能药物*（A）
三线推荐	MECT（B），抗炎药物*（B），卡马西平＋逍遥散（C），齐拉西酮（C），舍曲林＋锂盐（C），利培酮/布瑞哌唑＋SSRIs（C）

注：推荐表所列药物或组合目前均未获得我国国家药品监督管理局（NMPA）批准用于治疗双相抑郁，仅作为中国专家建议，供临床医师参考。锂盐的治疗剂量和中毒剂量接近，应定期监测血锂浓度。
　*具体药物详见正文描述。

（1）单药治疗（非典型抗精神病药）：喹硫平（1A）、鲁拉西酮（1A）、卡利拉嗪（1B）。

关于喹硫平对双相I型障碍抑郁发作的治疗效果，meta 分析[315]显示，与安慰剂相比，喹硫平改善抑郁症状的效果更显著；关于鲁拉西酮，meta 分析[316]显示，与安慰剂相比，鲁拉西酮能更好地改善抑郁症状、提高应答率和缓解率，且在安全性上与安慰剂相比没有明显差异；关于卡利拉嗪，meta 分析[317]显示，与安慰剂相比，卡利拉嗪在 1.5mg 和 3mg 两个剂量均减少了由蒙哥马利抑郁评定量表（MADRS）评估的抑郁症状，然而卡利拉嗪与不良反应的发生显著相关。

（2）单药治疗（心境稳定剂）:丙戊酸盐（1B）、锂盐（1B）、拉莫三嗪（1A）。

关于丙戊酸盐,最新的网状 meta 分析[318]显示,与安慰剂相比,丙戊酸盐显著减轻了抑郁症状,约45.4%的患者达到缓解,且转躁率为2.1%（稍高于安慰剂）。关于锂盐, meta 分析[319]显示,锂盐缓解抑郁症状的有效率高于安慰剂,但差异无统计学意义,然而,进一步的敏感性分析显示,结果的95%置信区间轻微左移,提示了锂盐总体平均效应有利的可能性。因此,尽管锂盐的疗效需要更进一步的研究证据,但多个权威指南仍把锂盐单药治疗作为一线推荐。例如,根据2018版加拿大情绪与焦虑治疗网络和国际双相障碍学会双相障碍管理指南［CANMAT/ISBD（2018）］[228]的说明,锂盐在一项大型双盲RCT[320]研究中与安慰剂相比未显示出治疗效果,可能是该研究中患者的血锂水平偏低所致,同时考虑到锂盐对急性躁狂发作的治疗效果以及对心境发作及自杀的预防效果,故仍然把锂盐作为一线推荐药物;另外,一项较新的 meta 分析和系统综述对锂盐和喹硫平治疗双相抑郁进行了比较[321],发现两者在安全性和耐受性方面没有差异。关于拉莫三嗪,一项针对拉莫三嗪治疗中国人群双相抑郁的 meta 分析[322]显示,与对照组相比,拉莫三嗪对抑郁症状的改善具有统计学意义。考虑到拉莫三嗪短期治疗和长期治疗的安全性,推荐拉莫三嗪作为一线药物。

（3）联合药物治疗:奥氟合剂（1A）、鲁拉西酮＋丙戊酸盐／锂盐（1A）。

有较强的证据显示奥氟合剂对双相I型障碍抑郁发作有效。一项针对急性双相抑郁药物干预疗效和安全性的 meta 分析[318]显示,与安慰剂相比,奥氟合剂可显著减轻抑郁症状,提高有效率和缓解率,且不会增加转躁风险;另外,一项针对非典型抗精神病药或心境稳定剂与心境稳定剂联合治疗双相抑郁的 meta 分析[323]显示,与单用心境稳定剂相比,非典型抗精神病药／心境稳定剂联合心境稳定剂在抑郁症状的有效率和缓解率两个指标上均提高得更为显著,然而,联合治疗比单用心境稳定剂治疗的不良反应发生率更高,在转躁风险方面,联合治疗与单用心境稳定剂治疗相比没有显著差异。因此,当心境稳定剂（包括拉莫三嗪、锂盐或丙戊酸盐）单药治疗疗效不佳时,联合使用一种非典型抗精神病药或另一种心境稳定剂治疗更有效,但也增加了不良反应的发生率。

综上,奥氟合剂、鲁拉西酮＋丙戊酸盐／锂盐作为一线联合药物治疗推荐。其次,综合考虑联合用药的疗效及不良反应,奥氮平＋丙戊酸盐,锂盐＋

拉莫三嗪作为二线推荐。此外,虽然目前喹硫平+锂盐或丙戊酸盐治疗尚缺乏充足的研究证据支持,但考虑到本指南第 2 版将其作为首选推荐,并且临床实践中的应用也并不少见,故将其作为二线推荐。

2. 二线推荐 见表 4-3-1。奥氮平(2A),奥氮平+丙戊酸盐(2A),锂盐+拉莫三嗪(2A)、喹硫平/哌罗匹隆+锂盐/丙戊酸盐(2B)、卡马西平(2C)、迷走神经刺激(2B)、经颅磁刺激(2A)、光照治疗(2B)、多巴胺能药物(2A)。

最新的网状 meta 分析[318]显示,与安慰剂相比,奥氮平可显著减轻抑郁症状,且不会增加转躁风险,然而,考虑到奥氮平的不良反应,仍将其作为二线推荐。卡马西平可减轻抑郁症状、提高有效率和缓解率,在转躁风险方面与安慰剂相比未见明显差异,但综合考虑其安全性,将其作为二线推荐。

此外,以下其他治疗方法,尽管有较强的证据,但考虑到目前的临床可及性,仍将其作为二线推荐。

迷走神经刺激(VNS):一项前瞻性研究发现[324],VNS 治疗作为辅助治疗手段,对于治疗难治性双相抑郁(TRBD)患者,比单独使用常规治疗(TAU)更有效。在首次起效时间上,VNS+TAU 与 TAU 相比对双相 I 型障碍抑郁发作患者起效更快。该研究还观察了疗效的持久性,结果显示,VNS+TAU 组从首次应答到复发的中位时间晚于 TAU 组;在自杀风险方面,VNS+TAU 组在研究期间自杀倾向评分的平均降低幅度显著大于 TAU 组。

重复经颅磁刺激(rTMS):meta 分析[325]显示,与假治疗组相比,rTMS 的有效率更高。当分别分析刺激方案时,仅在高频经颅磁刺激作用于左侧背外侧前额叶皮质时观察到具有统计学意义的临床应答。

光照治疗:meta 分析[326]显示,在有效率上,光照辅助治疗双相抑郁有显著疗效,但在缓解率上,光照治疗未显示出显著效果。

多巴胺能药物:最近一项 meta 分析[327]研究了多巴胺能药物辅助治疗双相抑郁,研究涉及的多巴胺能药物包括:普拉克索、阿莫非尼、莫达非尼、赖右苯丙胺、右旋安非他明、哌甲酯。结果显示,多巴胺能药物联合心境稳定剂对治疗双相抑郁有显著的疗效。在转躁率方面,没有证据表明多巴胺能药物辅助心境稳定剂会导致心境转相的风险增加。

3. 三线推荐 见表 4-3-1。MECT(3B)、抗炎药物(3B)、卡马西平+逍遥散(3C)、齐拉西酮(3C)、舍曲林+锂盐(3C)、利培酮/布瑞哌唑+SSRIs(3C)。

电休克治疗（ECT）：一项多中心、随机对照试验[328]分析显示，ECT明显比药物治疗方案更有效。此外，对于存在高度自杀风险、伴有精神病性症状的患者也应考虑MECT治疗。

抗炎药：最近一项meta分析[329]针对抗炎药作为辅助治疗双相抑郁的总体疗效进行了研究，研究涉及的药物包括：ω-3脂肪酸、非甾体抗炎药、N-乙酰半胱氨酸和吡格列酮。研究显示，在常规治疗基础上，与加用安慰剂相比，加用抗炎药显示出具有统计学意义的中度抗抑郁效果。

一项关于双相抑郁急性发作治疗的网状meta分析[318]显示，卡马西平联合逍遥散治疗在疗效及转躁风险上相较于安慰剂未表现出显著差异，但其在疗效上的点估计值高于安慰剂，且在转躁率上的点估计值低于安慰剂，表明其具有疗效优于安慰剂、转躁风险低于安慰剂的倾向。该研究还包括齐拉西酮治疗，显示齐拉西酮也具有相似的特点。综合考虑疗效与安全性，将这两种治疗方案作为三线推荐。

此外，抗抑郁药联合非典型抗精神病药或心境稳定剂也作为三线推荐，具体说明详见下节。

（三）抗抑郁药在双相Ⅰ型障碍抑郁发作中的使用

抗抑郁药对双相抑郁的有效性与安全性的研究数据存在争议，但调查显示，双相障碍患者被处方抗抑郁药的比例在临床真实世界中并不低。一些观点认为抗抑郁药疗效并不肯定且可能增加转躁或快速循环的风险，例如，一项meta分析和系统综述[330]纳入了帕罗西汀、氟西汀、安非他酮、西酞普兰、阿戈美拉汀，结果显示新型抗抑郁药联合心境稳定剂或非典型抗精神病药虽然减少了双相抑郁患者的症状，但没有增加临床缓解率和痊愈率。研究者建议如果需要，抗抑郁药应该限制在短期内使用，因为长期使用可能增加转躁的风险。另一项meta分析表明[331]，抗抑郁药联合非典型抗精神病药（主要为奥氮平）与单用非典型抗精神病药相比，显示了小但显著的缓解率，然而，抗抑郁药联合心境稳定剂与单用心境稳定剂相比，在提高缓解率方面没有显著差异。不过，联合治疗均没有增加转躁风险。

最新的网状meta分析[318]显示，在对抗抑郁药作为辅助方法治疗双相抑郁时，与安慰剂辅助治疗相比，抗抑郁药辅助治疗不仅显示出对抑郁症状改善的效果，在转躁风险方面也低于安慰剂。在对具体药物进行分析时，奥氟合剂在改善抑郁症状方面表现最佳且转躁率低,此外,利培酮联合帕罗西汀、舍曲林联合锂盐在疗效上的点估计值优于安慰剂,在转躁率上的点估计值低于安慰剂,表明这两种治疗方案在疗效上具有优于安慰剂,且转躁风险低于安慰剂的倾向。因此,综合考虑,将利培酮联合帕罗西汀以及舍曲林联合锂盐这两种治疗方案均作为三线推荐。

综合国内外相关指南和共识,本指南不推荐双相I型障碍抑郁发作患者单独使用抗抑郁药。如果患者处于下列状况的一种,也不推荐单独使用抗抑郁药:目前处于快速循环发作或混合发作的患者;既往存在治疗期间转为躁狂/轻躁狂、快速循环的患者;既往存在严重躁狂发作史的患者;既往使用抗抑郁药疗效不佳的患者。如果需要使用抗抑郁药,推荐联合使用一种心境稳定剂或联合使用一种非典型抗精神病药物(如奥氮平),且抗抑郁药应尽量短期使用。研究显示,抗抑郁药联合使用具有心境稳定作用可以降低转躁率。对于辅助使用抗抑郁药的患者,应该告知患者治疗期间可能转为躁狂、轻躁狂或混合特征的征象以及心境波动循环加速的风险。

? 问题 4-3-1:如果患者处于双相抑郁急性期,且从未使用过任何相关药物治疗,应该首选哪些药物?选用单药治疗还是联合药物治疗?

答案:单药治疗首选包括:喹硫平(1A)、鲁拉西酮(1A)、卡利拉嗪(1B)、锂盐(1B)、拉莫三嗪(1A)、丙戊酸盐(1B)。如果前述其中一种单药治疗疗效不佳或不能耐受,推荐使用上述其他一线推荐药物的单药治疗或下述联合治疗。联合治疗的方式包括:奥氟合剂(1A)、鲁拉西酮+丙戊酸盐/锂盐(1A)。

? 问题 4-3-2:双相抑郁急性期,如果一线药物治疗疗效不佳或不能耐受,接下来应该选择哪些药物或非药物治疗?

答案:奥氮平(2A),奥氮平+丙戊酸盐(2A),锂盐+拉莫三嗪(2A),喹硫平/哌罗匹隆+锂盐/丙戊酸盐(2B),卡马西平(2C),迷走神经刺激(2B),经颅磁刺激(2A),光照治疗(2B),多巴胺能药物(2A)。

?　问题4-3-3：双相抑郁急性期，如果二线推荐治疗疗效不佳或不耐受，接下来应该选择哪些药物或非药物治疗？

答案：MECT（3B）、抗炎药物（3B）、卡马西平+逍遥散（3C）、齐拉西酮（3C）、舍曲林+锂盐（3C）、利培酮/布瑞哌唑+SSRIs（3C）。

（李晓白）

▎第四节　双相I型障碍维持治疗▎

一、治疗目的与原则

❗要点提示：

4-4-1. 维持治疗的目的

　　双相障碍是一种慢性发作性精神疾病，病程多迁延不愈，并以双相I型障碍较为常见，研究表明，双相I型障碍的复发率较高，其躁狂首次发作治愈后2年内复发率为40%~50%，5年内的复发率高达90%，是否进行维持治疗是影响患者复发的独立危险因素[332]。因此，预防任何情感发作相（抑郁/轻躁狂/躁狂/混合）的复发，减少残留症状，恢复双相障碍患者的社会功能是维持治疗的首要目标。

　　维持期的治疗原则与本章第一节的总体治疗原则一致，此处不再赘述。对于维持治疗时间应持续多久，目前尚无定论。为了让读者有所参考，我们在形成推荐意见的治疗药物中会具体说明循证证据中治疗的持续时间。

问题 4-4-1：维持期应该继续急性期治疗药物还是换药？

答案：进入维持期治疗前，应充分评估患者当前精神和躯体情况，以及急性期药物治疗效果。一般来说，急性期治疗有效的药物可能在维持期继续有效，建议继续使用急性期的药物。

问题 4-4-2：维持期应该持续多长时间？

答案：大部分相关的 RCT 研究都不一致，最短是 12 周，最长可达 2.5 年。

二、治疗推荐

！要点提示：

4-4-2. 维持期单药治疗推荐

4-4-3. 维持期联合治疗推荐

4-4-4. 药物治疗联合心理治疗推荐

4-4-5. 抗抑郁药的使用

现有的临床研究中，双相障碍维持治疗的随机对照研究通常以任何情感发作相的复发、抑郁相的复发、（轻）躁狂 / 混合相的复发为主要结局指标，而可接受性和耐受性为次要结局指标。目前针对双相障碍的巩固维持治疗包括单药治疗和联合治疗。单药治疗中存在两项及以上随机对照试验证据的药物包括心境稳定剂（锂盐、拉莫三嗪）和非典型抗精神病药（喹硫平、利培酮长效针剂、阿立哌唑长效针剂、奥氮平），联合治疗的循证证据较缺乏，仅喹硫平联合锂盐或丙戊酸盐的治疗方式存在两项随机对照试验。本指南根据疗效证据、可接受性、耐受性、转相风险和卫生经济学等因素综合考虑，形成最终的一线、二线、三线推荐等级（表 4-4-1）。

表 4-4-1 双相 I 型障碍的维持治疗推荐

推荐等级	药物
一线推荐	单用：锂盐（B）、拉莫三嗪（B）、利培酮长效针剂（B）、奥氮平（B）、喹硫平（B） 联用：喹硫平 + 锂盐 / 丙戊酸盐（B）
二线推荐	单用：丙戊酸盐（C）、AOM（C）、阿立哌唑（C）、阿塞那平（C） 联用：阿立哌唑 + 锂盐 / 丙戊酸盐（C）、奥氮平 + 锂盐 / 丙戊酸盐（C）、拉莫三嗪 + 丙戊酸盐（C）、齐拉西酮 + 锂盐 / 丙戊酸盐（C）、阿立哌唑 + 拉莫三嗪（C）、锂盐 + 丙戊酸盐（C）、鲁拉西酮 + 锂盐 / 丙戊酸盐（C）
三线推荐	单用：卡马西平（C）、帕利哌酮缓释剂ᵃ（C） 联用：锂盐 + 奥卡西平（C）
不推荐	抗抑郁药单药治疗（A）

注：ᵃ 存在安全性与耐受性问题；AOM，aripiprazole once-monthly，为阿立哌唑长效针剂 400mg/ 月。

问题 4-4-3：双相 I 型障碍的维持治疗推荐有哪些？

答案：锂盐（1B）、拉莫三嗪（1B）、利培酮长效针剂（1B）、奥氮平（1B）、喹硫平（1B）、喹硫平 + 锂盐 / 丙戊酸盐（1B）；丙戊酸盐（2C）、阿立哌唑长效针剂（2C）、阿立哌唑（2C）、阿塞那平（2C）、阿立哌唑 + 锂盐 / 丙戊酸盐（2C）、奥氮平 + 锂盐 / 丙戊酸盐（2C）、拉莫三嗪 + 丙戊酸盐（2C）、齐拉西酮 + 锂盐 / 丙戊酸盐（2C）、阿立哌唑 + 拉莫三嗪（2C）、锂盐 + 丙戊酸盐（2C）、鲁拉西酮 + 锂盐 / 丙戊酸盐（2C）；卡马西平（3C）、帕利哌酮缓释剂（3C）、锂盐 + 奥卡西平（3C）；抗抑郁药单药治疗（不推荐 /A）。

1. 一线推荐 对于单药治疗，锂盐（B）、拉莫三嗪（B）、利培酮长效针剂（B）、奥氮平（B）、喹硫平（B）均被列为一线推荐的治疗药物。这些药物均有两项及以上的直接证据证实其预防复发作用优于安慰剂[333]。除了单药治疗，喹硫平 + 锂盐 / 丙戊酸盐（B）的联合用药也有两项 RCT 研究支持其预防复发的作用优于安慰剂 + 锂盐 / 丙戊酸盐[333]。如果患者在急性期使用的是这些药物，并具有较好的疗效，那么进入维持期后继续使用这些药物将有利于预防症状的复发（图 4-4-1）。

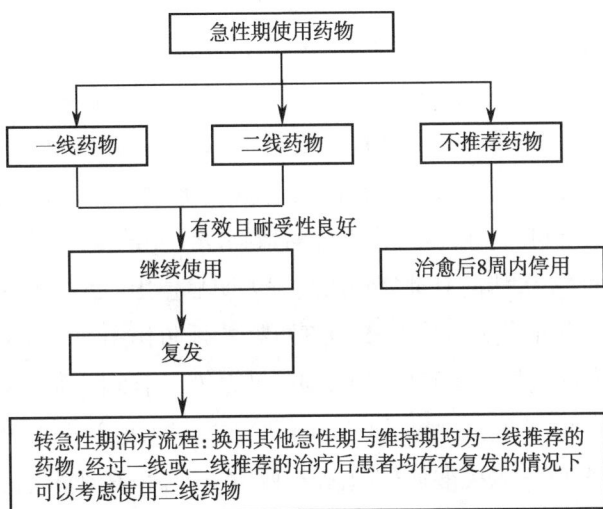

图 4-4-1　双相Ⅰ型障碍的治疗流程

? 问题 4-4-4：哪些长效针剂可以用于双相Ⅰ型障碍维持期的治疗？

答案：①推荐利培酮长效针剂用于双相Ⅰ型障碍维持期的治疗，其对任何情感发作相的复发相比于安慰剂具有更好的预防作用[333]（1B）；②推荐阿立哌唑长效针剂（AOM, aripiprazole once-monthly, 为阿立哌唑长效针剂 400mg/月）用于双相Ⅰ型障碍维持期的治疗，AOM 可以显著推迟任何情感发作相的复发时间，明显改善躁狂相的复发[334]（2C）。

? 问题 4-4-5：对于双相Ⅰ型障碍维持期患者，心境稳定剂联合二代抗精神病药与单用心境稳定剂相比，是否能减少疾病复发？

答案：推荐在双相Ⅰ型障碍维持期采用心境稳定剂联合非典型抗精神病药治疗，较单用心境稳定剂有更好的预防复发作用[252]（1B）。

2. 二线推荐　单药治疗中，丙戊酸盐（C）、阿立哌唑长效针剂（C）、阿立哌唑（C）、阿塞那平（C）被列为二线推荐。这些药物被列为二线推荐的原因之一是证据质量没有一线推荐的药物高，均仅存在一项 RCT 研究的直接证据,其二是其疗效不够全面,且可能有潜在的不良反应。

丙戊酸盐[335]的可接受性优于安慰剂(C),但预防复发的作用与安慰剂相比无差异(C)。阿立哌唑长效针剂[334]可显著推迟任何情感发作相的复发时间(C),可明显降低躁狂相的复发风险(C),但对抑郁相及混合相的复发无明显预防作用(C),并且存在静坐不能、体重增加、失眠、焦虑等不良反应风险。阿立哌唑[336]同样可推迟任何情感发作相的复发时间(C)和躁狂相的复发时间(C),然而对抑郁相的复发无明显作用(C)。阿塞那平[337]对任何情感发作相的复发具有比安慰剂更好的预防作用,其在不良事件的发生方面也与安慰剂相比无明显差异,但因证据等级不足降为二线推荐。

联合治疗中,阿立哌唑 + 锂盐 / 丙戊酸盐(C)、奥氮平 + 锂盐 / 丙戊酸盐(C)、拉莫三嗪 + 丙戊酸盐(C)、齐拉西酮 + 锂盐 / 丙戊酸盐(C)、阿立哌唑 + 拉莫三嗪(C)、锂盐 + 丙戊酸盐(C)、鲁拉西酮 + 锂盐 / 丙戊酸盐(C)被列为二线推荐。

如果患者在急性期使用了二线推荐中的药物,并具有较好的疗效,那么可在维持期继续使用该药物,并且在复诊中关注所用药物的可接受性和安全性。如若在维持期治疗过程中患者症状复发,应转入急性期治疗流程,并考虑使用急性期和维持期均为一线推荐的治疗药物进行干预。

3. 三线推荐 单药帕利哌酮缓释剂(C)、卡马西平(C)以及锂盐 + 奥卡西平(C)的联合治疗被列为三线推荐。帕利哌酮[338]可显著推迟任何情绪相的复发时间(C)和躁狂相的复发时间(C),然而帕利哌酮对抑郁相的复发没有显著疗效(C),并且治疗过程中出现了因肺炎或疑似过量服药而死亡的情况(死亡率 1%)。卡马西平[333]对任何情感发作相的复发(D)、抑郁相(C)或躁狂相(C)的复发均无明显预防作用。奥卡西平 + 锂盐[339]对任何情感发作相的复发无显著预防作用(C),虽一项 RCT 研究表明其可预防抑郁相的复发,但无统计学意义(C)。尽管卡马西平和奥卡西平 + 锂盐预防复发的作用并不显著,但因其证据质量较低,不能排除其有预防复发的潜能,因此列为三线推荐。

三线推荐的药物既较少有直接证据证实其确切疗效,也没有高质量证据证实其无效,其安全性可能存在隐患,建议在一线或二线治疗后患者均存在复发的情况下可以考虑使用三线药物,并且须密切关注其安全性。

4. 不推荐 不推荐抗抑郁药（A）用于双相Ⅰ型障碍的巩固维持治疗，主要包括氟西汀、文拉法辛。与安慰剂相比，抗抑郁药对双相Ⅰ型障碍患者的抑郁复发（A）和躁狂/轻躁狂复发（A）无显著预防作用，且与心境稳定剂单药治疗相比，抗抑郁药单药治疗可显著增加转相风险（A）。

问题 4-4-6: 对于双相Ⅰ型障碍抑郁发作急性期使用抗抑郁药物的患者，维持期怎么办？

答案：推荐在抑郁症状达到临床缓解后 8 周内停用，延长使用抗抑郁药不会增加预防任何情感发作相复发的益处[340]。

问题 4-4-7: 对于双相Ⅰ型障碍维持期患者，药物治疗联合心理治疗与常规药物治疗相比，是否能减少疾病复发？

答案：推荐在双相Ⅰ型障碍维持期采用药物治疗联合系统心理治疗（认知行为治疗、家庭或联合治疗、人际关系治疗或心理教育治疗），较常规药物治疗可减少复发[251]（1B）。

（马现仓）

| 第五节 双相Ⅱ型障碍治疗 |

一、目的与意义

双相Ⅱ型障碍与双相Ⅰ型障碍的临床表现明显不同，双相Ⅱ型障碍在疾病早期转为双相Ⅰ型障碍的风险较高。双相Ⅱ型障碍的诊断要求一次或多次轻躁狂发作和一次或多次抑郁发作交替，且没有躁狂发作史。DSM-5 轻躁狂发作症状标准与躁狂发作相似，患者有不寻常的、他人可见的症状，且症状至少持续 4 天，需要强调的是，轻躁狂发作的严重程度不足以造成明显的社会功能损害或达到住院治疗的标准，且不伴有精神病性症状。

流行病学方面，黄悦勤等在 *Lancet Psychiatry* 发表了中国精神卫生调查结果，提示我国双相Ⅱ型障碍 12 个月患病率、终生患病率均小于 0.1%[9]。双相Ⅱ型障碍患病率略低于双相Ⅰ型障碍，虽然从定义上讲，轻躁狂没有躁狂严重，但是双相Ⅱ型障碍与双相Ⅰ型障碍的致残率相似，双相Ⅱ型障碍的疾病经济负担比双相Ⅰ型障碍高 4 倍之多。综上所述，与本指南第 2 版相比，本次指南修订将双相Ⅱ型障碍的治疗单独列出。

相对于双相Ⅰ型障碍，双相Ⅱ型障碍治疗的相关研究较少，这可能是由于双相Ⅱ型障碍长期以来被误认为是一种不严重的双相障碍亚型有关。关于双相Ⅱ型障碍的随机对照研究的数量远远少于双相Ⅰ型障碍，部分研究同时纳入双相Ⅱ型障碍和双相Ⅰ型障碍患者，但没有分别报告双相Ⅰ型障碍和双相Ⅱ型障碍的结果，因此，对制定基于证据的推荐等级具有很大的挑战。基于证据的局限性，我们需要了解现有研究的细微差别，并且需要依赖临床经验。

二、规范化治疗流程

双相Ⅱ型障碍的规范化治疗流程见图 4-5-1。

本规范化治疗流程主要适用于双相Ⅱ型障碍药物治疗。对高自杀风险、暴力攻击风险高、治疗依从性差的双相Ⅱ型障碍患者，建议住院治疗。

1. 治疗前全面评估　在选择药物治疗方案前，应充分评估患者的精神、躯体状况、实验室检查、自杀风险、药物安全性和经济负担，选择疗效肯定且潜在风险最小的药物进行初始或优化治疗，如患者为复发，可考虑使用既往情感发作时治疗有效的药物。

值得关注的是，在双相Ⅱ型障碍的治疗中随机对照试验（randomized controlled trial, RCT）的研究证据较为缺乏，尤其是针对维持期、巩固期的治疗，因此部分治疗证据来自加拿大情绪与焦虑治疗网络（CANMAT）的循证证据。

```
                        ┌──────────────┐
              ┌─────────┤   目前药物    ├────────┐
              │         └──────┬───────┘         │
              │                │                 │
    ┌─────────▼──┐    ┌────────▼───────┐  ┌──────▼───────┐   有效
    │   未用药    ├┄┄┄▶│  一线推荐用药   │  │  二线推荐用药  ├───────┐
    └────────────┘    └────────┬───────┘  └──────┬───────┘       │
                               │              无效│               │
                               │        ┌────────▼────────┐      │
                               │        │  转换或联合一线推荐用药 │      │
                               │        └────────┬────────┘      │
                               ◀─────────────────┘               │
                               │                          有效    │
                 无效或无法耐受不良反应│                                │
    ┌──────────────────────────▼─────────────────────────┐      │
    │      一线/二线推荐药物转换/联合/增效治疗                  │      │
    └──────────────────────────┬─────────────────────────┘      │
                               │                          有效    │
                 无效或无法耐受不良反应│                                │
    ┌──────────────────────────▼─────────────────────────┐      │
    │  调整治疗方案基础上（包括三线治疗）联合改良电休克治疗         │      │
    └──────────────────────────┬─────────────────────────┘      │
                               │                          有效    │
                 无效或无法耐受不良反应│                                │
              ┌────────────────▼──┐                    ┌─────────▼────┐
              │    重新组织讨论      │                    │  巩固、维持治疗 │
              └───────────────────┘                    └──────────────┘
```

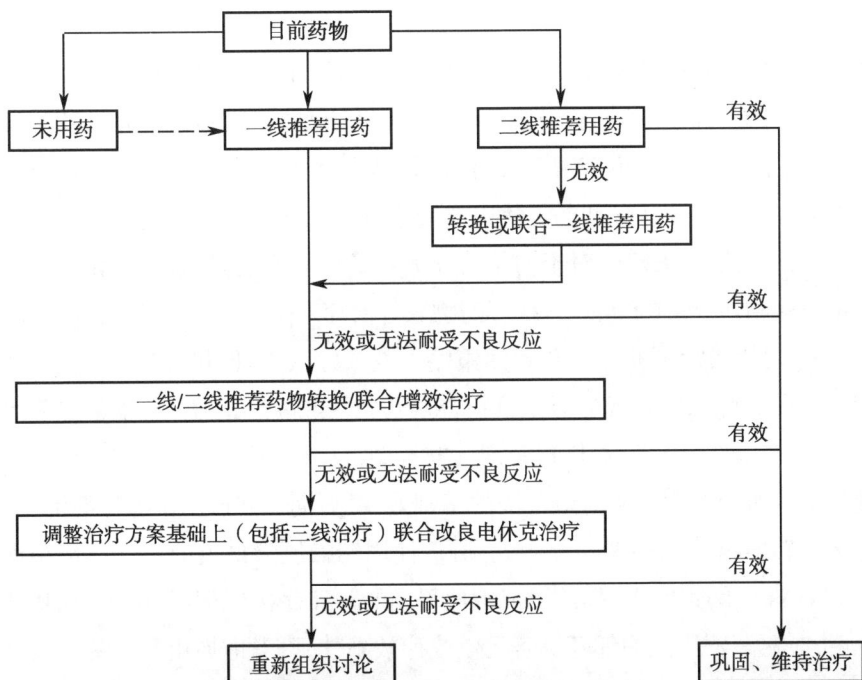

图 4-5-1 双相Ⅱ型障碍的规范化治疗流程示意

2. 联合用药治疗的思考 单药治疗、联合用药均可作为双相Ⅱ型障碍的初始治疗策略。当某种治疗被列为单一治疗时,意味着它可以单独使用,也可以与其他治疗联合使用。需要指出的是,对于单用、合用的药物选择,心境稳定剂及具有心境稳定作用的非典型抗精神病药物应是主要或者必然选择。采用联合/增效治疗策略时,临床医生不仅要有丰富的实践经验,而且须掌握药物的作用机制、治疗学基础、需解决的临床目标症状、常见不良反应及药物间相互作用等知识。

3. 治疗中定期评估 治疗过程中,应定期评估患者的情感不稳定情形和转相风险,密切监测患者的症状改善和病情变化,药物剂量调整须遵循个体化原则,可合并心理治疗措施,以提高依从性。通常,药物治疗需4~6周才能显示初步疗效,而充分疗效则需6~8周或更长时间。因而有必要每隔1~2周对患者进行一次全面评估,涉及:症状的变化、自主神经系统症状、伴随或新出现的轻躁狂症状、自杀风险、暴力风险、物质滥用情况、药物不良反应、服药依从性、躯体疾病稳定性以及社会心理应激等因素;定期评估主要的生理/病理指标：如实验室检查（如血药浓度、全血细胞计数、空腹血糖、血脂、肝肾功能、电解质和甲状腺素等内分泌激素水平）和体重监测。

4. 初始治疗　对于从未接受治疗的双相Ⅱ型障碍患者，首先推荐一线用药，如果使用一线药物治疗两周内症状没有改善，在优化治疗策略前首先应考虑患者治疗依从性和药物使用剂量等因素。

5. 优化治疗策略　对于初始治疗无效或疗效不佳者，应考虑转换成一线推荐药物治疗，或者与一线推荐药物联合治疗。

6. 调整治疗策略　优化治疗策略无效或疗效不佳，可以换药治疗（换用另一种心境稳定剂或非典型抗精神病药物），或联合治疗（心境稳定剂组合联用），或增效治疗（心境稳定剂＋非典型抗精神病药物等）。在心境稳定剂剂量或血药浓度达到有效范围的基础上，可短期合并使用抗抑郁药治疗，以选用转躁风险最小者为原则，应避免使用转躁风险最大的三环类抗抑郁药（TCAs），治疗中密切监测可能因此引发的躁狂症状（转相风险）。症状缓解后，应逐渐停用抗抑郁药。若无效或疗效不佳，可考虑换用另一种不同化学结构或不同作用机制的抗抑郁药。如条件允许，可进行药物基因检测。

7. 强化治疗策略　若多次换药或增效治疗无效，建议在原治疗基础上使用改良电休克（MECT）治疗进行强化治疗。此外，那些存在高度自杀风险、伴有精神病性症状的严重抑郁发作或躯体状态危及生命的患者，为了尽快控制症状、缩短疗程也可以在治疗早期使用。如使用MECT，应注意排除禁忌证，并停用可能对心血管系统有不良影响的药物。

8. 重新评估　在经强化治疗策略后，如MECT 6~8次仍无效，应组织专家重新进行临床讨论和全面评估。

三、双相Ⅱ型障碍抑郁发作急性期治疗

⚠️ **要点提示：**

4-5-1. 喹硫平是唯一的双相Ⅱ型障碍抑郁发作急性期一线推荐药物

4-5-2. 双相抑郁是否使用、如何使用抗抑郁药物？

（一）双相Ⅱ型障碍抑郁发作急性期药物治疗

双相Ⅰ型障碍抑郁发作的一般治疗原则也适用于双相Ⅱ型障碍抑郁发作。表 4-5-1 列出了一、二、三线药物。

表 4-5-1　双相Ⅱ型障碍抑郁发作急性期药物选择

推荐等级	药物
一线推荐	喹硫平（A）
二线推荐	锂盐（B）、拉莫三嗪（B）、舍曲林（B）[a]、文拉法辛 [a]（B）、安非他酮（辅）（B）
三线推荐	卢美哌隆（新）（B）、氟西汀 [a]（C）、齐拉西酮 [b]（C）、反苯环丙胺（C）、丙戊酸盐（D）、N- 乙酰半胱氨酸（辅）（D）、阿戈美拉汀（辅）（D）、二十碳五烯酸（辅）（D）、普拉克索（辅）（C）、甲状腺激素（辅）（D）、氯胺酮（辅）（C）

注：[a] 针对纯抑郁病人（非混合）；[b] 针对抑郁和混合轻躁狂病人；辅：辅助用药；新：指南更新后的新药。

1. 一线推荐　与双相Ⅰ型障碍相比，关于双相Ⅱ型障碍治疗方面的高质量证据较少，一线治疗推荐很少。喹硫平是双相Ⅱ型障碍抑郁发作急性期唯一的一线推荐药物（A）。两项针对双相Ⅱ型障碍的随机对照试验分析均表明喹硫平疗效优于安慰剂[341,342]。此外，有一项随机双盲、为期 8 周的试验对伴有或不伴酒精 / 大麻使用的双相抑郁的研究显示，与安慰剂相比，接受喹硫平缓释剂治疗的患者每周饮酒天数和大麻使用量的减少幅度更大，但是该研究未能明确双相Ⅱ型障碍患者的占比[343]。另有一项随机对照试验比较了喹硫平缓释片与锂盐对双相Ⅱ型障碍患者的疗效及睡眠改善状况，发现喹硫平缓释片患者组的缓解率高于锂盐组，且喹硫平缓释片单药治疗组主观和客观睡眠质量均有显著改善[344]。

2. 二线推荐　二线推荐主要包括锂盐（要求血锂水平 0.8~1.2mmol/L，B）和抗抑郁药，其中舍曲林（B）和文拉法辛（B）主要用于治疗纯抑郁（非混合）发作患者，安非他酮（B）主要用于辅助治疗。基于最新的证据，拉莫三嗪（B）依然作为二线推荐用药。

一项随机双盲为期 12 周的研究使用文拉法辛、锂盐单药治疗双相

Ⅱ型障碍患者,证实文拉法辛的有效率高于锂盐,且文拉法辛缓解率更高(58.5% vs. 28.1%),两种药物对患者生活质量均有改善,但未见明显差异[345,346]。此外,在一项为期16周的随机双盲、多中心研究中,142名双相Ⅱ型障碍抑郁发作患者被随机分配接受锂盐单药治疗(n=49)、舍曲林单药治疗(n=45)或锂盐和舍曲林联合治疗(n=48)。其中20名受试者在研究期间经历了转躁,三组间的转躁率差异无统计学意义。锂盐联合舍曲林组的总体退出率明显高于单药组,但联合用药没有缩短药物起效时间[347]。需要提及的是,一项随机试验,纳入处于抑郁发作期的双相Ⅱ型障碍患者49例与双相Ⅰ型障碍患者21例,联合使用抗抑郁药物、心境稳定剂治疗2个月,然后随机选择继续或停止使用抗抑郁药物,最长追踪3年,并未发现双相Ⅱ型障碍患者长期抗抑郁治疗的结果优于双相Ⅰ型障碍患者[348]。拉莫三嗪(B)也被推荐为二线药物,一项随机对照试验对双相Ⅱ型障碍抑郁发作急性期的成年门诊患者(n=150)用拉莫三嗪(滴定至200mg/d)或安慰剂完成了8周的治疗。结果发现与安慰剂相比,拉莫三嗪在忧郁亚组中治疗有效率更高[349]。

3. 三线推荐　近年美国新上市药物卢美哌隆备受关注,临床Ⅲ期试验研究表明42mg/d的卢美哌隆(B)可显著改善双相Ⅰ型障碍和双相Ⅱ型障碍抑郁发作患者的抑郁症状,耐受性通常良好,仅表现出恶心与嗜睡的不良反应[350]。研究[351]发现卢美哌隆42mg对双相Ⅰ型或Ⅱ型抑郁发作患者(无论是否伴混合特征)均能显著改善抑郁症状和疾病严重度,且安全性良好(转躁风险低)。其中,双相Ⅱ型抑郁患者的疗效与Ⅰ型相当,生活质量在伴混合特征组提升更显著。考虑到目前研究中较小的样本量,以及相关治疗的临床经验较少,特别是该药未在我国患者中得到验证,研究结果可能存在偏倚,且尚未有明确的转相风险研究,故将其列为三线推荐(注:卢美哌隆为国外指南已有证据,但国内尚未上市的药物,故经本指南编委会讨论予降级推荐)。

此外,三线选择包括以下药物单药治疗:氟西汀[主要适用于纯抑郁(非混合)发作患者](C)、齐拉西酮(仅适用于抑郁和混合型轻躁狂患者)(C)、反苯环丙胺(C)、丙戊酸盐(D),以及下列主要用于辅助治疗的药物,包括普拉克索(C)、氯胺酮(C)、N-乙酰半胱氨酸(D)、阿戈美拉汀(D)、二十碳五烯酸（EPA）（D）或甲状腺激素（D）[228,250]。其中，阿戈美拉汀对减轻患者抑郁症状表现出快速起效，但长期疗效不佳[352]，服用阿戈美拉汀期间需要严格监测患者肝功能等指标。有研究表明丙戊酸盐单药治疗双相Ⅱ型障碍耐受性良好，几乎没有转躁风险，但治疗效果中等，当丙戊酸盐联合舍曲林治疗时疗效好，且耐受性良好[352]。

静脉注射氯胺酮（C）具有快速起效作用，对于一线／二线治疗无效的患者以及需要快速起效的患者在排除禁忌证的前提下，可考虑静脉注射氯胺酮。两项随机双盲安慰剂对照试验发现，与接受安慰剂治疗组相比，接受氯胺酮治疗组的疲乏感显著减轻[353]。但是该研究未明确说明双相Ⅱ型障碍的占比。

4. 无明确推荐／需要进一步研究的药物 许多药物没有足够证据来支持其对双相Ⅱ型障碍的抗抑郁疗效，包括右美沙芬＋奎尼丁、二甲磺酸赖右苯丙胺（辅助治疗）、奥氮平、吡格列酮、辅助性孕烯醇酮、塞来昔布、左乙拉西坦、辅助性二甲磺酸赖右苯丙胺、S-腺苷甲硫氨酸、乙酰左旋肉碱＋硫辛酸、辅助性莫达非尼以及美金刚[228]。一项为期 12 周的随机双盲对照研究探索了加入美金刚是否会降低细胞因子水平，是否比单用丙戊酸盐治疗双相障碍更有效。最终发现丙戊酸盐联合美金刚组肿瘤坏死因子 -α（TNF-α）水平明显低于丙戊酸盐联合安慰剂组，但是联合美金刚可能不会改善双相障碍的临床症状或 TNF-α 以外的其他细胞因子水平[354]。另一项为期 12 周的随机对照试验也表明在丙戊酸盐治疗基础上，联合美金刚或安慰剂治疗对双相Ⅱ型障碍患者疗效没有显著影响[355]。

5. 不推荐 基于阴性安慰剂对照的数据，不推荐使用帕罗西汀（B，阴性）[356]治疗双相Ⅱ型障碍患者。

需要强调的是双相抑郁是否使用、如何使用抗抑郁药物一直是有争议的话题，临床研究结果也各不相同，甚至意见相左。综合国内外相关治疗指南／共识，不主张单独使用抗抑郁药物治疗被学界认同。基于循证医学证据，抗抑郁药使用原则如下：①抗抑郁药物不适用于快速循环发作、混合发作或有严重躁狂发作病史的患者，除非首要治疗选择经反复调整无效；②双相Ⅱ型障碍抑郁发作建议慎用抗抑郁药物，若急性期已经使用抗抑郁药物，进入维持期建议逐步减量；③选择性 5-羟色胺再摄取抑制剂（SSRIs）（帕罗西汀除外）推荐作为首要选择抗抑郁药，与心境稳定剂合并治疗急性期双相抑郁。

问题 4-5-1：抗抑郁药是否能用于双相Ⅱ型障碍抑郁发作的急性期治疗？

答案：双相抑郁不主张单独使用抗抑郁药治疗。双相Ⅱ型障碍抑郁发作的治疗建议慎用抗抑郁药，若急性期已经使用抗抑郁药，进入维持期建议逐步减量。具体来说，舍曲林（2B）和文拉法辛（2B）可以作为治疗单纯抑郁患者急性期的二线推荐用药，安非他酮（2B）主要用于辅助治疗。

问题 4-5-2：双相Ⅱ型障碍抑郁发作急性期治疗药物推荐有哪些？

答案：喹硫平（1A）、锂盐（2B）、拉莫三嗪（2B）、舍曲林（2B，针对单纯抑郁发作）、文拉法辛（2B，针对单纯抑郁发作）、安非他酮（2B，辅助用药）、卢美哌隆（3B）、氟西汀（3C，针对单纯抑郁发作）、齐拉西酮（3C，针对抑郁和混合轻躁狂患者）、反苯环丙胺（3C）、丙戊酸盐（3D）、帕罗西汀（不推荐）。

（二）双相Ⅱ型障碍抑郁发作急性期物理治疗

双相Ⅱ型障碍急性期应以药物治疗为主，MECT（C）可作为二线推荐方案，尤其对于难治性患者和需快速起效的患者是一种选择[228]。许多物理治疗没有足够数据来证明其对双相Ⅱ型障碍抗抑郁的疗效，如经颅微电流刺激（cranial electrotherapy stimulation，CES）、光照治疗、经颅直流电刺激（transcranial direct current stimulation，tDCS）、重复经颅磁刺激（repetitive transcranial magnetic stimulation，rTMS）。一项随机、双盲、伪刺激对照研究旨在调查 CES 治疗双相Ⅱ型障碍抑郁发作的有效性，提示接受 CES 治疗组贝克抑郁量表评分显著降低，但是该研究样本量偏少，研究结论有待进一步证实[356]。一项在药物治疗基础上联合光照治疗的研究，将双相Ⅰ型或Ⅱ型障碍的抑郁发作成年患者随机分配到白光或安慰剂光治疗组，研究发现两组的睡眠质量都有所改善，但没有显著差异，且与安慰剂组相比，白光治疗组的缓解率更高,抑郁评分显著降低[357],但是该研究中双相Ⅱ型障碍占比较少,无法明确光照治疗对双相Ⅱ型障碍的作用。对双相抑郁患者应用tDCS的研究显示,虽然其安全性和耐受性较好,但未能发现tDCS治疗有效[358]。江苏省精神科经颅磁刺激治疗技术管理规范专家共识、中国医药教育协会发布的T/CMEAS 011—2023《重复经颅磁刺激技术在精神障碍临床应用中的操作规范》团体标准解读中均未明确rTMS治疗适用于双相障碍[359,360]。

问题4-5-3:物理治疗是否能用于双相Ⅱ型障碍抑郁发作的急性期治疗?

答案:双相Ⅱ型障碍抑郁发作的急性期治疗应以药物治疗为主,改良电休克治疗可作为二线推荐方案(2C),尤其对于难治性患者和需快速起效的患者是一种选择。许多物理治疗没有足够数据来证明其对双相Ⅱ型障碍抗抑郁的疗效,如经颅微电流刺激、光照治疗、经颅直流电刺激、重复经颅磁刺激治疗。

(三)双相Ⅱ型障碍抑郁发作急性期心理治疗

对于本次病程中,心理因素在疾病发生过程中占主导因素的患者可考虑在药物治疗、物理治疗的基础上联合心理治疗。目前的研究中尚无证据表明心理治疗对双相Ⅱ型障碍抑郁发作急性期患者有显著疗效,故无相关推荐。

问题4-5-4:心理治疗是否能用于双相Ⅱ型障碍抑郁发作的急性期治疗?

答案:对于本次病程中,心理因素在疾病发生过程中占主导因素的患者可考虑在药物治疗、物理治疗的基础上联合心理治疗。目前的研究中暂无足够的证据表明心理治疗对双相Ⅱ型障碍抑郁发作急性期患者有显著疗效,故无相关推荐。

四、双相Ⅱ型障碍轻躁狂发作急性期治疗

⊙ 要点提示：

4-5-3. 双相Ⅱ型障碍轻躁狂发作急性期暂无明确的一线推荐治疗方案

对于一些患者，轻躁狂不会导致功能损害或者导致的功能损害最小，甚至可能与短暂的功能提升有关。但长期的、相对严重的或易激惹的轻躁狂则可能会造成功能损害。治疗应包括停用使病情恶化或延长的药物，如抗抑郁药和兴奋剂，同时应接受合适的治疗。

但是，许多具有心境稳定作用的药物，包括锂盐和大多数非典型抗精神病药，尚未在轻躁狂发作中开展研究。2018 版加拿大情绪与焦虑治疗网络和国际双相障碍学会双相障碍管理指南［CANMAT/ISBD（2018）］中指出有四项安慰剂对照试验探究丙戊酸盐（D）、N-乙酰半胱氨酸（D）和喹硫平（D），以及一项开放研究探究利培酮对急性轻躁狂的疗效。这些研究基本显示有效，但都有以下一项或多项明显缺点：①样本量小；②纳入双相Ⅰ型、Ⅱ型障碍的混合样本；③轻躁狂和躁狂的混合样本；④并非所有结局均为阳性结果。样本量少和混合样本意味着即使是安慰剂对照试验，也仅符合 D 级证据的标准。因方法学的局限性，以及许多药物缺乏临床试验证据，因此难以对轻躁狂的治疗提出具体建议。临床经验表明，所有具有心境稳定作用的药物在轻躁狂发作患者中也有效。因此，当轻躁狂频繁发作、病情严重或功能受损明显而需要治疗时可以考虑心境稳定剂，如锂盐或丙戊酸盐和／或非典型抗精神病药物。N-乙酰半胱氨酸也可能有益处，但是需要进一步的研究。双相Ⅱ型障碍轻躁狂发作急性期暂无明确的非药物治疗手段。

五、双相Ⅱ型障碍巩固维持期治疗

> 🛈 **要点提示：**
>
> 4-5-4. 双相Ⅱ型障碍巩固维持期治疗的重点在于继续控制症状,预防抑郁发作

双相Ⅱ型障碍患者巩固维持期治疗的重点在于继续控制症状,预防抑郁发作。药物治疗方面,可维持急性期稳定心境的治疗,需要注意的是抗抑郁药物是否继续使用,多数抗抑郁药物在巩固期应当逐渐减停。双相Ⅱ型障碍巩固维持期药物治疗推荐建议见表 4-5-2。

表 4-5-2 双相Ⅱ型障碍巩固维持期药物治疗推荐建议

推荐等级	药物
一线推荐	喹硫平(A)、锂盐(B)、拉莫三嗪(B)
二线推荐	文拉法辛(B)
三线推荐	卡马西平(C)、丙戊酸盐(C)、艾司西酞普兰(C)、氟西汀(C)、其他抗抑郁药(C)、利培酮[a](D)

注:[a] 主要用于预防轻躁狂复发。

喹硫平(A)、锂盐(B)、拉莫三嗪(B)均可作为一线推荐药物。接受喹硫平(300mg/d 或 600mg/d)治疗 8 周后获得缓解的双相障碍患者(包括Ⅰ型和Ⅱ型)被随机分配到相同喹硫平剂量或安慰剂组接受 26~52 周的治疗,结局指标为疾病复发,最终发现喹硫平单药治疗双相Ⅱ型障碍的复发风险低且总体耐受良好[361]。

文拉法辛(B)单药治疗是唯一的二线推荐,卡马西平(C)、丙戊酸盐(C)、艾司西酞普兰(C)、氟西汀(C)、其他抗抑郁药(C)、利培酮(D)是三线选择[228]。其中利培酮主要用于预防轻躁狂复发。

锂盐和拉莫三嗪作为心境稳定剂对双相Ⅱ型障碍患者可能具有相同的疗效,但作为维持治疗,拉莫三嗪的不良反应较锂盐小,但考虑到该研究[362]

样本量偏小,且为单盲随机比较,可能因此存在偏倚风险,故对拉莫三嗪证据质量予降级处理。四项针对碳酸锂与文拉法辛的随机对照双盲试验在12周的急性期治疗结束后,有效者继续进行了6个月的碳酸锂或文拉法辛单药治疗,研究发现文拉法辛与碳酸锂对于患者出现的轻躁狂发作、复发的风险未见明显差异,但文拉法辛治疗组焦虑症状改善优于碳酸锂治疗组。双相障碍快速循环患者在单药治疗期间更容易出现轻躁狂症状,且文拉法辛组和锂盐组的发生率相似(C)[363-366]。但是上述四项随机对照试验均来自同一样本,可能结论会有一定偏倚。

问题4-5-5：双相Ⅱ型障碍巩固维持期药物治疗推荐有哪些？

答案：喹硫平(1A)、锂盐(1B)、拉莫三嗪(1B)、文拉法辛(2B)、卡马西平(3C)、丙戊酸盐(3C)、艾司西酞普兰(3C)、氟西汀(3C)、利培酮(3D,用于预防轻躁狂复发)。

物理治疗方面,有关MECT用于双相Ⅱ型障碍巩固维持期治疗的证据有限。

心理治疗方面,尽管有研究表明巩固维持期的心理治疗对患者的整体症状有益,但尚未显示出优于药物治疗的疗效以及更少的不良反应,因此,对于心理治疗,目前尚无具体推荐。一项随机对照试验,将被试随机分为每周一次的人际和社会节律治疗(interpersonal and social rhythm therapy, IPSRT)联合安慰剂或IPSRT联合喹硫平治疗,随访20周,发现IPSRT联合喹硫平对抑郁症状改善更快,随着时间的推移,两组的有效率均有显著改善,组间无显著差异。后续维持期治疗过程中,人际和社会节律治疗联合安慰剂组不良反应更少[367]。一项对53名双相Ⅱ型障碍门诊患者进行的多中心、非盲、随机、对照试验,探讨了功能修复(functional remediation, FR)、心理教育和常规治疗组的疗效,研究结果表明,功能修复可有效改善患者的整体功能结局以及抑郁症状[368]。此外,冥想可以作为一种结合药物治疗的联合疗法,用于治疗双相Ⅱ型障碍患者的情感不稳定和抑郁[369]。

(姚志剑)

第五章

特殊类型和特殊人群

5

第五章

特殊类型和特殊人群

| 第一节　特殊类型 |

一、混合状态治疗

> **⚠ 要点提示：**
>
> 5-1-1. DSM-5 双相障碍伴混合特征的治疗推荐
>
> 5-1-2. DSM-Ⅳ/ICD-10 双相障碍混合发作的治疗推荐

由于 DSM-5 提出"伴混合特征"特殊标注，而 ICD-11 继续保留"混合发作"临床描述及诊断标准，为了科学、全面地呈现相关循证证据，本章节采用广义概念"混合状态"涵盖"伴混合特征"和"混合发作"两种概念，对于混合特征（依据 DSM-5 定义）和混合发作（以往研究主要基于 DSM-Ⅳ 或 ICD-10 诊断标准）不同临床描述或诊断标准下双相障碍混合状态的治疗循证证据分开进行评级推荐。

在双相障碍混合状态的治疗领域，国内外目前主要有 4 个相关的指南 / 建议 / 专家共识，分别为：2021 年加拿大情绪与焦虑治疗网络和国际双相障碍学会（CANMAT/ISBD）双相障碍混合状态治疗建议（以下简称"2021 年 CANMAT/ISBD 治疗建议"）、2020 年澳大利亚与新西兰皇家精神科医师学会（Royal Australian and New Zealand College of Psychiatrists, RANZCP）双相障碍临床实践指南中的混合状态章节、2018 年世界生物精神病学学会联合会（World Federation of Societies of Biological Psychiatry, WFSBP）双相障碍混合状态急性期与长期治疗指南、2018 年中华医学会精神医学分会双相障碍协作组《双相障碍伴混合特征临床诊治指导建议》(以下简称"2018 年中国专家共识")[6,63,228,370]。本章节所做出的治疗推荐是在上述指南和共识的工作基础上,更新了截至 2023 年 12 月国内外最新循证医学证据,并结合了国内双相障碍治疗现状和专家意见。由于本指南第 2 版中"混合特征"治疗推荐没有严格遵循循证分级原则,以及双相障碍混合状态治疗临床研究非常少,本章节也纳入了 2012 年前发表的文献作为补充(相关内容表述为"早期研究")。

(一)治疗原则

从治疗目标上来看,双相障碍混合状态的治疗核心目标是稳定心境,减少患者的心境波动和转相[63]。总体上应遵循以下治疗原则:①在治疗手段上,建议采取药物治疗、物理治疗、心理治疗等多种方法进行综合治疗与康复;②在药物选择上,须综合考虑药物的抗躁狂效应和抗抑郁效应,优先考虑抗躁狂疗效与抗抑郁疗效均衡、较少引起转相、安全性与耐受性良好的药物;③在治疗步骤上,应在充分、全面评估与监测的基础上,结合患者的症状特点与个体化需求,依次根据一线、二线、三线推荐的顺序进行序贯治疗(图 5-1-1);④鉴于混合状态的不稳定性与多变性,医生需要定期对患者的疾病症状、治疗反应、安全性与耐受性、社会功能等进行全面评估,以便动态调整和优化治疗方案;⑤对于难治性患者,建议予以联合治疗或增效治疗,可以选择两种作用机制不同的心境稳定剂联合治疗(例如,锂盐 + 丙戊酸盐)、非典型抗精神病药物联合或增效治疗(例如,锂盐 / 丙戊酸盐 + 喹硫平 / 奥氮平),以及物理治疗和心理治疗的辅助治疗;⑥在制定联合治疗方案时应遵循治疗选择的循证基础,注意药物间相互作用,避免盲目过度联合治疗。

(二)治疗推荐

现有的临床研究中,抑郁伴混合特征的研究通常以抗抑郁疗效为主要结局指标,而躁狂伴混合特征的研究通常以抗躁狂疗效为主要结局指标,因此本章节抑郁伴混合特征的治疗循证评级以其抗抑郁疗效为首要排序指标,躁狂伴混合特征的治疗循证评级以其抗躁狂疗效为首要排序指标。在DSM-Ⅳ中混合发作归为双相Ⅰ型障碍,以往研究往往将混合发作和躁狂发作合并纳入研究,因此本章节混合发作的治疗循证评级以抗躁狂效应为首要排序指标。

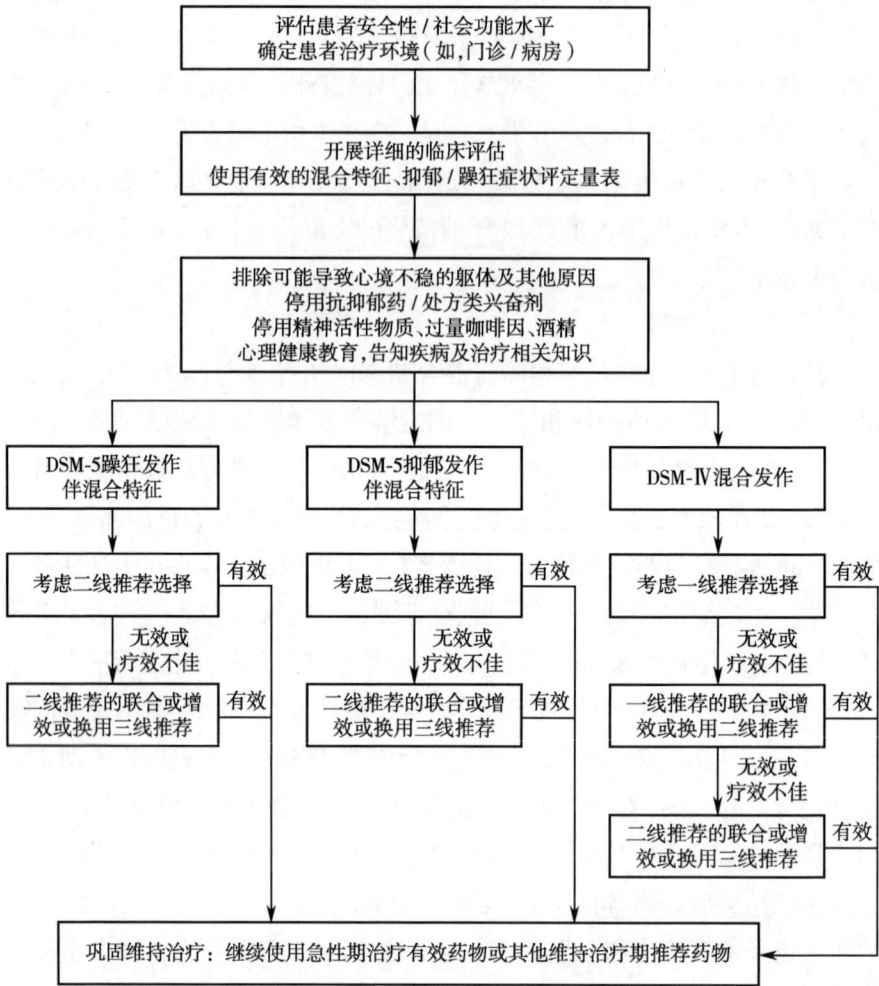

图 5-1-1　双相障碍混合状态规范治疗流程

　　值得关注的是，在双相障碍混合状态的治疗中RCT研究证据较为缺乏，大部分循证证据来自对原始RCT研究进行的混合状态亚组事后分析，根据CANMAT/ISBD指南以及GRADE评级原则，其证据等级因此降级。由于临床研究证据缺乏，部分治疗推荐来自专家共识。例如，有专家共识认为治疗单纯抑郁或躁狂有效的一些药物可以用于混合状态中的抑郁症状或躁狂症状的治疗，在本指南的循证等级评价中这部分专家共识被列为 D 级疗效证据，并在推荐表格中标注"b"。此外，对于国外有循证证据支持，但国内尚未上市的药物,予以降低推荐等级。双相障碍混合状态的治疗推荐见表 5-1-1。

表 5-1-1 双相障碍混合状态的治疗推荐

推荐等级	急性期			维持期
	DSM-5 躁狂发作伴混合特征	DSM-5 抑郁发作伴混合特征	DSM-Ⅳ 混合发作	
一线推荐	无	无	阿立哌唑(B)	单用:喹硫平(B) 合用:喹硫平+锂盐/丙戊酸盐(B)
二线推荐	丙戊酸盐(C)、阿立哌唑(C)	单用:鲁拉西酮(C)、喹硫平(C) 合用:喹硫平+锂盐/丙戊酸盐(C)	单用:奥氮平[a](B)、阿塞那平(B)、卡马西平缓释剂型[a](C)、丙戊酸盐(C) 合用:奥氮平+锂盐/丙戊酸盐(A)	单用:奥氮平[a](C)、锂盐[c](C)
三线推荐	单用:奥氮平[a](C)、喹硫平(D)、齐拉西酮[a](C)、卡马西平[a,b](D)、阿塞那平(C)、卡利拉嗪(C级)、ECT[b](D) 合用:锂盐/丙戊酸盐+奥氮平(D)、锂盐/丙戊酸盐+喹硫平(D)、齐拉西酮[a]+锂盐/丙戊酸盐(C)	单用:奥氮平[a](C)、丙戊酸盐[b](D)、拉莫三嗪[b](D)、齐拉西酮[a,b](D)、卡利拉嗪(C)、卢美哌隆(C)、ECT(D[b])	单用:齐拉西酮[a](C)、锂盐[b](D级)、卡利拉嗪(D级)、ECT[b](D) 合用:锂盐+丙戊酸盐(D级[b])	单用:丙戊酸盐[c](D)、ECT(D) 合用:锂盐+丙戊酸盐(D[b])

注:[a] 存在安全性与耐受性问题;[b] 来源于专家共识推荐;[c] 有特定于预防混合发作的证据。

1. 伴混合特征治疗推荐　双相障碍伴混合特征的治疗推荐来源于采用 DSM-5 "混合特征" 定义的临床研究。由于目前采用 DSM-5 "伴混合特征" 定义的研究较少,已有研究多为采用抑郁与躁狂量表组合评分的 "混合特征" 替代标准对以往的 RCT 研究进行的事后亚组分析。此外,一些躁狂伴混合特征的研究未区分躁狂发作和混合状态,另一些抑郁伴混合特征的研究未区分双相抑郁混合状态和单相抑郁混合状态。综合 GRADE 评级及 CANMAT 指南评分原则,其起始证据等级为 C 级。因此,双相抑郁伴混合特征、双相躁狂伴混合特征的治疗暂无一线推荐治疗方案。

（1）双相抑郁伴混合特征的治疗

1）一线推荐:基于循证依据,对于双相抑郁伴混合特征的治疗无一线推荐。

2）二线推荐:一项 RCT 研究事后分析显示鲁拉西酮对符合替代标准的双相抑郁伴混合特征患者的抑郁症状有效,且未增加转躁风险[371]。另一项 RCT 研究事后分析证明鲁拉西酮治疗 10~17 岁儿童青少年双相抑郁伴混合特征患者有效,也未引起安全性问题及转躁风险增加[372]。鲁拉西酮相对于其他非典型抗精神病药物的代谢、镇静等不良反应小,安全性和耐受性良好,为双相抑郁伴混合特征的二线推荐（2C）。

从作用机制来看,喹硫平是一种抗抑郁与抗躁狂疗效较均衡的药物,且喹硫平具有剂量变化 - 依赖效应,在不同剂量下具有不同的受体介导作用,150mg 以下主要发挥组胺介导作用,具有镇静效应;150~400mg 发挥 5-HT、NE 介导作用,具有抗抑郁、抗焦虑效应,400~800mg 发挥 D_2 介导作用,具有抗躁狂及抗精神病性症状的效应[373]。有研究表明喹硫平单药治疗双相抑郁伴混合特征有效;而且,对喹硫平单药治疗反应欠佳的患者,进一步联合碳酸锂或丙戊酸盐治疗可同时改善抑郁和躁狂症状[374]。喹硫平治疗相关不良反应相较于奥氮平等其他非典型抗精神病药物轻,长期使用耐受性较好。因此,喹硫平单药或联合碳酸锂 / 丙戊酸盐可以作为治疗双相抑郁伴混合特征的二线推荐（2C）。

3）三线推荐:一项 RCT 研究分析显示奥氮平对双相抑郁伴混合特征有效[375],但由于奥氮平的代谢综合征、体重增加不良反应较为明显,其安全性与耐受性问题限制了临床使用,故被列为三线推荐(3C)。

目前尚无丙戊酸盐治疗双相抑郁伴混合特征的 RCT 研究。丙戊酸盐作为经典心境稳定剂,鉴于其对于双相躁狂发作和混合发作的疗效,2021 年 CANMAT/ISBD 治疗建议以及 2018 年中国专家共识推荐丙戊酸盐用于双相抑郁伴混合特征的治疗(3D)。丙戊酸盐有引起多囊卵巢综合征风险以及致畸性风险,妊娠安全等级为 D 级,不适用于育龄期、哺乳期妇女,在女性患者中应谨慎选择。

目前拉莫三嗪治疗双相抑郁伴混合特征的 RCT 研究也缺乏,但由于拉莫三嗪在 2018 年 CANMAT/ISBD 双相障碍管理指南中被列为双相抑郁的一线治疗选择,因此拉莫三嗪可以用于双相抑郁伴混合特征的治疗(3D)。拉莫三嗪较少引起体重增加,耐受性良好,但具有引起皮疹的不良反应,尤其在联合丙戊酸盐治疗时,需要更缓慢地滴定剂量。

虽然有一项 RCT 研究支持齐拉西酮用于治疗混合性抑郁[376],但是该项研究包含了双相Ⅱ型障碍抑郁发作患者和抑郁症患者,而且齐拉西酮有引起 QTc 间期延长的不良反应,故将其列为三线推荐(3D)。

此外,有两项国外 RCT 研究事后分析证明了卡利拉嗪(cariprazine)与卢美哌隆(lumateperone)对双相抑郁伴混合特征的疗效[377,378]。在 2021 年 CANMAT/ISBD 治疗建议中卡利拉嗪被列为二线推荐药物,由于上述药物目前未在国内上市,故列为三线推荐(3C)。

虽然没有直接证据支持 ECT 用于双相抑郁伴混合特征的治疗,但是 ECT 用于混合发作有观察性研究支持[379],而且 ECT 的安全性与耐受性较好,故列为三线推荐(3D),适用于药物治疗反应不佳的难治性双相抑郁伴混合特征患者。

4)不推荐:基于国内外专家共识,抗抑郁药有诱发转躁的风险,抗抑郁药慎用于双相抑郁伴混合特征患者。

> 问题 5-1-1:双相抑郁伴混合特征的急性期治疗药物推荐有哪些?
> 答案:鲁拉西酮、喹硫平(单药或联合碳酸锂/丙戊酸盐)(2C)。

? 问题 5-1-2：双相抑郁伴混合特征的治疗推荐有哪些？

答案：鲁拉西酮（2C）、喹硫平（2C）、喹硫平＋锂盐／丙戊酸盐（2C）、奥氮平（3C）、丙戊酸盐（3D）、拉莫三嗪（3D）、齐拉西酮（3D）、卡利拉嗪（3C）、卢美哌隆（3C）、ECT（3D）。慎用抗抑郁药单药治疗。

（2）躁狂发作伴混合特征的治疗

1）一线推荐：基于循证依据，对于躁狂发作伴混合特征的治疗无一线推荐。

2）二线推荐：鉴于丙戊酸盐作为经典心境稳定剂的地位，以及其抗躁狂效应明显，其在 2021 年 CANMAT/ISBD 治疗建议中被推荐为二线治疗选择（2C）[380]。同样由于安全性问题，在女性患者中需谨慎使用。

阿立哌唑用于躁狂发作伴混合特征的治疗没有直接的 RCT 研究证据，但一些较早的 RCT 研究证实阿立哌唑治疗躁狂发作或混合发作疗效明确[381]，在 2021 年 CANMAT/ISBD 治疗建议中阿立哌唑被列为躁狂发作伴混合特征的二线治疗推荐药物。其他指南／建议／专家共识也推荐了阿立哌唑用于躁狂发作伴混合特征的治疗，而且它引起的体重增加、代谢异常、镇静、泌乳素升高等风险比其他非典型抗精神病药物小，综合疗效、安全性与耐受性列为二线推荐（2C）。

3）三线推荐：一项 RCT 研究事后分析证实奥氮平有效改善躁狂发作伴混合特征患者的躁狂症状，但未证实其改善抑郁症状的疗效[382]，综合 2021 年 CANMAT/ISBD 治疗建议被列为躁狂发作伴混合特征的三线推荐（3C）。另有早期的 RCT 研究显示，对于锂盐或丙戊酸盐疗效欠佳的混合发作患者，联用奥氮平可改善患者的抑郁和躁狂症状[383]，据此锂盐／丙戊酸盐＋奥氮平的联合治疗被 2021 年 CANMAT/ISBD 治疗建议列为三线推荐（3D）。

虽然没有直接证据支持喹硫平治疗躁狂发作伴混合特征的疗效，但是喹硫平具有明显抗躁狂效应，上述 4 个混合状态相关的指南／建议／专家共识均推荐了喹硫平用于治疗躁狂发作伴混合特征（3D）。基于锂盐／丙戊酸盐＋喹硫平联合治疗和喹硫平单药治疗双相抑郁伴混合特征的证据，且锂盐、丙戊酸盐和喹硫平分别具有抗躁狂效应,也推荐锂盐/丙戊酸盐+喹硫平用于治疗躁狂发作伴混合特征(3D)。

一项 RCT 研究事后分析证明齐拉西酮可以改善躁狂发作伴混合特征患者的躁狂症状和抑郁症状[384],推荐其为三线治疗药物(3C),注意其有引起 QTc 间期延长的不良反应。此外,国内有两项 RCT 研究支持齐拉西酮联合锂盐或丙戊酸盐可以有效治疗躁狂发作或混合发作[385,386],但研究未区分躁狂发作与混合发作亚组,故列为三线推荐(3C)。

有早期研究证明卡马西平可以改善混合发作患者的抑郁症状和躁狂症状[387],虽然最近没有 RCT 研究的直接证据,2021 年 CANMAT/ISBD 治疗建议将卡马西平列为治疗躁狂发作伴混合特征的三线推荐(3D),需要注意卡马西平有引起史蒂文森-约翰逊综合征(史-约综合征,Stevens-Johnson syndrome)的严重不良反应风险。

国外有 RCT 研究支持阿塞那平和卡利拉嗪治疗躁狂发作伴混合特征有效,对抑郁症状和躁狂症状均有 C 级疗效证据[388,389],但上述两种药在国内尚未上市,故列为三线推荐。

MECT 虽然没有用于治疗躁狂发作伴混合特征的直接证据,但有观察性研究、系统综述等间接证据支持其适用于药物治疗效果欠佳的难治性混合发作患者,且改良 MECT 安全性与耐受性相对良好,依据专家共识推荐MECT 为躁狂发作伴混合特征的三线推荐(3D)。

4)不推荐:根据国内外专家共识,抗抑郁药慎用于躁狂发作伴混合特征患者。

? 问题 5-1-3:双相障碍躁狂发作伴混合特征的治疗推荐有哪些?

答案:丙戊酸盐(2C)、阿立哌唑(2C)、奥氮平(3C)、喹硫平(3D)、齐拉西酮(3C)、卡马西平(3D)、阿塞那平(3C)、卡利拉嗪(3C)、ECT(3D)。锂盐/丙戊酸盐+奥氮平(3D)、锂盐/丙戊酸盐+喹硫平(3D)、齐拉西酮+锂盐/丙戊酸盐(3C)。慎用抗抑郁药。

---

2. 混合发作治疗

(1)一线推荐:早期有两项 RCT 研究结果显示阿立哌唑有效治疗混合

发作患者的躁狂症状和抑郁症状[381,390]，综合其临床疗效、安全性与耐受性因素，将阿立哌唑列为混合发作治疗的一线推荐（1B）。

（2）二线推荐：早期一项RCT研究支持奥氮平改善混合发作躁狂症状的疗效[391]，而其改善抑郁症状的疗效获专家共识推荐，但是奥氮平引起体重增加、代谢综合征等不良反应明显，建议列为混合发作的二线推荐治疗选择（2B）。另早期有两项RCT研究证明对于锂盐或丙戊酸盐单药治疗反应不佳的混合发作患者[383,392]，奥氮平联合治疗可改善抑郁症状和躁狂症状，考虑其安全性与耐受性，锂盐或丙戊酸盐与奥氮平合用也被列为双相障碍混合发作的二线推荐治疗选择（2A）。

国外有RCT研究事后分析支持阿塞那平可以改善混合发作患者的躁狂症状和抑郁症状[393]。其也被2021年CANMAT/ISBD治疗建议推荐为混合发作治疗的一线药物（1B），因该药在国内尚未上市，故降级列为二线推荐。

在心境稳定剂中，有一项早期RCT研究证明丙戊酸盐可以改善躁狂发作或混合发作患者的躁狂症状[394]，故丙戊酸盐被列为混合发作的二线推荐（2C）。早期也有RCT研究显示卡马西平缓释剂型可以有效改善混合发作患者的躁狂症状和抑郁症状[387]，但研究未区分躁狂发作与混合发作的亚组（2C）。

（3）三线推荐：基于早期一项纳入躁狂及混合发作患者的RCT研究，齐拉西酮可以显著改善躁狂症状[395]，但该项研究未区分躁狂与混合亚组，而齐拉西酮的抗抑郁疗效获得专家共识推荐（3C）。卡利拉嗪治疗推荐更是来源于专家共识推荐（3D）。

锂盐治疗混合发作虽然缺少RCT研究证据，但是有专家共识建议锂盐用于混合状态的治疗：第一，混合状态增加自杀风险，锂盐具有预防自杀的效应；第二，RCT研究支持锂盐用于双相障碍的维持治疗，具有预防复发的疗效[396]。2021年CANMAT/ISBD治疗建议也推荐锂盐与丙戊酸盐联合治疗为混合发作的三线推荐治疗。因此，锂盐单药治疗或与丙戊酸盐合并治疗被列为三线推荐（3D）。

MECT治疗混合发作的证据来源于数篇观察性研究和系统综述，适用于药物治疗反应不佳的难治性混合发作患者，结合现有的专家共识推荐被列为混合发作的三线推荐（3D）。

（4）不推荐：根据 2021 年 CANMAT/ISBD 治疗建议及专家共识或建议,抗抑郁药须慎用于治疗混合发作（D）。

> **问题 5-1-4：双相障碍混合发作的治疗推荐有哪些？**
>
> 答案：阿立哌唑（1B）、奥氮平（2B）、阿塞那平（2B）、卡马西平缓释剂型（2C）、丙戊酸盐（2C）、奥氮平 + 锂盐 / 丙戊酸盐（2A）、齐拉西酮（3C）、锂盐（3D）、卡利拉嗪（3D）、ECT（3D）、锂盐 + 丙戊酸盐（3D）。慎用抗抑郁药。

3. 混合状态维持治疗　根据 CANMAT/ISBD 指南双相障碍维持治疗的原则,对于何种情感发作,通常认为急性期治疗有效的药物就可沿用于维持期治疗。因此,在本节推荐表的维持治疗部分不一一列举急性期有效的所有推荐治疗方案,而是基于循证研究和专家共识供患者对当前治疗方案疗效不佳时选择。双相障碍混合状态的维持治疗临床研究很少,主要来源于采用 DSM-Ⅳ混合发作定义的研究,主要疗效指标包括药物或治疗方法预防混合发作、抑郁发作、躁狂发作或任意情感发作的疗效。

（1）一线推荐：早期一项有关喹硫平预防双相障碍混合状态复发的 RCT 研究显示,喹硫平组任意情感发作、抑郁发作、躁狂发作的复发时间显著晚于锂盐组和安慰剂组[397]。另有早期 RCT 研究证明喹硫平与锂盐或丙戊酸盐合用使任意情感发作、抑郁发作、躁狂发作的复发时间显著晚于安慰剂与锂盐 / 丙戊酸盐合用[398]。因此,喹硫平单药治疗或与锂盐 / 丙戊酸盐合并治疗可以用于双相障碍混合状态的维持期治疗（1B）。

（2）二线推荐：有两项早期 RCT 研究显示[399,400],对于混合发作急性期奥氮平治疗有效的患者,维持期继续使用奥氮平在预防任意情感发作或躁狂发作的效果方面优于安慰剂,考虑长期使用的代谢综合征风险,奥氮平被列为二线推荐（2C）。

尽管早期研究显示具有混合状态的双相障碍患者锂盐维持治疗的效果不如典型情感发作患者,但有研究显示锂盐可以降低混合状态患者再入院率和预防自杀[401]。另有一项早期研究显示,对于混合发作急性期喹硫平治疗有效患者的维持期治疗,换用锂盐单药维持治疗也可预防任意情感发作、抑郁发作和躁狂发作[397]。因此,锂盐被列为二线推荐（2C）。

（3）三线推荐:一项双相障碍维持期治疗的大样本量队列研究显示,在所有预防复发的药物中锂盐和丙戊酸盐（3D）被证明是可以特定预防混合发作的药物[402],但该研究采用了同一患者不同时期的药物治疗数据,受到前后用药顺序和洗脱期问题的混杂因素影响。

基于锂盐与丙戊酸盐分别用于混合发作的急性期与维持期的推荐建议,推荐锂盐与丙戊酸盐联合治疗用于一种心境稳定剂疗效不佳的混合发作维持期治疗,需注意定期监测血锂浓度与丙戊酸浓度（3D）。

关于 ECT 对于双相障碍混合状态患者的长期效果,一项观察性研究显示,对药物反应不佳的患者,接受 ECT 治疗后达到临床治愈标准的患者比例及持续时间、预防抑郁发作复发的持续时间均可证明其长期疗效[403],故推荐 ECT 用于难治性混合发作患者维持期治疗（3D）。

（4）不推荐:现有的国内外指南 / 建议 / 专家共识均建议抗抑郁药物慎用于双相障碍混合状态维持期治疗。

> **?** 问题 5-1-5:双相障碍混合状态维持期治疗药物推荐有哪些?
> 答案:喹硫平单药治疗或与锂盐 / 丙戊酸盐联合治疗（1B）,奥氮平（2C）、锂盐（2C）。

二、伴快速循环特征治疗

> **!** 要点提示:
> 5-1-3. 治疗双相障碍伴快速循环特征的关键在于阻断循环发作,可能需要联合使用多种心境稳定剂

（一）治疗原则
治疗具有快速循环特征双相障碍的关键在于阻断循环发作。甲状腺功

能减退、抗抑郁药和药物滥用可能与快速循环有关,因此在治疗前必须评估患者甲状腺功能并停用抗抑郁药、滥用的药物/兴奋剂等。治疗中需谨慎使用选择性 5- 羟色胺再摄取抑制剂(SSRIs)/5- 羟色胺和去甲肾上腺素再摄取抑制剂(SNRIs)等抗抑郁药,如使用须密切监测转躁风险。心境稳定剂单药治疗快速循环往往效果不佳,患者可能需要联合使用多种心境稳定剂。

(二)治疗推荐

双相障碍伴快速循环特征的治疗推荐见表 5-1-2。

表 5-1-2 双相障碍伴快速循环特征的治疗推荐

推荐等级	躁狂发作	抑郁发作	维持期
一线推荐	无	无	无
二线推荐	奥氮平[a](B)、阿立哌唑(C)、喹硫平(C)	奥氮平[a](B)	无
三线推荐	鲁拉西酮[b](D)	鲁拉西酮[b](D)、L-T4[b](C)、普拉克索[b](D)、ECT[b](D)、rTMS[b](D)、氯胺酮[b](D)	阿立哌唑(D)、锂盐[c](D)、丙戊酸盐[c](D)、拉莫三嗪[c,d](D)、奥氮平[c](D)、喹硫平[c](D)

注:[a] 考虑安全性与耐受性风险推荐二线治疗,对于青少年快速循环躁狂发作推荐三线治疗(D级);[b] 心境稳定剂及非典型抗精神病药物基础上增效治疗;[c] 来源于专家共识;[d] 仅适用于双相Ⅱ型障碍。

1. 一线推荐 基于循证依据,对于双相障碍伴快速循环特征的治疗无一线推荐。

2. 二线推荐 在非典型抗精神病药物的研究中,奥氮平对躁狂和抑郁症状的改善均有效,但需关注代谢综合征不良反应[404](2B);小样本随机对照研究支持阿立哌唑有效改善快速循环者躁狂发作和混合发作[404](2C),而喹硫平则仅对躁狂发作有效,抑郁症状改善不明显[404](2C)。

3. 三线推荐 一项 meta 分析显示锂盐联合拉莫三嗪治疗对精神病性症状有效,但总体有效率及缓解率治疗前后差异无统计学意义。一项非对照前瞻性观察研究显示,在心境稳定剂(锂盐/丙戊酸盐/卡马西平)治疗无效的情况下,ECT 能够明显缩短此类患者抑郁发作的时间,因此推荐 ECT

增效治疗快速循环患者的抑郁发作[405]（3D）。一项个案报道在心境稳定剂（丙戊酸盐）和非典型抗精神病药物（阿立哌唑）联合治疗的基础上，rTMS也可用于快速循环患者抑郁发作的增效治疗[406]（3D）。另有专家共识推荐锂盐或丙戊酸盐预防快速循环复发，以及拉莫三嗪维持期治疗双相Ⅱ型障碍快速循环患者[228]（3D）。

奥氮平单药治疗对控制青少年患者的躁狂发作也有个案报道[407]（3D）。鲁拉西酮单药治疗对于快速循环的抑郁发作无效，但可用于在丙戊酸盐和拉莫三嗪药物联合治疗基础上增效治疗改善抑郁和躁狂症状[408]（3D）。阿立哌唑适合用于依从性差、肥胖或有代谢综合征、迟发性运动障碍、镇静以及认知障碍等不良反应患者的维持期治疗[409]（3D）。也有专家共识推荐奥氮平和喹硫平用于快速循环的维持期治疗[228]（3D）。

此外，小样本随机对照研究支持左旋甲状腺素（L-T4）可以在锂盐基础上增效治疗快速循环的抑郁发作，并减少混合状态持续时间和增加缓解期时间，但不良反应多见[410]（3C）。个案报道在双重心境稳定剂（锂盐＋拉莫三嗪）联合奥氮平治疗的基础上，多巴胺受体激动剂普拉克索有助于改善快速循环抑郁发作，且无转躁发生[411]（3D）。尚有个案报道锂盐和喹硫平联合治疗无效的难治性患者，氯胺酮静滴可快速缓解抑郁发作，且未发生严重不良反应和转躁情况[412]（3D）。

氯氮平、深部脑刺激等其他治疗手段在临床疗效、安全性与耐受性方面证据不充分，有待进一步研究。

4. 不推荐　三环类抗抑郁药可能诱发快速循环发作，且不良反应常见，应避免在此类患者中使用。针对 SSRIs、SNRIs 等抗抑郁药，虽然一项 meta分析显示西酞普兰、文拉法辛在快速循环患者抑郁发作有一定疗效，但是大部分数据都来源于短期研究结果，因这些药物转躁风险大，建议谨慎使用。依据 2018 年 CANMAT/ISBD 指南，双相Ⅰ型障碍抑郁发作患者不推荐使用抗抑郁药物（包括与心境稳定剂联合使用）。对于双相Ⅱ型障碍抑郁的快速循环发作，抗抑郁药（单药治疗或联合治疗）是否应避免使用尚不清楚，需要进一步研究验证，若要服用抗抑郁药则患者必须了解有关轻躁狂发作的早期征兆并加强监测。

三、环性心境障碍治疗

> ❗ **要点提示：**
>
> 5-1-4. 心境稳定剂和抗精神病药物在环性心境障碍中治疗证据不充分,可以针对性给予心理教育和心理治疗

（一）治疗原则

环性心境障碍治疗的相关研究及治疗策略共识缺乏。由于患者对药物效应及其不良反应非常敏感,建议遵守"低剂量、慢滴定"原则给药。由于具有转躁、诱导快速循环或慢性混合状态的高风险,抗抑郁药使用应非常谨慎,甚至避免使用。由于相关研究中环性心境障碍患者占比过低、研究质量不高等原因,心境稳定剂和抗精神病药物治疗环性心境障碍的证据不充分。另外,环性心境障碍的核心表现是情感不稳定,干预的主要目标是控制情绪失调。因此,除进行药物治疗和疾病管理外,可以针对性给予心理健康教育和心理治疗,以便促进患者对该疾病的接受度和专注于治疗目标。

（二）治疗推荐

环性心境障碍治疗推荐见表 5-1-3。

表 5-1-3 环性心境障碍治疗推荐

推荐等级	阈下轻躁狂	阈下抑郁	维持期
一线推荐	无	无	无
二线推荐	认知行为治疗与幸福治疗联合疗法（C级）	认知行为与幸福联合疗法（C）	认知行为与幸福联合疗法（C）
三线推荐	喹硫平 [a]（D）、阿立哌唑 [b]（C）、丙戊酸盐 [b]（D）、辩证行为疗法（D）	喹硫平 [a]（D）、丙戊酸盐 [b]（D）、辩证行为疗法（D）	喹硫平 [a]（D）

注：[a] 单药治疗或心境稳定剂基础上增效治疗；[b] 针对儿童青少年阈下症状。

1. 一线推荐　基于循证依据,对于环性心境障碍的治疗无一线推荐。

2. 二线推荐　随机对照研究显示,针对环性心境障碍编制的认知行为治疗与幸福治疗（well-being therapy）联合疗法可解决情绪波动及共病焦虑问题,且随访 2 年其疗效持续存在[413]（2C）。另有研究显示家庭心理教育可明显改善儿童青少年患者的阈下抑郁,但是该研究纳入了未特定双相障碍（BD-NOS）患者,且环性心境障碍患者占比不详以及没有进行分组分析,其循证证据不足。

3. 三线推荐　锂盐、丙戊酸盐、卡马西平、拉莫三嗪等心境稳定剂在环性心境障碍中的使用几乎未见相关研究报道。在有限的几项研究中,患者可能会受益于小剂量心境稳定剂,如丙戊酸盐（混合和焦虑占主导）、拉莫三嗪（焦虑 - 抑郁极性占主导）或锂盐,但是治疗证据不充分。非对照研究发现,一级亲属有明确双相障碍病史的儿童青少年接受丙戊酸盐治疗后,大部分治疗对象情绪问题有显著改善[414]（3D）。

抗精神病药物中,零星报道小剂量喹硫平（25~75mg/d）单药治疗可能对轻中度患者的情绪和睡眠有治疗作用,而且可以单独用于环性心境障碍的维持期治疗（3D）。有个案报道在心境稳定剂基础上添加小剂量喹硫平增效治疗也可以有效改善以阈下轻躁狂为主的环性心境障碍,长期随访无复发[415]（3D）。RCT 研究显示,阿立哌唑对环性心境障碍和 BD-NOS 儿童青少年的躁狂症状有显著疗效,但样本量小、研究质量较差,而且没有进行分组分析[416]（3C）。

小样本研究提示,辩证行为疗法对于阈下的抑郁和轻躁狂症状有一定程度改善[417]（3D）。

4. 不推荐　与双相障碍伴快速循环特征的治疗类似,三环类抗抑郁药应避免在此类患者中使用,而 SSRIs、SNRIs 等因有转躁风险,建议谨慎使用。若要服用抗抑郁药则患者必须了解有关轻躁狂发作的早期征兆并加强监测。

四、伴焦虑特征治疗

5-1-5.双相障碍伴焦虑特征的治疗推荐

　　焦虑症状在双相障碍患者中非常普遍,被认为是疾病严重程度的独立标志。ICD-11 中伴焦虑特征的描述包括伴突出的焦虑症状(抑郁发作,躁狂/轻躁狂发作,混合发作)和伴惊恐发作(抑郁发作和混合发作)。伴有这类特征可导致心境发作时间延长,提示疾病预后不良和更高的自杀风险。当前对这类患者的治疗研究较少,关于治疗用药等措施的安全性和耐受性信息相对缺乏。原则上,对这类患者的治疗应优先考虑缓解焦虑,并稳定情绪,使用抗抑郁药时应谨慎,尤其是可以影响 5- 羟色胺通路的药物。目前专门针对双相障碍患者焦虑症状或特定焦虑的治疗研究很少,几乎没有针对躁狂发作期间焦虑症状的药物治疗研究。双相障碍伴焦虑特征的治疗推荐见表 5-1-4。

表 5-1-4 双相障碍伴焦虑特征治疗推荐

推荐等级	急性期		维持期	
	躁狂发作	抑郁发作	躁狂发作	抑郁发作
一线推荐		喹硫平(A)		喹硫平(A)
二线推荐	喹硫平或丙戊酸盐(B)	卡利拉嗪(B)、奥氟合剂或奥氮平(B)、锂盐+奥氮平/拉莫三嗪(B)、鲁拉西酮(B)、CBT辅助治疗(B)、正念或ACT(B)	喹硫平(B)	奥氮平(B)、CBT+心境稳定剂(B)
三线推荐	联用丁螺环酮或苯二氮䓬类(C)	加巴喷丁或普瑞巴林(C)、艾司氯胺酮或氯胺酮(C)、苯二氮䓬类或SSRIs+心境稳定剂(C)		

关于双相抑郁伴焦虑特征的治疗，来自 RCT 的证据表明，喹硫平（1A）单药治疗可减轻双相抑郁患者的焦虑症状和惊恐症状，并具有良好的安全性和耐受性[418]。在改善双相障碍共病广泛性焦虑障碍、惊恐障碍患者的焦虑症状方面，喹硫平的效果优于安慰剂和丙戊酸盐；锂盐或丙戊酸盐单药治疗此类患者的效果较弱，但与喹硫平早期联用可以改善其总体疗效[228,419]。除喹硫平外，研究发现奥氮平也具有一定的抗焦虑作用。奥氟合剂（2B）以及奥氮平单药（2B）均可减轻双相抑郁患者的焦虑症状[420]。两项安慰剂对照研究结果提示鲁拉西酮能改善双相抑郁患者的焦虑症状（2B）；一项无对照的临床研究结果也支持鲁拉西酮能改善具有焦虑特征双相障碍患者的躯体焦虑症状和睡眠[421]。两项 RCT 研究提示卡利拉嗪（2B）能够改善双相障碍的焦虑症状[422-424]，因为目前该药在国内尚未获批使用，仅作二线推荐。现有数据提示利培酮、齐拉西酮的抗焦虑作用有限[9]。心境稳定剂中的丙戊酸盐、卡马西平也可能有效[228,418,419]，对于接受锂盐治疗的患者，联合奥氮平或拉莫三嗪显示出一定的抗焦虑作用（2B）[425]。抗抑郁药的使用可能诱发转相，务必先用一种或多种心境稳定剂以稳定情绪，并建议使用 SSRIs（3C）[228,426,427]。一项系统综述提示，加巴喷丁和普瑞巴林辅助治疗双相障碍患者的焦虑症状有潜在疗效（3C），但证据较弱[428]。一项观察性、回顾性、多中心研究发现艾司氯胺酮能够改善难治性双相抑郁患者的焦虑症状，但其滥用及转躁风险和长期使用的不良反应等安全性问题尚不明确，仍需进一步临床研究（3C）[429]。另有研究发现，氯胺酮（3C）可能对某些特定类型的焦虑症状（如社交焦虑、创伤后应激障碍相关的焦虑）有一定的缓解作用，但这些研究的样本量较小，且结果并不一致[430]。一些被证明能有效抗焦虑的药物尚未在双相障碍患者中进行临床验证，建议评估风险 - 收益比后使用，例如劳拉西泮或氯硝西泮等苯二氮䓬类药物，但考虑到长期使用的潜在依赖性，短期使用是合适的，考虑到跌倒风险，老年人慎用氯硝西泮。

（轻）躁狂伴焦虑特征的患者，有限的证据认为喹硫平、丙戊酸盐单独使用的抗焦虑作用疗效有限。联合治疗方案被认为更合适此类患者，原则上应避免使用抗抑郁药，可以考虑具有抗焦虑作用的非典型抗精神病药如喹硫平、抗焦虑药物如丁螺环酮、苯二氮䓬类及丙戊酸盐[429,430]。

　　双相障碍伴焦虑特征的维持期治疗研究较少,原则上急性期有效的药物通常应在维持期继续使用,目标是预防或减少复发,并改善患者的整体功能和生活质量[426,431]。在双相障碍的维持期治疗中,心境稳定剂联合非典型抗精神病药物治疗的复发率和全因停药率都较低[228,250,252,427]。阿立哌唑、奥氮平、喹硫平、锂盐、丙戊酸盐、拉莫三嗪的单药或联合治疗被多部指南推荐为双相障碍维持期治疗一线方案,结合双相障碍伴焦虑特征急性期药物研究证据,躁狂发作维持期单药治疗喹硫平为二线推荐;抑郁发作维持期单药治疗喹硫平为一线推荐,奥氮平为二线推荐,联合治疗中认知行为治疗(CBT)联合心境稳定剂为二线推荐[432,433]。

　　心理治疗可以用于伴焦虑的双相抑郁患者急性期和巩固维持期的治疗,躁狂发作期则不做推荐。其中,CBT作为治疗焦虑的一线治疗方法之一,有限的证据支持其作为伴焦虑特征的双相抑郁患者急性期的辅助治疗(2B);其他的心理治疗还包括基于正念的心理干预等[21,434]。也有研究显示接受和承诺治疗(ACT)对伴有焦虑症状的双相障碍患者有一定疗效,但需进一步验证(2B)[435]。总体上,心理治疗在诱发转躁和快速循环等方面,较之使用抗抑郁药物的风险低。

❓ 问题 5-1-6:伴焦虑特征的双相障碍不同发作周期的治疗推荐有哪些?

　　答案:抑郁发作急性期:喹硫平(1A),卡利拉嗪(2B)、奥氟合剂或奥氮平(2B)、锂盐+奥氮平/拉莫三嗪(2B)、鲁拉西酮(2B)、CBT辅助治疗(2B)、正念或ACT(2B),加巴喷丁或普瑞巴林(3C)、艾司氯胺酮或氯胺酮(3C)、苯二氮䓬类/SSRIs+心境稳定剂(3C)。

　　抑郁发作维持期:喹硫平(1A),奥氮平(2B)、CBT+心境稳定剂(2B)。

　　躁狂发作急性期:喹硫平或丙戊酸盐(2B),联用丁螺环酮或苯二氮䓬类(3C)。

　　躁狂发作维持期:喹硫平(2B)。

五、伴忧郁特征治疗

伴忧郁特征仅适用于双相障碍患者目前为抑郁发作的标注。伴忧郁特征的双相抑郁患者治疗应以心境稳定剂作为基础治疗。此类患者可能对锂盐反应不佳，可考虑其他药物或药物组合[436]。双相障碍伴忧郁特征的治疗推荐见表 5-1-5。

表 5-1-5　双相障碍伴忧郁特征的治疗推荐

推荐等级	治疗
一线推荐	拉莫三嗪（A）
二线推荐	喹硫平 + 拉莫三嗪 / 锂盐（B）、卡利拉嗪（B）、安非他酮 / 氟西汀 / 舍曲林 / 阿戈美拉汀 / 文拉法辛（仅双相Ⅱ型障碍）+ 心境稳定剂 / 非典型抗精神病药物（B）
三线推荐	ECT（C 级）、tDCS（C）、光照治疗（C）

研究提示，拉莫三嗪对伴忧郁特征的双相抑郁患者有较好疗效，不良反应较少，结合丙戊酸盐或锂盐可以增强其疗效，有助于稳定情绪，减少复发风险。另有研究发现，拉莫三嗪与喹硫平联用，与各自单药应用相比，远期（52 周）临床疗效更佳[323,437]。拉莫三嗪在多部指南中被列为双相抑郁的一线治疗推荐，如 2018 年 CANMAT/ISBD 双相障碍管理指南。拉莫三嗪可作为治疗伴忧郁特征双相抑郁的一线推荐药物（1A）。

尽管目前没有关于喹硫平单药治疗伴有忧郁特征双相抑郁的 RCT 研究，但有研究提示喹硫平对双相抑郁治疗有效，尤其适用于急性期[438]，并推荐与拉莫三嗪和锂盐合用，增加疗效（2B）。卡利拉嗪也对于双相抑郁具有较好的治疗效果，且安全性良好（2B）[439]。

静脉注射氯胺酮（S-氯胺酮和R-氯胺酮按照1∶1比例混合）可以快速改善伴忧郁特征难治性双相抑郁患者的症状，适用于需要快速干预及难治性患者。相关研究强调，氯胺酮虽可引起头晕、认知障碍等不良反应，但通常较为短暂且可耐受[430]。双相障碍患者伴忧郁特征是否适合应用该药物尚需要更多的临床研究证据。

单独使用抗抑郁药治疗双相抑郁存在风险，可能导致情感波动加剧，引发躁狂或混合状态，不推荐单独使用抗抑郁药治疗伴忧郁特征的双相抑郁。由于相应的证据不足，参考本指南双相抑郁的药物治疗推荐和2021年发表的《忧郁/快感缺失型抑郁症临床评估与诊治指导建议》，可以考虑联用心境稳定剂或非典型抗精神病药物（2B）；联合用药所推荐的抗抑郁药包括安非他酮、氟西汀、舍曲林、阿戈美拉汀等，双相Ⅱ型障碍患者可酌情考虑联用文拉法辛，但是需要密切监测、评估转相风险并及时调整用药方案。

物理治疗方面，电休克治疗（electroconvulsive therapy, ECT）对于伴忧郁特征的双相障碍患者具有疗效（3C）。相关RCT研究支持了经颅直流电刺激（transcranial direct current stimulation, tDCS）和光照治疗对双相抑郁具有疗效[440]，可以作为伴忧郁特征双相障碍患者的辅助治疗方案选择之一（3C）。

作为补充治疗方案，中药提供了一种治疗选项，尤其是在标准治疗疗效不佳或患者寻求自然治疗方案时[441]。鉴于现有证据的局限性，临床实践中仍需谨慎使用中药。总体而言，中药在双相抑郁的治疗中属于辅助治疗，建议结合规范的治疗方法/手段进行综合施行。

心理治疗在伴忧郁特征的双相障碍治疗中也非常重要。CBT可以帮助患者识别并改变负面思维模式，从而改善情绪状态。此外，心理社会干预，如家庭治疗和团体治疗，能够提供必要的支持，帮助患者及其家庭成员更好地理解疾病，并学习有效的应对策略。这些治疗方法可以增强患者的自我管理能力，改善生活质量，提升整体治疗效果。

生活方式的调整，包括建立规律的睡眠模式、健康饮食、规律锻炼和有效的压力管理，对于伴忧郁特征的双相障碍患者维持情绪稳定和改善生活质量同样至关重要。需要重视的是，伴忧郁特征的双相障碍患者应避免使用可能引发情绪波动的物质，如酒精等[442]。

? 问题 5-1-7：双相障碍伴忧郁特征的治疗推荐有哪些？

答案：拉莫三嗪（1A），喹硫平＋拉莫三嗪/锂盐（2B）、卡利拉嗪（2B）、安非他酮/氟西汀/舍曲林/阿戈美拉汀/文拉法辛（仅双相Ⅱ型障碍）＋心境稳定剂/非典型抗精神病药物（2B），ECT（3C）、tDCS（3C）、光照治疗（3C）。

六、伴非典型特征治疗

! 要点提示：

5-1-7. 双相障碍伴非典型特征的治疗推荐

DSM-5 提出的伴非典型特征标注,在双相障碍中发生率最高可达 45.4%[443]。双相障碍伴非典型特征的治疗难度大、自杀风险高,且缺乏治疗研究与相关指南。一项全国性调查显示,伴非典型特征双相障碍的抗抑郁药物使用率高于不伴非典型特征的患者[444]。一项双相障碍的系统评价指出,针对双相障碍的情感高反应性和睡眠节律紊乱症状,锂盐和丙戊酸盐能够起到一定作用,心理治疗中人际和社会节律治疗,以及包含正念的认知行为治疗有一定帮助[445]。鉴于仅有一项系统评价且只针对双相障碍非典型特征中的部分症状,作为二线推荐（2B）。

一项 RCT 研究发现反苯环丙胺治疗双相障碍伴非典型特征患者在症状改善上优于米帕明,且未明显增加转相风险,序贯治疗研究进一步发现反苯环丙胺或米帕明治疗无效患者交叉换药治疗中反苯环丙胺后续疗效较好[446]。考虑到转相风险,研究者建议联合锂盐、丙戊酸盐、非典型抗精神病药物使用,并注意其与食物或其他药物相互作用的不良反应。考虑该研究为单一的 RCT 研究,鉴于单胺氧化酶抑制剂的安全性问题及反苯环丙胺目前临床较少使用,临床仅作三线推荐（3B）[447,448]。

双相障碍伴非典型特征的治疗推荐见表 5-1-6。

表 5-1-6 双相障碍伴非典型特征的治疗推荐

推荐等级	治疗
一线推荐	无
二线推荐	锂盐（B）、丙戊酸盐（B）、人际和社会节律治疗（B）、认知行为治疗（B）
三线推荐	反苯环丙胺 [a]（B）

注：[a] 考虑到转相风险，建议联合锂盐、丙戊酸盐、非典型抗精神病药物使用。

> **?** 问题 5-1-8：双相障碍伴非典型特征治疗推荐
> 答案：药物治疗：锂盐（2B），丙戊酸盐（2B），反苯环丙胺（3B）；心理治疗：人际和社会节律治疗（2B），认知行为治疗（2B）。

七、双相障碍伴精神病性特征治疗

! **要点提示：**

5-1-8. 双相障碍伴精神病性特征的治疗推荐

DSM-5 提出伴精神病性特征标注，可进一步划分为心境协调或心境不协调的标注。ICD-11 未将伴精神病性症状作为特征标注，而是将双相Ⅰ型障碍/双相Ⅱ型障碍的中/重度抑郁发作、躁狂发作和混合发作区分为伴或不伴精神病性症状的类别。有限的证据表明，伴心境不协调的精神病性特征可能提示病情更重、预后更差，而伴心境协调的精神病性特征和不伴有精神病性症状的双相障碍患者预后无显著性差异。伴精神病性特征的双相障碍的治疗推荐见表 5-1-7。

1. 抑郁发作伴精神病性特征的治疗　最新的一项针对精神病性抑郁的荟萃分析，纳入了抑郁症和双相抑郁，发现 SSRIs 联合非典型抗精神病药，特别是奥氟合剂（2B），可能是精神病性抑郁的最佳治疗选择之一[449]。一项自然观察性研究发现，对双相抑郁伴精神病性特征的患者，尤其是伴自

表 5-1-7　双相障碍伴精神病性特征的治疗推荐

推荐等级	抑郁发作	躁狂发作
一线推荐	无	无
二线推荐	奥氟合剂 [a]（B）	阿立哌唑 / 卡利拉嗪 / 氟哌啶醇 / 奥氮平 / 喹硫平 / 利培酮 / 三苯氧胺 / 齐拉西酮（单药或联合心境稳定剂）[a]（B）
三线推荐	ECT（B）、锂盐 + 非典型抗精神病药 / 抗抑郁药（B）、氯氮平（B）、锂盐 / 丙戊酸盐 / 阿立哌唑 / 喹硫平 / 奥氮平 / 利培酮（单药或联合以下抗抑郁药）安非他酮 / 艾司西酞普兰 / 阿戈美拉汀 / 文拉法辛 [b]（B）	锂盐（单药或联合非典型抗精神病药）（B）、丙戊酸盐（B）、氟哌啶醇（B）、氯氮平（C）、ECT [b]（B）

注：[a] 考虑仅一项荟萃分析，定为二线推荐。[b] 考虑不同指南或专家共识推荐较多定为三线治疗。

罪妄想患者对 ECT 治疗反应显著（3B）[450]。另有一些研究发现锂盐作为抗精神病药物及抗抑郁药物治疗伴精神病性症状双相抑郁的增效剂有效（3B），也有研究提示锂盐联合喹硫平治疗伴有精神病性症状的双相抑郁未获得更显著的疗效[451-453]。氯氮平治疗难治性双相障碍的荟萃分析及随机对照研究表明，单药或联用能改善双相抑郁、躁狂症状及精神病性症状，减少住院时间和次数，改善自杀意念与攻击行为（3B）[454,455]。一项观察性研究发现，氯胺酮可以改善伴精神病性特征的双相障碍患者的抑郁症状，且不会加重精神病性症状[456]。但需要注意目前的临床研究较少、循证证据不够充分。

有专家指南或共识建议联用心境稳定剂和抗精神病药物或联合 ECT；推荐锂盐、丙戊酸盐与阿立哌唑、喹硫平、鲁拉西酮、哌罗匹隆、奥氮平和利培酮组合可作为伴有精神病性症状的双相抑郁的一线疗法。其中，有研究认为治疗双相抑郁的精神病性症状，奥氮平和利培酮可接受度较好。如临床需要联合抗抑郁药物，则建议使用安非他酮、艾司西酞普兰、阿戈美拉汀和文拉法辛（3B）。需要注意，多数指南不建议联合两种及以上的抗精神病药物[228,457,458]。

2. 躁狂发作伴精神病性特征的治疗　一项双相躁狂药物治疗的荟萃

分析发现,与安慰剂相比,阿立哌唑、卡利拉嗪、氟哌啶醇、奥氮平、喹硫平、利培酮和齐拉西酮显示出能改善伴发的精神病性症状(2B),提示双相躁狂患者中存在精神病性症状需要使用这类药物[433]。另有荟萃分析及前瞻性研究发现,氯氮平对治疗难治性精神病性躁狂有效(2C),但因其存在白细胞减少等严重不良反应风险,临床使用时不作为优先考虑[255,455]。有研究发现锂盐对伴精神病性症状躁狂发作患者能够在短期内取得疗效(3B),但是也有研究提示锂盐对于伴有与心境不一致的精神病性症状的双相障碍疗效欠佳[459]。仅有一项开放性研究发现治疗急性躁狂发作时,丙戊酸盐与氟哌啶醇(3B)对躁狂症状和精神病性症状虽然有着不一样的作用机制(丙戊酸盐主要调节 γ- 氨基丁酸水平和抑制谷氨酸释放等;而氟哌啶醇则主要通过阻断多巴胺 D_2 受体和调节 5- 羟色胺受体等),但两者的疗效相当[460]。有多项研究支持奥氮平治疗伴精神病性症状的躁狂或混合发作有明确疗效[228,461,462]。另外,对于躁狂发作伴精神病性特征的治疗,临床经验提示 ECT 可以是一个治疗选择(3B)[463]。

尚无证据表明哪种单药治疗方案或联合治疗方案更优,临床经验提示锂盐或丙戊酸盐联合非典型抗精神病药物更适合伴与心境不协调的精神病性特征的躁狂发作患者,如联用利培酮、奥氮平、喹硫平、齐拉西酮和阿立哌唑[446,464],也有的指南或研究推荐喹硫平、奥氮平、利培酮,但由于奥氮平可能导致代谢综合征风险而被排除列入一线治疗[431,446]。伴精神病性特征双相障碍的随机双盲对照研究及荟萃分析等高质量的证据不足,关于急性期的具体治疗方案、维持期治疗方案等临床问题,亟待进一步研究。

问题 5-1-9:双相障碍伴精神病性特征是否必须联合抗精神病药物治疗?

答案:目前大部分指南及专家共识的观点为,若双相障碍患者伴有精神病性症状,那么使用抗精神病药物是必要的,考虑到典型抗精神病药物的安全性和对认知的影响,更推荐非典型抗精神病药物,也有个别研究发现锂盐单药治疗伴精神病性特征的双相障碍有效。

八、伴季节性模式治疗

!要点提示:

5-1-9. 伴季节性模式的双相障碍治疗推荐

（一）概述

季节性情感障碍（seasonal affective disorder，SAD）是一种周期性的心境障碍，由罗森塔尔等于1984年首次描述并命名[465]。在DSM-5中，SAD作为"伴季节性模式"被标识，适用于复发性重性抑郁障碍、双相Ⅰ型障碍和双相Ⅱ型障碍。DSM-5指出，"伴季节性模式"标注适用于心境发作的终生模式。其基本特征是至少有1种发作［即（轻）躁狂或抑郁］是规律性的季节模式。其他类型的发作可以不符合这一模式。例如，个体有季节性发作的躁狂，但其抑郁可以不在一年的特定时间中规律地出现。目前，对伴季节模式双相障碍的治疗证据十分有限，尚无针对性的临床研究，目前SAD治疗方式有药物治疗、光照治疗、心理治疗（认知行为治疗）等。

? 问题5-1-10：如何识别季节性模式的双相障碍？

答案：临床表现达到双相障碍的诊断标准且至少有1种发作是规律性的季节模式。

（二）治疗

1. 治疗原则　对双相障碍伴有季节性模式的治疗除考虑治疗的有效性、安全性和耐受性外，还应考虑到患者个人偏好、禁忌证和治疗成本等，应基于以患者为中心的治疗决策原则；此外，由于具有季节性的特征，伴有季节性模式双相障碍的心境（情感）发作具有可预测性，因此，还应考虑到疾病的预防措施。伴季节性模式的双相障碍的治疗推荐见表5-1-8。

2. 双相障碍伴季节性模式抑郁发作的治疗推荐　SAD疗效研究通常以抗抑郁疗效为主要结局指标，因此伴季节性模式双相障碍治疗循证评级

表 5-1-8 双相障碍伴季节性模式的治疗推荐

推荐等级	急性期		缓解期 /预防
	DSM-5 抑郁发作伴季节性模式	DSM-5（轻）躁狂发作伴季节性模式	
一线推荐	无	无	无
二线推荐	光照治疗（C）	无	无
三线推荐	氟西汀（D）、认知行为治疗（D）、舍曲林（D）	无	无

以其抗抑郁疗效为首要排序指标；按照本指南拟定的评级标准，形成最终的四级（一线、二线、三线、不推荐）推荐治疗方案。现有 SAD 治疗的临床研究非常少，且其中绝大多数研究或排除了双相障碍，或未对季节性单相和双相障碍进行分类研究，证据十分有限。综合本指南评级评分原则，其起始证据等级为 C 级；双相抑郁伴季节性模式治疗暂无一线推荐治疗方案，起始推荐为二线治疗方案。

（1）二线推荐：荟萃分析已确定了强光疗法（bright light therapy, BLT）在 SAD 抑郁发作中的短期疗效，长期研究也证实了 BLT 的安全性，可考虑将 BLT 作为伴季节性模式双相抑郁的二线推荐治疗（2C）[466]。BLT 治疗中可能会出现头痛，易怒，多动，恶心，眼疲劳，失眠和紧张等不良事件；这些不良事件大多是轻至中度的。未来仍需要更大规模的高质量临床证据。目前评估长期疗效以及其预防复发的证据有限。

（2）三线推荐：多项 RCT 证明了氟西汀对 SAD 急性抑郁发作有效，研究发现氟西汀与光照治疗相比，两组在情绪症状方面均有显著改善，两者之间改善差异无显著性，且安全性和耐受性良好；但是这些研究舍去了 SAD 双相抑郁或包含了 SAD 单相抑郁的患者，而且考虑到 SSRIs 使用相关的不良反应，故将其列为三线推荐（D）[467]。

一项 RCT 显示舍曲林是门诊 SAD 患者一种有效且耐受性良好的治疗方法，但研究包含了 SAD 单相抑郁的患者，双相抑郁受试者纳入数量很少，故将其列为三线推荐（D）[468]。

虽然没有直接证据支持认知行为治疗（cognitive behavioral therapy, CBT）用于季节性模式双相抑郁的治疗，但一项光照治疗和 CBT 对照治疗

SAD抑郁发作的研究证实CBT有效，且安全性与耐受性较好，故列为三线推荐（D）[469]。

尚缺乏艾司西酞普兰治疗SAD的RCT研究，一项观察性研究显示了艾司西酞普兰有效[470]（D），其他抗抑郁药物如度洛西汀[471]（D）、瑞波西汀[472]（D）、阿戈美拉汀[473]（D）、安非他酮[474]（D）可能有效；吗氯贝胺[475,476]（D）、褪黑素[467]（D）的疗效则存在争议；但这些研究纳入受试者数量少且未对SAD双相抑郁和SAD单相抑郁进行分组，故是否将其作为伴季节性模式双相抑郁的治疗有待进一步临床验证。

3. 双相障碍伴季节性模式（轻）躁狂发作的治疗推荐　由于缺少对伴季节性模式双相障碍（轻）躁狂发作的治疗证据，因此目前治疗还是根据临床经验和患者既往治疗反应进行选择。

4. 预防发作推荐　预防伴季节性模式双相障碍情感发作的疗效研究通常以抑郁复发率为主要结局指标，因此伴季节性模式双相障碍预防发作循证评级以其抑郁发生率为首要排序指标。

迄今为止，安非他酮缓释剂是唯一被证实对SAD有预防作用的抗抑郁药，并已被美国食品药品监督管理局（FDA）批准上市用于预防有SAD病史的患者的抑郁发作[467]。三个设计类似的RCT中对安非他酮缓释剂预防SAD抑郁的临床疗效、安全性和耐受性进行了评价，但研究中排除了双相I型障碍。目前尚无对双相障碍伴季节性模式抑郁/（轻）躁狂发作的预防措施研究证据，且考虑双相障碍情感发作的不稳定性，暂不推荐伴季节性模式双相抑郁的常规预防干预方案。

光照治疗、心理治疗（认知行为治疗）[477]作为SAD预防性治疗的证据有限；其他类型抗抑郁药、心境稳定剂等均由于缺乏实证证据，能否作为伴季节性模式双相障碍预防措施尚无定论。

❓ 问题5-1-11：伴季节性模式双相抑郁的治疗推荐有哪些？
答案：光照治疗（2C）、氟西汀（3D）、舍曲林（3D）、认知行为治疗（3D）。

（汪作为　彭代辉　许秀峰）

| 第二节 特殊人群 |

! 要点提示：

5-2-1. 儿童青少年双相障碍的治疗原则

5-2-2. 老年双相障碍的治疗原则

一、儿童青少年双相障碍

在 ICD-11、DSM-5 中，成人、儿童青少年的双相障碍的诊断标准是相同的。然而，在儿童青少年期，双相障碍的临床表现常不典型，其初期症状容易被正常生长发育过程中的变化、合并症的症状或治疗药物的不良反应所掩盖。这导致误诊和漏诊情况的发生，从而可能使准确诊断更具挑战性。推荐选择使用结构化评估工具来辅助诊断，并通过向父母或照顾者提供记录症状的日记前瞻性地监测症状模式，选用适当量表客观评估。

关于儿童青少年双相障碍的治疗管理，国内外目前有 4 个相关的指南 /建议，分别为：2018 年加拿大情绪与焦虑治疗网络和国际双相障碍学会（Canadian Network for Mood and Anxiety Treatments/International Society for Bipolar Disorder，CANMAT/ISBD）儿童和青少年双相障碍治疗建议（以下简称"2018 年 CANMAT/ISBD 指南"）[228]、2019 年印度精神病学学会（Indian Psychiatric Society，IPS）儿童和青少年双相障碍的临床实践指南（以下简称"2019 年 IPS 指南"）[478]、2020 年澳大利亚与新西兰皇家精神科医师学会（Royal Australian and New Zealand College of Psychiatrists，RANZCP）双相障碍临床实践指南中的儿童和青少年治疗推荐（以下简称

"2020年RANZCP指南"）[63]、2023年更新的英国国家卫生与临床优化研究所（National Institute for Health and Care Excellence，NICE）双相障碍评估与管理中对于儿童和青少年的治疗建议（以下简称"2023年NICE治疗建议"）[479]。本章节所作出的治疗推荐是在上述指南和共识的工作基础上，更新了截至2023年12月国内外最新循证医学证据，并经过20余位精神科专家反复讨论及德尔菲法（Delphi method）匿名调研，最终形成了针对儿童青少年双相障碍治疗的共识意见，涉及药物选择、药物剂量、不良反应及处理、心理及社会干预等方面。

（一）治疗原则

儿童青少年双相障碍的治疗目标为确保情感稳定，减少复发，减少自伤自杀风险，提高治疗依从性，提高生活质量。总体上应遵循以下治疗原则：①治疗前评估原则。在精神药物治疗之前，首先对患者作全面检查，对病情、其他器官及系统功能状况全面了解后，再选用合适的药物。②药物选择原则。使用药物的目的是在诊断基础上的针对性治疗。尽可能选择一种对患者疗效好、不良反应小的药物，给予足够的治疗剂量和足够的治疗时间。应避免频繁改换药物、随意增加或减少药量和多种药物不恰当地联合使用。要有有效的科学循证证据、考虑到疾病的发展阶段、诊断的亚型、既往治疗反应情况。如有条件，应做血药浓度检测，确定最佳剂量和用药时期。③个体化原则。医生从初始访谈开始就需要对患者的身高、体重等代谢指标进行测量，并进行规律随访（例如，在治疗最初6个月内每月测量一次，6个月后每6个月测量一次）。此外，当使用某些可能导致体重增加或泌乳素水平升高的抗精神病药物时，则需要对患者的泌乳素水平进行监测。在治疗过程中，可以通过患者的疗效和药品不良反应情况来调整药物剂量[480]。④合并用药原则。当抗精神病药物疗效不足时，应当考虑增加锂盐或丙戊酸盐治疗。但对于女性来说，由于丙戊酸盐可能导致怀孕时的致畸风险以及多囊卵巢综合征风险的增加，因此需谨慎使用。⑤停药原则。停用精神药物应根据病情、疗效、不良反应等多种因素来决定。过早停药可能导致病情复发，用药时间过久既会增加患者家庭经济负担又可能增加不良反应。对于病情持久稳定的患者，应逐步减量至完全停药，禁忌骤然停药。⑥复发风险因素评估。综合评估疾病持续时间，稳定前发作次数，睡眠不足、压力、负面认知等情绪及环境因素。⑦提高用药依从性的措施。让患者与家属共同参与药物选择。用药前考虑到患者和家属的偏好，在保证疗效的前提下尽可能减少用药的种类及频次。最好是每天给药一次。明确解释治疗效果明显之前的潜伏期。与患者及家属做好沟通，解释需要继续用药，即使症状已经改善；解释治疗可能产生的不良反应并告知定期随访的必要性。

（二）治疗推荐

在形成最终的推荐等级时，不仅要考虑药物或其他治疗手段的疗效证据，而且要结合药理机制、转相风险、安全性与耐受性、卫生经济学等多项因素，予以综合评价推荐。儿童和青少年双相障碍的治疗推荐见表 5-2-1。

表 5-2-1　儿童青少年双相障碍的治疗推荐

推荐	急性期		维持期
	躁狂发作	抑郁发作	
一线	锂盐（A）、利培酮（A）、阿立哌唑（A）、喹硫平（B）	鲁拉西酮（B）	锂盐（B）、阿立哌唑（B）、拉莫三嗪（B，年龄≥13岁）
二线	奥氮平（B）、齐拉西酮（B）	锂盐（C）、拉莫三嗪（C）	无
三线	丙戊酸盐（D）、阿塞那平（B）	奥氟合剂（A）、哌罗匹隆（D）、喹硫平（B，阴性）	喹硫平（D）、利培酮（D）、齐拉西酮（D）、阿塞那平（D）

1. 儿童青少年双相障碍急性躁狂发作/混合躁狂发作治疗

（1）一线推荐：锂盐应用于儿童青少年的研究报道较少。一项为期8周的 RCT 研究评估了锂盐治疗 7~17 岁儿童青少年双相 I 型障碍的临床疗效[481]，结果显示锂盐对于急性躁狂及混合发作均是安全且有效的。结合 4 篇系统综述[482-485]、2018 年 CANMAT/ISBD 指南建议及 2019 年 IPS 指南，考虑将锂盐列为一线推荐（A）。

利培酮能快速控制儿童青少年双相障碍的躁狂发作。一项针对 169 例 10~17 岁儿童青少年的双相躁狂或混合状态患者的 RCT 研究发现，利培酮能明显降低躁狂症状评分[486]。相比于心境稳定剂,利培酮改善儿童青少年双相障碍的躁狂症状更加快速和有效[487,488],结合 2018 年 CANMAT/ISBD 指南建议、2019 年 IPS 指南及 2020 年 RANZCP 指南,考虑将利培酮列为一线推荐(A)。

一项针对 5~17 岁的儿童青少年双相障碍躁狂发作的 RCT 研究显示[416],阿立哌唑在减轻症状方面比安慰剂表现出更佳的效果,对于改善整体功能和减少躁狂症状及临床整体印象的效果更好。阿立哌唑的耐受性良好,不良事件的终止率低,且没有发生严重的不良事件。另一项针对双相 I 型障碍青少年(10~17 岁)的 RCT 研究发现[489],阿立哌唑 10mg/d 和 30mg/d 的疗效均显著优于安慰剂,在长达 30 周的治疗过程中,受试者普遍耐受良好。结合 2018 年 CANMAT/ISBD 指南建议、2019 年 IPS 指南及专家意见,考虑将阿立哌唑列为一线推荐(A)。

一项针对 10~17 岁儿童青少年双相躁狂的 RCT 发现[490],喹硫平组比安慰剂组能明显改善患者的躁狂症状,且耐受性较好。另一项 RCT 研究[491]比较了锂盐与喹硫平对青少年双相躁狂或混合发作的疗效,结果显示喹硫平组的杨氏躁狂评定量表(YMRS)评分比锂盐组降低得更明显,治疗有效率和缓解率更高,症状改善更显著。结合 2018 年 CANMAT/ISBD 指南建议、2019 年 IPS 指南及 2020 年 RANZCP 指南,考虑将喹硫平列为一线推荐(B),但该推荐主要针对 10~17 岁的青少年,而关于喹硫平对更小年龄儿童双相障碍的研究尚未有确切的证据。

（2）二线推荐:一项对 13~17 岁的青少年双相躁狂的 RCT 发现[492],奥氮平能显著降低患者的躁狂症状评分,且有效率和缓解率也显著高于安慰剂组。一项 meta 分析显示[493],奥氮平可以显著改善青少年双相障碍患者的症状。考虑到奥氮平会引起体重增加、肝脏转氨酶、泌乳素、空腹血糖、总胆固醇及尿酸的升高等代谢综合征及其他不良反应,安全性及耐受性相关问题限制了其使用,同时结合 2018 年 CANMAT/ISBD 指南建议、2019 年 IPS 指南及 2020 年 RANZCP 指南,以及专家讨论,考虑将奥氮平列为二线推荐(B)。

一项纳入 9 项 RCT 研究、1 609 例儿童青少年双相躁狂急性发作的 meta 分析显示[494],齐拉西酮能明显改善儿童和青少年双相 I 型障碍躁狂发作的 YMRS 总分。另有两项研究结果显示[495,496]，齐拉西酮在治疗儿童青少年双相I型障碍过程中具有良好的疗效和耐受性，且对体重及代谢没有显著影响，不良反应不明显。结合 2018 年 CANMAT/ISBD 指南建议及专家意见，考虑将其列为二线推荐（B）。

（3）三线推荐：在一篇纳入 3 项 RCT 研究的系统综述中[497]并未发现丙戊酸盐治疗儿童青少年双相障碍的疗效优势。一项前期为 4 周急性治疗期的 RCT 研究、后期 6 个月为开放治疗期的研究表明[498]，对于双相I型障碍躁狂/混合发作的 10~17 岁儿童青少年来说，丙戊酸盐急性期治疗在疗效或不良反应方面与安慰剂相当，后期治疗中才显示出轻微降低 YMRS 总分的作用，但差异没有统计学意义。另有研究表明[499]，丙戊酸盐与喹硫平联合或者丙戊酸盐与奥氮平联合治疗青少年（12~18 岁）双相躁狂/混合发作的效果优于丙戊酸盐单药治疗，但不良反应也更多见。目前研究中有较好疗效的大部分数据为丙戊酸盐合并其他药物。结合我国临床上对丙戊酸盐的应用、2019 年 IPS 指南综合考虑将丙戊酸盐纳入三线推荐（D）。

多项 RCT 研究显示[500-502]，阿塞那平在 10~17 岁躁狂或混合发作的双相障碍的急性治疗中，疗效显著优于安慰剂，且安全性及耐受性良好。虽然阿塞那平在美国已被批准作为一种单药疗法，用于 10~17 岁儿童和青少年躁狂和双相I型障碍混合发作的急性治疗，但基于该药在国内未上市，综合考虑将其列为三线推荐（B）。

（4）其他推荐：在一项大型 RCT 中，奥卡西平疗效并不优于安慰剂，结合 2018 年 CANMAT/ISBD 指南建议，建议谨慎使用（B，阴性）[503]，需要使用时，应及时充分地评估其治疗效果及不良反应。

（5）联合治疗：虽然单药治疗通常被优先推荐用于双相障碍的治疗，但在面对躁狂发作的严重程度、潜在的共病情况，以及患者可能对单一药物效果欠佳的情况下，采用多种药物的联合治疗是一个可行的选择[504]，可参考图 5-2-1 的流程进行治疗。现有文献中的证据表明，使用利培酮＋锂盐/丙戊酸盐、喹硫平联合丙戊酸盐治疗躁狂和混合发作比单药心境稳定剂治疗更有效[504]。

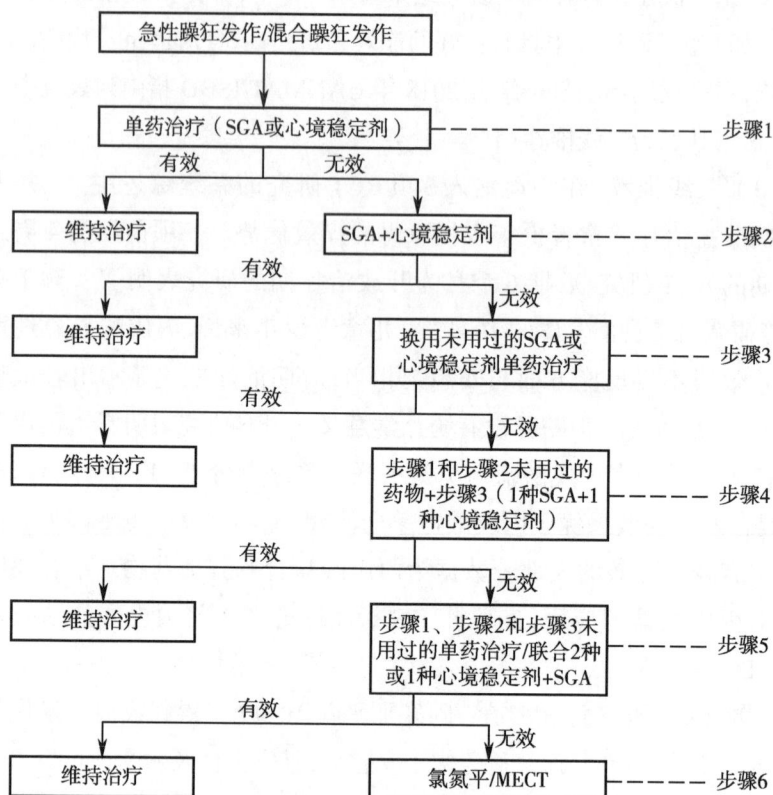

图 5-2-1　儿童青少年双相障碍急性躁狂发作/混合躁狂发作的治疗流程

SGA，非典型抗精神病药。

> **问题 5-2-1：儿童青少年双相障碍躁狂发作的治疗推荐有哪些？**
>
> 答案：锂盐（1A）、利培酮（1A）、阿立哌唑（1A）、喹硫平（1B）；奥氮平（2B）、齐拉西酮（2B）；丙戊酸盐（3D）、阿塞那平（3B）；奥卡西平（慎用）。

2. 儿童青少年双相障碍抑郁发作治疗

儿童青少年双相障碍抑郁发作的治疗流程见图 5-2-2、图 5-2-3。

（1）一线推荐：一项 RCT[505]关于鲁拉西酮对 347 名双相Ⅰ型障碍抑郁发作的儿童青少年疗效和安全性的研究中，发现鲁拉西酮不仅在改善抑郁

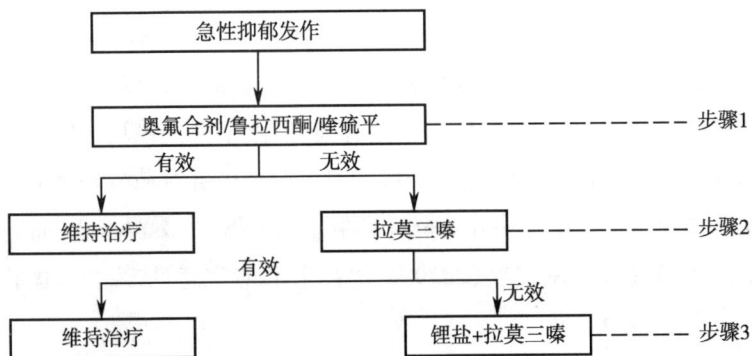

图 5-2-2　儿童青少年双相障碍抑郁发作的治疗流程（未用过锂盐 / 丙戊酸盐者）

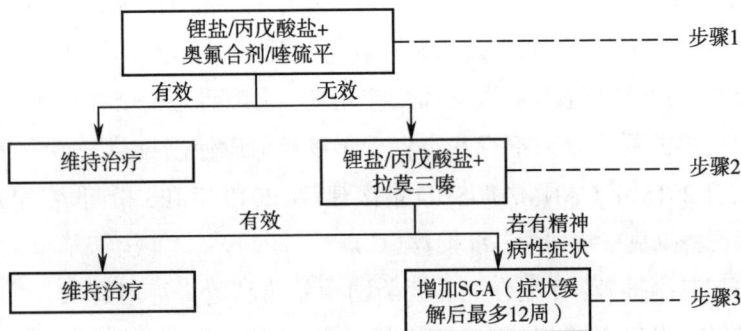

图 5-2-3　儿童青少年双相障碍抑郁发作的治疗流程（用过锂盐 / 丙戊酸盐者）

SGA：非典型抗精神病药。

症状方面优于安慰剂，而且从用药第 2 周开始显著改善认知功能，且耐受性良好。其他的相关研究指出[372,506-508]，鲁拉西酮在治疗过程中对体重、胆固醇和甘油三酯的影响更小。病例研究[509]显示，鲁拉西酮在治疗青少年难治性情绪障碍（含双相谱系症状）中展现出良好耐受性，6 例复杂共病患者中 3 例抑郁 / 易怒症状获得显著改善，且未出现体重增加或代谢异常等不良反应，提示其可能成为青少年双相障碍的潜在治疗选择。另外，在最近一项研究中，鲁拉西酮被证明在改善认知方面比其他非典型抗精神病药物更有效[510]。结合 2018 年 CANMAT/ISBD 指南建议、2019 年 IPS 指南、专家意见，考虑将鲁拉西酮列为一线推荐（B）。

（2）二线推荐：尽管锂盐被推荐为治疗成人双相抑郁的一线药物，但在儿童和青少年中的使用证据有限,除了一些锂盐[490]的开放标签试验数据,另有一项为期 10 年的自然纵向研究[511]纳入了 413 名 7~17 岁的儿童青少年双相障碍患者,研究结果表明锂盐与降低自杀倾向、减少抑郁和更好的社会心理功能有关。尽管 RCT 研究数据有限,但由于锂盐在临床实践中被广泛使用,所以有大量的临床经验。另外,锂盐对于患有双相障碍和非双相障碍的儿童和青少年来说是一种安全且可耐受的药物[512]。鉴于此,加上 2018 年 CANMAT/ISBD 指南建议、2019 年 IPS 指南、专家意见,综合考虑将锂盐列为二线推荐(C)。

一项 RCT 研究评估了拉莫三嗪对 173 名儿童青少年双相 I 型障碍的疗效[513],结果虽然未能显示在 1~2 种常规治疗的基础上添加拉莫三嗪的益处,但显示了拉莫三嗪在年龄较大的青少年中有一定的疗效。近期另有一项[514]纳入多篇前瞻性研究及回顾性研究的系统综述评估了拉莫三嗪的安全性及有效性,结果表明拉莫三嗪治疗儿童心境障碍是安全有效的。然而,仍需要更多的样本量来探究儿童青少年双相障碍使用拉莫三嗪治疗的效应。结合 2018 年 CANMAT/ISBD 指南建议、2019 年 IPS 指南、专家意见,综合考虑将拉莫三嗪列为二线推荐(C)。

(3)三线推荐:奥氟合剂已获美国食品药品监督管理局(FDA)批准用于 10~17 岁患者双相 I 型障碍抑郁发作的急性治疗。在儿童青少年双相 I 型障碍抑郁发作患者中,有一项 RCT 研究[515]显示奥氟合剂在 170 名 10~17 岁儿童青少年患者中是安全有效的,但由于体重增加、嗜睡、甘油三酯、胆固醇和泌乳素水平显著升高等不良反应的发生,其停药率高于安慰剂组。主要基于奥氟合剂代谢方面的风险,将其做降级处理,列为三线推荐(A)。

一项系统回归纳入了 2 项 RCT 研究[438],结果显示,10~18 岁双相抑郁患者接受喹硫平 8 周的治疗,与安慰剂组相比,喹硫平组儿童抑郁评定量表修正(CDRS-R)评分、有效率和缓解率的平均差异无统计学意义,也证明喹硫平在治疗儿童青少年双相抑郁方面并不优于安慰剂。一项随机对照试验[516]显示,喹硫平联合锂盐治疗青少年双相 I 型障碍躁狂/混合发作的疗效与利培酮联合锂盐相当,但喹硫平组仅出现镇静副作用,而利培酮组还伴随锥体外系反应,提示喹硫平联合方案可能具有更好的安全性优势。另一项 meta 分析纳入 3 项 RCT 研究[517],同样证明喹硫平组的治疗平均变化评分不优于安慰剂组。在儿童青少年急性双相抑郁患者中,尽管喹硫平的研究结果是阴性的,但由于其样本量较少及安慰剂有效率偏高等方法学问题以及喹硫平在成人研究的大量证据和大量的临床经验,仍考虑将喹硫平列为三线推荐(B,阴性)。

一项临床研究发现在青少年双相抑郁患者的治疗中,哌罗匹隆结合碳酸锂治疗相较于单用碳酸锂,起效速度更快,具有更好的临床疗效,安全性良好,并且能改善患者部分认知功能[518]。尽管哌罗匹隆片在儿童青少年双相障碍治疗中缺乏 RCT 研究数据,但在国内已经有大量的相关临床经验,本指南的各位专家达成一致共识,认为哌罗匹隆在儿童青少年双相抑郁治疗中是安全有效的,可联合心境稳定剂治疗。故将哌罗匹隆列为三线推荐(D)。

(4)其他推荐:在一项 RCT 中[503],奥卡西平并不优于安慰剂组,尽管对年纪小的一组患者有效,但对年纪较大的青少年无效,结合 2018 年 CANMAT/ISBD 双相障碍管理指南建议,建议谨慎使用奥卡西平(B,阴性),需要使用时,应及时充分地评估其治疗效果及不良反应。

(5)抗抑郁药:尽管奥氟合剂作为三线推荐,但在儿童青少年双相中使用抗抑郁药物时仍需谨慎。首要考虑的是 SSRIs 治疗可能增加儿童自杀行为的风险[519],其次是由于 SSRIs 药物的不良反应包括易怒、冲动、攻击、失眠等,且在双相障碍的青少年患者中耐受性差[520]。因此,无论是给儿童还是青少年开具抗抑郁药,都需要密切监测转躁及出现快速循环发作的风险,同时应该与心境稳定剂或二代抗精神病药物联合使用,不应采用抗抑郁药单药治疗。需要注意的是以下情况应避免使用或慎用:既往有抗抑郁药诱发躁狂/轻躁狂发作史、混合发作或以混合状态为主要表现、近期出现快速循环特征等。

?

问题 5-2-2:儿童青少年双相抑郁的治疗推荐有哪些?

答案:鲁拉西酮(1B);锂盐(2C)、拉莫三嗪(2C);奥氟合剂(3A)、喹硫平(3B);哌罗匹隆(3D);奥卡西平(慎用)。

3. 儿童青少年双相障碍维持期治疗

（1）一线推荐：一项针对双相I型障碍儿童青少年（7~17岁）的RCT研究发现[521]，在28周的维持治疗中，锂盐治疗组因情绪波动而中止研究的相对风险较低，且对体重没有显著影响，但值得注意的是，该研究的治疗组样本量只有17例。另一篇系统综述[484]，纳入了12项RCT研究，在大多研究表明锂盐对儿童青少年急性躁狂发作有效的同时，也证明了锂盐单药疗法在儿童和青少年长期维持治疗中可预防情绪波动，预防复发。结合2018年CANMAT/ISBD指南建议、2019年IPS指南、专家意见，将锂盐列为维持治疗的一线推荐（B）。

一项针对双相I型障碍儿童青少年（10~17岁）患者的RCT研究发现[489]，阿立哌唑不仅在疗效上优于安慰剂，在长达30周的过程中，受试者也普遍表现出良好的耐受性。另一项对儿童（4~9岁）的开放标签治疗显示[522]，在经阿立哌唑治疗病情稳定后的儿童患者长期治疗中，阿立哌唑优于安慰剂。结合2018年CANMAT/ISBD指南建议、2019年IPS指南、专家意见，将阿立哌唑列为维持治疗的一线推荐（B）。

近期的一项meta分析[514]纳入了7项研究（1项RCT，3项前瞻性研究，3项回顾性研究），共计319名儿童青少年双相障碍患者和43名抑郁症患者。结果显示，拉莫三嗪治疗儿童青少年双相障碍患者安全有效，并在13~17岁年龄组效果最为显著。但其有效血清浓度则证据不足。结合2018年CANMAT/ISBD指南建议、2019年IPS指南、专家意见，建议拉莫三嗪在≥13岁的青少年中使用，并列为一线推荐（B）。

（2）二线推荐：无。

（3）三线推荐：尽管在这一人群中还没有关于喹硫平、利培酮、齐拉西酮的维持治疗的相关研究，但临床经验和开放标签研究表明，可将这些药作为维持治疗的选择，特别是对于急性治疗反应良好的人群[523-525]。此外，有证据表明口服喹硫平、长效注射用利培酮单药和辅助治疗以及口服齐拉西酮辅助治疗可有效预防成人双相障碍患者的复发[526-530]。故列为三线推荐（D）。

多数双相障碍患者需接受持续性治疗，旨在降低疾病复发率，并促进其社会功能恢复及提高生活质量。依据2019年IPS指南，针对儿童青少年双相障碍患者的维持期治疗,首先推荐的是那些在急性期治疗中已被证实有效的药物。若单独使用锂盐或拉莫三嗪等心境稳定剂效果欠佳时,可考虑与非典型抗精神病药物联合用药策略,如喹硫平、阿立哌唑、利培酮、阿塞那平哌罗匹隆或鲁拉西酮[478]。

虽然在临床应用中使用阿塞那平的经验相较于本节探讨的其他药物显著较少,然而,一项最新的开放标签扩展研究结果显示[502],在为期 50 周的观察期间,患者的双相躁狂症状呈现出逐步减轻的趋势。此外,该药在成人双相障碍患者中可有效预防复发[337]。但该药目前在国内未上市,故列为三线推荐(D)。

4. 其他营养物或中药治疗　世界生物精神病学学会联合会(the World Federation of Societies of Biological Psychiatry, WFSBP)和 CANMAT 特别工作组于 2022 年发表的关于用营养物和植物药物治疗精神疾病的临床医师指南中指出[531],ω-3 脂肪酸可推荐用于双相抑郁的辅助治疗,N- 乙酰半胱氨酸不推荐用于双相障碍的辅助治疗,另外维生素 D、益生菌、锌可推荐用于单相或双相抑郁的辅助治疗,而叶酸、维生素 C、肌酸及肌醇则不推荐。

中医治疗双相障碍的原则是祛痰清热、开窍醒神、疏肝健脾。祛痰清热,意在清除体内因痰热互结而产生的病理产物,从而减轻患者因痰热扰心所致的烦躁不安、情绪波动等症状。开窍醒神,则是通过调整心神状态,使患者恢复清醒、平静的心态,以应对生活中的各种挑战。疏肝健脾,则在于调和肝脾两脏的功能,以改善患者的情绪调节能力和睡眠质量,从而减轻病情。在具体实施过程中,中医强调"急则治其标,缓则治其本"的策略。这意味着在病情急性发作时,应首先采取紧急措施以缓解患者的痛苦和症状;而在病情稳定后,则应着重调理患者的体质和脏腑功能,以达到根治疾病的目的。然而,双相障碍患者往往伴随着狂病、癫证、郁病等复杂情况。因此,在制定治疗方案时,应综合考虑患者的具体病情、体质特点以及可能并存的疾病因素,以确保治疗的全面性和有效性,减少不良反应和并发症的发生[532]。然而,值得注意的是,当前针对双相障碍的中西医结合治疗方法主要聚焦于成年人群体。对于儿童青少年这一特定群体而言,临床研究证据相对匮乏。儿童青少年的生理和心理特征与成年人存在显著差异,因此在尝试将适用于成年人的中医药方应用于儿童青少年患者时,必须充分考虑其独特性。这要求中医医生在制定治疗方案时更加谨慎和细致，以确保治疗方案的安全性和有效性。

（三）儿童青少年药物治疗的管理

儿童青少年与成人之间在细胞外液及体脂比例上存在差异。具体而言，在幼儿阶段，由于其细胞外体液占比较大，这一生理特征导致水溶性药物在体内的分布体积相对更为广泛，因此可能需要相对较高剂量才能达到与成人相当的血药浓度。儿童时期的肝代谢活性处于高峰期，这赋予了儿童更高的药物代谢速率。因此，儿童体内的血药浓度及药物半衰期相较于成人会有所降低。此外，受细胞色素P450酶系统的影响，儿童对于药物代谢的变异可能比成年人更为敏感。临床医生需警惕的是如果儿童代谢相关基因被确定为低代谢类型，高剂量则可能会引发严重不良反应。因此，为确保用药安全，建议从低剂量起始，并逐步进行剂量滴定，直至找到适合患者的最佳有效剂量。这一原则尤其适用于年龄偏大的青少年人群[533]。

关于不良反应的监测，需着重指出，儿童往往缺乏主动报告的能力，而父母可能未及时察觉。此外，出于对孩子的过度保护心理，父母可能会倾向于过早中断药物治疗。因此，建议父母详细记录孩子的情绪波动及身体反应，以便医生全面评估儿童及青少年对药物的适应性，及时发现潜在的不良反应，并防止因过早停药导致的治疗不充分情况反复发生[533]。

针对锂盐引发的不良反应，其管理策略包括[533]：①对于震颤、肌张力障碍及神经毒性等神经系统不良反应，首先应考虑降低剂量，若症状未缓解，则应考虑停药；其次应避免摄入咖啡因，或可考虑使用β受体拮抗剂对症治疗。针对多尿和烦渴，需谨慎应用利尿剂，并同时减少锂盐剂量50%。②对于厌食、恶心、呕吐等胃肠功能紊乱，可尝试随餐服药，或使用胃酸抑制剂、维生素B₆等药物进行对症治疗。③对于甲状腺功能减退，可考虑添加左旋甲状腺素进行治疗。④若不良反应持续存在，应更换药物，若换药后症状仍未改善，则需寻求专科医生或会诊以进一步处理。

丙戊酸盐引起的不良反应包括[533]：①体重增加，可考虑减少剂量，必要时调整药物；②对于震颤症状的处理与锂盐相似，应避免摄入咖啡因，使用β受体拮抗剂；③对于胃肠功能紊乱，可使用胃酸抑制剂进行治疗；④针对可能的多囊卵巢综合征风险，建议定期监测体征、月经周期及雄激素水平，一旦确诊,应考虑停药或换药,并请内分泌科专家协助处理;⑤对于皮肤问题,如脱发症,可给予含锌和硒的多种维生素进行治疗,若不良反应持续未见改善,则应及时咨询相关专科医生以获取进一步处理意见或考虑更换其他药物。

其他药物,如拉莫三嗪等,其不良反应的处理原则与锂盐或丙戊酸盐相似,必要时亦须考虑停药或换药[533]。

问题 5-2-3:儿童青少年双相障碍维持期治疗推荐有哪些?

答案:阿立哌唑(1B)、锂盐(1B)、拉莫三嗪(1B,年龄≥13 岁)、喹硫平(3D)、利培酮(3D)、齐拉西酮(3D)、阿塞那平(3D)。

问题 5-2-4:对儿童青少年双相障碍如何进行长期管理?

答案:对于轻中度双相障碍患者来说,可考虑提供认知行为治疗等心理干预至少 3 个月,若进行 4~6 周效果欠佳时可进行多学科会诊(如精神科、心理科及其他相关学科)。若经过会诊讨论后,患者有其他并存因素,如合并症、持续的社会心理风险因素(如家庭关系紧张或父母精神不健康)等,则应考虑解决合并症并采取其他个人或家庭心理干预措施。对于重度患者来说,则考虑以综合治疗为主。

(四)非药物治疗

电休克治疗(electroconvulsive therapy,ECT)是目前精神科临床治疗中经常采用的治疗手段。一些回顾性研究[534-537]表明电休克治疗对于青少年尤其是 15~18 岁患者是一种有效、安全的治疗方法,不良反应少,有效率和缓解率高。国内一项研究[538]提出 ECT 组的缓解率高于常规治疗组,但缓解所需时间较长。另一研究显示[535]在青少年中年龄较大与反应速度更快呈正相关,也就是说接受 ECT 治疗的年纪较小的青少年可能需要更多时间才能获得缓解。尽管如此,由于该人群的证据有限,其影响需要进一步研究。总体而言,ECT 可以有效减轻严重危及生命的症状,减少自残、自杀未遂、自杀、木僵状态等[534]。

重复经颅磁刺激（repetitive trans cranial magnetic stimulation，rTMS）是一种无创，安全的治疗，2008年已被美国 FDA 批准用于成人（22岁及以上）难治性抑郁症的治疗[539]。rTMS 虽在儿童青少年抑郁症的治疗方面有不少实践[540]，但在青少年儿童双相障碍中的临床研究很少。近期一项 RCT 研究[541]对 22 名双相Ⅱ型障碍青少年患者进行 rTMS 治疗同时结合药物治疗，结果表明与伪刺激组相比，rTMS 组安全有效地改善了双相Ⅱ型障碍青少年患者的抑郁症状和认知功能。

双相障碍的儿童和青少年往往面临着诸多困难。他们可能会反复入院，学业成绩下滑，生活质量下降，与亲友的关系紧张，社会、职业和个人功能受到严重损害，甚至可能出现自杀企图。这些问题不仅影响患者本身，也给家庭和社会带来了沉重的负担[542]。心理治疗在双相障碍的治疗中发挥着至关重要的作用。它主要包括认知行为治疗（CBT）、家庭治疗、社会技能训练以及基于中国文化本土化的心理治疗等多种形式。这些治疗方法旨在帮助患者更好地管理情绪，提高应对压力的能力，改善人际关系，并最终实现康复。CBT[543]通过心理教育、药物依从性、情绪监测、消极思维改变、睡眠调节和家庭沟通增强等手段，帮助患者提高对疾病表征的理解，增强自我管理能力，更好地遵守药物治疗，并接受情绪调节、沟通和解决问题的技能训练。家庭治疗则注重整个家庭的治疗，包括心理教育、加强沟通和解决问题的技能训练等内容，旨在通过提高家庭对疾病的应对策略的认识，减少症状，降低家庭负面情绪，并改善家庭问题解决和沟通技巧[544]。社会技能训练则侧重于发展应对技能，帮助患者控制情绪波动，并改善人际关系[545]。在我国，基于文化本土化的心理治疗也展现出独特的优势。例如，道家认知疗法强调"道法自然"，通过调整人体的阴阳平衡，帮助患者调整心态，提高自我意识和自控能力，从而更好地适应社会环境和生活节奏[546]。

在心理治疗过程中，需要根据患者的具体情况制定个性化的治疗方案。首先，进行全面的心理评估，了解患者的症状、病程、家庭背景等信息，为治疗提供基础。其次，与患者建立良好的治疗关系，获得患者的信任和配合，确保治疗的顺利进行。同时，密切关注患者的治疗反应，及时调整治疗方案，以达到最佳治疗效果。一项系统综述表明[547]，心理治疗如以家庭为中心的治疗、人际关系疗法以及基于正念的儿童青少年认知治疗等，能显著改善患者的焦虑、抑郁和轻度躁狂症状，缩短抑郁发作的持续时间。儿童青少年的信心或价值系统对个体身心健康具有重要意义，基于中国文化的价值取向短程治疗，如内观疗法，可能会对青少年双相障碍患者的症状改善发挥重要作用[548]。双相障碍是一种复杂的心理疾病，对儿童青少年的心理健康和成长产生深远影响。因此，探索并应用有效的心理治疗方法对于改善这一群体的心理健康状况具有重要意义。

（五）结局不良的相关因素

双相障碍患者结局不良的相关因素包括：发病早（如 <13 岁）、病程长、社会经济地位低、混合发作或快速循环发作、精神病性症状、亚综合征症状、共病（如焦虑障碍或 ADHD）、负面生活事件（如虐待）、家族性精神障碍、药物治疗依从性差、缺乏心理治疗等。病程通常无性别差异[549]。

二、老年双相障碍

（一）定义

老年双相障碍（older-age bipolar disorder, OABD）患者是双相障碍中一个较为复杂的异质人群，其认知障碍、躯体合并症、心理社会功能受损状况和早亡的风险相对增加[550-552]。目前，对于 OABD 的年龄划分仍有争议，虽然有许多研究使用≥55 岁或者≥60 岁来定义 OABD，但国际双相障碍学会（International Society for Bipolar Disorders, ISBD）倾向于将 50 岁及以上的患者定义为 OABD，因为双相障碍患者的预期寿命可能较正常人缩短约 10~20 年[551]。OABD 占双相障碍人群的约 25%，终生患病率约为 1%~2%，预计到 2030 年，超过 50% 的双相障碍患者年龄≥50 岁，有超过 10% 的双相障碍患者的首发年龄在 50 岁以后[551]。

OABD 包括不同的类型，除双相Ⅰ型障碍和双相Ⅱ型障碍外，结合其异质性，根据首发年龄，ISBD 推荐将 40 岁以下首次发病的患者定义为早发双相障碍（early-onset bipolar disorder, EOBD），将 40 岁及以上首次发病的患者定义为晚发双相障碍（late-onset bipolar disorder, LOBD）[553]。EOBD 表现出更为典型的情感症状,且与情感障碍阳性家族史密切相关[554]。LOBD 与神经系统疾病、认知能力下降或其他躯体疾病相关性高,且多表现为双相Ⅱ型障碍[553,555]。虽然部分 LOBD 患者可能对治疗反应特别差,并且认知功能恶化的风险很高,但有报告指出,与 EOBD 相比,其在治疗后可能恢复得更快[553]。鉴于疾病特点及年龄等因素,对于疑似 OABD 的患者需进行神经影像学检查以排除肿瘤及卒中等器质性疾病。

❓ 问题 5-2-5:目前老年双相障碍定义中的年龄界限是多少?

答案:目前,对于老年双相障碍的年龄划分仍有争议,虽然有许多研究使用≥55 岁或者≥60 岁来定义老年双相障碍,但国际双相障碍学会倾向于将 50 岁及以上的患者定义为老年双相障碍,因为双相障碍患者的预期寿命可能较正常人缩短约 10~20 年。

❓ 问题 5-2-6:早发双相障碍(EOBD)和晚发双相障碍(LOBD)的年龄界限和临床特点是什么?

答案:目前 ISBD 推荐将 40 岁作为 EOBD 和 LOBD 发病的分界点。EOBD 表现出更为典型的情感症状,且与情感障碍阳性家族史密切相关。LOBD 与神经系统疾病、认知能力下降或其他躯体疾病相关性高,且多表现为双相Ⅱ型障碍。虽然部分 LOBD 患者可能对治疗反应特别差,并且认知功能恶化的风险很高,但有报告指出,与 EOBD 相比,其在治疗后可能恢复得更快。

(二)临床表现

OABD 典型情感发作症状较中青年少见,而焦虑、躯体化、疑病、敌意、破坏性行为、假性痴呆及谵妄多见,且抑郁和躁狂症状的严重程度似乎随着年龄的增长而减轻,但慢性躯体疾病的累积速度和认知下降速度比普通人群更快[556]。OABD 具有更高的认知障碍、共病躯体疾病及社会功能受损风险[557]。即使处于病情缓解状态,仍有 40%~50% 的患者存在认知障碍,且这种障碍几乎波及所有认知领域,表现出全面的认知功能缺陷[107]。

OABD 患者躁狂发作时,虽有情绪高涨,但缺乏感染性,常以激惹性增高、傲慢、躁动、外跑、好管闲事为主,偏执症状较多,妄想内容带有敌对性和迫害性。抑郁发作时,除抑郁症状之外,常伴有疑病症状,躯体化症状较为突出,自杀倾向较为严重,思维内容带有妄想性质,常伴有认知功能的改变,表现与痴呆相似。OABD 也可表现为躁狂和抑郁的混合状态,或其他不典型的状态。

OABD 的预后视患者的躯体状况、情感障碍的严重程度而定。合并严重躯体疾病、有严重自杀倾向的患者预后不佳,缺乏良好的社会支持系统的患者,预后也不佳。

营养对 OABD 患者的身体健康和总体功能至关重要,但营养缺乏是常见的,且营养素各不相同,有限的证据表明营养干预对 OABD 的情感、认知和整体预后有好处,如维生素 B_{12} 水平较低与患者的行为障碍、记忆丧失和感觉运动障碍密切相关,患者在接受高剂量辅酶 Q10 治疗时抑郁症状的严重程度显著下降等,尽管这些证据的质量有限[558]。

(三)共病

OABD 的共病及躯体疾病风险显著增加,包括物质依赖、创伤后应激障碍、焦虑障碍、高血压、糖尿病、帕金森病以及痴呆等[559,560]。晚发双相障碍可能会导致更长的发作时间,由此导致这些患者更难痊愈,死亡率也较高。在 OABD 尤其是早发患者中,躁狂症状可能是阿尔茨海默病或血管性痴呆的外在表现,甚至可能是额颞叶痴呆行为变异型的首发症状或核心症状之一[561,562]。

在性别方面,女性更多的共病内化性障碍(如焦虑障碍、疑病症和创伤后应激障碍),而男性患有外化性障碍(如物质使用障碍和品行障碍)的比例更高。女性的内分泌疾病、甲状腺功能减退和偏头痛的风险较高,男性中患有心血管、肾脏疾病的比例较高[560]。

(四)老年期精神药物代谢动力学及药效学特点

老年时期身体各个器官都会发生结构与功能的退行性改变,这些改变对精神药物代谢动力学及药效学有不同程度的影响。

1. 老年期精神药物代谢动力学特点 老年人药代动力学变化的特点主要体现在药物的吸收、分布、代谢及排泄等方面。例如,老年期消化道的退行性改变及精神药物的抗胆碱作用,使得吸收速度相对较慢。老年人体内脂肪含量增加,脂溶性的精神药物表观分布容积增加,使药物容易在体内蓄积造成中毒。老年人的心输出量减少,肝脏血流量也相应减少,因而对药物的代谢降解能力减弱,结合表观分布容积增加,因此药物的清除半衰期延长。老年期肾实质有不同程度的退行性萎缩,肾血流量减少、肾小球滤过功能及肾小管排泄和重吸收功能减退,因此对药物的排泄能力降低,相应的排泄时间延长。老年期血浆蛋白特别是白蛋白的含量降低,使血液中药物的结合部分减少,具有药理活性的游离部分增多,药效及不良反应都相应增强,因而需要适当降低药物剂量。

2. 老年期的药效学改变　老年人脑血流量、脑内酶活性、受体数量与结合力等减退,中枢神经系统突触部位可能发生功能改变,导致神经传递功能的减弱。在突触前部位,因神经递质合成减少或降解增加,可供使用的神经递质减少。在突触后部位,神经递质与其特异性受体的结合减弱。老年患者神经传递功能减弱,容易导致药物效应发生改变。例如,老年阶段多巴胺的生成减少、降解增加、作用减弱,服用神经阻滞剂后,锥体外系不良反应的发生率及严重程度都增高。老年期乙酰胆碱神经传递功能降低,服用具有抗胆碱能作用药物后,容易引起精神错乱及定向障碍,同时外周抗胆碱能不良反应的发生率也会增加,如口干、便秘、尿潴留等。

（五）治疗

1. 老年期精神药物治疗原则及注意事项　老年病人使用精神药物时,应遵循以下原则。

（1）用药前,仔细询问病史,注意有无冠心病、高血压、糖尿病、青光眼及脑血管疾病等。完善体格检查及必要的实验室检查,特别注意心脏及血压情况,肝脏、肾脏及中枢神经系统情况。另外,老年患者伴发疾病较多,认知功能及社会功能减退明显,用药前可先进行 OABD 功能评估短期测试（the functioning assessment short test for OABD, FAST-O）等评估[563,564],辅助制定治疗计划。

（2）用药时,注意药物间的相互作用,尽可能避免同时合用几种精神药物;首先选用半衰期较短的药物,尽可能避免使用长效制剂;药物从较低剂量开始,缓慢加量,治疗剂量宜低,对于65~80岁者,可用常规成人剂量的1/3~1/2,对于80岁以上者,剂量应更小;每天药量宜分次服用,一般不要顿服;老年人服药后达到有效血浆浓度和受体部位的浓度可能略有延迟,因此不要匆忙断言药物无效而频繁换药。

(3)用药后,定期检测心电图、血常规、血生化等,观察有无不良反应及其严重程度;定期评估认知及社会功能等,以观察各项功能的恢复及维持情况;对伴有躯体疾病的患者,更应该关注体格检查情况,以便迅速进行对症处理;条件允许时应定期测血药浓度,辅助药物剂量的调整。

2. 药物治疗　目前尚缺乏大规模对于OABD精神药物治疗的随机对照研究,一般情况下其治疗和常规成人治疗原则相似,但在选择药物时必须平衡疗效和潜在的风险。OABD的治疗推荐见表5-2-2。

表 5-2-2　老年双相障碍(OABD)的治疗推荐

推荐等级	急性期		维持期
	双相躁狂	双相抑郁	
一线推荐	锂盐(B) 丙戊酸盐(B)	喹硫平(B)	锂盐(B)
二线推荐	喹硫平(B)	鲁拉西酮(B)	鲁拉西酮(B) 喹硫平(C) 拉莫三嗪(C)
三线推荐	奥氮平(D) 阿立哌唑(D) 利培酮(D) 卡马西平(D) 氯氮平(D) 阿塞那平(D) ECT(D)	拉莫三嗪(C) 奥氟合剂(D) 锂盐(D) 丙戊酸盐(D) 阿立哌唑(D) 卡马西平(D) ECT(D)	丙戊酸盐(C) 奥氟合剂(D) 阿立哌唑(D) 阿塞那平(D)

(1)双相躁狂

1)一线推荐:一项为期9周的RCT研究[565],共纳入224名60岁或以上躁狂及轻躁狂的双相I型障碍患者,分别接受锂盐和丙戊酸盐治疗,在试验第3周效果欠佳时给予辅助利培酮治疗,结果显示两组患者接受利培酮的比例、治疗效果及耐受性均相当,但无更长期耐受性和疗效的数据。ISBD 工作组报告所列的随机对照试验及开放试验也支持了锂盐和丙戊酸盐治疗 OABD 躁狂发作的效果[551],CANMAT/ISBD 指南将两者列为一线治疗选择。ISBD 老年工作组的报告认为锂盐也是 OABD 维持治疗的首选[566]。综上,考虑锂盐和丙戊酸盐为一线推荐（B）。

2）二线推荐:两项喹硫平单药治疗临床试验汇总数据的事后分析共纳入 59 名 OABD 躁狂患者,喹硫平治疗组较安慰剂组 YMRS 评分显著改善,且在第 4 天已经达到显著性[567]。ISBD 老年工作组报告指出喹硫平是治疗 OABD 躁狂发作的有效选择[551],CANMAT/ISBD 指南将其列为二线治疗选择,考虑为二线推荐（C）。

3）三线推荐:一项混合年龄临床研究的事后分析报告显示使用奥氮平或丙戊酸盐能有效治疗 OABD 急性躁狂发作[551],然而鉴于奥氮平在体重增加、嗜睡及代谢综合征等方面的不良反应在老年群体中可能更为突出,综合考虑为三线推荐（D）。

尽管没有 RCT 研究,但依据有限的系统分析及开放试验,CANMAT/ISBD 指南[568,569]肯定了阿立哌唑[570]、利培酮[571]及卡马西平[551]对 OABD 躁狂发作的治疗作用,建议为三线推荐（D）。

一篇纳入 7 项研究共 128 名未细分精神障碍类别的老年患者的系统综述显示[572],氯氮平可能对攻击倾向较强、慢性患者及难治性患者有比较好的效果,另外对伴有自杀意念和行为的患者也有益处,但应特别注意其循环、代谢、血液及癫痫等方面的不良反应。CANMAT/ISBD 指南将其列为三线治疗选择,综上,建议为三线推荐（D）。

除外上述药物治疗方案,对于老年双相躁狂急性发作期及难治性患者,CANMAT/ISBD 指南考虑可以使用 ECT 治疗并推荐其为三线治疗选择,本指南第 2 版及我国其他重要指南也并未将 OABD 列为其治疗禁忌证,综上,建议 ECT 为三线推荐（D）。

4）其他推荐:综述报告目前有两项未发表的临床研究显示,拉莫三嗪针对急性躁狂发作的 3 周和 6 周治疗呈现阴性结果[573],故本指南建议不推荐其用于 OABD 躁狂发作的治疗（D,阴性）,需要使用时,应及时评估治疗效果及不良反应。

❓ 问题 5-2-7：老年双相障碍躁狂发作的治疗推荐有哪些？

答案：锂盐（1B）、丙戊酸盐（1B）、喹硫平（2B）、奥氮平（3D）、阿立哌唑（3D）、利培酮（3D）、卡马西平（3D）、氯氮平（3D）、阿塞那平（3D）、ECT（3D）。

（2）双相抑郁

1）一线推荐：一项事后分析显示，两项为期 8 周的随机双盲安慰剂对照研究比较了喹硫平和安慰剂在不同年龄双相抑郁患者中的疗效，其中在 72 名 55~65 岁患者的亚组中，喹硫平的缓解率明显高于安慰剂[551]。临床研究证实喹硫平对双相障碍抑郁发作、躁狂发作和混合发作均具有显著疗效，并被美国 FDA 批准用于双相障碍的急性期和维持治疗，尤其在治疗双相抑郁方面展现出良好的疗效和耐受性[574]。喹硫平也是美国 FDA 最早批准的治疗双相抑郁的单药治疗方法，各种指南也将其作为成人双相抑郁治疗的首选药物，其他混合年龄的系统分析也肯定了喹硫平治疗急性重度双相抑郁患者的作用[315]，CANMAT/ISBD 指南将其列为 OABD 抑郁发作的一线治疗选择，考虑为一线推荐（B）。

2）二线推荐：两项 RCT 研究的事后分析共纳入 142 名老年患者，6 周的观察表明鲁拉西酮单药治疗与安慰剂相比较，患者蒙哥马利抑郁评定量表（MADRS）评分下降显著，虽然与剂量相关的不良反应增加，但与其他年龄段人群相比，并不会增加安全风险及转躁风险[575]。另一项研究对象为接受了 6 周随机安慰剂对照治疗的 OABD 患者，经事后分析后进行 6 个月的开放研究，显示鲁拉西酮无论单药治疗还是辅助治疗均能明显减少患者 MADRS 评分，抗抑郁效果得以维持，转躁率较低，且安全性、耐受性良好[576]。CANMAT/ISBD 指南将其列为一线治疗选择，综上考虑鲁拉西酮为二线推荐（B）。

3）三线推荐：在一项为期 12 周的多中心开放试验中，57 名 OABD 患者（年龄范围：60~90 岁）接受了拉莫三嗪治疗，有效率和缓解率分别为 64.8% 和 57.4%，最常见的不良反应是睡眠时间减少、体重减轻、梦境活动增多、多尿 / 烦渴、体重增加、性欲减退、睡眠增加、疲倦 / 疲劳和步态不稳[577]。对已服用锂盐或丙戊酸盐至少 3 个月的 OABD 患者联合拉莫三嗪治疗发现,联合治疗对 OABD 抑郁发作患者有效,且耐受性良好[578]。在一项纳入 21 名 OABD 抑郁发作患者的研究中,给予拉莫三嗪单药治疗 8 周后,与基线相比 MADRS 评分显著下降[579]。也有荟萃分析显示[580],拉莫三嗪单药治疗 OABD 急性抑郁发作期间耐受性较好,但与其他有效药物相比可能治疗效果并无优势,而 CANMAT/ISBD 指南将其列为三线治疗选择,考虑为三线推荐（C）。

奥氟合剂是美国 FDA 批准的两种较早的治疗双相抑郁的疗法之一。有系统评价纳入 16 项随机对照试验,包括 1 161 名伴精神病性特征双相抑郁患者（平均年龄 50.5 岁）,结果显示只有奥氟合剂与安慰剂相比治疗有效率更高,而安全性与安慰剂相比没有差异[449]。因奥氟合剂在体重增加、嗜睡、震颤及代谢综合征等方面的不良反应在老年人群可能更为突出,考虑为三线推荐（D）。

尽管没有 RCT 研究,但存在有限的系统分析及开放试验,CANMAT/ISBD 指南将锂盐、丙戊酸盐、阿立哌唑[570]和卡马西平[581]作为三线治疗选择肯定了其治疗作用,建议为三线推荐（D）。

对于伴较强自杀自伤意念、食物体液摄入不足及难治性老年双相抑郁患者,CANMAT/ISBD 指南将 ECT 治疗列为三线治疗选择,本指南第 2 版及国际其他指南也并未将 OABD 列为其治疗禁忌证,综合考虑 ECT 为三线推荐（D）。

4）抗抑郁药使用：目前在双相障碍患者中使用抗抑郁药存在争议,且 OABD 中没有相关 RCT 研究,但临床中抗抑郁药仍经常应用于该人群,具有低转躁风险的抗抑郁药与心境稳定剂组合使用可能对患者有益,但这仍需循证证据来支持。

问题 5-2-8：老年双相抑郁的治疗推荐有哪些？
答案：喹硫平（1B）、鲁拉西酮（2B）、拉莫三嗪（3C）、奥氟合剂（3D）、锂盐（3D）、丙戊酸盐（3D）、阿立哌唑（3D）、卡马西平（3D）、ECT（3D）。

（3）双相维持期：一项前瞻性混合年龄双相障碍治疗性研究发现 79%

的 OABD 患者恢复到无症状状态至少需要 8 周,42.1% 的患者仅服用锂盐单药治疗就能恢复康复状态[582]。对 98 名 OABD 患者(≥55 岁)的二次分析结果显示拉莫三嗪在延缓双相抑郁复发方面更有效,而锂盐在延缓双相躁狂复发方面更有效[583]。一项随机开放研究比较了锂盐和丙戊酸盐在混合年龄样本中用于双相障碍维持治疗的效果,结果表明锂盐单药治疗或锂盐与丙戊酸盐联合治疗优于单独使用丙戊酸盐,且 OABD 患者的疗效和耐受性似乎与年轻患者并无明显差异[584]。一项荟萃分析纳入了 4 项 RCT 研究,共 1 330 名未细分年龄亚组的患者,显示奥氟合剂可显著改善双相抑郁的有效率、缓解率和复发率,且不会导致躁狂发作次数大幅增加[585]。文献综述资料也证实锂盐、丙戊酸盐、鲁拉西酮、喹硫平及阿立哌唑等药物有助于 OABD 的长期治疗[551, 561, 573]。

一项调查使用法国国家医疗保健数据库,比较了使用三种治疗策略治疗双相障碍时失败的情况,其中 65 岁及以上亚组患者 3 862 人,接受非典型抗精神病药物治疗的患者治疗失败率高于使用心境稳定剂的患者,并且在接受非典型抗精神病药物治疗的患者中,早期停药、因精神病住院和死亡率更高。无论是单药治疗还是与心境稳定剂联合治疗,接受非典型抗精神病药物治疗的老年患者死亡率特别高[586]。

综合以上研究及 ISBD 老年工作组报告,考虑锂盐为(1B)一线推荐;鲁拉西酮(2B)、拉莫三嗪(2C)及喹硫平(2C)为二线推荐;丙戊酸盐(3C)、奥氟合剂(3D)、阿立哌唑(3D)及阿塞那平(3D)为三线推荐。

一项混合年龄的开放研究记录了卡马西平对难治性抑郁的治疗,结果表明卡马西平对常规治疗无效的抑郁障碍患者有效,但其较高的严重不良反应发生率(约 71%)可能会限制其长期使用[581]。这可能主要与其代谢自诱导、频繁的相互作用以及可能的神经毒性(包括视物模糊、复视、眼球震颤、精神错乱、激动等)作用有关,且高剂量时发生率更高,骨髓抑制、过敏、低钠血症或尿潴留等不良反应在老年人中可能也更常见[587],且其与患者的认知缺陷有关[588]。综合卡马西平(D)的治疗疗效及不良反应,本指南不建议在 OABD 人群的维持治疗中使用,必要使用时应严格监控治疗剂量,并定期评估患者的不良反应和治疗反应。

> **?** 问题 5-2-9：老年双相障碍维持期治疗推荐有哪些？
>
> 答案：锂盐（1B）、鲁拉西酮（2B）、拉莫三嗪（2C）、喹硫平（2C）、丙戊酸盐（3C）、奥氟合剂（3D）、阿立哌唑（3D）、阿塞那平（3D）、慎用卡马西平。

（4）锂盐治疗：锂盐是 OABD 治疗的首要选择，ISBD 也就锂盐治疗的目标血清浓度达成共识[566,589]，对于双相抑郁和维持治疗，建议血清浓度低至 0.4~0.6mmol/L；对于双相躁狂的治疗，建议 60~79 岁患者血清锂浓度为 0.4~0.8mmol/L，80 岁以上患者血清锂浓度为 0.4~0.7mmol/L，但未就每天服用次数达成共识。由于老年患者锂中毒的风险增加，所以应定期进行相应的实验室检查和临床评估，如每 3~6 个月进行一次肾功能检测，每 6~12 个月进行一次代谢和内分泌检测，每年进行一次血液学检测，每 3~6 个月进行一次步态和震颤的临床评估，每年使用简易精神状况检查（MMSE）或蒙特利尔认知评估量表（MoCA）进行认知测试。

（5）中医药治疗：中医对双相障碍虽早有认识但不够系统，在 OABD 人群中更是如此，辨证分型中也未对该人群进行细分[590]。老年患者认知功能损伤更严重，体质上也更偏于虚实夹杂，治疗原则上应补而不偏、攻而不伤、补中有泻、泻中寓补[591]。药物治疗方面，建议主要参考成人辨证分型方案进行，但需考虑在老年患者疾病特点的基础上给予加减应用。针灸治疗方面，应遵循"阴平阳秘，精神乃治"的原则，选择具有调和气血作用的腧穴刺激经络，使阴阳相对平衡，脏腑调和，达到扶正祛邪的目的[532]。在康复方面，八段锦调息与调形相结合、耳穴贴压刺激局部的全息耳穴而诱发经络传导、拔罐疗法刺激经络腧穴等，皆使人体达到阴阳平衡的状态，改善患者的社会功能。

3. 心理治疗　越来越多的证据支持对双相障碍患者使用心理治疗，但截至目前，能证实心理治疗在 OABD 应用的研究非常有限。所以，只能从成人双相障碍或老年抑郁症心理治疗的研究中去推测其在 OABD 中的应用，而目前常用的心理治疗方法仍是认知行为治疗[592]。有文献报道结合中国文化的创新性心理治疗在老年抑郁等疾病方面显示有较好的疗效，提示本土心理治疗方法可能对 OABD 恢复社会功能也有积极作用，如中国道家认知疗法[593]价值取向短程治疗[548]等,但其具体治疗效果因人而异,且需要更多的研究去验证。

三、围产期双相障碍

（一）围产期双相障碍特征

围产期通常指怀孕期间和分娩后的一段时间,人民卫生出版社第9版《妇产科学》中提到目前国内主要采用"从妊娠达到及超过28周至产后1周"作为计算围产期相关的统计指标,而英国国家医疗服务体系(National Health Service, NHS England)及世界卫生组织(World Health Organization, WHO)关于围产期心理健康的指南中将围产期定义为"妊娠期间至产后1年"。考虑到围产期精神障碍治疗的特殊性及重要性,本指南综合分析了多个概念,最终选择了在精神科临床实践中较常用的WHO关于围产期的概念"妊娠期间(受精卵着床到分娩)至产后1年"。双相障碍是一种严重的精神障碍,不予治疗对患者和社会都会带来风险及负担,然而在围产期接受精神障碍治疗对胎儿和婴儿都可能造成一定程度的影响。在整个妊娠期间,孕妇将经历激素水平变化、体重增加、子宫扩张等身体变化,罹患双相障碍的妇女在妊娠期间有较高的概率出现情感发作;母乳喂养是喂养婴儿的最佳方法,WHO建议婴儿在出生后的前6个月应接受纯母乳喂养且母乳喂养应该至少持续到2岁,但几乎所有治疗双相障碍的药物都可能会通过乳汁分泌从而对婴儿产生毒性风险。因此,本指南将主要从妊娠期和哺乳期两个阶段展开,深入探讨围产期双相障碍的治疗方法,以更好地帮助产妇及时应对围产期双相障碍,权衡治疗决策的利弊,保障她们和婴儿的身心健康,促进家庭和谐稳定发展。

（二）双相障碍围产期风险因素

女性首次出现双相障碍或心境障碍的高风险时期发生在妊娠期间至产后1年。22.7%~70%的女性双相障碍患者在产后会出现情绪波动等情况,但诊断率较低[594,595]。原因可能有:产后精神病可能是双相障碍的首发症状[596],尤其是当患者抑郁发作时,其症状通常发生在孕早期且发作迅速,并且更可能是混合发作，同时可伴有精神病特征；另外产前护理不当、失眠、药物滥用与婴儿的亲子关系差等因素都可能使围产期发作复杂化[597,598]。

双相障碍围产期风险可能有以下因素：①激素剧烈的波动（如经前期、产后期、围绝经期）更容易出现情绪波动或复发，至少有 19% 的双相障碍孕妇即使继续服药，在妊娠期间也会出现情绪波动[599,600]，而停药者的发病风险更增加了 2.3 倍[597]。双相障碍患者对生殖激素相关的情绪稳定作用很敏感，而分娩后生殖激素水平会迅速下降，这可能是围产期双相障碍患者出现抑郁的原因之一[595,601]。②围产期的应激因素会影响下丘脑 - 垂体 - 肾上腺（HPA）轴的功能、糖皮质激素的分泌，还通过 RNA 来调控这一表观遗传机制影响胎儿转录组，从而进一步影响基因表达[602]。发育风险因素模型[603]提示产前环境应激因素影响了大脑早期发育，对子代双相障碍的发展起着重要的作用[604]。荟萃分析表明，妊娠中晚期营养不良可能与子代的双相障碍有关[605]。③孕早期接触流行性感冒[606]或其他感染如产前接触弓形虫[607]，可能是子代罹患双相障碍的风险因素，但也有研究不支持感染风险与双相障碍的联系[608]。④曾被诊断为经前期综合征或经前情感障碍[609]。⑤一级亲属患有双相障碍[595]。⑥共病发生，如产后精神病性障碍[610]、产后抑郁症和糖尿病。

双相障碍在围产期具有独特的临床特征，其中：①产后精神病性障碍，产后第一个月是精神病性障碍发生的易患期[611]，而产后精神病性症状有可能是双相障碍的首发症状，和普通人群相比，双相障碍患者的产后精神病性症状风险增加了 100 倍[612]，且产后双相障碍患者精神病性症状比抑郁症患者更为严重，她们更有可能产生自伤、伤婴的意念、出现命令性幻听杀害婴儿和婴儿被剥夺妄想[613]，因此，对此类患者应做好双相障碍和产后抑郁症的鉴别[614]。②产后抑郁症，这是由生物、社会心理和环境因素的动态变化引起的[614]。据推测，四氢孕酮可能起着重要作用，它的水平会在整个孕期上升，然后在分娩后急剧下降，而四氢孕酮水平下降可能会引发产后抑郁症[595]。虽然产后抑郁症影响着全美约 13.2% 的初产妇女，是围产期产后阶段常见的并发症之一，但其诊断和治疗都严重不足，甚至会有患者保持数年没有诊治的情形[615-617]，因此，在整个围产期期间需要密切观察孕产妇的情绪波动情况和激素水平[618]，对患有双相障碍的围产期妇女的产后抑郁症问题进行系统性筛查和评估,心境障碍问卷(MDQ)可作为筛查工具之一,以帮助区分产后双相障碍与单纯的产后抑郁症。③糖尿病,一项大型评估孕期使用抗精神病药物与妊娠糖尿病风险的系统回顾和荟萃分析研究显示,虽然孕期使用抗精神病药物与妇女患妊娠糖尿病的风险增加有关,但相关证据尤其是针对特定药物类别的证据仍然不足(D)[619]。

与复发有关的风险因素包括睡眠障碍、酗酒、物质滥用和社会心理压力(如丧亲之痛、婚姻困难)[426],共病注意缺陷多动障碍、对立违抗障碍、焦虑症和进食障碍等也是双相障碍病情容易反复的因素。

> **?** 问题 5-2-9:围产期双相障碍的风险因素有哪些?
>
> 答案:激素剧烈的波动;围产期的应激因素;孕早期接触流行性感冒;共病发生,如产后精神病性障碍和产后抑郁症和糖尿病。

(三)双相障碍患者妊娠期药物治疗

1. 治疗原则　双相障碍患者妊娠期继续药物治疗可降低病情复发的风险[612,620,621,622]。拉莫三嗪、非典型抗精神病药物和锂盐(妊娠中后期)被认为是在妊娠期需要持续治疗的患者的最佳药物选择[609,623,624]。妊娠期的药物管理常见问题包括药物的致畸性(先天性畸形)、新生儿畸形、新生儿并发症、神经行为致畸性(神经发育影响)、妊娠期和哺乳期药物代谢的变化[598]以及在妊娠期间双相障碍复发风险高等[625]。因此,在妊娠期处理双相障碍和相关药物管理的问题非常复杂[626]。在建立妊娠前基线后,建议在妊娠期间至少每月监测一次血药浓度,如临床检查提示有患者处于脱水高风险,如明显的妊娠呕吐,应增加药物监测的次数[627]。双相障碍妊娠期常见药物推荐等级和证据等级,详见表 5-2-4。

2. 风险干预　双相障碍是一种慢性易复发的严重精神障碍,往往在青年期就发病,女性患者在妊娠期间可能仍需要维持服药。考虑到药物致畸性作用,建议双相障碍患者及其家属在计划妊娠之前接受专业的咨询和指导[77]:①在必须用药的有生育潜力的或处于妊娠期的双相障碍女性患者中,记录患者对既往药物使用的反应,家族患病成员对药物的反应;②密切观察妊娠期间药物代谢的变化,避免选用有致畸风险药物;③积极管理妊娠期间使用的药物，并考虑非药物治疗手段；④妊娠期内应该避免多种药物联合使用，最佳策略是使用单一药物治疗，尽量使用能控制症状的最低有效治疗剂量。通常不建议正在接受药物治疗的双相障碍女性进行母乳喂养[77]；⑤尽可能避免在妊娠期间突然停用精神药物，与逐渐停药相比，快速停药或突然停药可能会增加情感发作复发的风险[609]；⑥需要针对特定并发症进行管理，增加并发症相关科室和精神科就诊次数；⑦临床医师对病人情绪波动或症状变化应进行评估及相应的处理。研究表明，产前受到的心理压力和产前/围产期的疾病医疗与日后罹患严重精神障碍的风险增加有关[604]，因此，在精神科临床实践和科学研究中，需要更多地关注高风险孕妇的双相障碍问题，产后期和初产妇双相障碍复发的风险特别高，因此，强烈建议在分娩后重新开始治疗。

总之，通过仔细监测产前和围产期的情绪问题、既往双相障碍的控制情况，加强孕检和围产期监测，可以降低某些高危人群罹患双相障碍及患者病情波动及复发的风险。

3. 治疗推荐

（1）心境稳定剂

1）锂盐：在 2018 年 CANMAT/ISBD 指南中[228]，妊娠期使用锂盐有肯定的风险证据，虽然过去可能过高估计了锂盐治疗导致胎儿先天畸形的风险，目前对宫内尤其是妊娠早期锂盐暴露后的致畸性风险比早先估计的要低[77,628]，但在分娩前，如病情允许，短暂停药或减少药物可降低锂浓度以减少产科并发症[629]。

以色列畸胎信息服务机构（Israel Teratology Information Service）的一项前瞻性观察研究结果显示，妊娠头 3 个月锂盐暴露与心血管畸形风险增加无关[630]。此外，针对妊娠期间使用锂盐的队列研究显示，与未接受锂盐治疗的双相障碍女性相比，锂盐治疗的双相障碍女性在产科并发症（主要包括子痫前期、妊娠糖尿病和多胎妊娠）、分娩并发症（即产程停滞、胎儿窘迫或胎膜早破）、新生儿并发症及先天畸形方面差异无统计学意义，但接受锂盐治疗的新生儿在 1 分钟和 5 分钟时的 Apgar 评分较低[631]。有关锂盐对神经发育的长期影响的数据较少，一项对在子宫内暴露于锂盐的儿童进行的观察性回顾性队列研究显示，没有发现妊娠期持续锂盐治疗对儿童的生长、神经、认知和行为发育的不良影响[632]。尽管如此,基于锂盐治疗可能增加心脏缺陷的风险,建议在妊娠早期尽可能避免使用锂盐、16~18周进行高分辨率超声和胎儿超声心动图检查以检测潜在的心脏畸形,并进行孕妇血清甲胎蛋白筛查以检测神经管缺陷(C)[633],在妊娠期补充叶酸(每日 5mg)可能会减少先天性心脏畸形的风险和严重程度[612]。对于必须使用锂盐治疗或需要控制病情的妊娠期患者[598],由于在妊娠期肾小球滤过率增加,容易导致血清锂水平显著降低,如患者病情不允许,在妊娠期间则需要增加锂盐的剂量,同时密切监测血锂浓度,需要调整剂量,防止产生锂中毒[612],分娩时应检查产妇的血锂浓度,并应注意确保足够的饮水以保持锂盐的治疗浓度[621],而随着产妇肾小球滤过率减少和血容量减小,锂剂量应立即减少 30%~50%,分娩后 24 小时和剂量调整后应检查血锂水平。

2)卡马西平:在 2018 年 CANMAT/ISBD 指南中,妊娠期使用卡马西平(不推荐)的风险等级为 D 级。以往的研究有报告与卡马西平相关的神经管缺陷的增加风险为 0.5%~1%[634,635],婴儿暴露于卡马西平可能出现暂时性肝功能障碍[609],母体暴露于卡马西平可能与婴儿神经发育延迟有关[609,622]。比较新的一项研究表示,卡马西平会增加脊柱裂和智商低下的风险,考虑到意外怀孕的风险,不推荐育龄妇女使用卡马西平[77]。

3)丙戊酸盐:在 2018 年 CANMAT/ISBD 指南建议中,妊娠期使用丙戊酸盐(不推荐)的风险等级为 D 级。该药与先天性畸形和神经发育迟缓的发生率增加有关,孕早期暴露于丙戊酸盐,其相关的神经管缺陷的风险以及先天性总畸形(其中包括神经管缺陷、脊柱裂、颅面畸形、尿道下裂、肢体缺陷、心脏畸形等)的发生率增加[636,637]。这些效应与药物的剂量相关,较高剂量(1 000mg/d)与更高的致畸性风险相关[609]。北美抗癫痫药物(AED)妊娠登记处报告的妊娠结果显示,在 1997—2011 年间登记使用过丙戊酸盐的妊娠期妇女,与未接触丙戊酸盐的对照组相比,妊娠头 3 个月接触丙戊酸盐单药治疗后畸形发生率为 9.3%,畸形相对风险为 9.0%;92% 的妇女因癫痫而服用抗惊厥药,6% 因双相障碍而服用抗惊厥药,2% 因其他疾病而服用抗惊厥药(由于无法包括所有暴露的孕妇,登记数据受到限制)。与暴露于拉莫三嗪的妊娠相比,畸形率随着丙戊酸盐剂量的增加而增加[638]。丙戊酸盐也可能会增加胎儿脊柱裂和智商低下的风险,应该在育龄妇女中避免使用[77]。美国 FDA 于 2009 年发布了一项警告，指出有生育能力的妇女应避免使用丙戊酸盐治疗包括偏头痛在内的非危及生命的疾病，并指出只有在其他治疗方法无效或不可接受的情况下，才能在妊娠期使用丙戊酸盐治疗癫痫或双相障碍。警告还建议，如果适龄妇女必须使用丙戊酸盐作为治疗药物，专家建议记录患者的病史，包括对之前药物试验的反应、家族药物反应史（如有）以及证明使用该药物合理性的临床依据[598]，同时暴露于丙戊酸盐的胎儿有发生血小板减少症和贫血的概率，因此应积极监测丙戊酸盐的血药浓度[609]。

因此，考虑到对胎儿的先天性畸形和神经发育等影响，不推荐双相障碍患者在妊娠期使用丙戊酸盐。

4）拉莫三嗪：拉莫三嗪（3C）作为抗惊厥药物，被批准用于治疗双相抑郁急性期和双相障碍的维持治疗。在 2018 年 CANMAT/ISBD 指南建议中，妊娠期使用拉莫三嗪的风险等级为 C 级（不能排除风险），在英国及爱尔兰癫痫与妊娠登记处进行的一项前瞻性研究中，拉莫三嗪单药治疗后的先天畸形率为 2.3%，而使用丙戊酸盐的先天畸形率则高出 3 倍[639]。拉莫三嗪致畸性低与剂量无关，与大剂量的丙戊酸盐相比，大剂量拉莫三嗪导致的重大先天畸形更少。因此，拉莫三嗪与丙戊酸盐相比在减少不良妊娠结局方面具有优势。

妊娠期的激素变化可能会影响拉莫三嗪的浓度和/或治疗效果[609]，妊娠期雌激素水平升高与葡萄糖醛酸化增加有关，导致拉莫三嗪清除率逐渐增加，分娩后几天内，拉莫三嗪的清除率降低，血浆水平升高。拉莫三嗪治疗双相障碍的剂量通常以临床反应及血药浓度为指导，通常需要调整剂量以维持临床效果，有些患者甚至需要妊娠前 3 倍的剂量，建议获取妊娠前的拉莫三嗪基线药物浓度，作为孕期预防性增加剂量的指导[629]。如果无法获取基线药物浓度水平，临床医生应密切监测临床反应，适当增加拉莫三嗪剂量并维持在较低水平，或每月检查一次血药浓度[640]，临床医师需要告知患者拉莫三嗪的不良反应表现（如呕吐、头晕、共济失调、嗜睡、复视），并酌情根据临床表现降低剂量以缓解症状。

患者分娩后，建议在 2 周内立即开始减量至妊娠前剂量[612]，但是，如果妊娠前剂量低于治疗参考浓度，可在产后不再降低拉莫三嗪的剂量[598]。拉莫三嗪会消耗叶酸,叶酸缺乏症患者应慎用拉莫三嗪。同时建议所有服用抗惊厥药物的育龄患者常规补充叶酸（4~5mg/d）[641]。

（2）抗精神病药物:在2018年CANMAT/ISBD指南建议中妊娠期使用抗精神病药物的风险等级评级中,不能排除风险的药物有:阿立哌唑（3C）、奥氮平（3B）、喹硫平（3B）、利培酮（3C）;无证据表明对人体有风险的药物为氯氮平（3C）。孕期相关的细胞色素P450诱导可能会导致许多非典型抗精神病药物（如利培酮、阿立哌唑、喹硫平）的水平降低,在妊娠期使用抗精神病药时可能需要进行剂量调整[609,624]。

妊娠期接触抗精神病药物可能会增加胎儿畸形风险。德国畸形信息服务机构（German teratology information service）的一项前瞻性观察性研究比较了561例主要暴露于奥氮平或妊娠早期暴露于抗精神病药物如喹硫平的孕妇以及未暴露孕妇,接触非典型抗精神病药物的胎儿畸形率与接触典型抗精神病药物的胎儿畸形率没有显著差异,但与未接触药物的对照组相比,接触非典型抗精神病药物的胎儿畸形的相对风险增加[642]。研究者认为,这一结果可能与检测偏差有关,因为最常见的畸形是心脏畸形,主要是房间隔缺损。亦有研究显示,在子宫内暴露于非典型抗精神病药物的胎儿在6个月龄时出现暂时性神经发育延迟（D）,然而,到12个月龄时能观察到症状缓解[643]。瑞典出生医学登记处的一项研究报告称,在妊娠期前3个月接触非典型抗精神病药物的孕妇中,重大畸形率为4.1%,与接触典型抗精神病药物后的畸形率相似[644],但亦有一项发表于2005年的评估妊娠期非典型抗精神病药物的前瞻性研究表示[645],妊娠早期暴露于非典型抗精神病药物与严重畸形的风险增加无关。

妊娠期接触抗精神药物可能会以多种方式对妊娠和胎儿神经发育产生影响:①妊娠期接触抗精神病药物会小幅增加早产风险[646];②抗精神病药物会穿过胎盘屏障;③服用抗精神病药物的女性饮酒和吸烟的比例更高,体质指数（BMI）更高,计划外怀孕的比例更高,叶酸的使用率更低,而且这些处于妊娠期的妇女更有可能正在服用其他药物。尽管目前有少量证据表明抗精神病药的暴露可能会增加孕妇妊娠期或胎儿的风险,但一项评估产前接触抗精神病药物的儿童是否会增加罹患神经发育障碍（NDD）的风险的研究显示[647],妊娠晚期服用抗精神病药物的妇女所生子女罹患NDD的风险增加是由母体特征造成的，与产前抗精神病药物暴露并无因果关系。抗精神病药物代谢在妊娠期间会发生变化，建议密切监测，并根据临床指征调整剂量。由于体重过度增加会增加肥胖、妊娠糖尿病、高血压和代谢综合征的风险[609,625]，医师应选择合适药物，指导患者控制饮食、锻炼身体和改变不良生活习惯，以防止患者体重过度增加[612]。

1）阿立哌唑：由于阿立哌唑与许多其他抗精神病药物相比对体重影响较小[612]，因此一些临床医师更倾向在妊娠期妇女患者中使用这种非典型抗精神病药物。根据需要或患者耐受情况逐渐调整剂量。使用阿立哌唑时，可能需要避免或调整某些药物的联合给药。CYP2D6慢代谢分类的患者初始口服阿立哌唑剂量应减少到通常剂量的一半，然后根据临床反应调整剂量；对于接受强CYP3A4抑制剂的CYP2D6慢代谢分类的患者，将口服阿立哌唑剂量减少到通常剂量的1/4；当撤除CYP3A4抑制剂时，将剂量增加到原始剂量[612]。

2）喹硫平：在非典型抗精神病药物类别中，喹硫平显示出①最低的胎盘转移水平；②对于睡眠困难的患者可能有益；③可能会减少一些患者的焦虑。但喹硫平与嗜睡发生率和体重增加率有关[609,612]。对于妊娠期接受抗精神病药物治疗的患者，虽然没有血药浓度的参考范围，但临床上仍需监测患者的症状，评估是否需要调整药物剂量[612]。

（3）抗抑郁药：2018年CANMAT/ISBD指南建议在妊娠期使用抗抑郁药物的风险等级评级提示，不能排除风险的药物为：西酞普兰（3C）、艾司西酞普兰（3C）、氟西汀（3C）、氟伏沙明（3C）、舍曲林（3C）；有肯定的风险证据的药物为帕罗西汀。因此出于安全起见，本指南不推荐妊娠期患者使用抗抑郁药。

一项大型meta分析研究共纳入了51项meta分析（B），评估了妊娠期抗抑郁药暴露对母婴健康的影响[648]，这些研究提供的证据表明，妊娠期使用选择性5-羟色胺再摄取抑制剂（SSRIs）可能会增加重大先天性畸形的风险；帕罗西汀、氟西汀和舍曲林的使用与先天性心脏缺陷的风险增加相关。此外，妊娠期抗抑郁药暴露还与早产、新生儿适应症状和新生儿持续性肺动脉高压的风险增加相关；在母体不良结局方面，产后出血风险显著增加的证据有限（每种结果仅有一项meta分析），死胎、运动发育受损和智力残疾的证据也有限（偏倚风险较高）；对于自然流产、胎龄小和出生体重低、呼吸窘迫、抽搐、喂养问题，以及早期接触抗抑郁药导致孤独症的风险，研究结果不一致，目前尚无结论性证据。最后，没有证据表明妊娠高血压、先兆子痫的风险会增加，以及随后出现注意缺陷多动障碍的风险会增加。

一项大型荟萃分析结果表明[649]，在妊娠期接触抗抑郁药导致先天畸形的风险比普通人群高 1%~2%。另一项荟萃分析研究显示，大多数情况下，与母亲被诊断患有抑郁症而未接触 SSRIs 的新生儿相比，接触 SSRIs 后风险增加的情况得到了证实。单项研究显示，暴露于 SSRIs 的婴儿可能会有神经功能和自主适应能力缺陷风险的增加[650]。元分析评估显示，暴露于 SSRIs 的新生儿在低 Apgar 评分、低出生体重、小于胎龄儿、早产、神经肌肉和自主调节方面的症状发生率或严重程度会增加，新生儿接受专门护理的比例也会升高。一项系统回顾和荟萃分析对孕妇在怀孕期间接触抗抑郁药与流产风险之间的关系了进行研究[651]显示，与未接触过抗抑郁药的普通人群相比，抗抑郁药使用者的流产风险似乎较高。

此外，由于妊娠期是双相障碍患者的特殊时期，情况复杂且混杂因素多样，抗抑郁药对患者的风险因素应综合考虑各个方面。一项大型 SSRIs 和文拉法辛的致畸性研究评估了在考虑环境和家族混杂因素后，妊娠早期使用特定的 SSRIs 或文拉法辛是否与出生缺陷风险增加有关[652]，结果数据表明，研究中的抗抑郁药与先天性畸形之间的关联是由于混杂因素而非抗抑郁药暴露所致。2017 年一项荟萃分析表明，三环类和四环类抗抑郁药、抗精神病药和新型抗抑郁药似乎不会增加先天畸形或重大妊娠并发症的风险，然而，使用抗抑郁药后的长期神经发育和精神状况仍不完全清楚[653]。对于流产方面，当与未接触过抗抑郁药物的母亲进行比较并在考虑产妇抑郁因素后，几乎没有证据表明妊娠期服用抗抑郁药与流产之间存在任何关联[651]（D）。

一般来说，SSRIs 比三环类抗抑郁药和文拉法辛更优，但药物的优先选择应取决于既往反应和个人选择，但临床医师必须告知妇女每种药物选择的风险和益处[626]。由于抗抑郁药和抗焦虑药在妊娠期的广泛使用，临床医生还应熟悉这些药物的安全数据，在妊娠期专科门诊接受治疗的妇女中，联合用药的情况很常见，建议尤其是双相 I 型障碍的患者逐渐停用抗抑郁药，因为躁狂发作的风险会在怀孕期间或产后增加，帕罗西汀和文拉法辛等抗抑郁药会引起明显的戒断症状，因此需要逐渐停药，以尽量减少停药综合征的风险[654]。

（4）其他药物：zuranolone 是 GABAA 受体正性变构调节剂，也是一种神经活性类固醇，为首个获美国 FDA 批准用于治疗成人产后抑郁症的口服药物，主要作用于 GABA 能系统，有助于恢复脑网络的兴奋/抑制平衡[655,656]，可以单药治疗也可以和其他抗抑郁药物联合用药。在一项对 zuranolone 的疗效和安全性的试验中，患者抑郁症状得到了明显改善，而且耐受性普遍良好，这支持了 zuranolone 作为一种新型速效口服药物治疗产后抑郁症的潜力[655]，但由于 zuranolone 为新药，现有证据不足以评定推荐等级，有待进一步研究。

美国食品药品监督管理局（FDA）对双相障碍常用药物致畸性的分类见表 5-2-3。妊娠期常见药物推荐等级和证据等级见表 5-2-4。

表 5-2-3　美国食品药品监督管理局（FDA）对双相障碍常用药物致畸性分类[a]

药物	妊娠期风险目录[b]	哺乳期风险目录[c]
锂盐	D	L4
抗惊厥药物		
卡马西平	D_m	L2
丙戊酸盐	D_m	L4
拉莫三嗪	C_m	L2
非典型抗精神病药		
阿立哌唑	C_m	L3
氯氮平	B_m	L3
奥氮平	C_m	L2
喹硫平	C_m	L2
利培酮	C_m	L2
齐拉西酮	C_m	L2
SSRIs 抗抑郁药		
西酞普兰	C_m	L2

续表

药物	妊娠期风险目录 [b]	哺乳期风险目录 [c]
艾司西酞普兰	C_m	L2
氟西汀	C_m	L2
氟伏沙明	C_m	L2
帕罗西汀	D_m	L2
舍曲林	C_m	L2
其他抗抑郁药		
安非他酮	B_m	L3

注：[a] 美国 FDA 已于 2015 年用《妊娠和哺乳期标签最终规则（Pregnancy and Lactation Labeling Final Rule, PPLR）》取代了这些风险类别。

[b] 改自美国妇产科医师协会产科实践公告委员会。美国食品药品监督管理局评级：A= 受控研究显示无风险；B= 无证据表明对人体有风险；C= 不能排除风险（缺乏人体试验数据，动物研究呈阳性或未进行）；D= 有肯定的风险证据（益处可能大于风险）。下标"m"表示数据来自制造商的包装插页。

[c] 哺乳期风险分类：L1，最安全；L2，较安全；L3，中等安全；L4，可能有害；L5，禁用。

表 5-2-4　双相障碍妊娠期药物治疗推荐

推荐等级	药物（证据等级）
一线推荐	无
二线推荐	氯氮平（B）
三线推荐	喹硫平（B）、拉莫三嗪（C）、阿立哌唑（C）、奥氮平（C）、利培酮（C）、西酞普兰（C）、艾司西酞普兰（C）、氟西汀（C）、氟伏沙明（C）、舍曲林（C）
不推荐	卡马西平（B）、丙戊酸盐（B）

（四）双相障碍哺乳期的药物治疗

1. 治疗原则　通常不建议正在接受药物治疗的双相障碍女性进行母乳喂养[77]，对于坚持母乳喂养的患者，应首先考虑非药物治疗，如物理治疗和心理治疗。如需药物治疗，需要权衡其对母婴双方的利弊。医师在确定治疗方案之前，一定要与患者及其家属认真讨论精神药物在哺乳期的使用风险,取得他们的知情同意,以避免不必要的纠纷。

哺乳期药物治疗可能与母乳喂养相冲突,因为所有治疗双相障碍的药物均可能进入母乳。一般来说,通过母乳接触药物比妊娠期间到达胎儿的药物量要少一个数量级,但在双相障碍中使用的某些精神药物对母乳喂养婴儿的毒性风险可能是显著的[657]。母乳中的药物浓度受多种因素的影响,包括给药途径、底物 pH、母乳与血浆药物浓度比(母乳 / 血浆比,M/P)和药物特征,如分子大小、蛋白质结合、半衰期、脂溶性、水溶性、电解度、分布容积、生物利用度等[657-660],在用药决策时需综合考虑上述因素。

世界卫生组织(WHO)提出了相对婴儿剂量(RID)这一客观指标,它定义为婴儿从母乳中获得的活性物质与母亲每千克体重摄入的剂量的比例。通常认为 RID<10% 的药物是安全的,当 RID<5% 时,推荐母乳喂养患者使用。然而,也有例外,无论 RID 如何,引发严重不良反应的以及半衰期很长的药物都不建议使用[660]。因此,在选择用药时,除 RID 外还需其他安全性信息,如药物使用给婴儿带来的不良反应等。Uguz 的哺乳期药物安全性评分系统[661]更全面地考虑了安全性问题,纳入了 6 个参数,包括报告的总样本量、报告的最大 RID、报告 RID 的样本量、婴儿血液药物水平、观察到的任何不良事件的流行率和报告的严重不良反应,表 5-2-5 为 Uguz 对双相障碍常见药物的哺乳期药物安全性评分。

在哺乳期,通常最好的选择是单药治疗,波兰精神病学协会(PPA)发布的《关于育龄妇女精神疾病的治疗建议》提出母乳喂养妇女药物治疗的一般原则[660]:开具对母亲有效的药物最低剂量,并在缺乏药物结合、代谢或排泄机制的新生儿或婴儿以及 10 周龄以下有神经问题的儿童中要谨慎使用;相较于新药,市场流通较长时间,有安全性数据的药物是更好的选择;在母乳喂养的过程中,如果婴儿出现不良反应,应立即停止母乳喂养,并咨询儿科专家;如果母亲在妊娠期间服用药物,则一般情况下不要在分娩后改变用药,但要注意监测婴儿是否出现不良反应;如果目前的治疗方案效果差,或者目前的药物可能通过母乳喂养对婴儿造成严重不良反应,可考虑换药[660]。

在哺乳期双相障碍的药物治疗中,常用的药物包括心境稳定剂、抗精神病药物和抗抑郁药。

2. 治疗推荐　在心境稳定剂中,锂盐不推荐在哺乳期使用。丙戊酸盐、卡马西平、拉莫三嗪具有中等安全性。奥卡西平研究较少使用需要谨慎。典型抗精神病药物安全性数据有限,不建议在哺乳期使用[660]。哺乳期使用非典型抗精神病药物是相对安全的,未发现明显的不良反应(A)[662]。抗抑郁药整体在哺乳期是相对安全的。在母乳喂养婴儿的血清中,其含量很低或检测不到,不良反应也很少。

(1)心境稳定剂

1)锂盐:锂的分子量很低,且缺乏蛋白质结合,很容易被转移到母乳中,婴儿则会通过母乳暴露于锂盐(不推荐)。早产儿或年龄较小的婴儿肾功能不成熟,排泄药物的能力较差,而锂是主要通过肾脏排出的药物,那么就可能会蓄积在婴儿体内[663]。Uguz 的安全评分系统认为锂盐在母乳喂养期间的安全性低,可以使用但需谨慎[661,663]。根据 RID,锂盐是不推荐在哺乳期使用的。然而,关于哺乳期锂盐使用不良反应的报道发现,大部分通过母乳接触锂盐的婴儿未出现明显不良反应[663-665],母乳喂养期间的锂盐治疗可能是可行的。如在锂盐治疗期间需要哺乳,则要仔细监测婴儿血清锂、肌酐、尿素氮(BUN)和促甲状腺激素(TSH)。血清锂浓度随着婴儿年龄增加而降低,因此,在早期监测时间间隔要短,后期监测时间间隔可适当延长。有几个重要的时间点需要注意进行监测,包括产后第 2 天、7 天或 10 天、30 天、60 天[663-665]。早产儿、脱水或有感染的婴儿容易产生锂盐的不良反应,应接受水化治疗并评估锂毒性[666,667]。治疗过程中如果出现不良反应,应立即进行监测。如果婴儿血清锂水平升高,可降低母乳喂养比例[664]。

2)抗惊厥药:所有的抗惊厥药都会进入母乳。与配方奶粉喂养相比,通过母乳持续接触抗惊厥药对 3 岁儿童的认知功能没有不利影响[668,669]。

丙戊酸盐(三线推荐)因更难进入母乳,在婴儿血清中的含量较低,哺乳期使用丙戊酸盐治疗双相障碍比锂盐更具安全性[657-661,664-670]。Uguz 的安全评分系统认为丙戊酸盐具有中等安全性[661]。丙戊酸盐在婴儿血清中的水平较低,且不良反应发生较少,在哺乳期可以使用[657,661,670]。

卡马西平(三线推荐)及其活性代谢物在母乳中的含量相对较高,但在母乳喂养婴儿血清中的浓度并不高。Uguz 的安全评分系统认为卡马西平具有中等安全性[661]，可以在母乳喂养期间使用。研究结果显示，婴儿血清卡马西平浓度为 0.35~0.5mg/L，为母亲血清浓度的 5.7%~11%[671, 672]。通过母乳暴露于卡马西平，婴儿血清中的浓度不高，且不良反应发生较少[657]，因此，卡马西平可以在哺乳期使用。在卡马西平治疗期间，应做好临床检测工作，监测婴儿血清卡马西平药物浓度、肝药酶和全血细胞计数[673]，以及体重和发育情况，特别是年龄较小、纯母乳喂养的婴儿。

与其他抗惊厥药相比，拉莫三嗪（三线推荐）在婴儿血清中的浓度相对较高[672, 674]。婴儿通过母乳接触拉莫三嗪偶有不良反应的报道，包括血小板计数升高、嗜睡、皮疹、黄疸、心脏杂音、哺乳不良、呼吸收缩等，这些不良反应均不严重，婴儿均康复[657, 675]。相较于丙戊酸盐与卡马西平，拉莫三嗪在婴儿血清中的浓度较高，不良反应发生的比例也更高。根据 Uguz 的安全评分系统，拉莫三嗪具有中等安全性，可以在母乳喂养期间使用[661]。在哺乳期拉莫三嗪使用期间，需对母乳喂养的婴儿进行临床监测，注意监测婴儿拉莫三嗪的血清水平、肝药酶和 / 或全血细胞计数。

奥卡西平由于不良反应相对卡马西平较少，应用逐渐增多。奥卡西平在母乳中的含量很低，婴儿的血清药物浓度为母亲血清浓度的 0.2%~2.7%[672, 676, 677]。虽然目前有限数据显示婴儿奥卡西平的血清水平低，对婴儿发育无不良影响[676, 678-680]，但相关研究较少，且多为个案研究，因此，在哺乳期使用需谨慎。Uguz 的安全评分系统也认为在哺乳期使用奥卡西平应谨慎[661]。

（2）抗精神病药物：虽然所有的抗精神病药物都会进入母乳中，但在母乳中的浓度较低[657, 681]。许多典型抗精神病药物会少量进入母乳（RID<10%），但其在母乳和血清中的水平不稳定，且安全性数据有限，不建议在哺乳期使用[660]。哺乳期使用非典型抗精神病药物是相对安全的，未发现明显的不良反应（A）[662]。

在非典型抗精神病药物中，奥氮平（二线推荐）在哺乳期的应用研究最为广泛[657, 681, 682]。Uguz 安全评分系统认为其安全性良好，可在母乳喂养期间使用[661]。从现有的研究来看，婴儿血清中奥氮平浓度很低，但不良反应发生的比例高于 15%，包括嗜睡、易怒、震颤、失眠、语言迟缓、运动发育迟缓等，因此在哺乳期使用需做好不良反应监测工作[683-685]。

非典型抗精神病药物中喹硫平(三线推荐)可能是母乳喂养期间的首选药物[657,681,682]。Uguz 安全评分系统的结论是喹硫平具有中等安全性,在母乳喂养期间可以使用[661]。喹硫平进入母乳的量极低,有限的数据(3 项个案研究)表明喹硫平 RID 约为 0.02%~0.43%[657,682]。虽然喹硫平婴儿血清浓度低,且不良反应很少发生,但关于喹硫平的研究数据偏少,在哺乳期使用喹硫平,特别是如果同时使用其他抗精神病药物,还是需做好临床监测工作,关注婴儿的发育情况以及婴儿是否出现嗜睡。

利培酮(三线推荐)与其他非典型抗精神病药物一样,在哺乳期使用的报告很少,且均来自个案和个案系列报告。对非典型抗精神病药物的系统回顾,利培酮因临床数据有限且在母乳中的量更高,只能作为母乳喂养期间的二线药物[657,673,686]。哺乳期使用利培酮可能会出现的不良反应包括体重发育迟缓、身高发育迟缓、智力发育迟缓等[685]。综上所述,在母乳喂养期间使用利培酮的数据较少,虽然利培酮 RID 值不高,但不良反应发生较多,Uguz 安全评分系统认为利培酮安全性低,在母乳喂养期间需谨慎使用[661]。因此,选择其他药物可能更可取,特别是在喂养新生儿或早产儿时。

哺乳期使用齐拉西酮(三线推荐)的文献很少。齐拉西酮哺乳期安全性的数据也很少,未发现明显的不良反应[682]。Uguz 安全评分系统认为在哺乳期使用齐拉西酮需要谨慎[661]。齐拉西酮不是哺乳期的首选药物,可优先考虑其他安全性较高的药物。如果在哺乳期使用齐拉西酮,应监测婴儿是否有过度镇静、易怒、喂养不良和锥体外系症状(如震颤和异常的肌肉运动)。

关于哺乳期使用阿立哌唑的数据很少,目前有限的个案研究未发现母乳喂养婴儿出现明显的不良反应。Uguz 安全评分系统不推荐在哺乳期使用阿立哌唑。在获得更多数据之前,建议选择其他安全性高的药物[661]。

氨磺必利会高度转移到母乳中,哺乳期使用氨磺必利的研究非常少,未发现明显的不良反应[682-689]。氨磺必利哺乳期安全性的数据非常少,且其 RID 较高,因此不推荐在哺乳期使用氨磺必利[661]。

在母乳期间使用氯氮平的文献很少,根据 Uguz 的安全评分系统,不推荐在哺乳期使用氯氮平[661]。如果哺乳期母亲使用氯氮平,建议密切监测婴儿是否过度镇静,并定期监测婴儿的白细胞计数。

(3)抗抑郁药:在双相障碍患者的抑郁发作期,有时会联合使用抗抑郁药。根据波兰2022年精神科医生实践指南(哺乳期精神药物的使用)[660],抗抑郁药整体在哺乳期是相对安全的。在母乳喂养婴儿的血清中,其含量很低或检测不到,不良反应也很少。

越来越多的研究表明,婴儿通过母乳暴露于选择性5-羟色胺再摄取抑制剂(SSRIs)的风险可以忽略不计,大多数婴儿血清SSRIs浓度检测不到[659]。在SSRIs中,舍曲林和帕罗西汀安全性最好,而考虑到帕罗西汀比舍曲林有更多的不良反应和与该药停止治疗相关的戒断症状,母乳期最常用药物是舍曲林[660]。与其他SSRIs相比,氟西汀的半衰期较长,容易在母乳中蓄积,需谨慎使用[660]。

舍曲林(一线推荐)在母乳中含量低,目前研究及国际相关指南均认为舍曲林是母乳喂养期间首选的抗抑郁药[624,661,690-692]。婴儿通过母乳摄入的舍曲林很少,通常在婴儿血清中检测不到,RID为0.54%~3.7%[690]。婴儿中最多的不良事件包括失眠、躁动不安、持续哭闹、良性睡眠肌阵挛等[690]。

帕罗西汀(一线推荐)在母乳中含量比较低,安全系统评分、系统综述的结论认为帕罗西汀是母乳喂养期间首选的抗抑郁药之一[661,690]。婴儿血清帕罗西汀浓度也较低,RID为0.34%~3%[690]。婴儿报告的短期不良反应包括嗜睡、易激惹、体重增加不良、低血压、躁动不安等[690]。舍曲林与帕罗西汀的RID接近,但在哺乳期服用帕罗西汀可能出现更多不良反应,因此舍曲林是更优的选择。

氟西汀半衰期较长,在母乳中的平均药物含量高于大多数其他SSRIs药物,容易在母乳中积累,婴儿的血清水平可能也较高[660]。关于婴儿的相对剂量,研究发现氟西汀RID为0.54%~6.81%[690]。婴儿短期不良反应包括肠绞痛、烦躁不安、肌张力减退、进食减少、嗜睡、发热、水样便、持续哭闹、呕吐和睡眠不好等[690]。在Uguz安全评分系统中氟西汀具有中等安全性,可以在哺乳期使用[661],但在使用过程中要注意监测婴儿氟西汀血清浓度以及不良反应,特别是早产和年龄较小的婴儿。

关于哺乳期使用西酞普兰,研究发现当婴儿通过母乳暴露于西酞普兰时,在婴儿的血清中可以检测到较低水平的西酞普兰,西酞普兰RID为

0.2%~5.9%[690]。婴儿不良反应包括肠绞痛、摄食减少、睡眠不安、烦躁不安、睡眠障碍、肌张力减退、肌张力亢进和呼吸不规则、短暂的神经发育迟缓等[690]。Uguz 的安全评分系统认为西酞普兰可以在哺乳期使用[661]。从文献检索的结果看,哺乳期使用西酞普兰的 RID 为 0.2%~5.9%,出现不良反应的比例仅为 5.4%。因此。哺乳期使用西酞普兰是可行的,使用过程中应注意做好临床监测工作,监测婴儿是否有过度嗜睡、躁动、易怒、喂养不良和体重增加不良等情况,特别是年龄较小、纯母乳喂养的婴儿。哺乳期使用艾司西酞普兰,其 RID 为 4.5%~6.4%[690]。婴儿不良反应目前仅发现一例小肠结肠炎的报告[690]。根据 Uguz 安全评分系统,艾司西酞普兰具有中等安全性,可以在哺乳期使用[661],使用过程中注意做好临床监测工作。

哺乳期使用氟伏沙明的文献较少,关于婴儿的相对剂量,氟伏沙明的 RID 为 0.2%~1.58%[690]。婴儿不良反应目前仅发现一例黄疸的报告[690]。Uguz 安全评分系统认为氟伏沙明具有中等安全性,可以在哺乳期使用[661]。虽然目前的研究数据表明氟伏沙明 RID 很低,且不良反应发生的情况也不多,但相关数据偏少,在选择用药时,其不应作为哺乳期的首选药物,可优先选择更为安全的药物。如果在哺乳期使用氟伏沙明,应注意监测婴儿的不良反应。

在哺乳期较常用的 5- 羟色胺和去甲肾上腺素再摄取抑制剂(SNRIs)是文拉法辛和度洛西汀。由于文拉法辛 RID 高于度洛西汀,波兰 2022 年精神科医生实践指南建议临床情况需要使用 SNRIs 时应首选度洛西汀[660]。但是 Uguz 安全评分系统除了 RID,还比较了两种药物哺乳期婴儿不良反应的发生情况,认为文拉法辛更具安全性[661]。

哺乳期使用文拉法辛,RID 为 3.2%~8.1%[690],未发现不良反应[690]。纳入哺乳期使用文拉法辛的 8 项研究均未出现明显不良反应。根据 Uguz 的安全评分系统,文拉法辛具有中等安全性,在哺乳期可以使用[661]。如果母亲在哺乳期使用文拉法辛,应注意监测婴儿特别是新生儿或早产儿的不良反应,测量血清地文拉法辛(O- 去甲文拉法辛)的水平,以排除毒性。

哺乳期使用度洛西汀,RID 为 0.14%~0.82%($n=8$)[690]。婴儿可能出现的不良反应包括头晕、恶心、疲劳等[690]。根据 Uguz 的安全评分系统,度洛西汀安全性低，哺乳期可以使用，但需谨慎[661]。哺乳期使用该药物需监测婴儿是否出现困倦、喂养情况、体重增加和发育情况，特别是年龄较小，纯母乳喂养的婴儿。

从现有的相关研究来看，与文拉法辛相比，度洛西汀的安全性数据较少，虽然 RID 比文拉法辛小，但样本量较小；其次哺乳期使用度洛西汀婴儿发生不良反应的比例较高。因此，在哺乳期，文拉法辛比度洛西汀更具安全性。

在抗抑郁药中，相较于 SSRIs 和 SNRIs，三环类抗抑郁药哺乳期使用的安全性数据偏少，在选择用药过程中需谨慎。常见的三环类抗抑郁药包括阿米替林、氯米帕明、多塞平等。哺乳期使用三环类抗抑郁药未发现婴儿不良反应[693,694]。

关于哺乳期阿米替林的安全性，目前仅发现一例婴儿出现嗜睡的报告[695]。哺乳期阿米替林安全性数据太少，需谨慎使用。

关于哺乳期使用氯米帕明的研究非常少，Uguz 安全评分系统认为，氯米帕明可以在母乳喂养期间使用，但需谨慎[661]。

考虑到多塞平的严重的不良反应（呼吸抑制、呕吐和镇静），对于哺乳期用药，波兰 2022 年精神科医生实践指南（哺乳期精神药物的使用）[660]和 Uguz 安全评分系统[661]的意见比较一致，不推荐在哺乳期使用多塞平。

母乳中的米氮平水平很低，RID 为 0.8%~2.9%[696]。婴儿不良反应仅发现睡眠时间长[696,697]。从现有的研究可以看出，米氮平 RID 比较小，不良反应也较少，根据 Uguz 安全评分系统，米氮平具有中等安全性，可以在哺乳期使用[661]，指南涉及全部 Uguz 安全评分见表 5-2-5。

表 5-2-5　Uguz 哺乳期精神药物使用安全性评分[661]

药物种类	药物名称	安全性	使用建议
心境稳定剂	锂盐	低	慎用
	丙戊酸盐	中等	可能的
	卡马西平	中等	可能的
	拉莫三嗪	中等	可能的
	奥卡西平	低	慎用

药物种类	药物名称	安全性	使用建议
抗精神病药	奥氮平	高	可接受的
	喹硫平	中等	可能的
	利培酮	低	慎用
	齐拉西酮	低	慎用
	阿立哌唑	非常低	不建议
	氨磺必利	非常低	不建议
	氯氮平	非常低	不建议
抗抑郁药	舍曲林	非常好	高度可接受
	帕罗西汀	非常好	高度可接受
	氟西汀	中等	可能的
	西酞普兰	高	可接受的
	艾司西酞普兰	中等	可能的
	氟伏沙明	中等	可能的
	文拉法辛	中等	可能的
	度洛西汀	低	慎用
	阿米替林	中等	可能的
	氯米帕明	低	慎用
	多塞平	非常低	不建议
	米氮平	中等	可能的

关于哺乳期使用阿戈美拉汀,目前尚未有公开资料报告婴儿体内阿戈美拉汀的水平,安全性的数据也非常少。一项个案研究中,产妇服用阿戈美拉汀治疗的前3天,阿戈美拉汀乳浓度峰值为0.78~2mg/L,出现在给药后60~120分钟。在给药后240分钟,母乳中其浓度几乎无法检测到(<0.1mg/L)[698]。也就是说,如果在给药4小时后进行母乳喂养,可以避免婴儿接触和不良反应,但还需更多研究数据的支持。婴儿不良反应目前仅发现嗜睡和发育问

题[699,700]。目前关于哺乳期使用阿戈美拉汀的研究较少，因此，在哺乳期使用阿戈美拉汀需谨慎。

双相障碍哺乳期常见药物推荐等级和证据等级见表 5-2-6。

表 5-2-6 双相障碍哺乳期药物治疗推荐

推荐等级	药物
一线推荐	帕罗西汀（B）、舍曲林（B）
二线推荐	奥氮平（A）
三线推荐	卡马西平（B）、丙戊酸盐（A）、拉莫三嗪（B）、喹硫平（A）、利培酮（A）、齐拉西酮（A）

（五）非药物治疗

ECT/MECT（3D）对于妊娠期双相障碍难治性病例是一个很好的选择，其起效快、安全、有效，对自杀意念的急性治疗尤其有效。美国精神病学学会和美国妇产科医师协会的官方联合声明认为 ECT 是治疗妊娠期难治性或危及生命的抑郁症的一种安全有效的治疗方法[701]，英国国家卫生与临床优化研究所（NICE）指南在 2014 年也提出 MECT 通常仅用于妊娠期药物治疗抵抗或无效且不治疗处于严重风险时[596]。目前尚无关于 ECT 治疗妊娠期双相障碍疗效的随机对照试验。妊娠患者中使用 ECT、MECT 的常见的不良反应除了头痛、肌痛、恶心和一过性的记忆丧失等常见情况外，还可能出现孕妇一过性心率和节律改变、孕妇血压升高或降低、子宫收缩、早产、胎儿畸形等风险，在哺乳期中，有研究显示 ECT 改善抑郁情绪反应迅速，且不影响母乳喂养[702-708]。鉴于 ECT/MECT 可能存在的不良反应及风险，且缺乏相应的围产期疗效临床研究证据，故可用于妊娠期难治性双相障碍的三线推荐（D），用于哺乳期双相障碍的三线推荐。

光照治疗通过模拟自然日光的强度和昼夜节律来调节大脑中的生物钟和褪黑激素分泌，从而改善情绪和睡眠质量。减轻症状的机制可能与稳定昼夜节律、调整大脑中的神经递质[596]、改善血清褪黑激素水平、影响皮质 - 下丘脑 - 垂体轴等相关[709]。同抗抑郁药治疗一样，光照治疗也可能诱发躁狂，不良反应包括头痛、恶心和紧张。一项 meta 分析显示光照治疗对双相抑郁可能无效（D）[710]，但近期一项小样本研究表明其有助于缩短药物起效时间[711]。由于目前没有确切的临床证据证明该疗法对改善双相障碍患者情绪症状方面的作用，故此处只作介绍。

非侵入性脑刺激（NIBS）是一种通过外部刺激方式来影响大脑神经活动的技术，在神经科学研究、神经疾病治疗、康复以及认知增强方面都有广泛的应用。常见的包括重复经颅磁刺激（rTMS）（2B）、经颅直流电刺激（tDCS）等，近些年的研究表明 NIBS 可能为包括双相抑郁在内的几种精神障碍提供有前景的替代治疗方法[712,713]。一篇网状 meta 分析表明，在特定区域施加 rTMS 能显著改善双相障碍患者的抑郁症状（B）[714]。相比于单相抑郁，rTMS 对双相抑郁的疗效仍需进一步研究[715]。rTMS 于 2008 年被美国 FDA 批准用于治疗药物难治性抑郁症，但尚未批准用于治疗双相抑郁。最近的一项 meta 分析表明，积极的 rTMS 治疗对于双相抑郁是有效的（B）[325]。2020 年国际神经精神药理学学院（CINP）双相抑郁指南主张将 rTMS 作为治疗双相抑郁的一种潜在治疗策略，并将其治疗推荐等级定为 2 级[716]。rTMS 对于改善产后抑郁症状效果是良好的，且一项小规模的研究发现，rTMS 治疗对于孕妇和胎儿都是安全的，没有发现产科并发症或产后对儿童发育的不良影响[717]，治疗期间进行母乳喂养对新生儿没有不良影响，对母亲只有轻微和短暂的不良反应（头痛等）。有研究报道了 3 例主动使用 rTMS 治疗的妇女出现晚期早产[717]，提示早产可能是妊娠期妇女使用 rTMS 治疗的潜在不良反应之一，但未来仍需更多的研究证据支持两者的相关性。结合目前研究证据及安全性，考虑到围产期患者对于非药物治疗有着较高的接受度，推荐 rTMS 为治疗围产期双相障碍患者的二线推荐。

美国 FDA 已经研究批准深部经颅磁刺激（dTMS）用于抑郁症、强迫症、戒烟、伴焦虑的抑郁症的治疗。一项随机对照试验显示，tDCS 可能有助于减轻围产期双相障碍患者的抑郁和情绪波动且具有良好的安全性（B）[718]，没有证据表明治疗对母体或胎儿产生了负面影响。dTMS、tDCS 在治疗围产期双相障碍患者中的应用仍处于探索状态，在治疗双相抑郁方面仍缺乏足够证据及专家共识，考虑到其安全性，故推荐 dTMS 为三线推荐，tDCS 为二线推荐。

心理教育和心理治疗（3C）是妊娠期双相治疗中的一个有用的辅助手

段[719]，可以作为综合治疗方案的组成部分，有助于缓解患者的情绪症状，提高生活质量。单纯的心理治疗仅适用于轻中度抑郁症状的妊娠期双相障碍患者[720]。针对双相抑郁的有效心理治疗包括认知行为治疗（CBT），家庭聚焦疗法（FFT），人际和社交节律疗法（IPSRT），以及基于正念的治疗（如辩证行为疗法和基于正念的认知疗法）[720]。研究发现心理社会干预在改善药物依从性、识别早期预警信号、增加自我管理技能和家庭沟通等方面是有效的（C）[720]。心理治疗的安全性较好，但其仍缺乏足够的临床证据，且治疗周期较长，故推荐为三线治疗。

运动疗法以运动学、生物力学和神经发育学为基础，通过各种主动、被动的躯体活动训练改善身心健康，可以作为一种单独的治疗方式，也可以与药物治疗、心理治疗等结合使用。一项 meta 分析显示，体育锻炼对减轻围产期抑郁症状具有显著效果（B）[721]。同时运动干预可以增加神经递质和神经营养因子[皮质醇、β- 内啡肽和脑源性神经生长因子（BDNF）]的水平[722,723]，减少炎症和应激，增强海马神经发生，并破坏双相障碍患者的海马连接性[724]，减轻促炎状态[725-729]。一项系统综述显示，进行体育活动可能有助于减轻抑郁症状、提高生活质量，一些证据表明剧烈运动和躁狂发作之间存在联系，但这些研究中缺乏随机对照试验的证据，不足以建立情绪变化和体育锻炼之间的因果关系[730]。总体而言，运动疗法对双相障碍围产期患者的身体健康可能产生积极影响，但仍缺乏足够的循证证据证明其在双相障碍患者中的疗效，且围产期妇女身体仍处于恢复期，是否适合进行一定运动量的体育锻炼仍需商榷，故暂作介绍。

双相障碍围产期非药物治疗推荐见表 5-2-7。

表 5-2-7　双相障碍围产期非药物治疗推荐

推荐等级	治疗方法
一线推荐	无
二线推荐	rTMS（B）、tDCS（B）
三线推荐	心理治疗（C）、ECT/MECT（D）、dTMS（-）

（王长虹　荣晗）

第三节 共 病

一、双相障碍共病其他精神障碍的治疗

> **⊙ 要点提示：**
>
> 5-3-1. 双相障碍共病其他精神障碍的治疗

大多数被诊断为双相障碍（bipolar disorder, BD）的患者至少会有一种共病精神诊断。最常见的共病状况包括物质使用障碍、焦虑障碍和冲动控制障碍。共病会通过增加治疗抵抗和自杀风险的可能性，以及增加症状持续的时间，影响双相障碍的病程。

（一）治疗原则

目前关于如何在共病情况下优化管理双相障碍的研究较为有限。几乎没有以共病症状为主要治疗目标的试验。因此，有限的研究信息限制了提出明确建议的能力。本章节所作出的治疗推荐是在既往指南和共识的工作基础上，更新了截至 2023 年 12 月国内外最新循证医学证据，并结合了国内双相障碍治疗现状和专家意见。本章节也纳入了 2012 年前发表的文献作为补充（相关内容表述为"早期研究"）。

在治疗共病状况时，需要仔细考虑确定先处理哪个障碍。对于选择的共病情况（如物质使用障碍、焦虑障碍和冲动控制障碍），其影响和治疗难点各有不同。物质使用障碍可能显著影响情绪波动，使情绪稳定的建立更为困难；焦虑障碍通常伴随双相障碍患者的慢性病程；而冲动控制障碍则与患者的情绪波动和行为失控风险直接相关。对这些共病的处理不仅有助于缓解其自身症状，还能间接支持双相障碍的情绪稳定。

一些共病可以通过与双相障碍症状相似的治疗方法来管理（例如，使用

喹硫平治疗双相障碍共病焦虑症状），而其他如注意缺陷多动障碍（ADHD）则可能需要额外的治疗方法。同时，某些治疗方式（例如，抗抑郁药在治疗焦虑时可能引发躁狂症状）可能会导致双相障碍的不稳定，因此必须考虑风险和治疗顺序。安全有效地管理共病状况通常需要根据每个患者的个体需求和轻重缓急实施分级。一般来说，应该首先处理与最高共病率和死亡率相关的障碍或症状，如急性躁狂、精神病性障碍或自杀意念。物质使用障碍可以根据严重程度和对情绪不稳定的贡献情况，同时或依次处理。一旦情绪稳定建立起来，就应该根据其影响和患者的偏好来治疗其他共病状况，如ADHD或代谢性障碍。

（二）治疗推荐

在形成最终的一线、二线、三线推荐时，不仅考虑了药物或其他治疗手段的疗效证据，而且结合了药理机制、转相风险、安全性与耐受性、卫生经济学等多项因素，予以综合评价推荐。通过这样的推荐，我们希望能在治疗上更好地支持双相障碍患者的情绪管理，提供安全、有效且个体化的治疗方案，改善患者的整体健康结局。

（三）双相障碍共病物质使用障碍

两项最近的综述指出，在一般人群调查中，共病物质使用障碍（substance use disorder, SUD）在双相障碍中的患病率约为33%，在临床环境中约为45%[731]。由于在临床实践中物质使用障碍和双相障碍之间相互作用的方向性很少明确，建议两种情况同时治疗。

治疗双相障碍共病物质使用障碍的证据水平很低。这是因为：①数据稀少；②研究设计复杂（鉴于许多患者会使用不止一种物质）；③最重要的是这些研究中使用的结果变量不一致，阻碍了结果的直接比较。然而，临床医生可以参考一些基于证据的建议，首先是治疗的一般原则：尽可能避免增加双相障碍不稳定风险的药物，选择可以帮助两种病情的治疗方法。

1. 一线推荐　在一项早期研究中，丙戊酸盐和锂盐的联合治疗组相比仅用锂盐的组，饮酒天数显著减少[732,733]（B）。但由于潜在的电解质失衡，锂盐必须谨慎使用于重度饮酒者。

2. 二线推荐　早期研究显示拉莫三嗪、丙戊酸盐单药治疗或联用治疗有助于治疗双相障碍共病酒精使用障碍[734]（C）。卡马西平需要在治疗前进行肝功能检查和脂肪酶水平检查（C）。双硫仑（戒酒硫）、纳曲酮主要用于治疗酒精使用障碍[735]（C）。在两项针对伴有可卡因使用障碍的双相障碍患者的随机对照试验中，胞磷胆碱于辅助治疗中显示了积极效果，可显著减少可卡因的使用，在较新的研究中，胞磷胆碱的益处随着使用时间的推移有所减弱[736, 737]（C）。

3. 三线推荐　加巴喷丁可辅助心境稳定剂治疗双相障碍共病酒精使用障碍的患者，并且在对传统心境稳定剂耐药的双相障碍患者中是一种有效且耐受性良好的辅助治疗方法，具有抗抑郁和抗焦虑特性[738]（D）。此外，酒精依赖的药物治疗指南可以提供一些指导。喹硫平单药或与心境稳定剂联合使用，对可卡因、安非他命和甲基安非他命使用障碍显示出一定的疗效证据（C）。

问题 5-3-1：双相障碍共病物质使用障碍的治疗推荐有哪些？

答案：共病酒精使用障碍：锂盐和丙戊酸盐联合使用（1B）、拉莫三嗪（2C）、丙戊酸盐单药治疗或辅助治疗（2C）、双硫仑（2C）、卡马西平（2C）、纳曲酮（2C）、加巴喷丁（3D）；

共病可卡因、安非他命和甲基安非他命使用障碍：胞磷胆碱辅助治疗（2C），喹硫平单药或联合心境稳定剂治疗（3C）。

（四）双相障碍共病焦虑障碍

双相障碍患者经常会出现焦虑症状和共病的焦虑障碍（anxiety disorder）。共病的焦虑症状和焦虑障碍与更多的情感发作和抑郁症状（包括自杀倾向和睡眠障碍）以及更严重的社会功能损害和生活质量下降有关。共病焦虑障碍的存在还与高比例的抗抑郁药使用相关，然而由于抗抑郁药可能引发情感不稳定，因此应谨慎使用[739]。

专门针对双相障碍共病焦虑症状或障碍的研究仍然很少，无论是在治疗效果还是安全性方面。因此，尽管有治疗选择，但由于数据稀少，无法制定明确的指南或治疗方案。总的来说，请优先稳定情绪再进行具体的焦虑治疗。

1. 一线推荐　认知行为治疗（CBT）仍然是治疗焦虑的一线疗法。喹硫平在双相障碍共病广泛性焦虑障碍和 / 或惊恐障碍患者的焦虑症状方面优于安慰剂和丙戊酸盐[419,740]（B）。一些 RCT 的次级分析表明，喹硫平单药治疗显著减少了双相抑郁患者的广泛性焦虑障碍和惊恐障碍症状。

2. 二线推荐　对于情感稳定并用锂盐治疗的患者，加用拉莫三嗪或奥氮平显示出类似的抗焦虑效果[245]（C）。在次级事后分析中，奥氟合剂，以及较小程度的奥氮平单药治疗可有效减轻双相抑郁患者的焦虑[245]（C）。

3. 三线推荐　作为辅助治疗的加巴喷丁可有效减轻焦虑，且其不良反应相对较轻[738]（D）。应该谨慎使用 SSRIs，因为它们可能引发情感不稳定（C），苯二氮䓬类药物可以迅速缓解焦虑[739]（C），但鉴于其自杀风险、滥用和依赖性，临床医生应尽量在最短疗程内以最低剂量开药。

> **?** 问题 5-3-2：双相障碍共病焦虑障碍的治疗推荐有哪些？
>
> 答案：认知行为治疗（1B）、喹硫平（1B）、拉莫三嗪（2C）、奥氮平（2C）、奥氟合剂（2C）、加巴喷丁（3D）。

（五）双相障碍共病强迫性障碍

10%~20% 的双相障碍患者共病强迫症（obsessive-compulsive disorder，OCD）[741,742]。在双相障碍患者中，儿童和青少年共病强迫症的事件比成年人更为常见。当与双相障碍共病时，强迫症与双相障碍的更早发病、更多的情感发作、快速循环、季节性、物质滥用以及整体功能较低有关[743]。

三线推荐：CANMAT 工作组报告中包括了几份小型病例报告，表明锂盐[744]、拉莫三嗪[745]、奥氮平[746]、利培酮[747]、喹硫平[748]和阿立哌唑[749]治疗双相障碍共病强迫症的潜在益处（D）。

有效的双相障碍治疗可能会使强迫症状缓解；单独使用心境稳定剂或与非典型抗精神病药物联合使用可能足以解决共病的强迫症状，大多数患者可能不需要抗抑郁药[750]。如果使用抗抑郁药，临床经验表明 SSRIs 是首选，但由于转相的潜在风险，临床医生需要在开始治疗前确保患者正在接受适当剂量的心境稳定剂以预防此风险。Jeon 等人最近对双相障碍和强迫症共病患者进行了全面回顾,发现使用抗抑郁药物引起的躁狂或轻躁狂的发生率是普通双相障碍患者的 2 倍[751]。

目前关于双相障碍和强迫症共病治疗的新证据非常有限。2 份已发表的病例报告描述了口服阿立哌唑成功治疗难治性双相障碍和强迫症症状[751,752](D)。另一份病例报告描述了电休克治疗的益处[753](D)。一项小型试验,也发现了托吡酯辅助治疗的益处[754](C)。

> ❓ 问题 5-3-3:双相障碍共病强迫症治疗推荐有哪些?
> 答案:锂盐(3D)、拉莫三嗪(3D)、奥氮平(3D)、利培酮(3D)、喹硫平(3D)、阿立哌唑(3D)、托吡酯(3C)、电休克治疗(3D)。

(六)双相障碍共病人格障碍

一项荟萃分析表明,42% 的双相障碍患者共病人格障碍(personality disorders, PD),这一特征既可能是诊断混杂因素,也可能是治疗反应较差的预测因素。尽管这些共病的患病率很高,但评估治疗有效性的研究很少。CANMAT 工作组的建议描述了人格障碍管理中的关键问题,包括人格和情感障碍之间的关系、准确诊断以及对治疗反应和临床病程的影响[755]。

1. 二线推荐 2012 年 CANMAT 工作组对共病人格障碍的建议指出,丙戊酸盐(C)可能为共病边缘型人格障碍(borderline personality disorders, BPD)提供一些症状缓解[756]。Alesiani 等人评估了情绪可预测性和问题解决系统培训(Systems Training for Emotional Predictability and Problem Solving, STEPPS)计划对 32 名患有人格障碍和情感障碍[半数为重度抑郁症,半数为双相障碍(主要是双相Ⅱ型障碍)]的受试者的价值,这些受试者有自杀企图或自残史以及情绪和行为失调。尽管样本量小和失访率高,但研究结果表明,这种集体治疗可能会改善症状,并减少自杀企图和住院治疗[757](C)。同时,一项小型 RCT 研究证明,对于共病人格障碍患者,心理教育可能是有价值的[758](C)。这几项研究显示了心理教育和技能培训治疗的长期益处。

2. 三线推荐 拉莫三嗪可能为双相障碍共病边缘型人格障碍患者提

供一些症状缓解[759]（D）。此外,还有数据支持辩证行为疗法（DBT）在治疗双相障碍中的效用,并且在治疗边缘型人格障碍中有强有力的数据支持[760,761]（D）。

> **?** 问题5-3-4：双相障碍共病人格障碍的治疗推荐有哪些?
>
> 答案：系统训练情绪预测与问题解决（2C）、丙戊酸盐（2C）、心理教育（2C）、辅以技能培训的心理教育（2C）、拉莫三嗪（3D）、辩证行为疗法（3D）。

（七）双相障碍共病注意缺陷多动障碍

大约10%~20%的双相障碍患者符合成人注意缺陷多动障碍（attention deficit hyperactivity disorder, ADHD）的标准[762]。双相障碍和ADHD具有高度的症状重叠,使得共病诊断困难,需要仔细关注儿童发育史和终身病程。共病ADHD患者通常会经历更难治疗的病程、更多的情绪发作、更严重的功能障碍和更高的自杀风险[763]。

1. 二线推荐 建议在考虑治疗ADHD症状之前,首先使用心境稳定剂和/或非典型抗精神病药物治疗双相障碍以稳定情绪。据早期研究报道,在使用心境稳定剂的基础上加用哌甲酯或安非他明盐（adderall、evekeo、vyvanse、dexedrine/zenzedi）可有效改善ADHD症状[764,765]（C）。但在瑞典国家患者登记处对双相障碍和ADHD患者的研究中,哌甲酯单药治疗显著增加了躁狂发作的风险[766]。需要特别注意的是,安非他明盐暂未在中国大陆上市。

2. 三线推荐 推荐托莫西汀[767]、安非他酮[768,769]或二甲磺酸赖右苯丙胺[770]作为情感稳定治疗的附加药物,可有效改善ADHD症状（D）。

> **?** 问题5-3-5：双相障碍共病注意缺陷多动障碍的治疗推荐
>
> 答案：心境稳定剂和/或非典型抗精神病药治疗基础上加用哌甲酯/安非他明盐（2C）、托莫西汀/安非他酮/二甲磺酸赖右苯丙胺作为心境稳定剂的辅助治疗（3D）。

综上，双相障碍共病其他精神障碍的治疗推荐见表5-3-1。

表5-3-1 双相障碍共病精神障碍的治疗推荐

推荐等级	物质使用障碍	焦虑障碍	强迫性障碍	人格障碍	注意缺陷多动障碍
一线推荐	酒精：锂盐和丙戊酸盐联合使用（B）	认知行为治疗（CBT）（B）、喹硫平（B）	—	—	—
二线推荐	酒精：拉莫三嗪（C）、丙戊酸盐单药治疗或辅助治疗（C）、双硫仑（C）、卡马西平（C）、纳曲酮（C）；可卡因：胞磷胆碱辅助治疗（C）	拉莫三嗪（C）、奥氮平（C）、奥氟合剂（C）	—	系统训练情绪预测与问题解决（STEPPS）（C）、丙戊酸盐（C）、心理教育（C）、辅以技能培训的心理教育（C）	联合使用心境稳定剂和/或非典型抗精神病药基础上加用哌甲酯/安非他明盐（adderall、evekeo、vyvanse、dexedrine/zenzedi）（C）（安非他明盐暂未在中国大陆上市）
三线推荐	酒精：加巴喷丁作为情绪稳定剂的辅助治疗（D）；可卡因、安非他命和甲基安非他命使用障碍：喹硫平单药或与心境稳定剂联合使用（C）	加巴喷丁作为情绪稳定剂的辅助治疗（D）	锂盐（D）、抗惊厥药（D）、奥氮平（D）、利培酮（D）、喹硫平（D）、阿立哌唑（D）、托吡酯（C）、电休克治疗（D）	拉莫三嗪（D）、辩证行为疗法（DBT）（D）	托莫西汀、安非他酮或二甲磺酸赖右苯丙胺作为心境稳定剂的辅助治疗（D）

二、双相障碍共病躯体疾病治疗

> ⚠️ **要点提示：**
>
> 5-3-2. 双相障碍共病躯体疾病的综合评估及治疗原则

双相障碍患者常合并各种躯体疾病，尤其是老年患者，常见的包括神经系统疾病、代谢综合征、高血压、糖尿病、内分泌异常等，可能导致患者的预期寿命减少。躯体共病问题造成严重负担，是临床实践中面临的挑战之一。本部分对常见的共病躯体疾病进行简要概述，为临床诊疗提供证据支持和治疗推荐。

由于高共病率，应当对患者进行全面的躯体评估，包括实验室检查和神经影像学检查，重视精神科与多学科的协作，积极治疗躯体疾病。在治疗策略上，应当综合考虑双相障碍与共患疾病的特点和治疗周期，除了考虑躯体疾病对相关系统的损害和影响，最主要的是兼顾疗效和风险，应注意药代动力学问题、药物相互作用及不良反应，定期监测相关指标。

（一）偏头痛

双相障碍和偏头痛的共病率很高，临床和流行病学调查显示，双相障碍患者中偏头痛的平均患病率为30.7%，尤其是女性和双相Ⅱ型障碍患者[771]，临床医生应当警惕双相障碍和偏头痛共病的情况。心境稳定剂（锂盐、抗惊厥药、非典型抗精神病药）被广泛用于预防偏头痛发作，如丙戊酸盐、锂盐、喹硫平、拉莫三嗪、托吡酯等。对于有偏头痛病史的双相障碍患者，锂盐可能导致躁狂症状加重，同时增加双相障碍的复发风险[772]。建议合并偏头痛病史的患者选择丙戊酸盐（2B）[771]，避免选用锂盐（不推荐/B）。抗抑郁药被推荐用于预防偏头痛，如阿米替林、文拉法辛、度洛西汀等，但是对于双相障碍共病的患者，抗抑郁药会增加转相或快速循环的风险，而且与无偏头痛患者相比，抗抑郁药诱发的转躁可能更常见[773]。抗抑郁药 SSRIs 在偏头痛人群的使用目前存在争议。基于专家共识，不建议给接受曲普坦类治疗的偏头痛患者使用 SSRIs。研究发现，SNRIs 的终生使用与快速循环发作有关,而 SSRIs 与快速循环发作无关[774]。对于双相障碍合并偏头痛的患者,尤其是双相Ⅰ型障碍,应尽量避免使用抗抑郁药。虽然已经发现一些药物可能同时对双相障碍和偏头痛有治疗作用,包括抗惊厥药,如拉莫三嗪、托吡酯;非典型抗精神病药,如奥氮平、喹硫平;钙通道阻滞剂,如维拉帕米[771],但是双相障碍和偏头痛对疗效和剂量的要求不同,单用上述药物可能难以获得理想效果。

目前缺少针对偏头痛与双相障碍共病人群的随机对照研究。本指南依据低质量文献证据和专家共识制定,对双相障碍共病偏头痛的管理提出以下建议:①目前临床以药物治疗为主,用药种类尽量少,优先选择有多重作用的药物;②如果多药联合,应注意药物相互作用,并监测不良反应;③综合考虑两种疾病的特点和治疗周期,偏头痛的急性期治疗不宜过频繁,而双相障碍需要全病程治疗。

> 问题 5-3-6:双相障碍共病偏头痛的治疗推荐有哪些?
> 答案:丙戊酸盐(2B)、避免使用锂盐。

(二)原发性高血压

对于双相障碍合并高血压的患者,需注意药物相互作用。降压药物中的血管紧张素转化酶抑制剂(ACEI),如卡托普利、依那普利、贝那普利与锂盐合用时,可导致血锂浓度升高和锂中毒症状。部分利尿剂(如螺内酯、氢氯噻嗪)可降低肾脏对锂的清除率,增加锂中毒的风险。应尽量避免锂盐与强效利尿剂(如呋塞米)合用。锂盐在双相障碍的治疗中应用广泛,合用降压药物时应谨慎,注意监测血清锂水平。双相抑郁合并高血压的患者如需联用抗抑郁药,应尽量避免使用具有升压作用的 SNRIs,可选择对心血管影响较小的 SSRIs,如西酞普兰(3D)、舍曲林(3D)、氟西汀(3D),但文献证据多为病例报告或专家共识,缺乏高质量研究相关证据。一项 RCT 研究显示,艾司西酞普兰对于抑郁障碍合并高血压的患者,具有降低心率的作用,但没有降血压作用[775],而对于双相障碍患者也应注意 SSRIs 降低心率效果。研究发现,舍曲林能够改善高血压伴焦虑抑郁患者的血压昼夜节律及心率变异性,可能对心血管功能具有潜在益处[776]。还有研究发现,氟西汀能够减轻高血压伴抑郁症状患者的情绪问题、降低血压并提高生活质量[777]；采用氟西汀联合氨氯地平治疗高血压伴焦虑抑郁的患者，不仅能够稳定血压，也可有效缓解焦虑、抑郁情绪，且治疗安全性较为理想[778]。2019年美国 FDA 批准了氯胺酮用于治疗难治性抑郁。2018 年 CANMAT/ISBD 指南建议氯胺酮用于治疗双相抑郁（3C）[228]。有研究提示，氯胺酮（D）与抗高血压药合用时应慎重，尤其氯胺酮剂量过大、静注过快，可导致血压剧降或呼吸抑制[779]。若患者合并顽固、难治性高血压、严重的心血管疾病，禁用氯胺酮。根据 2018 年 CANMAT/ISBD 指南，有临床研究表明他汀类药物、阿司匹林和血管紧张素受体拮抗剂等降压药物有改善情绪的作用，建议临床医生尽量选择可以改善情绪症状的药物治疗躯体共病[228]。

除药物治疗外，辅助治疗推荐首选生活目标协作护理（2C）。生活目标协作护理是在非药物治疗的基础上，通过建立健康的生活模式，减少不良习惯与其他风险因素对血压造成的影响。RCT 研究显示，与常规护理模式相比，生活目标协作护理可使双相障碍共病高血压患者的收缩压和舒张压均有所降低，躁狂症状也有所减少[780]。

（三）代谢综合征

双相障碍患者中代谢综合征及肥胖的共病率较高，但目前缺乏关于治疗策略的文献证据，治疗选择有限。一项 RCT 研究显示，对于双相障碍合并代谢综合征患者，生活方式干预护理（2C）的疗效优于常规护理模式[781]。胰岛素抵抗可能导致代谢综合征的发生，也会增加难治性双相抑郁的风险。一项 RCT 研究显示，胰岛素增敏剂二甲双胍（2C）对于双相抑郁伴胰岛素抵抗的患者有明显疗效，胰岛素抵抗得到改善，抑郁症状评分也显著降低[782]。目前尚无治疗双相障碍共病糖尿病的文献证据，但有研究证明，吡格列酮能够改善双相障碍患者的抑郁症状[783]，可作为双相障碍共病糖尿病的辅助治疗药物（3C）。精神科医生应积极治疗躯体共病，尽可能选择可以改善情绪症状的药物。

近年来发现，新型降糖药物 GLP-1 受体激动剂（利拉鲁肽、司美格鲁肽等）可能对双相障碍患者有改善认知的作用。有研究报道，对没有糖尿病的双相障碍患者给予利拉鲁肽作为辅助治疗，持续 4 周后患者的认知功能得到明显改善，且安全性和耐受性良好（C）[784]。在美国 FDA 不良事件报告系统中,自 2018 年以来已有 1 200 例司美格鲁肽的不良反应报告,其中包括 60 例自杀意念和 7 例自杀未遂(D)[785]。近期一项基于 WHO 药品不良反应数据库的回顾性队列研究,检索了 2023 年 8 月 30 日前全球范围内疑似由司美格鲁肽或利拉鲁肽引起不良反应的病例,其中约 1/3 的病例为超说明书用药;在使用司美格鲁肽的病例中,自杀意念、故意服药过量和自杀未遂排名最高[分别为 94 名患者(88%)、7 名患者(6.5%)和 7 名患者(6.5%)];在使用利拉鲁肽的病例中,自杀意念、自杀死亡和自杀未遂排名最高[分别为 116 名患者(71.6%)、19 名患者(11.7%)和 16 名患者(9.9%)];其中 62.5% 的病例在停药后自杀意念消失(B)[786]。以上结果提示,以司美格鲁肽为代表的 GLP-1 受体激动剂可能引发抑郁、自杀等精神异常,提示精神科医生应谨慎使用,尤其是在心境障碍的患者中。目前关于司美格鲁肽等药物的证据质量较低,研究结果不一致,缺乏基于双相障碍病例的 RCT 研究,需要更多的临床试验进一步验证其疗效和安全性。本指南建议:①根据患者的具体情况,包括病情严重程度、身体状况、对药物的反应等,来调整用药剂量和疗程,密切关注治疗反应,及时处理出现的不良反应;②若与其他药物联合使用,如心境稳定剂、抗抑郁药等,需注意药物相互作用,避免增加不良反应的风险;③对于合并糖尿病的双相障碍患者,抑郁发作急性期和巩固期以控制精神症状为主,尽量避免使用 GLP-1 受体激动剂类降糖药物,应积极与内科医生协作及时调整治疗方案;④维持期若确需调整降糖药物,应谨慎使用司美格鲁肽,并注意监控抑郁和自杀等精神症状。

　　用于治疗双相障碍的药物可能会引发代谢综合征,如非典型抗精神病药(氯氮平、奥氮平、喹硫平、利培酮等)、心境稳定剂(锂盐、丙戊酸盐等),临床上应注意监测患者的血糖、血脂等生化指标,若出现异常应尽可能停用此类药物,必要时予以治疗。如果代谢综合征风险较高的药物疗效不明显,也无法解决代谢异常或体重增加的问题,则建议换用对代谢影响小的药物。有研究团队汇总 5 项 RCT 研究数据进行事后分析显示,接受短期/长期鲁拉西酮治疗的双相 I 型障碍患者发生代谢综合征的风险相对较低[787]。对于双相抑郁合并代谢综合征的患者,推荐选用鲁拉西酮治疗(1A)。

　　2019 年美国 FDA 批准了奥氮平/沙米多芬复方合剂,用于治疗双相 I

型障碍，可用作躁狂/混合性发作的急性期单药治疗，也可作为锂盐或丙戊酸盐的辅助疗法。临床试验表明，奥氮平/沙米多芬可减轻奥氮平诱导的体重增加，同时保证奥氮平的疗效[788]。2021年卢美哌隆获批可用于治疗双相抑郁，用于单一治疗或锂盐或丙戊酸盐的辅助治疗。研究表明，卢美哌隆（3D）对代谢和体重的影响很小，甚至没有影响[350, 789]。上述两种药在中国大陆尚未上市，仍需要更多的研究来确定与其他治疗策略相比的有效性。

问题 5-3-7：双相抑郁伴胰岛素抵抗的治疗推荐有哪些?

答案：二甲双胍辅助治疗（2C）。

问题 5-3-8：双相障碍共病代谢综合征的治疗推荐有哪些?

答案：鲁拉西酮（1A）、生活方式干预护理（2C）；卢美哌隆（3D，指抑郁发作）。

问题 5-3-9：双相障碍共病糖尿病的治疗推荐有哪些?

答案：吡格列酮辅助治疗（3C）。

（四）甲状腺疾病

双相障碍患者比健康人更容易出现甲状腺功能异常，而且与双相抑郁和混合发作的治疗效果差有关。甲状腺功能减退可能增加双相障碍患者发生快速循环的风险[790]。研究发现，对甲状腺功能正常的双相障碍患者给予左旋甲状腺素作为辅助治疗，脑内丘脑、杏仁核、腹侧纹状体等区域的活动减少，抑郁症状减轻[791]。对于合并甲状腺功能减退的双相障碍患者，应用锂盐可能会加重甲状腺激素不足的问题，应注意监测激素水平，及时调整甲状腺激素治疗方案。目前缺乏双相障碍与甲状腺疾病共病治疗的 RCT 研究。现有研究表明，对于锂盐治疗反应不佳的快速循环型双相障碍患者，给予左旋甲状腺素作为辅助治疗可缓解难治性抑郁、缩短混合发作时间和增加缓解期时间（2C）。氯胺酮在国内尚未获批，氯胺酮（3D）与甲状腺激素合用时,可能引起血压过高和心动过速[779]。甲亢患者禁用氯胺酮。

双相障碍合并躯体疾病的治疗推荐和证据等级见表5-3-2。

表5-3-2 双相障碍合并躯体疾病的治疗推荐

推荐等级	偏头痛	高血压	胰岛素抵抗	代谢综合征	糖尿病	甲状腺功能减退
一线	无	无	无	鲁拉西酮(A)	无	无
二线	丙戊酸盐(B)	生活目标协作(C)	二甲双胍(辅助治疗,C)	生活方式干预(C)	无	左旋甲状腺素(辅助治疗,C)
三线	无	SSRIs(联合用药,D)	无	卢美哌隆(D)	吡格列酮(辅助治疗,C)	氯胺酮(D)

问题5-3-10:双相障碍共病甲状腺功能减退的治疗推荐有哪些?

答案:左旋甲状腺素辅助治疗(2C)、氯胺酮(3D)。

问题5-3-11:双相障碍共病躯体疾病的治疗原则?

答案:对患者进行全面的躯体评估,包括实验室检查和神经影像学检查;重视精神科与多学科的协作,积极治疗躯体疾病;在治疗策略上,应当综合考虑双相障碍与共患疾病的特点和治疗周期,除了考虑躯体疾病对相关系统的损害和影响,最主要的是兼顾疗效和风险;应注意药代动力学问题、药物相互作用及不良反应,定期监测相关指标。

(刘忠纯 夏炎)

治疗安全性、监测及处理

6

治疗安全性、监测及处理

| 第一节 药物治疗安全性、监测及处理 |

> **⚠ 要点提示：**
>
> 6-1-1. 双相障碍药物治疗对内分泌和代谢的影响

一、锂盐安全规范化使用要点

（一）确定锂盐治疗反应者

锂盐治疗反应者存在的特征包括心境障碍患者反复出现的、可以识别的情感发作，并且情感发作之间存在显著的缓解期。采用"3R"模式有助于识别锂盐治疗反应患者，3R 即"反复出现的（recurrent）""可以识别的（recognizable）""存在缓解期（remission）"的双相障碍患者。除了这种疾病模式外，对锂盐治疗有反应的双相障碍患者还包括既往对锂盐存在治疗反应以及双相障碍家族史，并且这些患者往往没有混合情绪发作、快速循环发作或者合并显著的精神症状[792]。

（二）锂盐治疗浓度

一旦明确诊断，并确定了患者为锂盐治疗反应者，应立即开始使用锂盐。患者应从初始剂量开始，逐渐滴定至治疗剂量，并维持治疗水平。在躁狂发作期间，锂盐可以与非典型抗精神病药物（如喹硫平或奥氮平）一起使用；在抑郁发作期间，锂盐通常与非典型抗精神病药物或其他心境稳定剂如丙戊酸盐或拉莫三嗪联合使用,并滴定至治疗浓度。

血锂浓度与预防复发:每增加 0.1mmol 的锂盐,复发率减少 15%。这意味锂盐浓度与复发率有显著的负相关关系[4 项 RCT, n=358, OR=0.85, 95% CI(0.81, 0.89), B]。抑郁复发风险,以 0 为基准:当锂盐浓度为 0.60mmol/L 时,抑郁复发的风险比值比(OR)为 0.50,表明复发风险减少了 50%[6 项 RCT, n=975, OR=0.50, 95% CI(0.34, 0.73), A];当锂盐浓度为 1.20mmol/L 时,抑郁复发的 OR 为 0.15,表明复发风险减少了 85%[6 项 RCT, n=975, OR=0.15, 95% CI(0.07, 0.36), A]。躁狂复发风险,以 0 为基准:当锂盐浓度为 0.60mmol/L 时,躁狂复发的 OR 为 0.83,表明复发风险减少了 17%,但这个结果的可信区间包含了 1,表明结果不显著[6 项 RCT, n=975, OR=0.83, 95% CI(0.53, 1.30), A];当锂盐浓度为 1.20mmol/L 时,躁狂复发的 OR 为 0.39,表明复发风险减少了 61%[6 项 RCT, n=975, OR=0.39, 95% CI(0.24, 0.64), A]。总体来说,锂盐在减少抑郁发作和躁狂发作复发风险方面表现出显著的效果,特别是在较高浓度下(1.20mmol/L)。不过,躁狂复发风险在低浓度(0.60mmol/L)下的降低效果可能不显著。随着症状的消除,血锂浓度应逐渐降低至维持剂量(0.6~0.8mmol/L),并且在可能的情况下,临床医生应减少药物种类,以锂盐单药治疗为目标。在躁狂症状消退期间,抗精神病药物的剂量应在 1~2 周内逐渐减少。相比之下,在抑郁发作的缓解过程中,减少抗抑郁药的剂量通常需要更长的时间(4~6 周),并且只有在达到稳定状态后再减少[793]。

(三)锂盐治疗后监测

除入院普遍推荐的监测指标和频率外,锂盐治疗的血药浓度(注意应该在药物浓度最低点重复检测)及易受损害器官的相关指标也应重点监测。

血药浓度:由于锂盐的血浓度治疗窗非常狭窄,血药浓度监测非常重要,目标血锂浓度为 0.6~1.2mmol/L。碳酸锂血药浓度在 1~2 小时达峰,半衰期约为 24 小时,建议血锂浓度取血时间应在末次服药后 12 小时,以测定低谷血药浓度为标准。急性期或改变剂量后要求连续 2 次血药浓度检测都在治疗窗内,这之后除非临床症状提示需要监测,否则可以每 3~6 个月重复检测一次。

其他指标:基线监测应增加甲状腺功能(尤其是 TSH)、肾功能、血钙及其他电解质浓度监测。甲状腺功能及血钙浓度治疗半年时至少复查一次，此后每年至少复查一次；其他血电解质浓度监测至少每3~6个月一次。

（四）锂盐治疗引起的甲状腺功能和肾功能损伤

长期使用锂盐有导致甲状腺功能减退的风险，大约4%经过多年治疗的患者会出现甲状腺功能减退。碳酸锂对甲状腺功能的影响可以通过定期测量促甲状腺激素（TSH）来监测，同时还应定期监测血锂的水平。锂盐治疗引起的甲状腺功能减退治疗相对容易，对于锂盐治疗有反应的患者，甲状腺功能减退不应作为停止治疗的理由。对于那些确诊有甲状腺功能减退、明显甲状腺肿大或经历快速循环发作的双相障碍患者，推荐尝试甲状腺激素治疗。

锂盐在肾脏中的排泄非常复杂，与剂量（血药浓度）有关，并受治疗时间的影响。有证据显示，接受锂盐治疗的双相障碍患者中肾损伤的发生率为25.5%［20项RCT，n=25 907，95% CI（19.8，32.2），B］。肾损伤的患病率与较长的锂盐治疗持续时间有关，相关系数为0.003［20项RCTs，n=25 907，95% CI（–0.001，0.005），B］。虽然这个数值较小，但表明锂盐治疗持续时间越长，肾损伤的风险略有增加。不过，置信区间包含0，提示这一结果可能不显著。与未接受锂盐治疗的患者相比，接受锂盐治疗的患者发生肾损伤的风险是未锂盐治疗患者的2.09倍［n=73 671，OR=2.09，95% CI（1.24，3.51），B］。上述研究表明，锂盐长期治疗确实有肾脏损害的风险，然而，通过简单而定期的肾功能监测，可以很容易地发现肾功能的早期变化，并相应地调整治疗方法，停止使用锂盐可以确保肾功能在必要时不会进一步受到损害。老年患者及肾功能降低的患者需从较低剂量（如每日150mg）开始，并根据耐受性和疗效进行及时调整[794]。

问题6-1-1：锂盐治疗引起的甲状腺功能和肾功能损伤应如何处理？

答案：锂盐有导致甲状腺功能减退的风险，但不应作为停止治疗的理由，推荐尝试甲状腺激素治疗。锂盐有导致肾损伤风险，应定期监测肾功能，及时调整治疗方法，停用锂盐可以确保肾功能在必要时不会进一步受到损害。

二、代谢综合征的监测及应对策略

（一）不同药物对代谢指标的影响

代谢综合征是一组复杂的代谢紊乱症候群,主要表现为肥胖或超重、高脂血症、高血压、胰岛素抵抗和 / 或葡萄糖耐量异常在个体身上簇集性发生,是导致糖尿病及心脑血管疾病的重要危险因素,其发生机制被认为主要是与体重增加相关的胰岛素抵抗。治疗双相障碍的多种药物常常使患者食欲增加且活动减少,从而导致明显的体重增加,同时这些药物也被观察到与糖耐量异常乃至糖尿病及血脂代谢紊乱显著关联,因此在治疗过程中应注意定期监测体重、血压、血糖和血脂。

1. 体重 现有的检索证据表明,对体重有显著影响的药物主要是抗精神病药物。奥氮平治疗对体重影响显著,双相躁狂状态下 NNH(number needed to harm,即导致不良事件发生所需的人数) 为 9,双相抑郁状态下 OR 为 68.5 [95% CI (15.6, 231)],双相躁狂 / 混合状态下 OR 为 5.08 [95% CI (3.29, 7.85)] (27 项 RCTs, n=1 681,A)。喹硫平也有显著的增加体重作用,与安慰剂相比,喹硫平速释或缓释剂型治疗双相障碍引起体重增加的 OR 为 3.46 [95% CI (1.91, 5.92)] (18 项 RCT, n=2 756,A)。奥氟合剂与安慰剂相比,也会显著增加体重, OR 为 44.8 [95% CI (11.2, 148)],且这种效应大于喹硫平 [OR 为 23.41, 95% CI (3.15, 91.44)] (4 项 RCT, n=225,A)。有关氯氮平治疗的循证证据较少,2020 年发表的荟萃分析表明,在 151 例接受氯氮平治疗的双相障碍患者中,16 人 (10.6%) 治疗后出现体重增加[271] (3 项 RCT, n=151,B)。利培酮 [躁狂 NNH=27, 95% CI (12, 1 454);躁狂 / 混合 OR=2.51, 95% CI (1.30, 4.85);双相抑郁 NNH=19, 95% CI (14, 32)] 和抗精神病药长效针剂 [RR=2.32, 95% CI (1.33, 4.06)] 都有显著增加体重的效应。但长效针剂中阿立哌唑长效针剂 [RR=1.35, 95% CI (0.09, 20.3)] 和利培酮长效针剂 [RR=2.30, 95% CI (0.35, 15.1)] 对体重的单独效应并不显著 (A)。卡利拉嗪 [双相抑郁 OR=3.50, 95% CI (1.26, 8.65);躁狂 NNH=240, 95% CI (-72, 500)] 和阿塞那平 [(双相躁狂 NNH=19, 95%

CI（13，37）；双相抑郁 NNH=19，95% CI（14，32），RR=1.11，95% CI（0.07，18.0）]对体重影响的结果不稳定。氟哌啶醇在双相障碍（躁狂）患者中与安慰剂比较，可能降低体重增加的不良反应，但结果不太稳定。齐拉西酮在双相障碍（躁狂）患者治疗中，与安慰剂的比较：NNH 为 21，表明可能增加体重，但结果不太稳定。帕利哌酮、鲁拉西酮、阿立哌唑、莫达非尼和抗注意缺陷多动障碍药对体重的影响较小。心境稳定剂如碳酸锂对体重变化的影响不显著。丙戊酸盐与安慰剂相比，可能增加体重，但结果不太稳定。氟哌啶醇联用心境稳定剂对体重的影响也与安慰剂相当，标准化均差（SMD）为 –0.14[95% CI（–0.32，0.04）]。（97 项有关 RCT 的荟萃分析，A）。

2. 体质指数（BMI）　在青少年和成人双相障碍患者中，阿立哌唑与安慰剂相比：BMI 标准化均差的效应量（Hedges'g）为 0.17[95% CI（–0.02，0.36]，通常 Hedges'g 值在 0.2 以下被认为是小效应量，因此阿立哌唑治疗组与安慰剂组之间的体重变化差异较小。阿塞那平对腰围的影响与安慰剂也无显著差异[均差（MD）=0.16，95% CI（–0.01，0.33）]，相较于奥氮平能显著减小腰围[MD=–0.34，95% CI（–0.50，–0.18）]。（97 项有关 RCT 的荟萃分析，A）。

3. 高密度脂蛋白（HDL）　总结最新的文献发现，青少年双相抑郁患者在接受鲁拉西酮治疗后，HDL 略有升高[MD=2.30，95% CI（–0.07，4.67）]，但结果不显著；成人双相抑郁患者在接受鲁拉西酮治疗后，HDL 水平略有降低[SMD=–0.16，95% CI（–0.37，0.06）]，但结果不显著。喹硫平速释剂和缓释剂对青少年和成人双相抑郁患者 HDL 的影响均不显著[速释剂/缓释剂：青少年双相抑郁 MD=–0.39，95% CI（–2.75，1.96）；喹硫平速释剂：成人双相抑郁 MD=–1.05，95% CI（–3.01，0.94）；喹硫平缓释剂：成人双相抑郁 MD=–0.04，95% CI（–1.59，1.27）]；阿立哌唑对青少年和成人双相抑郁患者 HDL 的影响也不显著[Hedges'g=–0.23，95% CI（–0.49，0.02）]。阿塞那平对成人双相躁狂患者 HDL 的影响不显著[MD=0.88，95% CI（–0.85，2.61）]。奥氮平对成人双相抑郁 HDL 有显著升高作用[SMD=0.12，95% CI（0.07，0.31）]。与鲁拉西酮相比，喹硫平能降低双相患者 HDL 水平，但结果不显著[MD=–2.69，95% CI（–6.00，0.63）]。与体重不同的是，抗精神病药物对 HDL 的影响与心境稳定剂相比并不显著[SMD=0.11，95% CI（–0.01，0.23）]。（97 项有关 RCT 的荟萃分析，A）。

4. 甘油三酯（TG） 按照年龄、疾病状态对患者进行分组后的证据结果表明，青少年双相抑郁患者经喹硫平［MD=34.87, 95% CI（20.08, 49.67）］、奥氟合剂［MD=38.57, 95% CI（21.41, 55.77）］治疗后 TG 水平显著增加，而经鲁拉西酮治疗后 TG 水平显著降低［MD=-13.43, 95% CI（-26.63, -0.25）］，但这种效应在成人双相抑郁患者中并不显著［喹硫平速释剂/缓释剂：MD=11.1, 95% CI（-2.75, 24.9）；奥氮平：MD=1.85, 95% CI（-1.88, 8.64）；鲁拉西酮：MD=-3.05, 95% CI（-15.37, 9.55）］。阿立哌唑［Hedges'g=0.08, 95% CI（-0.06, 0.23）；MD=0.98, 95% CI（-10.48, 12.47）］、阿塞那平［MD=0.14, 95% CI（-0.03, 0.31）］以及卡利拉嗪［MD=1.35, 95% CI（-1.27, 6.50）］对 TG 水平的影响较小且不显著。（97 项有关 RCT 的荟萃分析，A）。

相较于心境稳定剂，抗精神病药物对 TG 的影响较小但具有统计学意义［SMD=0.21, 95% CI（0.10, 0.32）］。与鲁拉西酮相比，喹硫平［MD=48.30, 95% CI（8.51, 68.03）］、奥氟合剂［MD=52.00, 95% CI（30.25, 73.62）］能显著升高 TG 水平。与喹硫平相比，奥氟合剂能升高 TG 水平［MD=3.70, 95% CI（-18.98, 26.27）］，但结果不显著。（97 项有关 RCT 的荟萃分析，A）。

5. 空腹血糖 在成人双相躁狂患者中，阿塞那平具有显著升高空腹血糖的作用，MD 为 0.2, 95% CI（0.03, 0.37）。抗精神病药物较之心境稳定剂也具有升高空腹血糖的作用，SMD 为 0.2, 95% CI（0.09, 0.32），而阿立哌唑具有显著降低双相障碍患者空腹血糖的作用［Hedges'g=-0.45, 95% CI（-0.85, -0.05）］（97 项有关 RCT 的荟萃分析，A）。综述分析 151 例接受氯氮平治疗的双相障碍患者，发现 9 例（6.0%）患者治疗后出现血糖升高[15]（3 项 RCT, n=151, B）。其他治疗药物，如鲁拉西酮、喹硫平、奥氟合剂、奥氮平、卡利拉嗪对空腹血糖的影响均不显著（97 项有关 RCT 的荟萃分析，A），具体为：鲁拉西酮在青少年双相抑郁中 MD 为 2.10［95% CI（-0.52, 4.73）］，在成人双相抑郁中，MD 为 -1.45［95% CI（-5.50, 2.64）］；喹硫平在青少年双相抑郁中，MD 为 -1.09［95% CI（-4.57, 2.37）］，在成人双相抑郁中 MD 为 1.15［95% CI（-0.82, 3.12）］；奥氟合剂在青少年双相抑郁中 MD 为 0.00［95% CI（-2.57, 2.55）］，奥氮平在成人双相抑郁中 MD 为 -0.34［95% CI（-3.18, 2.17）］；卡利拉嗪在成人双相抑郁中 MD 为 0.07

[95% CI（−1.31，1.70）]。喹硫平与鲁拉西酮相比，血糖水平变化的 MD 为 −3.20[95% CI（−7.56，1.17）]，表明喹硫平治疗组的血糖水平略低于鲁拉西酮治疗组，但置信区间包含 0，表明结果不显著。奥氮平与鲁拉西酮相比，血糖水平变化的 MD 为 −2.11[95% CI（−5.77，1.56）]，表明奥氮平治疗组的血糖水平略低于鲁拉西酮治疗组，但置信区间包含 0，表明结果不显著。奥氮平与喹硫平治疗组相比，血糖水平变化的 MD 为 1.09[95% CI（−3.22，5.39）]，表明奥氮平治疗组的血糖水平略高于喹硫平治疗组，但置信区间包含 0，表明结果不显著（97 项有关 RCT 的荟萃分析，A）。

（二）代谢综合征干预措施

1. 停药、减药或换药　药物的调整是应对代谢综合征的关键一步，因为它可以显著改善这些代谢异常，通过检索数据发现，停止当前药物治疗，减少当前药物治疗剂量或者换用代谢综合征不良反应较少的 D_2 受体部分激动剂与继续维持治疗相比，体重减轻的 MD 为 −1.70kg，95% CI（−2.43，−0.896）。这意味着与继续维持治疗相比，停药、换药或换为代谢综合征不良反应较小的药物之后，患者平均体重减轻了 1.70，且这一结果具有统计意义。提示药物治疗方案的调整可能对体重管理有积极影响，特别是对于那些在维持治疗过程中体重增加的患者（15 项 RCT，n=3 290，A）。另有部分数据支持，将现有药物转换为齐拉西酮后，平均体重减轻了 1.2kg，标准误为0.334。这表明将药物转换为齐拉西酮可能有助于体重减轻。提示对于那些在其他药物治疗过程中体重增加的患者，转换为齐拉西酮可能是一个有效的体重管理策略（1 项 RCT，n=56，C）。巴西一项随机、单中心、开放标签、平行对照试验发现，接受 8 周卡马西平和碳酸锂联合治疗的双相障碍患者治疗后体重出现减少（0.2kg），而碳酸锂联合丙戊酸盐治疗组体重出现增加（2.1kg），上述研究表明碳酸锂/丙戊酸盐和碳酸锂/卡马西平联合用药在治疗双相障碍患者中具有相似的疗效和耐受性，但碳酸锂/卡马西平联合用药可能具有长期代谢优势[795]。

2. 药物干预　两项随机对照研究提示，托吡酯对于代谢综合征的干预存在一定疗效。其中一项随机对照研究显示，相较于单用阿立哌唑治疗的双相躁狂患者，联合托吡酯和阿立哌唑的患者在经过 3 个月治疗后，后者出现舒张压的显著降低[796]。另一项为期 12 周的随机对照研究显示，对 30 名接受奥氮平治疗的青少年患者,将其随机分为联合托吡酯治疗组($n=16$)和安慰剂对照组($n=14$)[796],经治疗后,安慰剂对照组 BMI 变化(2.25kg/m²)和体重变化(6.9kg)显著高于奥氮平联合托吡酯组(BMI 变化 0.99kg/m²,体重变化 2.9kg),BMI 变化的效应值(Cohen's d)为 0.83,体重变化的 Cohen's d 为 0.56,提示托吡酯可以减少青少年双相障碍患者与奥氮平治疗相关的体重增加[797]。一项随机对照研究显示出二甲双胍对双相障碍合并代谢综合征的疗效。该项随机双盲对照研究显示,相较于安慰剂,接受二甲双胍治疗 14 周之后的患者体重显著减轻(MD=3.02,SD=1.31),BMI 有减轻的趋势(MD=0.78,SD=0.43),且 10 位(50%)患者的胰岛素抵抗消失[显著高于对照组的 1 位(4%)]。而在治疗 26 周后二甲双胍仍有减轻体重(MD=2.54,SD=1.93)和 BMI(MD=0.74,SD=0.64)的趋势,但结果并不显著[782]。学界指出针对抗精神病药 / 抗抑郁药相关体重增加需个体化干预,包括优先选择低代谢风险药物(如阿立哌唑)、早期联用二甲双胍等,并将基线评估和持续代谢监测作为管理核心。国内一项随机对照研究发现,对共病代谢综合征的双相障碍患者进行为期 8 周 20~40mg/d 的阿托伐他汀联合心境稳定剂和抗精神病药物治疗,显示研究组可以显著降低甘油三酯、总胆固醇、低密度脂蛋白,而高密度脂蛋白升高,研究提示阿托伐他汀能明显改善共患代谢综合征双相障碍者的血脂代谢指标,且不增加不良反应的发生[799]。另一项随机对照研究结果报道,锂盐联合吡格列酮治疗双相抑郁 6 周并不能改变体重和空腹血糖水平,但两者均有下降的趋势(体重减轻 0.3kg,空腹血糖下降 1.7mg/dl),而在对照组中却有升高的趋势(体重增加 0.8kg,空腹血糖升高 0.4mg/dl)[783]。

3. 生活方式的干预 一项纳入 5 项随机对照研究及 1 项病例报告的综述分析表明,以健康饮食和运动为主的生活方式对双相障碍患者情绪、体重、血压、血脂和整体健康状况都有益[800]。Sylvia 等人的一项随机对照试验对肥胖 / 超重双相障碍患者进行为期 20 周的生活方式干预(基于认知行为治疗的健康教育 + 健康饮食 + 体育锻炼)后,虽然组间没有显著的体重和 BMI 改变差异,但试验组 9 例患者(47.4%)最终减轻基线体重的 0.8%~12.2%,而对照组仅 5 例(26.3%)减轻基线体重的 0.4%~6.6%[801]。另一项多中心随机对照试验在对双相障碍患者进行 5 个月的心理社会干预

（包括健康饮食、体育锻炼、改变吸烟习惯、改善昼夜节律等）后,在 1 年随访时仅在试验组发现体重、BMI、腰围以及 TG 与基线相比显著下降,而 HDL 与基线相比显著升高[802]。对一项针对重性精神障碍患者进行减重 18 个月（包括体重管理 + 体育锻炼）的随机对照研究进行亚组分析,发现在双相障碍患者中体重仅减轻 0.80 磅[803]。

综上,有关代谢综合征的干预措施缺少等级较高的循证证据,但有限的证据提示了药物和非药物干预在改善代谢综合征方面的效果。

> **?** 问题 6-1-2:哪些药物对代谢综合征影响大?
> 答案:体重增加显著:奥氟合剂、喹硫平、阿塞那平、利培酮。甘油三酯增加显著:奥氟合剂、喹硫平。

（李涛）

第二节　认知功能损害评估及治疗

> **!** 要点提示:
> 6-2-1. 双相障碍认知功能损害的评估及治疗

一、双相障碍认知功能损害评估

双相障碍的认知功能损害具有多样性,国际双相障碍学会（ISBD）定义了 8 个受损相关领域:处理速度、注意力（或警觉性）、工作记忆、语言学习、视觉学习、解决问题、社会认知和执行功能。疾病本身和治疗用药均可能对患者记忆、注意、执行能力等认知领域造成损害,其中执行功能和语言学习领域的损害有明确的研究发现[804],但治疗用药对认知功能的影响尚不明确。许多研究报告结果不一致,关于非典型抗精神病药物对双相障碍患者认知功能影响的文献没有定论。有研究发现锂盐可以改善某些认知领域,但会阻碍其他领域表现(如对语言学习、记忆和创造力有轻微负面影响,对精神运动表现有中度负面影响),丙戊酸盐可能与较差的认知表现有关,但这些研究的证据质量不高[805],迫切需要及时准确评估患者认知功能损害。用于双相障碍认知测量的评估工具包括:评估执行功能的一触式剑桥袜(One-touch Stockings of Cambridge, OTS)、评估注意/警觉性的快速视觉信息处理(Rapid Visual Processing, RVP)、评估工作记忆的空间广度测验(Spatial Span)、评估复杂语言学习的Rey听觉词语学习测验(RAVLT)等[806];另外,神经影像也被用于认知功能损害评估。但目前神经影像学和一般研究方法的质量通常被评价为“一般”,需进一步研究检验确定的MRI(尤其是功能磁共振成像)测量是否构成具有特异性的生物标志物[807]。

与认知功能损害相关的双相障碍已被证明是一个多因素的复杂过程,严重精神障碍的复发、神经营养因子、炎症和氧化应激生物标志物,都可能与疾病认知功能改变相关。未来的研究可能使用MRI检查筛选与认知功能损害相关的大脑结构异常。纵向研究可能有助于患者和临床医生了解认知功能损害发展的遗传脆弱性,为治疗严重精神障碍的认知损害提供新方法[808]。

? 问题6-2-1:双相障碍药物所致的认知损害有哪些方面?

答案:双相障碍疾病本身认知损害涉及多个神经认知领域。药物(尤其是锂盐)对认知领域的影响不尽相同。锂盐对语言学习、记忆和创造力有轻微负面影响,对精神运动表现有中度负面影响,丙戊酸盐可能与较差的认知表现有关,非典型抗精神病药物可能的认知损害尚不明确,药物带来的认知影响也可能取决于患者的临床反应。

二、双相障碍认知损害的治疗

认知功能是双相障碍患者职业和日常功能的主要预测因素，可能比症状严重程度等其他临床因素产生更大影响。双相障碍认知功能的临床药物试验应评估对多个领域的干预效果，目前尚没有进行过系统药物之间的比较。双相障碍患者通常在各领域表现出不同程度损伤，童年虐待史、残留的抑郁症状、不良的临床病程和先前躁狂发作次数较多也会对双相障碍患者的认知功能产生负面影响。此外，一部分患者发病前可能表现出认知功能异常，可能预示着疾病早期神经发育的异常。目前尚缺乏能够将双相障碍疾病本身及治疗药物造成的认知缺损进行区分的研究证据。如前所述，一些研究提示治疗用药可能对患者的认知功能产生影响。锂盐对双相障碍患者神经认知功能影响的差异可能源于疾病本身的异质性，约 1/3 锂盐单药治疗患者实现认知损害长期缓解；丙戊酸盐减量或换药可能减轻认知损害；托吡酯也被报道可能引起认知损害，特别是加量太快时；而非典型抗精神病药物对认知的影响仍不确定。因此，如果患者认知功能损害严重，且与药物的使用及加量速度可能密切相关，应酌情考虑减少药量或者换药。一些研究开始探索认知增强剂辅助双相障碍常规治疗预防或缓解认知缺陷的潜力，来自有限数量的小型研究的初步结果提示，认知矫正治疗（3C）、rTMS 治疗（3C）对双相障碍具有潜在的促认知作用[809]。还有研究表明，高频 rTMS 治疗提高了空间跨度和类别流畅性测试的分数，rTMS 的效果取决于刺激参数和定位，因此未来可能开发更具代表性的参数以提高 rTMS 缓解双相障碍认知功能缺损的效果[804]。

> **?**
>
> 问题 6-2-2：双相障碍认知功能损害有什么治疗推荐？
>
> 答案：目前无推荐和比较推荐的治疗方案。
>
> 双相躁狂：可能推荐奥氮平、利培酮。
>
> 双相抑郁：暂无推荐。可试用鲁拉西酮、哌罗匹隆、布瑞哌唑。
>
> 维持期：可能推荐 rTMS 治疗。

（马燕桃）

第七章

双相障碍治疗循证医学证据

7 第七章

双相障碍治疗循证医学证据

| 第一节　循证证据方法学说明 |

> ⓘ 要点提示：
>
> 　7-1-1. 指南证据形成过程

　　《中国双相障碍防治指南（2025 版）》（以下简称指南）基于循证理念，将系统化的证据审查和来自经验丰富的临床医生的专家意见 / 共识相结合，为本指南提供良好的证据支持。本指南的制定遵循《世界卫生组织指南制定手册（第 2 版）》《中国制订 / 修订临床诊疗指南的指导原则（2022 版）》。首先基于 PICO 原则，由每个章节根据内部和编委会讨论提出本章节拟纳入的核心问题。在《指南》第 2 版基础上检索 PubMed/MEDLINE、Web of Science、Cochrane Library、Central、Embase、PsycINFO、CNKI、万方数据知识服务平台、维普数据库，获取从 2012 年 1 月—2023 年 12 月与双相障碍诊断、治疗等内容相关的文献更新。其中，本指南仅纳入发表于精神科核心期刊的中文文献。每个章节分别由 3 名精神科医师参考加拿大情绪与焦虑治疗网络和国际双相障碍学会（CANMAT/ISBD）证据等级标准对更新文献进行独立和交换检查后确定纳入。

　　对于纳入的临床研究，采用 RevMan 5.4.1 进行质量评价后，通过 GRADEpro GDT 在线工具对循证证据进行质量分级并形成证据评价表。本指南证据评价表包括四个部分，即文献标识、PICO、Cochrane 风险偏倚评估、GRADE 证据质量分级的降级和升级因素。其中，降级因素有研究偏倚风险、间接性、异质性、不精确和发表偏倚，而研究的重大效应、偏倚均减效应和量效关系均可作为升级因素。完成 GRADE 质量分级后，还需要根据 CANMAT 证据等级标准对循证证据进行二次评级，以确保证据的可靠性。

《指南》规定如文献检索发现近两年（2022 年 1 月—2023 年 12 月）已有 PICO 相关高质量 meta 分析，则可将其作为最终循证证据。本指南对 meta 分析方法学采用 AMSTAR 2 进行质量评价，分为高、中、低、极低四个质量等级（表 7-1-1）。在此基础上基于置信区间宽度将 meta 分析分为 A 级和 B 级证据（表 7-1-2）。对于置信区间的"宽""窄"评价主要依据该 meta 分析纳入的 RCT 数量、纳入研究的异质性、效应量大小和分析方法（固定效应 vs. 随机效应）。通常来说，meta 分析纳入 25 项以上 RCT，其置信区间越窄；纳入文献异质性越大、效应量越接近零或者采用随机效应模型，其置信区间可能越宽。如自 2011 年后某 PICO 无文献更新，则继续采用本指南第 2 版循证证据。证据等级评价完成后，编委会专家组采用德尔菲法结合疗效与不良反应形成最终的治疗推荐分级，分级标准见表 7-1-3。正文中治疗方法的推荐标注采用（治疗推荐分级 / 循证等级），例如在躁狂发作急性期单药治疗中，锂盐标注为（1A），表示锂盐单药治疗为一线推荐，A 级证据。

表 7-1-1　meta 分析质量评价标准

质量等级	定义
高	无或仅 1 个非关键条目不符合：针对研究问题，系统评价基于可获取研究的结果提供了准确而全面的总结
中	超过 1 个非关键条目不符合 *：基于可获取研究的结果，系统评价可能提供了准确的总结
低	1 个关键条目不符合并且伴或不伴非关键条目不符合：基于可获取研究的结果，系统评价可能不会提供准确而全面的总结
极低	超过 1 个关键条目不符合，伴或不伴非关键条目不符合：基于可获取研究的结果，系统评价不可能提供准确而全面的总结

注：*表示当多个非关键条目不符合时，会降低对系统评价的信心，可从中等降级至低等质量。

表 7-1-2　循证证据等级分级标准

证据级别	证据类型
A	RCT,质量升高二级的观察性研究,窄置信区间的 meta 分析、多项有安慰剂 / 活性对照组的双盲随机对照研究（每个活性治疗组样本量 $n \geqslant 30$）
B	质量降低一级的 RCT,质量升高一级的观察性研究,宽置信区间的 meta 分析、一项有安慰剂 / 活性对照组的双盲随机对照研究（每个活性治疗组样本量 $n \geqslant 30$）
C	质量降低二级的 RCT,观察性研究,至少一项有安慰剂 / 活性对照组的双盲随机对照研究（每个活性治疗组样本量 $n=10 \sim 29$）、健康系统管理数据
D	质量降低三级的 RCT,质量降低一级的观察性研究,系列病例观察,非对照研究、个案报道、专家共识

表 7-1-3　治疗推荐等级分级标准

推荐等级	证据等级
一线	A 级或 B 级疗效证据 + 安全性 / 耐受性的临床支持 + 无治疗诱发的转相风险
二线	C 级及以上疗效证据 + 安全性 / 耐受性的临床支持 + 治疗诱发的转相风险低
三线	D 级及以上疗效证据 + 安全性 / 耐受性的临床支持
不推荐	治疗无效的 A 级证据,或治疗无效的 B 级证据 + 专家共识

（陈俊　俞章盛）

第二节　药物治疗的循证证据

❗ 要点提示:

7-2-1. 双相障碍药物治疗的循证证据

应用 PubMed、Web of Science、Cochrane Library、Central、Embase、PsycINFO、CNKI 及万方数据库、维普数据库等检索国内外有关双相障碍治疗的研究文献,系统评述药物治疗的有效性和安全性。

一、心境稳定剂

(一)锂盐

锂盐因其较好的长期疗效,已成为治疗急性躁狂发作优先选择的药物。Tamayo 等对 22 个随机对照研究(randomized controlled trial, RCT)进行的 meta 分析显示,与安慰剂相比,锂盐单药治疗急性躁狂发作有效率(response rate)、缓解率(remission rate)更高,但因不良反应终止治疗的比例也较高[810]。基于两项较大样本量 RCT 的 meta 分析也支持锂盐是治疗急性躁狂发作,特别是中到重度患者的有效药物[811,812]。

近年来关于锂盐治疗双相抑郁的证据仍然不足。Vieta 等对 19 篇文献进行的 meta 分析发现,治疗双相抑郁,锂盐与安慰剂相比并没有疗效差别[813]。一项为期 8 周的双盲安慰剂对照研究显示,锂盐治疗并未增加缓解率及改善蒙哥马利抑郁评定量表(MADRS)、汉密尔顿抑郁评定量表(HAMD)评分(P=0.123)[320]。

但锂盐治疗可降低继发于心境障碍的自杀风险的观点已存在了 40 多年。两项大样本量的 meta 分析显示,锂盐治疗可降低双相抑郁患者的死亡率、自杀风险,这种抗自杀效应可能源于特定心境障碍复发的减少,亦可能通过降低攻击性、潜在冲动性等途径减少了自杀行为[401,814]。Oquendo[815]等完成的一项随机临床研究表明,对伴有自杀观念的双相障碍患者而言,锂盐较丙戊酸盐对自杀行为有更好的预防作用。一项对为期 24 周 RCT 的二次分析(n=32)结果显示,锂盐单药治疗或喹硫平单药治疗,对于伴有精神病性症状双相障碍的抑郁发作的情感症状及精神病性症状的疗效没有显著差异[452]。

有证据表明锂盐能够治疗双相障碍混合发作或伴有混合特征,但其疗效不如丙戊酸等其他心境稳定剂。两项系统综述结果表明,锂盐对伴有混合特征的躁狂发作疗效以及维持期的预防作用均不如丙戊酸盐及部分非典型抗精神病药，与安慰剂几乎无差异[816,817]。但鉴于混合状态往往意味着较高的自杀率，而锂盐已被认为具有较确定的自杀预防效果，因此其在混合发作的治疗中仍具有潜在价值[818,819]。

长久以来，锂盐被视为双相障碍长期维持治疗的标杆。2014年9月 *Lancet Psychiatry* 在线发表的一项meta分析纳入了1970—2012年间的33项RCT，结果显示，在预防躁狂及抑郁复发方面，锂盐均优于安慰剂，但耐受性较安慰剂差。因此，建议锂盐应作为预防双相障碍复发的首选治疗药物[526]。锂盐与安慰剂维持治疗双相Ⅰ型障碍的双盲对照研究显示，相比血锂浓度<0.6mmol/L（国内临床上常用mmol/L标注血锂浓度，而国际研究大多以mEq/L为单位。锂离子的化学价=1，因此血锂浓度单位换算：1mEq/L=1mmol/L），血锂浓度0.6~1.2mmol/L大大延迟了双相障碍（包括躁狂或抑郁发作）的复发，支持充足剂量的锂盐（血锂浓度>0.6mmol/L）可以更有效地预防双相Ⅰ型障碍躁狂或抑郁发作的复发[820]。但所有的研究结论并不完全一致，一项纳入了5项RCT（n=770）的meta分析虽肯定了长期锂盐治疗对双相障碍复发，尤其对躁狂发作的良好预防作用，但对抑郁发作的预防效果则不确定[821]。最新的大型网状meta分析纳入了41项RCT研究（n=9 821），比较了双相障碍常用药物维持治疗的疗效及安全性，锂盐单药治疗对各种情感障碍复发均有预防效果，但疗效排名均不靠前，且锂盐维持期因不良反应停药的比率较高[333]。

过去由于缺乏高质量的RCT研究，锂盐被普遍认为对双相障碍快速循环发作的疗效不佳。Suppes等的一项为期16周的小样本开放性研究结果显示，锂盐可改善双相障碍快速循环发作患者的MADRS总分；在完成锂盐治疗的19例患者中，有1例出现转相[822]。Amsterdam等比较了锂盐和文拉法辛单药治疗双相障碍快速循环型抑郁发作的疗效差异发现，锂盐在改善患者HAMD评分（P=0.001）、提高治疗有效率（P=0.021）及临床治愈率（P=0.001）方面不及文拉法辛[823]。Roosen系统回顾了2021年12月前针对双相障碍快速循环发作的RCT研究，发现锂盐与丙戊酸盐，或二者合用对双相障碍快速循环发作急性期治疗效果相近，尽管锂盐联合卡马西平优于卡马西平单药治疗，但没有直接证据表明锂盐控制双相障碍快速循环型

218

急性发作或维持稳定的疗效优于安慰剂[824]。另一项 meta 分析纳入了 3 项使用锂盐治疗双相障碍快速循环发作的 RCT 研究,结果显示锂盐对快速循环发作的抑郁症状表现出了高于其他心境稳定剂的效应量,但目前的证据不足以区分锂盐和安慰剂对快速循环发作的疗效[404]。

抑或是临床上高估了锂盐毒性,导致锂盐用量显著不足,而使得联合治疗成为一种选择[825]。一项多维度、前瞻性、随机临床研究发现,个体化治疗联合低剂量锂盐(血清锂浓度中位数 0.4mmol/L)与单独的个体化治疗对急性躁狂发作及维持期的疗效无显著差异,但联合锂盐干预可以减少非典型抗精神病药物的使用剂量,这对于担忧非典型抗精神病药物的不良反应,包括代谢综合征和迟发性运动障碍的患者不失为一种选择;并提示较低剂量的锂盐只是作为急性期优化个体化治疗的一部分,不作为单药治疗或维持治疗[826]。最新的 meta 分析结果也显示,在双相障碍维持期的常用方案中,锂盐联合奥卡西平对任何情绪发作及抑郁发作的预防作用排名第二,预防躁狂 / 轻躁狂 / 混合发作的作用排名第三,均优于锂盐单药治疗[333]。

目前锂盐应用于儿童及青少年的报道较少。针对双相 I 型障碍的儿童及青少年(*n*=105, 7~17 岁)患者,Findling 等完成的 8 周急性期治疗和 16 周开放治疗的锂盐疗效研究显示,锂盐是治疗急性躁狂 / 混合发作的安全、有效药物,但在维持治疗期即使合并其他心境稳定剂或抗精神病药物治疗效果并没有得到持续提升[523]。另两项小样本开放性研究证实,锂盐可用于儿童青少年双相障碍急性抑郁发作的治疗,可有效改善抑郁症状[828],并减少自杀行为发生[490]。

在老年群体治疗方面,锂盐是治疗老年双相障碍的相对常用药物[829]。基于老年双相 I 型障碍(≥55 岁)患者的双盲、安慰剂对照研究表明,锂盐(血锂浓度 0.8~1.1mmol/L)可延迟躁狂 / 轻躁狂 / 混合发作的复发,且耐受性良好[583]。

锂盐可能并不适用于双相障碍合并偏头痛的患者。一项研究分析了 538 例双相 I 型障碍患者的纵向随访数据,发现使用锂盐且合并偏头痛的患者相比其他患者在 2 年的随访中报告了更高的杨氏躁狂评定量表(YMRS)评分[772]。Coles 等人对合并物质使用障碍的双相障碍的 RCT 进行了系统回顾,发现锂盐具有显著改善青少年人群的情感症状及减少物质使用的作用[830]。

（二）丙戊酸盐

近 30 年来,丙戊酸盐在双相障碍中的应用大幅增加,尤其是在双相障碍躁狂发作的治疗中[831]。两项为期 12 周的较大样本的随机开放研究表明,丙戊酸盐与锂盐治疗急性躁狂发作的疗效和耐受性相当[832,833]。一项为期 12 周的国际多中心随机开放平行对照等效性研究（n=268）也显示,丙戊酸钠和锂盐治疗急性躁狂/混合发作疗效相仿;二者不良反应发生率也没有显著性差异[834]。Rosa 等纳入了 14 个 RCT 的 meta 分析显示,与安慰剂 20%~30% 的有效率相比,丙戊酸盐约 50% 的治疗有效率反映了其控制躁狂发作的功效,并提出丙戊酸盐治疗双相障碍快速循环发作和混合发作似乎比锂盐作用更强[835]。一项为期 12 周的 RCT（n=521）显示,与安慰剂相比,丙戊酸盐对躁狂发作的治疗优势在治疗 3 周末尚未显现,至 12 周末时明显优于安慰剂[285]。两项为期 3 周的 RCT 评估了双丙戊酸盐对急性躁狂发作的有效性,Bowden 等发现双丙戊酸盐对躁狂症状的改善、治疗有效率（P=0.012）均显著高于安慰剂[394];Hsiao MH 等个案也报道了丙戊酸盐对脑转移性脑肿瘤引起的继发性躁狂的疗效[836]。而 Hirschfeld 等的研究则没有发现此种差异,究其阴性结果的原因或与高达 80% 的治疗终止率以及处方药物低于推荐剂量存在一定关系,提示在治疗中要注意药物剂量调整及血药浓度监测[837]。一项为期 8 周的随机双盲安慰剂对照研究显示,双丙戊酸盐缓释片（起始剂量 15mg/kg,最大剂量可达 30mg/kg）可有效减轻轻躁狂/躁狂的症状,且耐受性良好;但并未缓解混合发作患者的抑郁、焦虑症状[838]。

截至目前,已发表的使用丙戊酸盐治疗双相抑郁的 RCT 较少。一项纳入 4 项随机双盲安慰剂对照研究（n=142）的 meta 分析肯定了丙戊酸盐治疗双相抑郁的疗效[839]。两项为期 6~8 周的随机双盲安慰剂对照研究显示,双丙戊酸盐可有效改善双相抑郁,尤其是双相I型障碍抑郁发作患者的抑郁、焦虑症状[840,841]。

一项纳入 6 项 RCT 的系统综述显示,无论是躁狂急性期治疗或是缓解期维持,丙戊酸盐都是有效的治疗药物,没有发现与锂盐疗效的差异。二者联合治疗预防复发的效果可能更好,但要考虑患者的耐受性[842]。《柳叶刀》上发表的一项随机开放性研究则显示,经过 2 年的临床随访,丙戊酸盐与锂盐联合治疗和锂盐单药治疗双相 I 型障碍患者可能比丙戊酸盐单药治疗能更有效地防止复发，该研究既不确定也不反驳锂盐单药治疗比联合治疗的优势[584]。一项基于英国电子健康记录的大规模队列研究[843]（n=5 089）显示，锂盐作为双相障碍维持期单药治疗的持续使用时间显著长于丙戊酸盐等其他药物。另一项包括双相障碍急性期治疗和缓解期维持的随机临床研究显示，与锂盐相比处方丙戊酸盐的患者因不良反应而停止治疗的人数（12%）比锂盐治疗的患者（23%）少，经过 1 年的随访发现，两组患者在预后、生活质量、残疾天数方面差异无统计学意义[844]。Bowden 等的随机对照研究将维持治疗期的患者分为心境愉悦亚型或易激惹亚型，结果发现与锂盐和安慰剂相比，丙戊酸盐维持治疗对抑郁症状和总体功能的改善更好，而易激惹亚型的患者无论接受何种治疗都会表现出更多的不良反应[845]。最新纳入了 41 项 RCT 的网状 meta 分析显示，丙戊酸盐单药治疗对预防任何情感障碍发作均优于安慰剂，但疗效排名不高，而丙戊酸盐联合阿立哌唑的预防效果整体排名较高。单用丙戊酸盐对预防抑郁发作的效果仅略强于安慰剂，而丙戊酸盐联合阿立哌唑或拉莫三嗪预防抑郁发作的疗效较好。丙戊酸联合多种非典型抗精神病药（除奥氮平外）对维持期预防任何情感发作的效果均优于丙戊酸盐单药。需要注意的是，该 meta 分析的可靠性较低，甚至在不同的网状 meta 分析中发现矛盾的结果[333]。

Rosso 等认为丙戊酸盐是治疗双相障碍混合发作的一线药物[846]。Fountoulakis 等综述了 32 篇基于 RCT 数据的文献，结果显示丙戊酸盐和卡马西平治疗混合发作是有效的[847]。近年一项系统综述显示，丙戊酸对混合发作的躁狂 / 轻躁狂症状疗效比较确定，但还未在随机对照试验中发现显著的抗抑郁效果[848]。而我国一项随机对照试验发现，急性期静脉使用丙戊酸盐（400mg 每日 1 次）相比口服可以快速改善混合发作的躁狂症状，降低自杀、冲动风险，但二者对抑郁症状的疗效无明显差异[849]。

丙戊酸盐被认为是控制双相障碍快速循环发作的优选心境稳定剂，但到目前为止临床证据比较欠缺。Muzina 等调查了双丙戊酸盐缓释片对双相 I 型障碍或 II 型抑郁发作的疗效，其中 67% 患者为双相障碍快速循环发作。其研究结果显示，与安慰剂相比双丙戊酸盐可显著改善双相 I 型障碍患者的 MADRS 评分，治疗有效率也较高；但二者临床治愈率并无显著性差异[850]。

一项 meta 分析排除了偏倚风险高的 RCT 研究后指出，丙戊酸盐对快速循环发作躁狂症状的疗效不如非典型抗精神病药物（SGA），对抑郁症状及整体的疗效无法与安慰剂区分[404]。

一项前期为 4 周的双盲对照急性期治疗研究，以及随后的 6 个月开放治疗研究结果表明，对于儿童（n=150, 10~17 岁）双相 I 型障碍躁狂 / 混合发作，丙戊酸盐急性期治疗在疗效或不良反应方面与安慰剂相比差异并无显著性，后期才显示出轻微降低 YMRS 总分的作用[498]。另一项为期 6 周的随机双盲研究则未进一步提供丙戊酸盐能有效治疗儿童青少年双相障碍的证据[488]。Delbello 等报道的随机双盲对照研究表明，丙戊酸盐与喹硫平联合治疗青少年（12~18 岁）双相障碍躁狂 / 混合发作的效果要优于丙戊酸盐单药治疗，但不良反应也更多见[499]。

丙戊酸盐可能是治疗双相障碍共病物质使用障碍的优选药物，系统回顾发现丙戊酸盐对情绪及物质使用结局均有较显著的改善作用，效应量优于锂盐、拉莫三嗪等其他心境稳定剂或喹硫平、阿立哌唑等抗精神病药物，且具有较丰富的临床试验证据[830]。我国一项纳入 128 例双相障碍合并焦虑障碍的双盲随机对照研究显示，为期 8 周的丙戊酸盐联合喹硫平相比单用喹硫平显著改善了患者的焦虑症状及躁狂症状[851]。

（三）拉莫三嗪

目前，拉莫三嗪已成为临床常用的心境稳定剂，得到了广泛应用和研究。最初的小样本量研究（n=30）结果显示，拉莫三嗪与锂盐治疗躁狂的有效率相仿[852]。一项纳入了 221 名双相 II 型障碍成年门诊患者的研究探索了拉莫三嗪对于急性期双相抑郁的疗效，干预组患者从基线开始以 25mg/d 的剂量服用拉莫三嗪，每两周增加一倍，直至第 8 周达到 200mg/d。根据 MADRS 量表评分变化，拉莫三嗪干预组的有效率为 63.2%，而安慰剂组为 51.3%[349]。另一项小样本量研究（n=44）在急性抑郁发作期使用 200mg/d 拉莫三嗪与锂盐进行长达 20 周的疗效比较，结果发现拉莫三嗪组有效率为 100%，锂盐组为 91.6%，两者基本持平。该研究还发现拉莫三嗪治疗期间可能会出现一些不良反应，其中 18.8% 的患者有镇静 / 嗜睡，12.5% 的患者出现了疲倦、记忆受损、反应缓慢和找词困难等症状，但总体安全性较好，对甲状腺激素、体重、代谢均无显著影响。此外，6.3% 的患者经历了失眠、头痛、震颤、共济失调、肌肉痛和腹泻的不良反应,而无聊感、口干和口渴的发生率为 12.5%。值得注意的是,头晕、性欲减退、便秘、恶心、食欲增加、食欲减退、其他肠道症状、体重增加和呼吸道感染的发生率均为 0[853]。Schaffer 等比较了心境稳定剂联合拉莫三嗪或西酞普兰治疗双相抑郁的效果,结果发现两种治疗方式都显著降低了患者 MADRS 评分,对抑郁症状的改善作用没有统计学上的显著性差异(P=0.78)[854]。

一项旨在研究双相障碍维持期的心境稳定剂和 / 或抗精神病药物疗效的网状 meta 分析发现,对于稳定期患者,无论是预防抑郁或(轻)躁狂复发,拉莫三嗪联合阿立哌唑优于拉莫三嗪单药治疗,并均显著优于安慰剂组[333]。Calabrese 等通过 6 个月的开放性实验(n=324)发现,双相 I 型障碍抑郁发作的患者服用拉莫三嗪的组别维持稳定、没有复发的概率为 41%,明显高于安慰剂组(26%)[855]。在后续 18 个月的随机对照、双盲试验中,与锂盐单药治疗相比,拉莫三嗪主要推迟抑郁再次发作的干预时间,而锂盐对躁狂发作更加有效,两者均显著优于安慰剂。在此长期维持治疗中,拉莫三嗪最常见的不良事件是头痛,锂盐则是腹泻[856,857]。国内一项临床研究纳入双相 I 型障碍缓解期患者,随机分配到拉莫三嗪(n=131)和安慰剂组(n=133),36 周后拉莫三嗪组共有 38.5%、对照组有 46.6% 患者出现了情绪复发。事后分析显示,拉莫三嗪对基线时有中重度抑郁的患者具有更显著的治疗作用[858]。此外,Bowden 等人还发现拉莫三嗪与丙戊酸盐的联合治疗方案对于维持期的效果比拉莫三嗪单药治疗更加显著,8 个月的随机对照双盲结果(n=86)表明,联合治疗组双相 I 型障碍或 II 型患者 MADRS 评分≥15 分的比例(44%)远远小于拉莫三嗪单药治疗组(67%)[859-860]。

此外,针对儿童青少年的一项 meta 分析纳入了 7 项研究(双相障碍 n=319,抑郁症 n=43)结果显示,拉莫三嗪治疗儿童青少年患者安全有效,并在 13~17 岁年龄组效果最为显著[514]。但迄今为止,尚未进行任何研究来总结拉莫三嗪治疗双相障碍儿童患者的有效血清水平的证据。

对于双相障碍共病物质使用障碍患者,一项 meta 分析结果显示丙戊酸盐和拉莫三嗪可作为首选药物[830]。同时,拉莫三嗪确实对伴有忧郁特征的双相障碍患者更有疗效,这一结果在 Evyn M.Peters 等人进行的一项回顾性研究中得到了证实。该研究纳入 1 072 名服用 100~400mg 拉莫三嗪或者安慰剂治疗的双相障碍中重度抑郁发作患者,结果发现基线量表评分和使用 DSM-Ⅳ 诊断均为忧郁特征的患者受益更大[861]。

同时,一项对拉莫三嗪单药治疗双相障碍快速循环发作患者(n=182) 的对照研究,使用生活记录量表(Life Chart Method, LCM)动态评估患者 26 周内(每周一次)的情绪变化。结果显示,使用拉莫三嗪的患者比使用安慰剂的患者每周多出至少 0.69 天的正常心境,支持拉莫三嗪在稳定心境方面的潜在作用[862]。此外, Suppes 等人进行的一项为期 16 周的开放性研究比较了拉莫三嗪(200mg/d)与锂盐(900mg/d, 血锂浓度 0.6~1.2mmol/L)单药治疗双相障碍快速循环型抑郁发作的疗效,发现两者在改善 MADRS 评分方面无差异,但拉莫三嗪在改善大体社会功能量表(Global Assessment of Functioning Scale, GAF)评分方面优于锂盐,且拉莫三嗪组无患者转相[822]。最近的一项 meta 分析结果表示,锂盐和拉莫三嗪联合治疗双相障碍快速循环发作患者具有良好治疗效果。该分析纳入 5 项对照研究(n=265),阳性与阴性症状量表(Positive and Negative Syndrome Scale, PANSS)和简明精神病评定量表(Brief Psychiatric Rating Scale, BPRS)得分具有显著性差异。对于非耐药与难治性患者而言,拉莫三嗪和锂盐联合治疗的反应率显著高于单用锂盐治疗[863]。

（四）卡马西平 / 奥卡西平

一项纳入 35 项随机临床研究的系统分析证实了卡马西平的抗躁狂效果,而奥卡西平的作用并不确定[835]。一项纳入 68 项 RCT(涉及 14 种躁狂发作治疗药物)的 meta 分析肯定了卡马西平治疗急性躁狂发作的疗效[811]。两个较大样本、为期 3 周的随机双盲、安慰剂对照研究汇总结果表明,卡马西平缓释胶囊单药治疗急性躁狂发作是有效的,但不良反应发生率也较高,主要为头晕、嗜睡、恶心、呕吐和共济失调[864]。El-Mallakh 等报道的随机双盲研究发现卡马西平速释和缓释胶囊均可改善双相障碍患者的躁狂、抑郁症状,且二者疗效无差异[865]。

为了区分锂盐与卡马西平对不同群体的疗效,Kleindienst 等对一项随访 2.5 年的临床研究(n=171)进行亚组分析。发现锂盐对双相Ⅰ型障碍患者症状的改善优于卡马西平;相比之下,在双相Ⅱ型障碍或未定型患者中卡马西平同样有效。锂盐明显减少典型双相障碍患者(无心境不协调的妄想及共病）的住院率（P=0.012）；而对非典型双相障碍患者,卡马西平的治疗趋势更优[866]。不过,根据一项2022年最新的系统综述的结果来看,锂盐联合卡马西平治疗效果明显优于锂盐或卡马西平单药治疗[824]。

目前缺乏奥卡西平治疗成人双相障碍患者的RCT研究。Mosolov等对双相障碍和分裂情感障碍（n=48）长期治疗的患者处方卡马西平（剂量300~1 600mg/d）或奥卡西平（剂量600~1 800mg/d）,结果显示两组患者同等受益,两种药物对抑郁和躁狂发作的预防疗效相当,且都能够阻止双相障碍快速循环型发作,其中奥卡西平不良反应相对较少[867]。

卡马西平可以显著改善混合发作患者的抑郁和躁狂症状。Weisler等公布了3项针对混合发作治疗的多中心RCT的文章显示,卡马西平与YMRS总分的减少相关[868]、可降低HAMD评分[869]。Ketter等在两项开放、双盲、对照试验研究中,探索了卡马西平在躁狂和双相障碍混合发作患者维持治疗中的功效。结果显示,卡马西平治疗维持了双盲研究结束时观察到的抑郁症状改善[870]。此外,有两篇系统综述结果也表明了卡马西平对混合发作的疗效优于安慰剂[816,871]。

卡马西平在儿童青少年的治疗方面也有一定的疗效。一项针对儿童及青少年双相障碍患者（8~18岁）的6周开放性研究（n=42）表明,卡马西平、锂盐、丙戊酸盐治疗急性躁狂/混合发作均有疗效,治疗有效率分别为卡马西平38%、锂盐38%、丙戊酸盐53%,三者之间无统计学上的显著性差异（χ^2=0.85,P=0.60）,均耐受性良好,未发生严重不良反应[872]。Joshi等完成的为期8周的开放研究表明,卡马西平缓释剂能够改善儿童青少年双相障碍患者的躁狂/抑郁症状,甚至对精神病性症状以及ADHD症状也有改善,但该研究的脱落率非常高（41%）[873]。一项治疗儿童躁狂发作的随机双盲对照研究显示,奥卡西平较安慰剂有较高的治疗优势（42% vs. 26%）,但差异无统计学意义,类似趋势在使用不同量表评定时均可见到。另外,奥卡西平的不良反应显著多于安慰剂,尤其是头晕、恶心及嗜睡[503]。

（五）托吡酯/加巴喷丁

鉴于缺乏疗效,现有证据并不支持托吡酯（topiramate）应用于双相障碍患者。一项纳入了68项RCT研究的meta分析显示,托吡酯治疗急性躁狂发作的疗效并不优于安慰剂[811]。4项为期3周的RCT也发现,与安慰剂相比托吡酯治疗的患者并无躁狂症状的明显减轻[874]。一项针对无法耐受锂盐/丙戊酸盐/卡马西平或治疗无效的双相障碍患者的研究显示，联合托吡酯可以适当改善症状，并有减肥或避免体重增加作用[875]。然而，一项针对超重或肥胖双相障碍患者的 RCT 研究发现，托吡酯虽能减轻体重，但治疗终止率高，其早期停用可能与躁狂和抑郁症状的恶化有关[876]。一项为期3周的基于双相Ⅰ型障碍急性躁狂发作患者的双盲安慰剂对照研究析因分析表明，高剂量托吡酯（512mg/d）治疗显著减少终点 YMRS 分数（$P=0.03$）[877]。McIntyre 等应用托吡酯或安非他酮联合心境稳定剂治疗双相抑郁的初步单盲研究显示，两组患者终点 HAMD-17 得分均明显降低（$P=0.001$），组间差异无统计学意义（$P=0.097$）[878]。针对双相障碍躁狂/混合发作的儿童青少年患者（6~17岁）小样本短期、安慰剂对照研究显示，托吡酯改善了患者的 YMRS 及儿童简明精神病评定量表（brief psychiatric rating scale for children，BPRS-C）评分，但存在食欲减退、恶心、腹泻、感觉异常等不良反应[879]。Tramontina 等对 10 名使用抗精神病药物或心境稳定剂治疗后体重增加超过基线 5% 的儿童青少年（11~17岁）双相障碍患者合并托吡酯治疗，4 周后发现 YMRS 评分及体重均有明显改善[880]。另外，一项小样本（$n=12$）的随机对照、双盲试验首次将托吡酯考虑进治疗双相障碍合并酒精使用障碍的患者，结果显示，虽然饮酒行为改变不明显，但托吡酯对这类群体的抑郁情绪和躁狂症状表现出中等至较大的改善效果。不过针对这一特定人群的招募困难严重限制了样本量，导致该研究只能作为初步结论[881]。

　　与托吡酯相似的是，加巴喷丁（gabapentin）治疗躁狂发作的研究结果不尽一致[811]。Pande 等开展的双盲、安慰剂对照研究，观察双相Ⅰ型障碍现有治疗（锂盐、丙戊酸盐或二者联合治疗）联合加巴喷丁治疗躁狂/轻躁狂/混合发作的疗效，结果发现两种治疗方式均可减少 YMRS 评分，但安慰剂组更优[882]。针对缓解期的双相Ⅰ型障碍或Ⅱ型患者为期 1 年的随机双盲、平行对照、多中心的研究，评估现有治疗（锂盐、丙戊酸盐、卡马西平等）联合加巴喷丁与现有治疗联合安慰剂对疾病的预防效果，结果显示治疗前后组间的双相障碍临床总体印象量表-修订版（Modified Version of the Clinical Global Impression for Bipolar Disorder，CGI-BP-M）评分存在差异，两组均未出现躁狂或抑郁症状，支持加巴喷丁对双相障碍患者的长期预后有一定益处[883]。一项比较锂盐及加巴喷丁（900mg/d）联合治疗与锂盐单药治疗急性躁狂发作的临床研究显示，治疗6周后，联合治疗组对YMRS分的改善更明显[884]。

（六）左乙拉西坦

左乙拉西坦是一种抗惊厥药，对癫痫患者的疗效和安全性俱佳。近年来有两项碳酸锂或喹硫平联合左乙拉西坦治疗双相障碍躁狂发作患者的双盲、随机、安慰剂对照临床试验，meta分析结果提示联合左乙拉西坦治疗组疗效优于安慰剂组，且两组被试全因终止治疗率无显著性差异[885]。然而左乙拉西坦在双相障碍躁狂发作患者中的使用还需更多高质量临床研究进行验证。

二、抗精神病药物

（一）非典型抗精神病药物（第二代抗精神病药物）

1. 喹硫平　喹硫平作为双相障碍躁狂发作或抑郁发作的治疗药物已被广泛应用和研究，对于双相Ⅰ型障碍或Ⅱ型均有明显疗效。Datto等对5项RCT研究分析发现，在双相Ⅰ型障碍和Ⅱ型患者中，与对照组（锂盐、帕罗西汀和安慰剂）相比，喹硫平在4周和8周时对症状改善更明显。双相Ⅱ型障碍患者初期对治疗的反应较慢，但到8周时，症状改善与双相Ⅰ型障碍患者相似[886]。一项针对双相Ⅱ型障碍患者、为期8周的RCT研究发现，喹硫平（$n=30$）对双相Ⅱ型障碍的整体症状和抑郁症状的改善作用明显优于安慰剂（$n=25$），但在减轻轻躁狂症状方面，两组之间没有显著性差异[342]。Hwang等研究发现喹硫平缓释片与锂盐一样均可影响双相Ⅱ型抑郁患者的昼夜节律参数，喹硫平缓释片在第1周和第6周显著延迟昼夜活动峰值时相，且临床抑郁症状改善与8周治疗期间昼夜节律稳定性增强相关[887]。Allan等汇总了4项RCT研究发现，与安慰剂相比，喹硫平单药治疗（300/d或600mg/d）显示出显著的疗效，并且在治疗双相Ⅱ型障碍抑郁发作方面耐受性良好[888]。Li等的一项多中心RCT研究，首次评估了300mg/d喹硫平单药治疗在中国双相Ⅰ型或Ⅱ型障碍抑郁发作中的疗效，研究发现喹硫平疗效优于安慰剂,且耐受性良好[341]。一项为期 8 周的开放标签、随机对照研究发现,喹硫平单药治疗双相抑郁的效果优于锂盐,特别是在主观和客观睡眠质量改善方面[344]。Porcelli 等的研究也发现,喹硫平缓释片在治疗 3 天内即可缓解患者的抑郁症状[889]。

喹硫平在双相障碍维持期治疗中的作用也颇受认可,能降低双相Ⅰ型障碍或Ⅱ型患者的复发率。一项为期 52 周的 RCT 研究评估了喹硫平单药治疗双相Ⅰ型障碍和Ⅱ型的长期疗效,结果发现喹硫平组的复发风险显著低于安慰剂组($HR=0.51$; $P<0.001$)[361]。一项合并研究结果表明,喹硫平联合锂盐 / 丙戊酸盐组情绪事件的复发少于安慰剂联合锂盐 / 丙戊酸盐组,且治疗中未出现新的关于喹硫平的安全问题[398]。另一项 meta 分析结果显示,双相Ⅰ型障碍患者在维持治疗中继续应用喹硫平,无论联合锂盐还是丙戊酸盐,都可以有效地延迟情绪事件的复发[342]。Chiesa 等的 meta 分析结果同样显示,喹硫平联合心境稳定剂能有效地预防抑郁和躁狂的复发[890]。

研究发现,喹硫平常见的不良事件包括口干、嗜睡、镇静、头晕和头痛[888],但整体耐受性较好[891]。一项 52 周的 RCT 研究发现,喹硫平 300mg/d、600mg/d 和安慰剂组因不良事件停药率分别为 4.3%、4.0% 和 1.7%,总体发生率较低[361]。一项针对青少年双相障碍患者的 RCT 研究发现,喹硫平组主要不良反应是嗜睡($P<0.001$)、头晕($P<0.05$)和体重增加($P<0.05$)[491]。

在青少年的治疗方面,一项针对 10~17 岁儿童和青少年双相躁狂的 RCT 研究发现,喹硫平组能明显改善患者的躁狂症状,且耐受性较好[892]。一项比较锂盐与喹硫平治疗青少年双相障碍躁狂或混合发作疗效的 RCT 研究发现,与锂盐相比,喹硫平组的 YMRS 评分明显降低,治疗有效率和痊愈率更高,总体症状减轻更显著[491]。

在共病其他精神障碍的双相障碍患者治疗方面,Sahraian 等的 RCT 发现,喹硫平在辅助治疗伴有强迫症症状的双相Ⅰ型障碍患者中有更好的治疗效果[893]。一项 RCT 研究发现,在共病近期酒精和 / 或大麻使用障碍(ALC/CUD)或广泛性焦虑症(GAD)的双相Ⅰ型或Ⅱ型障碍抑郁发作患者中,喹硫平组疗效优于安慰剂组,且喹硫平组的酒精和大麻使用更少[343]。而 Gao 等的另一项 RCT 研究发现,喹硫平在伴有 GAD 和其他合并症的双相Ⅰ型或Ⅱ型障碍抑郁患者中的疗效与安慰剂相比较并无显著性优势[894]。

除了喹硫平单药治疗外,Swartz 等的 RCT 研究发现,与单独给予每周一次的人际和社会节律治疗(IPSRT)相比,IPSRT 联合喹硫平可改善症状,但不良反应也多[367]。一项关于喹硫平联合拉莫三嗪治疗双相 I 型障碍和 II 型的 RCT 发现,喹硫平联合拉莫三嗪的疗效优于单药或安慰剂[895]。

2. 鲁拉西酮 一项 RCT 发现,鲁拉西酮能显著降低双相 I 型障碍抑郁发作患者的抑郁症状,且耐受性好,很少有体重及代谢方面的问题[896]。一项关于联合锂盐或丙戊酸盐在双相 I 型障碍患者中的维持治疗效果的研究表明,尽管鲁拉西酮在总体复发预防中的效果未达到显著性,但在预防抑郁发作复发方面显示出显著疗效,同时长期治疗的安全性和耐受性较好,对体重和代谢参数影响较小[897-898]。

近年来研究表明,鲁拉西酮在治疗儿童青少年双相抑郁方面具有显著疗效,尤其是在存在混合(亚综合征轻躁狂)特征的患者中。鲁拉西酮不仅能有效减轻抑郁症状,还显示出较好的安全性,即使在有轻躁狂特征的情况下,其治疗相关的转躁发生率也未见显著增加[372]。另一项针对成年人的事后分析对具有混合(亚临床轻躁狂)特征的双相抑郁患者进行随机、安慰剂对照试验,结果显示鲁拉西酮显著降低了抑郁症状评分且未增加转躁风险[371]。

一项于 2023 年发表的汇总分析纳入了 2 项随机对照试验的研究发现,鲁拉西酮单药治疗显著改善了非快速循环型双相 I 型障碍患者的抑郁症状,而在快速循环患者中未见显著疗效[899]。

3. 奥氮平 一项纳入了 68 项研究的 meta 分析显示,奥氮平能改善患者躁狂症状[811]。Tohen 等人的一项纳入了 521 例双相障碍患者的 12 周 RCT 发现,奥氮平比丙戊酸盐更明显地改善了患者的躁狂症状[285]。

有两项大型 RCT 显示了奥氮平单药治疗双相抑郁的疗效[900,901]。另一项开放性研究也为奥氮平单药治疗双相 I 型或 II 型障碍抑郁发作的有效性提供了循证支持[902]。Wang 等人的研究同样发现奥氮平在治疗双相 I 型障碍抑郁发作方面具有显著效果,但对焦虑和躁狂症状的作用不明显[903]。但也有不同的研究结果,Cruz 等研究发现奥氮平主要改善患者的睡眠、食欲及精神紧张,并没有改善抑郁发作的核心症状[904]。在奥氮平联合治疗双相抑郁中,奥氟合剂(OFC)被认为有很好的疗效证据[905]。一项 meta 分析发现,奥氟合剂组 MADRS 评分下降最明显[813]。另一项 meta 分析显示,奥氟合剂治疗能显著提高有效率、临床治愈率,并有效预防复发[585]。此外,二项 RCT 也证实了奥氟合剂治疗能在第 7 周及 6 个月时较拉莫三嗪组明显改善抑郁症状,但同时也有增加高胆固醇血症和体重增加的风险[906,907]。

对于双相障碍稳定期的治疗,奥氮平在延缓症状复发方面更有显著效果,患者在使用奥氮平后的复发率较低[400]和较好的依从性及社会功能[908]。Kishi 等人的网状 meta 分析发现,奥氮平显著推迟了患者复发的时间,并且在预防躁狂、抑郁和混合发作方面都表现出显著效果[333]。

关于奥氮平治疗双相障碍混合状态的研究,Houston 等的 RCT 发现,奥氮平能更好、更快地减轻躁狂和抑郁症状[906]。Tohen 等人在奥氮平治疗符合 DSM-5 定义的混合特征的双相躁狂患者的疗效研究中,发现其在伴有混合特征的患者中疗效更显著[382]。

一项系统综述发现,奥氮平能有效地预防躁狂的复发[909]。另一项 meta 分析发现,奥氮平单用治疗或作为碳酸锂或丙戊酸盐添加治疗能更有效地预防躁狂的复发,但不能预防抑郁的复发[910]。Gonzalez-Pinto 等的 2 年随访研究发现,奥氮平单药治疗要比奥氮平添加治疗有更低的复发率[911]。一项 RCT 发现,奥氟合剂与拉莫三嗪单用治疗之间双相抑郁的复发率没有差别[906],但另一项研究却发现,对奥氟合剂治疗有效的患者持续治疗比单用奥氮平治疗能够更持续保持疗效[912]。在一项涉及成人的研究中,Mahajan 等人发现,6 周的丙戊酸盐联合阿塞那平或奥氮平（剂量范围为 10~20mg/d）治疗能显著改善躁狂和整体症状严重程度,接受奥氮平联合治疗的患者比接受阿塞那平联合治疗的患者有更大的改善[913]。

一项 meta 分析显示,奥氮平可以改善青少年双相障碍患者的症状,但比成年人更易引起体重增加[493]。Tohen 等人对 13~17 岁的青少年双相躁狂的 RCT 发现,奥氮平能显著降低患者的躁狂症状评分,且有效率和临床治愈率也显著高于安慰剂组,但也会引起显著性的体重增加以及肝脏转氨酶、泌乳素、空腹血糖、总胆固醇及尿酸的升高[492]。在另一项为期 8 周的开放性研究中发现,奥氮平合并托吡酯治疗要比奥氮平单药治疗较少的出现体重增加,而两组之间的躁狂症状评分没有差别[914]。同样地,在 2023 年 Delbello 等人的研究中发现托吡酯在减少奥氮平治疗引起的体重增加方面有效,同时不影响其治疗的疗效[797]。国内一项研究发现对于青少年双相障碍患者,通过丙戊酸盐联合奥氮平治疗效果较好,可以改善患者的韦氏成人智力量表 - 中国修订版(Wechsler Adult Intelligence Scale-Chinese Revised Edition, WAIS-RC)评分、韦氏成人记忆量表(Wechsler Memory Scale, WMS)评分、抑郁自评量表(Self-Rating Depression Scale, SDS)评分和 HAMD 评分[915]。研究证据支持了奥氟合剂在青少年双相抑郁中的作用,但也提示需平衡代谢不良反应的风险[916]。一项 2015 年的随机双盲安慰剂对照试验发现奥氟合剂在治疗儿童青少年双相 I 型障碍抑郁发作方面比安慰剂更有效,但会导致显著的体重增加和其他代谢不良反应[515]。Walker 等人的研究提示奥氟合剂治疗能显著改善双相 I 型障碍抑郁发作儿童青少年的生活质量和情绪稳定性[917]。Mostafavi SA 等人发现褪黑素联合奥氮平治疗青少年双相障碍可以在一定程度上减少体重增加,但未达到统计学显著性[918]。

4. 利培酮　meta 分析显示,利培酮能快速控制双相障碍躁狂发作急性期症状[811],但可引起体重增加、锥体外系反应(extrapyramidal side effects, EPS)、镇静和泌乳素水平升高[919]。也有 RCT 研究认为在利培酮治疗时,EPS 发生率及抗震颤麻痹药的使用都较少[920]。

关于利培酮治疗双相抑郁的研究较少。Shelton 等发现,利培酮能显著改善患者抑郁症状,而且引起躁狂或轻躁狂的转相率非常低[921]。

一项使用利培酮治疗双相障碍混合发作或躁狂发作的为期 24 周的开放性研究发现,无论躁狂发作还是混合状态,患者的躁狂、抑郁及所有症状评分都降低[922]。

在双相障碍维持治疗中,利培酮长效针剂显示了很好的效果。随访研究及 RCT 研究均发现,利培酮长效针剂可以显著地延迟双相障碍患者的复发,且耐受性良好[923,924]。此外,Vieta 等人发现利培酮长效针剂不但可以延迟患者躁狂的复发,且没有发现抑郁症状的恶化[925]。Quiroz 等人同样发现利培酮长效针剂能够显著延长双相 I 型障碍患者情感发作的时间,尤其在预防躁狂发作方面表现出色,同时具有良好的耐受性和安全性[528]。Kishi 等人在 2021 年发表的网状 meta 分析显示,利培酮长效针剂能够显著减少双相障碍患者的复发率,改善症状稳定性,并提高了患者的药物治疗依从性[333]。Boarati 等一项为期 6 个月的开放性研究[926]首次评估了长效利培酮注射液（RLAI）在青少年双相障碍中的部分疗效，且未出现显著体重或代谢指标变化，为治疗不耐受或依从性差的青少年患者提供了新选择。芬兰全国队列研究[927]显示，利培酮长效针剂（RLAI）在预防双相障碍患者再住院方面表现优异，其精神科再住院风险比口服剂型降低。

在儿童青少年双相障碍治疗方面，利培酮能快速控制儿童青少年双相障碍的躁狂症状。Haas 等人对 169 例 10~17 岁青少年双相躁狂或混合状态患者的 RCT 发现，利培酮能明显降低患者的躁狂症状评分[486]。另两项RCT 发现，利培酮比心境稳定剂更能快速有效地控制青少年双相障碍的躁狂症状[487,488]。另一项队列研究同样证明了这一结果[928]。

一项利培酮治疗可卡因和甲基苯丙胺依赖共病双相障碍的研究发现，利培酮能改善患者的躁狂、抑郁症状及对成瘾性物质的渴求及使用症状[929]。但在另一项利培酮治疗惊恐障碍或广泛性焦虑障碍共病双相障碍的 RCT 研究中发现，利培酮并没有改善患者的焦虑症状[930]。在双相障碍快速循环发作的治疗方面，Bobo 等人的研究发现利培酮长效针剂的疗效与常规治疗相比无显著性差异[931]。

5. 帕利哌酮　关于帕利哌酮的近年研究很少。一项 meta 分析发现，高剂量的帕利哌酮（9~12mg/d）治疗对急性期双相障碍躁狂发作的治疗是安全、有效的，且依从性良好。两项 RCT 也证明了帕利哌酮的有效性[923]。但是，一项 RCT 发现碳酸锂双丙戊酸盐治疗无效的双相躁狂或混合状态，联合帕利哌酮并没有改善患者的躁狂症状[932]。另一项 meta 分析纳入 3 项RCT，共 1 036 例患者）显示，帕利哌酮（3~12mg/d）治疗双相障碍躁狂症状的效果与安慰剂无显著差异，但可改善社会功能和总体严重度，同时伴随更频繁的抗胆碱能药物使用、体重增加和高泌乳素血症[933]。

在一项 3 个月的维持治疗研究中发现，对帕利哌酮治疗有效的患者，继续应用帕利哌酮能比安慰剂更有效地预防复发[338]。

Joshi 等人对帕利哌酮单用治疗儿童青少年双相谱系障碍急性躁狂的前瞻性、开放性研究发现，帕利哌酮能明显降低 YMRS 评分，且耐受性良好，患者没有心血管及代谢参数的改变，但有体重增加[934]。

6. 阿立哌唑　阿立哌唑在治疗双相障碍（包括躁狂/混合发作急性期

和双相I型障碍维持治疗）时总体安全性良好,相较于其他抗精神病药具有代谢不良反应（如体重增加、血脂异常、糖尿病）风险较低、高泌乳素血症发生率少以及锥体外系反应较轻的优势[935]。部分研究表明,阿立哌唑单药治疗可以预防双相躁狂的复发。一项100周的双盲、安慰剂对照、开放标签研究发现,阿立哌唑可推迟躁狂相的复发时间（n=161,HR=0.35,P=0.005）,然而对抑郁相的复发无明显作用[336]。一项针对亚洲人群的RCT研究发现,阿立哌唑在双相I型障碍急性躁狂或混合发作中的疗效明显高于安慰剂,且治疗总体安全,耐受性良好[936]。另一项40周的双盲对照研究显示,阿立哌唑能很好地预防双相躁狂或混合发作的复发,且没有体重增加[937]。但是也有不同的研究结果,Carlson等人的研究发现,阿立哌唑治疗的双相障碍患者的躁狂复发率和安慰剂相比并没有差别,而且抑郁的复发率也没有差别[938]。

相比于单药治疗,支持阿立哌唑和心境稳定剂联合用药证据更多。一项纳入41项研究,9 821名患者的meta分析发现,阿立哌唑联合丙戊酸盐是降低双相障碍患者躁狂和抑郁复发的最佳治疗方法[333]。

一项针对双相I型障碍青少年（10~17岁）的RCT研究发现,阿立哌唑10mg/d和30mg/d的疗效均显著优于安慰剂,且在长达30周的过程中,受试者普遍耐受性良好[939]。

阿立哌唑的长效针剂,即每月注射一次400mg的阿立哌唑,已于2023年5月在国内批准上市。一项为期52周的RCT研究发现,与安慰剂相比,阿立哌唑长效针剂显著延缓了双相I型障碍的复发时间并降低了复发率（HR=0.45;P<0.000 1）,但不良事件发生率（>5%）高于安慰剂组,主要是体重增加、静坐不能、失眠和焦虑,总体上是安全的,耐受性良好,该研究支持将阿立哌唑长效针剂用于双相I型障碍的维持治疗[334]。一项真实世界研究[940]发现阿立哌唑长效针剂（LAI）在双相障碍患者的持续治疗率较高,且基线疾病严重程度不影响停药率。另一项RCT研究也支持阿立哌唑长效针剂用于双相I型障碍躁狂发作后的维持期治疗[941]。

Ari 2MRTU 960是另一种更新型的阿立哌唑的长效注射剂,即2个月注射一次960mg的阿立哌唑。目前有两项研究发现,其在双相I型障碍的成人患者中耐受性普遍良好,安全性与阿立哌唑长效针剂相当[942,943]。

7. 齐拉西酮　Vieta等人为期12周的RCT发现,齐拉西酮能显著改善躁狂症状,且有效率及耐受性更好,终止治疗率更低[813]。但 Warrington 等人的 RCT 发现,齐拉西酮并没有表现出更好的疗效[944]。

Keck 等人的 RCT 发现,齐拉西酮没有显示出对双相抑郁的疗效[945]。另一项关于齐拉西酮联合碳酸锂,丙戊酸盐,或拉莫三嗪治疗双相Ⅰ型障碍抑郁的 RCT 也有同样发现[946]。

一项 6 周的齐拉西酮治疗急性双相混合状态的 RCT 对照研究发现,齐拉西酮能明显改善患者的抑郁症状,且药物耐受性良好,没有体重增加及EPS[376]。

Bowden 等研究发现,齐拉西酮联合心境稳定剂更能延迟躁狂或混合复发,但未发现齐拉西酮组对抑郁复发的优势[834]。另一项安慰剂对照研究发现,齐拉西酮合并碳酸锂或丙戊酸盐治疗的复发率要低于安慰剂组和碳酸锂或丙戊酸盐组,提示齐拉西酮能降低双相障碍患者的复发风险[947]。

一项纳入了 9 项 RCT 研究、1 609 例儿童双相障碍躁狂急性发作患者的 meta 分析显示,齐拉西酮能明显改善儿童及青少年双相Ⅰ型障碍躁狂发作的 YMRS 总分[494]。2022 年的一项研究评估了齐拉西酮治疗儿童和青少年双相Ⅰ型障碍(最近发作的躁狂)的长期安全性和耐受性,发现其具有良好的疗效和耐受性[496]。同样,Findling 等人发现齐拉西酮在治疗双相Ⅰ型障碍躁狂发作儿童和青少年方面比安慰剂更有效,且对体重和代谢参数的影响较小,齐拉西酮的安全性和耐受性与之前的研究一致,未显示出显著的体重增加或代谢变化[495]。

Cullen 等人综述了多项关于齐拉西酮治疗双相障碍共病焦虑症状的研究,结果普遍显示其疗效有限。尽管齐拉西酮被用于多项试验,但在改善焦虑和抑郁症状方面未能显著优于安慰剂[418]。

Findling 等人研究发现,齐拉西酮显著降低患者的 YMRS 总分,没有发现运动障碍、体重增加、肝功异常及血糖、血脂的异常,但有一例 QTc 间期延长超过 460 毫秒[523]。

在共病焦虑方面,一项随机、双盲、安慰剂对照研究表明,齐拉西酮单药治疗未能显著改善伴有终生惊恐障碍或广泛性焦虑障碍的双相障碍患者的焦虑症状或功能障碍。齐拉西酮组患者出现更多不良反应,提示在此类患者中使用齐拉西酮需谨慎[897]。

8. 哌罗匹隆　哌罗匹隆（perospirone）是新型非典型抗精神病药物,除具有 5- 羟色胺（5-HT）2A 受体和多巴胺 D_2 受体拮抗作用外,还是 5-HT$_{1A}$ 受体部分激动剂。5-HT$_{1A}$ 受体在前额叶皮质高度表达,其与 5-HT$_{1A}$ 受体结合后,能有效改善抑郁焦虑等情感症状和认知功能。同时,5-HT$_{1A}$ 受体具有调控和促进神经再生的功能,进一步促进认知功能改善。一项纳入 100 例双相抑郁患者的研究,实验组采用哌罗匹隆（8~12mg/d）联合碳酸锂（0.7~1.25g/d）治疗,对照组采用碳酸锂（0.7~1.25g/d）单药治疗。结果发现,哌罗匹隆联合组起效快于碳酸锂组;哌罗匹隆联合碳酸锂治疗双相抑郁与单用碳酸锂疗效相当,不良反应均较少。

9. 氯氮平　关于氯氮平治疗双相障碍的研究比较少,缺乏足够的证据。Suppes 等人在一项氯氮平治疗难治性双相障碍的随机、开放性研究中报道了经过 6 周治疗后躁狂症状有所改善[948]。对于双相障碍快速循环发作,一项研究表明氯氮平作为心境稳定作用药物在双相障碍快速循环发作的治疗中有效,尤其是对传统治疗（如锂盐、丙戊酸、卡马西平和氯氮平外的抗精神病药物）无反应的患者,氯氮平还可以减少双相障碍快速循环发作患者的发作频率和持续时间[949]。

10. 阿塞那平　一项 RCT 研究发现,与安慰剂相比,5mg 和 10mg 阿塞那平在双相 I 型障碍的躁狂发作中均有显著疗效,并且耐受性良好[950]。另一项 RCT 研究发现,舌下含服阿塞那平在治疗急性躁狂发作中有效,与奥氮平相比,体重增加、睡眠增多更少,主要不良反应是舌麻痹[913]。阿塞那平在 10~17 岁躁狂或混合发作的双相障碍的急性治疗中,疗效显著优于安慰剂,且耐受性良好[500]。阿塞那平作为非典型抗精神病药,在成人及青少年（10~17 岁）双相 I 型障碍躁狂 / 混合发作的短期和长期治疗中显示出疗效（单药或联合治疗）,并能改善部分患者的抑郁症状[951-952]。

一项 12~16 周开放标签期、16~26 周双盲随机停药的研究发现,长期使用阿塞那平治疗在预防双相障碍成年患者心境事件复发方面比安慰剂更有效,并且总体耐受性良好[337]。

关于安全性研究,阿塞那平长期使用在躁狂或混合发作的双相 I 型障碍成年患者[953]、10~17 岁患者中[502]和老年患者[954]都是安全的,且耐受性良好。

目前阿塞那平在国内尚未上市。

11. 卡利拉嗪 卡利拉嗪（cariprazine）是多巴胺 D_3、D_2、5-HT$_{1A}$ 受体部分激动剂，也是 5-HT$_{2B}$ 和 5-HT$_{2A}$ 受体部分拮抗剂。虽然此药尚未在我国批准上市，但美国 FDA 早在 2015 年 9 月就批准此药用于双相障碍的治疗。Earley 等实施的一项为期 6 周的Ⅲ期随机、双盲、安慰剂对照研究结果显示，卡利拉嗪单药治疗双相Ⅰ型障碍抑郁发作的疗效显著优于安慰剂，口服卡利拉嗪 1.5mg/d 与 3.0mg/d 对双相抑郁的疗效相当，不良反应轻且对代谢指标的影响小[424]。Bahji 等的网状 meta 分析结果显示，卡利拉嗪对双相抑郁的疗效与拉莫三嗪、奥氮平相当，但不如氟西汀、丙戊酸盐、奥氟合剂、鲁拉西酮及喹硫平等药物，不良反应相关治疗终止率则与上述药物相当[955]。

在一项为期 3 周的安慰剂对照Ⅲ期临床试验中，卡利拉嗪（3~12mg/d）对双相障碍躁狂发作的疗效在治疗后第 4 天即开始显现并持续至研究结束（有效率 58.9% vs. 44.1%，临床治愈率 51.9% vs. 34.9%）。常见不良反应包括静坐不能、锥体外系症状、震颤、胃肠道不适及呕吐，但代谢不良反应与安慰剂组无显著差异[956]。Vieta 等对Ⅱ/Ⅲ期临床研究的汇总分析结果显示，卡利拉嗪能全面降低 YMRS 的 11 个条目评分，尤其是改善易激惹、说话、语言内容及破坏攻击行为 4 个核心症状[957]。Kishi 等实施了一项网状 meta 分析，通过头对头比较发现，卡利拉嗪对躁狂发作治疗的有效率与奥氮平、喹硫平、阿立哌唑、丙戊酸盐、碳酸锂等相当，其 *RR* 为 1.558［95% *CI*（1.262，1.924）］，不良反应发生率与除奥氮平以外的其他药物无显著差异[255]。

关于卡利拉嗪治疗双相混合状态的研究较少[958]。McIntyre 等对 3 个 RCT 研究数据进行事后汇总分析的结果显示，与安慰剂相比，卡利拉嗪可显著降低混合特征的双相躁狂患者的 YMRS 总分，同时也能在一定程度上改善患者的抑郁症状[388]。

截至目前，尚缺乏卡利拉嗪在双相障碍维持期治疗和在特殊人群中的高质量研究证据，故其复发预防作用和对特殊人群的疗效和安全性尚不明确。

目前卡利拉嗪尚未在国内上市。

12. 伊潘立酮 关于伊潘立酮（iloperidone）治疗双相障碍的研究较少。Torres 等最新的一项为期 4 周的Ⅲ期随机、双盲、安慰剂对照研究显示，伊潘立酮（最高剂量 24mg/d）可显著改善双相躁狂症状,4 周后临床治愈率高于安慰剂（YMRS,37% vs. 27.8%）,常见不良反应有心动过速、头晕、口干、肝功能异常、鼻塞、体重增加和嗜睡[959]。

目前伊潘立酮尚未在国内上市。

13. 卢美哌隆　卢美哌隆（lumateperone）是一种新型抗精神病药物,可同时调节 5- 羟色胺、多巴胺及谷氨酸神经传递,于 2021 年被美国 FDA 批准用于治疗双相抑郁。Calabrese 等实施的一项为期 6 周的Ⅲ期临床试验结果显示,卢美哌隆 42mg/d 单药治疗可显著改善双相障碍Ⅰ/Ⅱ型抑郁患者的抑郁症状（MADRS 效应量 =-0.56）,常见不良反应为困倦、恶心,锥体外系不良反应发生率低,且对患者内分泌代谢影响较小[350]。McIntyre 等对该研究进行事后分析发现,卢美哌隆能全面降低 MADRS 的 10 个症状条目评分,尤其是能显著改善快感缺失症状[960]。对于锂盐或丙戊酸盐治疗疗效不佳的双相抑郁患者,联用卢美哌隆亦可显效。Suppes 等所实施的一项Ⅲ期临床试验结果提示锂盐 / 丙戊酸盐联合卢美哌隆（42mg/d 或 28mg/d）治疗 6 周可使心境稳定剂单药疗效不佳的双相抑郁患者 MADRS 总分降低（LSMD=-2.4）,同时具有良好的耐受性[789]。一项最新的网状 meta 分析结果显示,卢美哌隆对双相抑郁的疗效与卡利拉嗪、鲁拉西酮、奥氮平和喹硫平相当,且其全因治疗中断率与除奥氮平外的其他三个非典型抗精神病药物无显著差异[961]。

根据一项Ⅲ期临床试验的事后分析结果,卢美哌隆单药治疗还可显著改善伴混合特征的双相抑郁患者的抑郁症状,并提高患者的生活质量[377]。

目前尚缺乏卢美哌隆对躁狂发作、维持期治疗和在特殊人群中的疗效与安全性研究。

卢美哌隆目前尚未在国内上市。

14. 布瑞哌唑　布瑞哌唑（依匹哌唑,brexpiprazole）为多巴胺 D_2/5-HT_{1A} 受体激动剂及 5-HT_{2A} 受体拮抗剂,已被美国 FDA 批准用于精神分裂症和抑郁症的治疗,有关布瑞哌唑治疗双相障碍的研究较少[962]。Vieta 等的两项为期 3 周的随机、双盲、安慰剂对照研究并未发现布瑞哌唑（2~4mg/d）单药治疗对躁狂发作有显著的疗效[963]。

布瑞哌唑目前尚未在国内上市。

（二）典型抗精神病药物（第一代抗精神病药）

1. 氯丙嗪 Prien 等对氯丙嗪和碳酸锂治疗 255 例躁狂患者的研究发现，氯丙嗪对高度活跃患者的治疗效果要优于碳酸锂，它能快速控制症状，且治疗终止率低，严重的不良反应少[264]。Okuma 等的 RCT 发现，氯丙嗪能有效改善躁狂症状，疗效和卡马西平相当，但不良反应要比卡马西平组高[964]。同样，Janicak 等的双盲对照研究也证实了氯丙嗪对躁狂症状的疗效[965]。但也有不同的结果。Shopsin 等对 30 例躁狂患者的 RCT 发现，氯丙嗪虽然有很强的镇静作用，但并没有有效改善患者的躁狂症状[265]。

2. 氟哌啶醇 近 10 年来关于氟哌啶醇治疗双相障碍方面的研究极少。研究发现，氟哌啶醇可作为紧急缓解躁狂症状的治疗用药。一项 meta 分析显示，与非典型精神病药物相比，氟哌啶醇的急性抗躁狂作用起效更快，这种差异可能与 D_2 亲和力有关[966]。Khan 等的 RCT 研究发现，氟哌啶醇和喹硫平在急性躁狂发作中均有显著的有效率，但两组之间并无差异[967]。

一项为期 12 周的 RCT 发现，齐拉西酮和氟哌啶醇对躁狂症状的改善及有效率均显著优于安慰剂组，但氟哌啶醇比齐拉西酮更有效[968]。但是，氟哌啶醇只适用于短期治疗，因为长期使用可能会增加双相抑郁的风险[811]。

一项 RCT 研究发现，氟哌啶醇和奥氮平在改善躁狂 / 混合发作的双相 Ⅰ 型障碍患者的治疗中并无疗效差异，但氟哌啶醇治疗组转为抑郁发作的患者更多，锥体外系的严重程度也更重[462]。

三、增效剂

对于难治性双相障碍患者，特别是快速循环发作患者，钙通道阻滞剂、甲状腺素、5-HT_{1A} 受体拮抗剂、苯二氮䓬类等可考虑作为增效剂与心境稳定剂联用。

1. 钙通道阻滞剂 虽然早期一项随机对照试验研究显示，维拉帕米单药治疗并没有抗躁狂作用，但其作为辅助治疗能显著增加锂盐的疗效，改善最初锂盐治疗无效的双相躁狂患者的结局[297]。2001年的一篇综述通过总结尼莫地平用于快速循环障碍治疗的有关研究后提出,钙通道阻滞剂可以作为其他心境稳定剂的增效剂[969]。

2. 甲状腺素　一项 RCT 研究发现,62 名治疗无效的双相抑郁共病焦虑患者在接受左旋甲状腺素治疗后第 4 周有显著改善,但 HAMD 得分改变无统计学意义[970]。一项横断面研究[971]发现,未用药双相障碍患者在不同情绪状态下甲状腺功能存在显著差异。甲状腺素在快速循环障碍治疗中可能也有效果。一项 RCT 研究显示,32 例治疗耐药、锂盐治疗失败的快速循环发作双相障碍患者使用左旋甲状腺素治疗,在大于 4 个月的随访中出现抑郁缓解、混合状态时间减少和愉悦时间增加[410]。另一项前瞻性研究显示,甲状腺素联合重复经颅磁刺激(rTMS)可能对于双相快速循环发作双相障碍有疗效,但证据等级较低[972]。

3. 5-HT$_{1A}$ 受体拮抗剂　Carvalho 等的研究显示,5-HT$_{1A}$ 受体拮抗剂丁螺环酮可以增强 SSRIs 的抗抑郁作用[973]。一项针对氟西汀或西酞普兰治疗 6 周无效的重度抑郁发作患者的 RCT 发现,治疗 1 周末丁螺环酮组的 MADRS 分数较安慰剂组显著降低,尽管治疗结束时两组的 MADRS 评分差异无显著性,但仍表明重度抑郁患者可以从丁螺环酮增效治疗中获益[974]。另一项双盲 RCT 证实,帕罗西汀合并吲哚洛尔 7.5mg/d 治疗双相抑郁能够加快药物起效时间,并促使更多患者症状持续缓解[975]。

4. 苯二氮䓬类药物　苯二氮䓬类药物与心境稳定剂或抗精神病药物联合可用于双相障碍的急性躁狂期治疗,尤其在共病焦虑时,可以缓解焦虑、改善睡眠[976]。但是一项针对 70 名双相 I 型障碍住院患者的回顾性研究显示,住院期间和出院后均接受苯二氮䓬类药物的患者其院外随访日显著多于未接受者[977]。另外 Perlis 报道,缓解期接受苯二氮䓬类药物治疗的双相障碍患者会增加情感症状复燃的风险[978]。Bobo 等对 482 名双相 I 型障碍或 II 型患者进行为期 6 个月的多中心随机研究发现,苯二氮䓬类药物的使用对有锂盐或喹硫平基础用药的双相 I 型障碍或 II 型患者的疗效无显著影响[979]。苯二氮䓬类和阿片类是摄入致死水平的最常见药物类别,自杀风险较高,存在误用或依赖,尤其在伴混合特征或老年患者中开具应当谨慎[980]。

四、抗抑郁药

抗抑郁药在双相障碍治疗中一直颇受争议,通常的批评要么是抗抑郁药对双相障碍缺乏疗效,要么是会导致情感不稳定,诱发转躁或快速循环。英国精神药理协会（BAP）指南推荐在双相 I 型障碍治疗中,抗抑郁药应该与一种具有长期抗躁狂疗效的药物联合使用。双相障碍的抑郁发作完全缓解后,应考虑逐步停用抗抑郁药。如果患者严重抑郁复发的风险较高时,可以适当地长期持续使用急性期的抗抑郁药[426]。2023 年英国国家卫生与临床优化研究所（NICE）建议,抗抑郁药通常在躁狂发作时逐渐减少并停用,只有奥氟合剂才可以作为一种特殊的治疗方法。加拿大情绪与焦虑治疗网络的指南（CANMAT）提出几点建议:①在双相障碍治疗中抗抑郁药仅推荐与其他循证药物联合使用,单药治疗可能存在安全问题。②抗抑郁药不适用于混合发作或有快速循环发作病史的患者。③对于既往对抗抑郁药治疗有反应且无治疗转躁史的双相障碍患者,辅助使用抗抑郁药可能是合适的。④维持期治疗中不建议长期使用抗抑郁药,特别是考虑到转躁的潜在风险。然而对联合治疗有反应且病情稳定的患者的初步研究表明,停用抗抑郁药可能会导致不稳定。⑤相对于双相 I 型障碍患者,双相 II 型障碍使用抗抑郁药的风险 - 效益比更低。在双相 II 型障碍中使用抗抑郁药的转躁发生率明显低于双相 I 型障碍,而且几乎只发生轻躁狂而不是躁狂[228]。

一项系统综述和 meta 分析纳入了截至 2016 年所有 RCT 研究后提出,与安慰剂相比抗抑郁药对双相 I 型障碍患者的抑郁复发和躁狂 / 轻躁狂复发无显著预防作用;与心境稳定剂单药治疗相比,抗抑郁药单药治疗可显著增加转相风险。抗抑郁药对双相 II 型障碍患者的抑郁复发有显著预防作用,但对躁狂 / 轻躁狂的复发无预防作用。推荐抗抑郁药用于双相 II 型障碍的巩固维持治疗,主要包括氟西汀、文拉法辛。抗抑郁药联合心境稳定剂或单药治疗的风险差异分别为: RD=0.02, 95% CI（ -0.03, 0.08 ）; RD=0.03, 95% CI（ -0.14, 0.19 ）。长期的抗抑郁药治疗可减少新的抑郁发作,而不显著增加新的躁狂 / 轻躁狂发作的风险,特别是在双相 II 型障碍患者中。单药治疗增加转躁的风险,而没有改善、预防新的抑郁发作[981]。

1. 奥氟合剂(OFC) 奥氟合剂治疗最早被美国 FDA 批准用于双相抑郁。一项针对 410 名双相 I 型障碍抑郁发作患者的随机双盲平行研究显示,OFC 组抑郁症状改善显著优于拉莫三嗪组,两组的转躁率均较低,组间无显著差异,但是联合治疗可使血脂和体重增加的风险升高[907, 982]。Vieta 的 meta 分析发现,与安慰剂相比,OFC 能显著降低双相抑郁的 MADRS 评分[813],并且 OFC 较奥氮平和安慰剂组能明显改善患者的有效率、缓解率和复发率[585]。2014 年的一个分析在比较了 1950—2014 年间美国和欧洲关于双相障碍治疗的 29 项研究后提出,OFC 应作为双相障碍的一线治疗方案[983]。2016 年的一项 meta 分析显示,OFC 在缓解双相抑郁的混合特征方面也显示出疗效[984]。

2. 安非他酮 一项针对安非他酮的系统综述和 meta 分析显示,安非他酮与舍曲林和文拉法辛一样有效;在缓解率的比较中,安非他酮为 37%,舍曲林为 34%,文拉法辛为 25%;另外,安非他酮的转躁率为 5%,低于 SSRIs(7%),显著低于 SNRIs(15%)和 TCAs(43%);而耐受性方面,安非他酮与其他抗抑郁药的治疗终止率相比较无显著性差异[985]。另一项开放性研究发现,有可卡因依赖的双相 I 型障碍患者在丙戊酸盐和阿立哌唑的基础上联合安非他酮治疗,4 周后安非他酮组的 HAMD 和药物滥用筛查测试(Drug Abuse Screening Test, DAST)量表评分较非联合组改善,同时 YMRS 分值没有显著增加[986]。

3. 阿戈美拉汀 一项早期小型研究(n=19)显示阿戈美拉汀联合心境稳定剂能够改善双相 I 型障碍抑郁发作患者的抑郁症状[987]。另一项针对双相 II 型障碍抑郁发作治疗的开放性研究显示,心境稳定剂联合阿戈美拉汀治疗 6 周可使 28 名患者中的 18 名抑郁症状得到改善[988]。但是目前尚缺乏阿戈美拉汀单用或联用治疗双相抑郁的 RCT 研究。

4. 氟西汀 一项为期 14 周的开放性研究(n=148)发现,双相 II 型障碍抑郁发作患者采用短期的氟西汀单药治疗后,有效率为 59.5%,缓解率为 58.1%,尽管有 23.7% 患者经历了轻躁狂 / 亚临床轻躁狂,但是治疗没有中断[989]。一项为期 6 个月的随机双盲安慰剂替代研究发现,既往对氟西汀治疗有效的双相 II 型障碍患者继续采用氟西汀治疗的复发率为 43%,而安慰剂组为 100%[990]。一项为期 1 年的随机双盲安慰剂替代研究显示,既往对氟西汀治疗有效的双相Ⅱ型障碍抑郁患者继续使用氟西汀治疗,其复发风险低于换用锂盐或安慰剂组,3 组出现轻躁狂的概率均很低,组间差异无统计学意义[991]。一项纳入 167 例患者的随机双盲对照研究显示,在快速和非快速循环型双相Ⅱ型障碍的长期预防复发治疗中,氟西汀与锂单药治疗和安慰剂治疗的抑郁复发和治疗后出现的情绪转换发生率相似[992]。

5. 舍曲林　两项关于联合抗抑郁药治疗双相抑郁的临床研究(n=174; n=228)发现,舍曲林、安非他酮和文拉法辛在疗效方面并无显著差异;舍曲林的转躁风险与安非他酮相近,显著低于文拉法辛[993,994]。在一项为期 16 周的双盲随机对照试验中,锂盐、舍曲林、锂盐联合舍曲林 3 组疗效一致[347]。

6. 艾司西酞普兰和西酞普兰　一项为期 12 周的小样本(n=20)随机双盲研究对双相抑郁患者在使用心境稳定剂基础上联用拉莫三嗪或西酞普兰进行了比较。结果显示,两种治疗方案均能显著降低患者的 MADRS 评分,组间无显著差异;另外 2 组均有 1 人因出现轻躁狂而终止治疗[854]。另一项关于艾司西酞普兰联合心境稳定剂治疗双相抑郁的开放性研究(n=20)同样认为联合艾司西酞普兰对于中重度的双相抑郁患者有效且耐受性好[995]。

7. 氟伏沙明　氟伏沙明主要用于治疗单相抑郁和强迫症,用于双相障碍治疗的报道较少。与其他 SSRIs 相同,当用于双相障碍治疗时,氟伏沙明可能增加患者躁狂发作或快速循环发作的风险,尤其是未联用心境稳定剂时[996]。对双相障碍合并强迫症患者,临床上有使用氟伏沙明的案例,但就目前报道来说,无相关证据支持其疗效[997,998]。

此外需注意的是,氟伏沙明与其他药物合用时可能会发生药物相互作用。例如,与某些抗精神病药物、心境稳定剂、阿戈美拉汀联用时,氟伏沙明可能会增加这些药物的浓度,导致不良反应的发生风险增加。例如,氟伏沙明与喹硫平联用时,氟伏沙明通过阻断 N- 脱烷基化可使喹硫平浓度增加 159%[999]。

8. 帕罗西汀　Shelton 的一项小样本随机双盲研究发现,双相抑郁患者在原有心境稳定剂的基础上联用帕罗西汀和安慰剂,或利培酮和安慰剂,或帕罗西汀和利培酮联合治疗 12 周后，3 组患者的抑郁症状均有改善，但组间差异无显著性[921]。一项针对心境稳定剂联合抗抑郁药（安非他酮或帕罗西汀）治疗双相抑郁的多中心、双盲 RCT 显示，联合抗抑郁药的疗效并不优于安慰剂[1000]。在另一项多中心、双盲 RCT 中，双相抑郁患者接受帕罗西汀（20mg/d）单药治疗 8 周后，抑郁症状的改善与安慰剂组无显著差异，2 组的转躁率分别为 10.7% 和 8.9%，差异不具有统计学意义[1001]。

9. 文拉法辛　双通道抗抑郁药物具有更高的转躁风险[1002]。一项针对 129 名双相 II 型障碍患者进行的 12 周急性治疗期单药治疗的研究发现，文拉法辛在急性治疗期减轻抑郁症状方面优于锂盐，文拉法辛的反应率（67.7%）大于锂盐（34.4%），且文拉法辛产生了更高的缓解率（58.5% vs. 28.1%），同时不会增加转躁率。且进一步研究发现，文拉法辛对于焦虑症状的控制也优于锂盐[345]。研究中 12 周治疗后抑郁评分降低 50% 的有效者（n=55）继续接受了 6 个月的预防复发单药治疗，结果显示文拉法辛与锂盐的复发率（7.5% vs. 26.7%）、复发风险、复发时间无差异。双相障碍快速循环发作患者中文拉法辛（17.6%）和锂盐（42.9%）出现轻躁狂症状的发生率相似[346]。

10. 伏硫西汀　伏硫西汀是一种新型抗抑郁药，主要用于单相抑郁，有益于认知改善。关于伏硫西汀治疗双相抑郁的相关数据仍然缺乏。一项纳入 100 例双相 II 型障碍患者的研究显示，伏硫西汀联合鲁拉西酮与丙戊酸盐联合鲁拉西酮两组之间的疗效及不良反应发生率没有显著差异，但伏硫西汀组中有 3 例患者转相为躁狂或轻躁狂发作[1003]。另一项 60 例样本、24 周治疗的实验报告了伏硫西汀联合心境稳定剂的疗效，结果表明伏硫西汀联合心境稳定剂治疗的双相障碍患者的有效率和缓解率相对较高，52% 的患者获得了临床缓解（平均 8.97 周 ±4.05 周），但同时也有转相风险[1004]。

（陈俊）

第三节 非药物治疗的循证证据

> ⚠️ **要点提示：**
>
> 7-3-1. 双相障碍非药物治疗的循证证据

应用 PubMed、Web of Science、Cochrane Library、Central、EMBASE、PsycINFO、CNKI 及万方数据库、维普数据库等检索国内外有关双相障碍治疗的研究文献，系统评述非药物治疗双相障碍的有效性和安全性。

一、物理治疗

物理治疗通常可以作为双相障碍患者的辅助手段以提高疗效。根据既往研究类型、研究数量等，对相关治疗进行证据等级划分，如表 7-3-1 所示。

表 7-3-1 双相障碍物理治疗的证据等级表

疾病类型	治疗方案	证据等级
双相抑郁	MECT 双额刺激 1~3 次 / 周	B
	rTMS 高频刺激左侧 DLPFC	B
	rTMS 低频刺激右侧 DLPFC	C
	tDCS 刺激阳极 F3/DLPFC，阴极 F4/DLPFC	C
双相躁狂	MECT 双额刺激	B
	rTMS 高频刺激右侧 DLPFC	B
	tDCS	D

续表

疾病类型	治疗方案	证据等级
双相混合	MECT 双额刺激	C
	rTMS	C
	tDCS	D

注：MECT，改良电休克治疗；rTMS，重复经颅磁刺激；tDCS，经颅直流电刺激；DLPFC，背外侧前额叶皮质。

1. 改良电休克治疗　改良电休克治疗（modified electroconvulsive therapy，MECT）可迅速改善双相障碍患者的精神病性症状、降低自杀风险。与单独药物治疗相比，MECT 联合药物治疗双相障碍患者，在疗效上更显著。在靶点选择上，相较于双颞刺激，双额刺激可在加快治疗反应的同时减少认知相关的不良反应。建议患者每周进行 2~3 次，频率在 1~20Hz 的短脉冲治疗，因为较高的频率与频繁的刺激都有可能增加患者躁狂 / 轻躁狂发作风险[1005]。

（1）MECT 治疗双相抑郁：目前已有多项开放性回顾性研究结果表明，MECT 可有效改善双相抑郁症状，多项荟萃分析得到了同样的结论。一篇纳入了 6 项队列研究的荟萃分析（$n=316$）显示 MECT 对于双相抑郁患者的总体缓解率为 53.2%（168/316）[1006]。另一篇纳入 19 项研究的回顾性荟萃分析得出了类似结论，从统计结果来看，相比治疗单相抑郁患者，MECT 治疗双相抑郁患者的有效率、反应率和反应速度等指标均更高，且较少的 MECT 次数便能获得一定的疗效反应[1007]。

近年来有关 MECT 治疗双相抑郁的高质量随机对照试验（RCT）较少。一项为期 6 周的多中心 RCT（$n=79$），采用蒙哥马利抑郁评定量表（MADRS）、临床总体印象量表（CGI）等对 MECT 疗效进行综合评价。在 6 周治疗期结束时，MECT 组的各项量表平均得分低于药物治疗组，MECT 组相较于基于算法的药物治疗效果更显著；且 MECT 组的反应率明显高于接受基于算法的药物治疗组，但两组的缓解率没有差异[1008]。

普遍认为 MECT 是一种安全且不良反应小的治疗方式，一项针对电休克治疗双相抑郁的 RCT（$n=39$）研究显示，MECT 治疗不会损害一般的神经认知功能[1009]，另一项 RCT（$n=220$）研究显示，在 MECT 疗程中转为轻躁狂／躁狂的风险非常低[1010]。考虑到出现短暂轻躁狂症状的患者其本身临床症状较为严重，由此，有学者认为出现的轻躁狂症状可能并不是真正意义上的躁狂发作，而是治疗后残留症状的存在。

（2）MECT治疗双相躁狂发作：早期的回顾性和前瞻性研究证实了MECT治疗双相躁狂发作的有效性和安全性，并认为治疗效果与患者的抑郁症状、躁狂严重程度等因素相关。所有MECT相关研究中，有7项针对躁狂的RCT，2项试验比较了MECT和药物治疗的疗效，1项试验比较了真实MECT和MECT伪刺激之间的疗效，其余试验比较了不同的MECT方式对双相躁狂患者的疗效。一篇包含以上所有RCT的系统综述表示，急性躁狂发作的患者接受MECT治疗后症状显著改善，且改善迅速；并且急性躁狂发作患者无论疾病严重程度如何，对MECT都有反应，但存在愤怒、易怒和多疑症状的患者结果可能不太好。由于该文献存在无法规避的风险偏倚且研究结果缺乏一致性使得研究结果应用受限[1005]。而最近一项有关MECT联合药物治疗与单独药物治疗急性躁狂发作的疗效和安全性的荟萃分析对上述文献进行了补充。该分析表明，与单独药物治疗相比，MECT联合药物治疗急性躁狂发作的疗效和耐受性均更好[263]。

（3）MECT治疗双相混合发作：MECT能够有效地治疗双相混合发作。研究表明混合发作患者经MECT治疗后，其CGI、汉密尔顿抑郁评定量表（HAMD/HDRS）、杨氏躁狂评定量表（YMRS）和简明精神病评定量表（BPRS）的评分显著降低，且诱发躁狂发作的风险几乎为零，尤其是在药物无效或不能用药的情况下，可作为一种疗效确切的治疗方法。

一篇纳入了7项MECT治疗双相障碍研究的叙述性综述表示，针对严重耐药的混合状态患者，MECT能显著改善其躁狂和抑郁症状[1011]。要达到与MECT治疗双相抑郁患者相当的缓解率，混合发作患者通常需要更多的MECT治疗次数和更长的住院时间[1011]，这与之前的系统性综述结果保持高度一致[1012,1013]。但也有一些研究表示混合状态患者在MECT疗程结束时，患者的YMRS评分并无显著改善，其他量表改善均显著，且均无患者转躁。

（4）MECT治疗伴高自杀风险的双相障碍患者：MECT的适应证为高自杀风险、冲动攻击、药物治疗效果欠佳的患者治疗。双相障碍患者的自杀风险是一般人群的 20 倍,其自杀风险是所有精神疾病中最高的。MECT 被认为是预防双相障碍患者自杀的有效手段之一。

一篇发表于 2014 年的系统性综述显示 MECT 可有效缓解双相障碍患者严重抑郁、躁狂和精神病性症状并降低其自杀倾向[1014]。在 2023 年发表的一项回顾性队列研究(n=1 931)中,患者在电休克治疗前后通过抑郁症状快速评定量表(Quick Inventory of Depressive Symptomatology, QIDS)进行自我报告,结果显示自杀意念的降低与 MECT 治疗有关[1015]。在另一项回顾性队列研究(n=487)中,接受 MECT 治疗的患者中最终死于自杀的占比约 14.8%,而在未接受 MECT 治疗的患者中,比例则高达 26.4%,该研究结果表明,与非 MECT 接受者相比,MECT 接受者的自杀事件更少[1016]。

(5)MECT 在特殊人群中的应用:一篇关于老年双相障碍患者的系统性综述显示对药物治疗无应答的老年双相障碍患者,推荐 MECT 治疗[1017]。历年临床实践和最近的文献都证明 MECT 应用于老年双相障碍患者安全有效、不良反应小,且不会导致患者发生痴呆等一系列影响生活质量的问题。并且有回顾性综述认为患者的社会功能、认知问题以及身体健康问题会随着精神症状的改善而改善。

一篇有关妊娠期使用 MECT 的系统综述表示,MECT 是一种适用于妊娠所有阶段的治疗方法,尤其是在妊娠中期,70.5% 的妊娠期双相障碍患者经过 MECT 治疗后精神病性症状有所改善[1018]。该综述认为 MECT 应用于妊娠期双相障碍患者,大多数可能的并发症都是中低度的,不危及生命,包括双相障碍患者在内的 130 例孕产妇在 MECT 治疗后:孕产妇并发症中,50% 为中度(没有快速解决和 / 或需要医疗干预,如早产),34.2% 为轻度(自发解决和 / 或不需要医疗干预,如短暂性胎儿心律失常和子宫收缩),15.8% 为重度(造成永久性或潜在不可逆转的损害,如癫痫持续状态、肾功能不全、尿崩症、心功能不全);胎儿并发症中,47.8% 为轻度,43.5% 为重度,其余 8.7% 为中度。

一项针对儿童及青少年双相障碍的回顾性队列研究认为,MECT 对于儿童青少年双相障碍来说是一种安全有效的治疗方法,MECT 的疗效和不良反应与成人报告的疗效和不良反应相似,特别是对于 15~18 岁的患者[535]。

2. 重复经颅磁刺激 重复经颅磁刺激（repetitive transcranial magnetic stimulation，rTMS）常用于双相抑郁急性期治疗，而用于治疗躁狂发作及混合发作期的研究较少。一篇包含了15项病例对照研究的叙述性综述表示，患者疾病的双相本质可能增加了他们在rTMS中发展为（轻度）躁狂的脆弱性，高频与低频rTMS均有可能引起躁狂/轻躁狂症状[1019]。在治疗双相抑郁患者方面，大多数研究采用右侧背外侧前额叶皮质（dorsolateral prefrontal cortex，DLPFC）的低频或者左侧DLPFC的高频刺激。有研究认为使用上述两种治疗方案较少引起躁狂/轻躁狂发作。

（1）rTMS治疗双相抑郁发作：一篇关于rTMS联合药物治疗双相抑郁急性期的较早的荟萃分析提示rTMS是一种安全有效的治疗方式[1020]。一项回顾性分析显示与接受rTMS伪刺激的患者相比，接受rTMS的患者症状缓解的人数明显更多，但在治疗过程中必须密切监测精神运动性躁动的风险[1021]。另一篇纳入11项rTMS治疗双相障碍患者研究的荟萃分析表示，在rTMS治疗双相抑郁的研究中，rTMS组患者治疗后的抑郁评分和缓解率均优于rTMS伪刺激对照组[1022]。

在考虑疗效的同时，最佳刺激靶点和频率也是rTMS的重要考虑因素。前额叶和边缘系统被认为是最重要的情感调节区，结合脑功能影像、局部脑血流及实际临床应用，DLPFC是rTMS治疗双相抑郁的常用靶点。

最初的荟萃分析表示，在靶点选择上，针对右侧DLPFC区的低频刺激显示出更好的疗效[18]。而另一篇荟萃分析则表示仅在左侧DLPFC区的高频刺激下观察到有统计学意义的临床反应[325]。最近一项随机双盲交叉试验（$n=29$）也得出了相似的结论，研究对难治性双相抑郁患者左侧DLPFC区应用高频刺激，发现55.7%的患者HAMD量表评分显著下降。此外，在研究试验期间，患者未表现出如癫痫发作或躁狂/轻躁狂转换等不良反应。

（2）rTMS治疗双相躁狂发作：早期Grisaru等人将双相躁狂患者随机分配到左侧DLPFC组或右侧DLPFC组，并同时对他们进行高频刺激，结果显示，在相同的刺激强度下，右侧DLPFC区受刺激的患者躁狂症状改善更明显，该研究认为在左侧DLPFC区行高频刺激可能会加重患者的躁狂症状[1023]。随后他们再次进行了一项随机假对照试验，结果显示与rTMS伪刺激相比,右侧 DLPFC 区 rTMS 治疗双相躁狂患者效果并不显著[1024]。研究者认为这可能是由于左侧 DLPFC 区 rTMS 阻碍了药物发挥抗躁狂作用。在此之后的方案都针对右侧 DLPFC 区进行,而随后的一系列试验均支持在右侧 DLPFC 区对双相躁狂患者行高频 rTMS,患者治疗后的 YMRS、CGI 得分下降更加明显,疗效更好[276]。

（3）rTMS 治疗双相混合发作:由于 RCT 研究较少,因此还需要更多双相混合发作患者样本进一步评估 rTMS 对于混合发作患者的疗效。在一项应用 rTMS 治疗难治性混合发作的自身对照研究（n=40）中,患者予以丙戊酸盐治疗 4 周后,在维持原有剂量及血药浓度基础上联合 3 周的 rTMS 右侧 DLPFC 区的低频刺激治疗,抑郁症状及躁狂症状均显著改善[1025]。一例病例报告显示,对双侧 MECT 有抵抗性的混合发作患者,在接受了强化左侧 DLPFC 区的高频 rTMS 治疗后,抑郁情绪和躁狂症状均得到改善,最新的一例病例报告也得出了相似的结果。除此之外,上述研究都未观察到癫痫发作或任何其他常见的不良反应。

3. 经颅直流电刺激（transcranial direct current stimulation,tDCS）

（1）tDCS 治疗双相抑郁:tDCS 在一些研究中展现出治疗双相障碍的有效性,被认为可能是一种相对经济且安全有效的辅助治疗手段。最近的荟萃分析也提供了证据支持 tDCS 治疗双相障碍患者的益处。在一篇纳入 14 项临床研究的叙述性综述中,一共纳入了 207 名双相抑郁患者,一致证明了 tDCS 的疗效,治疗后患者的抑郁评分降低幅度从 18% 到 92% 不等[1026]。一项有关 tDCS 联合药物治疗双相抑郁的随机、对照、双盲试验（n=59）研究结果显示,与接受 tDCS 伪刺激的患者相比,接受 tDCS 的患者 HAMD、MADRS 减分率更高,说明 tDCS 可以改善双相抑郁[1027]。之后有研究也得出了类似的结果。

目前 tDCS 治疗双相抑郁的靶点选择比较一致,即通常将阳极放置在 F3/DLPFC,阴极放置在 F4/DLPFC,以达到最佳的治疗效果。

一项 RCT（n=30）研究结果表示 tDCS 能快速改善双相抑郁患者的症状,但其抗抑郁效果是有限的,远不及 MECT 的高效,且无法稳定维持[1028]。因此,tDCS 治疗的效果及规律还需要更多试验来进一步研究。而将 tDCS 作为辅助治疗与其他治疗手段（如药物治疗、心理治疗或其他脑刺激治疗）

相结合时,可能会收获更好的疗效。考虑到 tDCS 是一种相对经济安全,且具有一定效果的辅助治疗手段,其可能在双相抑郁的治疗上具有较大的转化潜力。因此,有关 tDCS 的研究及其相关的不同联合疗法仍值得进一步开发和探索。

(2) tDCS 治疗双相躁狂和混合状态:目前,采用 tDCS 治疗双相躁狂的资料较少。一份病例报告显示,tDCS 作为治疗双相躁狂的辅助手段,可改善患者的躁狂症状[1029]。然而,对于 tDCS 治疗躁狂患者的疗效,仍需更多的研究来进行评估。此外,目前也尚未有研究评估 tDCS 治疗混合状态患者的疗效。

> **问题 7-3-1:双相障碍物理治疗循证证据**
> 答案:MECT 对于双相抑郁[1006-1008]和双相躁狂[263,1005-1010]为 B 级证据;对于双相混合[1012,1013]为 C 级证据;rTMS 对于双相抑郁[1020-1022]和双相躁狂[276,1023,1024]为 B 级证据,对于双相混合[1025]为 C 级证据;tDCS 对双相抑郁[1026-1028]为 C 级证据,双相躁狂及双相混合证据不足。

二、心理治疗

药物干预是治疗双相障碍的首选方法。然而,大部分患者在服药依从性上的困难,削弱了药物治疗的效果和效率。单独药物治疗可能不足以缓解双相障碍患者的病情和维持其心理社会功能,因此心理社会干预被提议作为药物治疗的补充。

目前所有的心理治疗方法中,心理教育(psychoeducation, PE)、认知行为治疗(cognitive behavioral therapy, CBT)、以家庭为中心的治疗(family-focused treatment, FFT)、人际和社会节律治疗(interpersonal and social rhythm therapy, IPSRT)、同辈干预在双相障碍维持期方面的循证证据支持较为充足。CBT、FFT 可以用于双相抑郁急性期治疗,以有效改善、稳定情绪症状。然而在双相障碍的躁狂发作急性期和混合发作急性期尚无证据证明上述心理社会干预具有肯定疗效。其他心理治疗方法,如正念认知治疗(mindfulness-based cognitive therapy, MBCT)、辩证行为治疗(dialectical behavior therapy, DBT)、认知功能训练(cognitive remediation therapy, CRT)、动机访谈等,则需要进行更多的研究观察对双相障碍的疗效。具体见表7-3-2。

表7-3-2 双相障碍辅助心理治疗的证据等级表

心理治疗方法	维持期:证据等级	抑郁期:证据等级
心理教育(PE)	B	D
认知行为治疗(CBT)	B	B
以家庭为中心的治疗(FFT)	B	B
人际和社会节律治疗(IPSRT)	B	D
同辈干预	B	D
正念认知治疗(MBCT)	D	B
认知功能训练(CRT)	D	D
辩证行为治疗(DBT)	D	D
动机访谈	D	D

1. 心理教育(PE) PE重点在于改善个体所有维度的功能,以及可以提高个体对治疗的依从性,但也有研究显示PE在成年早期双相障碍患者群体中的效果可能不显著。

一项荟萃分析研究显示,PE在减少发作频率、住院次数和缩短住院时间等方面有充分的证据[251]。但PE在改善患者躁狂或抑郁症状严重程度以及生活质量方面的研究结果存在不一致,更多研究结果倾向于PE对这些维度有效。

一项系统性综述和荟萃分析的研究显示除了个体心理教育(individual psychoeducation, IP)以外,团体心理教育(group psychoeducation, GP)和心理教育家庭干预(psychoeducational family intervention, PFI)在症状改善或减少复发等方面同样有效[251]。一项RCT(n=85)研究显示GP能够推迟主要研究期间和随访期间(随机分组后的8年)的首次入院时间[1030]。一项荟萃分析研究证实GP可以显著降低患者的复发率[1031]。一项大型的单盲

RCT（*n*=204）研究指出，GP 在复发预防方面表现出与 CBT 等效的临床益处，但成本更低[1032]。RCT 研究显示 PFI 可有效改善双相障碍患者的抑郁症状、减少患者复发、住院次数和自杀企图，能有效改善患者社会功能、减轻家庭负担。

2. 认知行为治疗（CBT）　一项纳入 9 项 RCT 研究的荟萃分析显示，双相障碍维持期予以 CBT 干预可以有效降低双相障碍患者尤其是双相 I 型障碍患者的复发率，但疗效会随着时间推移而减弱[1033]。有两项荟萃分析提示 CBT 与改善和稳定抑郁症状相关[251,1034]。但有荟萃分析显示在改善双相抑郁症状方面未发现明显疗效[1033]，需要更多的研究加以探索。

在改善双相躁狂症状方面，由于躁狂患者认知歪曲会导致其低估风险、夸大收益，存在能够把事情做好的过度积极的内心情绪体验，这可能在一定程度上促进了 CBT 的效果。但一项荟萃分析提示这种有效似乎仅针对缓解期存在残留躁狂症状的患者，没有证据表明它对于急性躁狂期的患者是有益处的[251]。

除传统 CBT 以外，目前一些新兴的 CBT 干预模式可能存在一定治疗前景。一项单盲 RCT（*n*=67）研究结果表明以康复为重点的 CBT 能够延长病情复发时间、减少复发率[1035]；一项纳入 26 名 7~13 岁双相障碍患者的 RCT 研究结果显示，儿童和家庭聚焦的认知行为治疗（child-and family-focused cognitive behavioral therapy, CFF-CBT）总体上展现出类似的疗效，同时能够显著提高家庭功能和家长的应对能力[1036]；一项多中心 RCT（*n*=128）研究结果表明团体认知行为治疗（group cognitive behavioral therapy, GCBT）能够降低复发率、延长缓解时间、改善生活质量[1037]；一项针对聚焦表象的认知治疗（imagery focused cognitive therapy, ImCT）的 RCT（*n*=62）研究结果显示该治疗能够减少双相障碍患者抑郁症状[1038]。

3. 以家庭为中心的治疗（FFT）　双相障碍会对患者的家庭功能造成损害，同时家庭成员对于患者的症状也会存在误解从而导致患者无助的情感。FFT 旨在提高照料者的疾病管理技巧和自我保健能力，从而减少家庭内部的压力和冲突，同时增进家庭成员之间的亲近程度。一项 RCT（*n*=46）研究结果显示，该治疗不仅降低了照料者和家庭成员的健康风险，同时还减轻了患者的抑郁症状[1039]。

研究人员还在此标准化 FFT 基础上制定了一些特殊的治疗。一项 RCT（*n*=149）研究[1040]证实了以家庭为中心的护士主导干预（family-focused nurse-led intervention, FFNI）辅以常规治疗能改善患者的整体功能水平，强调了家庭参与和专业护理在管理双相障碍患者中的重要性。另一组研究人员则聚焦于传统 FFT 的技术更新与适应运用，来自 3 个中心的 RCT（*n*=127）研究证实了早期情绪障碍的青少年可能受益于移动健康应用程序增强的 FFT[1041]。

4. 人际和社会节律治疗（IPSRT） 双相障碍存在三种已被证实相互关联的复发途径，包括药物依从性、压力性生活事件的作用、社会节律（日常活动和例行程序）的中断。而 IPSRT 是人际心理治疗和社会节律治疗的结合，包括对社交和睡眠节律的调节。鉴于双相障碍的复杂性，加之 IPSRT 注重人际关系和稳定的社会节律的多模式方法，在改善患者的生活质量和社会功能方面显得尤其有效。一项 RCT（*n*=88）研究[1042]证实 IPSRT 可减少双相障碍患者再入院率和改善患者人际关系、社交和休闲活动、育儿和人际行为。其他研究也佐证了这一点，联合使用 IPSRT 能够促进双相障碍患者社会功能的康复，然而对于双相障碍症状的改善并不显著。

IPSRT 还可用于双相障碍高危青少年的早期干预，一项 RCT（*n*=42）研究证实通过增强睡眠连续性来延缓或预防阈下躁狂发作是有希望的[1043]。

5. 同辈干预 同辈辅助干预通常由与患者有相似情况、能够成功控制疾病并接受过心理健康专家培训的个人来提供支持，它被认为是双相障碍心理社会干预中的一种重要策略，在应用这一策略时需要注意的是，同辈需要有明确的角色和接受督导。

尽管存在异质性，但仍有纳入 48 项研究的系统性综述表明维持期双相障碍患者联合同伴的干预，可对双相障碍患者的症状、社会功能、生活质量等均产生积极影响[1044]。一项 RCT 研究显示联合同伴干预可增加双相障碍患者的自我效能感[1045]。有研究认为同伴的理解能够帮助双相障碍患者减少孤立感和疾病诊断后的耻辱感，激励患者坚持精神科治疗，增强对疾病的控制感和对自我的自信。

6. 正念认知治疗（MBCT） 对于双相障碍人群的 MBCT 的荟萃分析[434]研究结果表明，MBCT 可有效提高患者的正念能力和情绪调节能力，在减轻双相障碍患者的抑郁和焦虑症状方面确实能够发挥作用,然而其缓解躁狂症状的有效性尚未得到证实。有研究显示 MBCT 的获益似乎也是有时间限制的,这可能是由于正念练习次数与 MBCT 效果之间存在正相关,随着治疗的结束和时间的推移,正念练习的次数减少甚至逐渐消失,没有持续的干预,正念能力会逐渐下降。

7. 认知功能训练（CRT） CRT 是指对患者的认知能力,如记忆、注意等,进行的训练。双相障碍患者的认知功能受损明显,且与社会职业结构和生活质量存在较强的关联,因此 CRT 被认为是一种有前途的治疗方法。一项纳入了 10 项 RCT 研究的荟萃分析显示 CRT 可能会适度提高双相障碍患者包括工作记忆、言语记忆、执行计划等方面的认知能力,但对功能水平没有改善[1046]。

8. 其他心理社会干预 一些其他心理社会干预方式相关研究少,证据不足,仅做简单罗列。已有研究显示,动机访谈可能改善双相障碍患者的治疗依从性和社会功能。DBT 可以显著减轻青少年双相障碍高危群体及患者的抑郁症状和自杀意念。这些心理社会干预方法均有待于更多研究,以明确对双相障碍的干预效果。

> **?**
>
> 问题 7-3-2:双相障碍心理治疗循证证据
> 答案:PE[251, 1030-1032]、CBT[1033]、FFT[1040]、IPSRT[1042]、同辈干预[1045]对于双相障碍维持期为 B 级证据,CBT[251, 1030-1034]、FFT[1039]、MBCT[434]对于双相抑郁为 B 级证据;心理治疗对双相躁狂、双相混合的证据不足。

三、数字医疗

依赖互联网和应用程序的现代趋势,数字医疗工具如智能手机应用程序和直接的线上干预等提供了一种创新的辅助治疗方式,其优势在于持续的症状监测和即时的心理教育（PE）。

1. 基于应用程序的干预 基于智能手机应用程序干预的独特便利性

和可及性,可以作为双相障碍患者线上管理、持续监测的一种选择,越来越多的文献强调了这一类治疗方法的潜在益处。在线认知行为治疗(online cognitive behavioral therapy, eCBT)/基于互联网的认知行为治疗(internet-based cognitive behavioral therapy, iCBT)的优点在于能够帮助对传统治疗方法有抵触或难以获得面对面心理治疗服务的患者,不受地理空间限制,获得极大的普及,目前国内已有一些相关的应用程序。iCBT 在双相障碍中的应用潜力已经得到了研究支持,iCBT 可能是治疗双相 II 型障碍患者残留症状的有效方法。一项 RCT 研究发现移动端 PE 应用程序可以有效改善双相障碍患者焦虑、抑郁、躁狂症状[1047]。然而应用程序对于症状改善并非完全一致,Faurholt-Jepsen 等人 2017 年[1048]的研究使用 Monsenso 自我监测系统对双相障碍患者的疾病活动进行自我监测,发现患者的生活质量改善和感知压力的减少,但对抑郁和躁狂症状疗效不显著。因此,还需要临床研究进一步验证这些干预的有效性,关注如何优化这些干预工具的内容和方式。

2. 基于网络/电话的线上干预 数字医疗工具还包括通过网络平台/移动电话等的咨询与治疗服务,例如精神科医师通过网络医院提供包括疾病长期管理及症状监测等一系列服务,以及心理治疗师/心理咨询师通过网络或手机提供线上的心理干预。通过网络平台的咨询与治疗服务能够涵盖多个方面的专业技术支持,包括专业人员、社会帮助、以康复为导向并且个性化的自助服务等。一项 RCT(n=25)研究使用电话提供积极心理学干预,有效改善了双相抑郁患者心理状态并减轻了其抑郁症状[1049]。然而这一部分的研究证据尚不足,需要更多基于社会、经济和文化特征的以用户为中心的研究,以发展基于网络的精神卫生服务体系。

当前的数字医疗在广泛应用方面仍然存在着重大的局限性,公众和专业人士都会对网络咨询的安全问题及隐私保护表示担忧。因此,通过数字医疗的服务需要在隐私保护、身份确认及资质审查等伦理问题方面,以及其可获得性和亲和力等方面进一步完善改进。

四、其他非药物治疗

除上文提及的非药物治疗外,针对双相障碍患者的非药物治疗还包括光照治疗(light therapy, LT)、睡眠剥夺(total sleep deprivation, TSD)、光照治疗联合睡眠剥夺(LT+TSD)、防蓝光治疗等。前三项多用于改善双相抑郁,防蓝光治疗相关研究证据多针对双相躁狂。具体见表 7-3-3。

表 7-3-3　双相障碍其他非药物辅助治疗的证据等级表

治疗方法	双相抑郁:证据等级	双相躁狂:证据等级
光照治疗(LT)	B	D
睡眠剥夺(TSD)	B	D
光照治疗 + 睡眠剥夺(LT+TSD)	B	D
防蓝光治疗	D	D

1. 光照治疗(LT)　LT 是一种自然、低风险的干预措施,可通过价格低廉的光源设备提供,适合在家中或办公室环境中使用,多用于改善双相障碍患者的抑郁症状。早晨的强光是针对所有情绪障碍应用最广泛的 LT 方法。一篇纳入 9 项有关 LT 研究的荟萃分析表示,LT 无论是否与 TSD 或药物治疗等相结合,其均显著降低双相障碍患者的疾病严重程度,相较于非 LT 治疗,患者在 HAMD、贝克抑郁量表得分下降更明显[1050]。另一篇荟萃分析表明,与安慰剂相比,无论治疗持续时间长短,LT 都显示出更强的抗抑郁效果,且持续时间越长临床效果越好[1051]。大多数研究表示 LT 的耐受性良好,但建议同时进行抗躁狂治疗,并注意监测不良反应、安全性和转躁风险。

2. 睡眠剥夺(TSD)　一篇 TSD 作为双相抑郁辅助治疗的荟萃分析显示,与单独药物治疗相比,接受 TSD 加药物治疗的患者一周后抑郁症状显著减轻[1052]。此外,有研究表明,TSD+LT 对双相抑郁患者进行治疗后,患者的抑郁症状明显改善,与抗抑郁相关的炎症生物标志物也随之下降[1053]。

3. 防蓝光治疗　防蓝光治疗常作为双相躁狂发作的辅助治疗。多项小样本 RCT 研究表示防蓝光治疗可有效改善双相躁狂患者的睡眠,调节昼夜节律,并显著减轻患者的躁狂症状[1054]。

> **?** 问题 7-3-3:双相障碍其他非药物治疗循证证据
> 答案:LT[1050,1051]、TSD[1052]、TSD+LT[1053]对于双相抑郁为 B 级证据;对于双相其他心境发作证据不足;数字医疗、防蓝光证据不足。

综上,作为药物治疗的辅助,双相障碍的非药物治疗领域发展较快,方法逐渐丰富。有些方法经临床长期使用、疗效肯定,如 MECT、PE、CBT、FFT 等;新型神经调控具有良好的发展前景,如 rTMS、tDCS 等;数字医疗在双相障碍的非药物治疗方面有很大的应用空间,通过数字医疗实施的病情监测与心理治疗、心理教育的结合使用,可能是未来双相障碍疾病管理的重要发展方向。

(王纯)

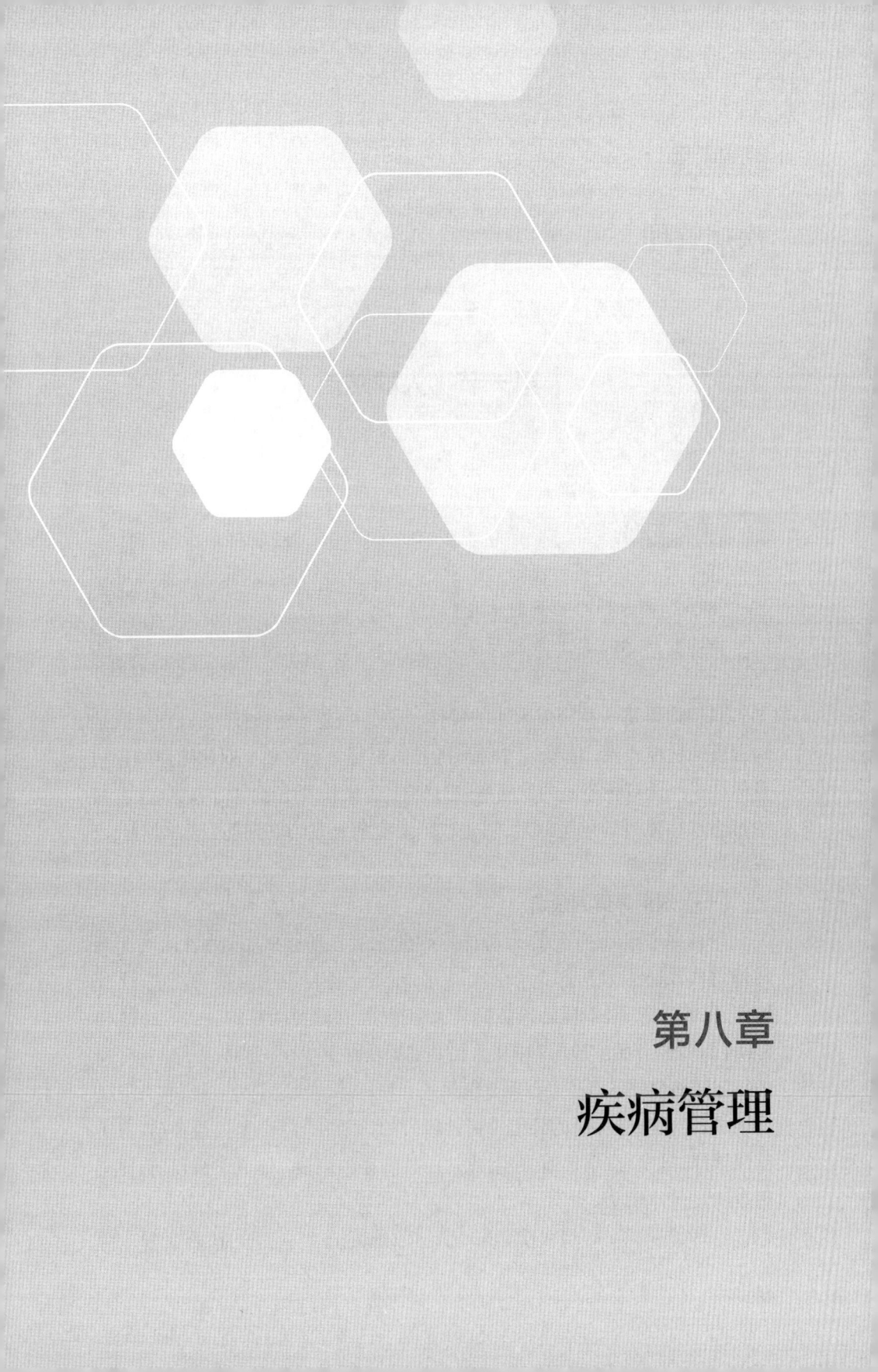

第八章

疾病管理

8

第八章

疾病管理

| 第一节　人群防治 |

> **❗ 要点提示:**
>
> 8-1-1. 双相障碍的预防
>
> 8-1-2. 双相障碍的早期识别
>
> 8-1-3. 双相障碍的早期干预

　　双相障碍是一种病因未明的慢性、复发性、进展性精神疾病,常导致某种程度的精神残疾,因此,双相障碍的预防显得尤为重要。双相障碍的预防目标在于降低双相障碍的发病率、患病率、复发率,缩短症状存在的时间,减少罹患双相障碍的危险因素,阻止或延缓疾病复发,减轻其对患者本人、家庭和社会的影响。

（一）双相障碍的预防

　　1964 年 Caplan 首先提出精神障碍的三级预防模式,以后各国对于精神障碍的预防主要从这 3 个层次展开,并结合各自不同的社会制度、文化特点、民族特色,对本国的预防模式大胆探索,并取得明显的进步。2013 年 5 月 1 日我国开始实施的《中华人民共和国精神卫生法》即体现了精神障碍的三级预防模式。其中"心理健康促进和精神障碍预防"为一级预防,有关病因的预防、防止疾病的发生;"精神障碍的诊断和治疗"是二级预防,有关临床治疗,早发现、早诊断、早治疗;"精神障碍的康复"体现三级预防,促进康复,防止精神残疾。

　　1. 一级预防　一级预防(primary prevention)即病因预防,是通过消除或减弱精神障碍的病因或致病因素,增强预防精神障碍发生的保护因素,从而达到防止或减少精神障碍发生的目的。因此,双相障碍的一级预防不仅指特异性病因预防,通过消除或减弱病因或危险因素,增强保护因素来防止或减少双相障碍发生,还包括非特异性的预防措施,即健康促进和健康保护。一级预防属于最积极、最主动也是最有效的预防措施,也是目前最薄弱的环节,应给予特别重视。

（1）疾病与危险因素监测:遗传被认为是双相障碍最主要的危险因素,但改变或降低遗传风险并不容易实现。除此之外,双相障碍的危险因素还包括:童年期遭受虐待,父母关系不良,家庭冲突或破裂,社会阶层低,居丧,应激性生活事件,过度使用精神活性物质,情感旺盛气质或环性气质,慢性失眠,慢性疼痛,注意缺陷,慢性躯体疾病,精神障碍阳性家族史,父亲物质滥用,社交技能差,出生体重低,围生期并发症,母亲妊娠期毒物使用等。

双相障碍的保护因素包括:应对逆境的能力良好,适应能力良好,自主性强,运动锻炼,安全感强,情感驾驭能力强,教育良好,亲情关系良好,具有解决问题的技巧,父母与子女间正性相互影响,生活技巧良好,处理社交和冲突的技巧良好,具有家人和朋友的社会支持,处理应激的能力良好等。

定期开展双相障碍流行病学调查,了解地区人群中双相障碍的患病率、发病率、发病规律、分布情况,影响发病的生物、心理和社会因素（包括危险和保护因素）等相关特征,是施行疾病与危险因素监测的基础性工作。

现有证据表明,能够通过定期监测精神障碍的危险因素,加强精神卫生知识的普及和宣传教育工作,加强遗传咨询,提倡优生优育,养成良好的生活习惯,加强心理健康教育,采取正确的应对方式应对各种生活事件,减少应激造成的心理反应,增强保护因素等预防精神障碍和促进精神卫生建设,进而降低精神障碍的发病率和患病率。

（2）健康促进:健康促进是指通过创造有利于个体心理和生理状态最佳发展的个人、社会和环境条件,使人们避免或减少机体对病因（危险因素）的暴露,改变机体对疾病的易感性,从而降低精神障碍发病率。健康促进是一级预防的基础,其基本内容包括以下几个方面。

1）健康促进不仅仅是卫生领域的工作,它涉及社会生活的各个领域,必须多学科、多部门合作。《中华人民共和国精神卫生法》规定,精神卫生工作实行政府组织领导、部门各负其责、家庭和单位尽力尽责、全社会共同参与的综合管理机制。县级以上人民政府领导精神卫生工作，将其纳入国民经济和社会发展规划，建设和完善精神障碍的预防、治疗和康复服务体系，建立健全精神卫生工作协调机制和工作责任制，对有关部门承担的精神卫生工作进行考核、监督。

2）健康促进不仅只针对疾病的危险因素，还包括个体、群体及社会生活的各个方面，为此要求提高全社会精神卫生知识水平，使人们自愿采取有益身心健康的行为和生活方式，避免影响身心健康的危险因素，通过健康教育，达到促进健康的目的。

3）环境因素在人类促进健康的活动中的地位非常重要，无论个人、集体还是社会要获得身心健康，均要积极参与对环境的改善与良好环境的维护，避免长期接触不良环境因素，如高温、辐射、缺氧、生物污染、化学污染等，致力于使环境成为人类获得身心健康的支持因素。

（3）健康保护：健康保护是指对有明确病因（危险因素）或具备特异性预防手段的疾病所采取的措施，在预防和消除病因上起主要作用。虽然双相障碍的病因复杂且尚未明了，但已经明确与生物、心理及社会环境因素有关。遗传、神经发育等生物学因素在双相障碍发生中起着关键作用，当父母一方有精神疾病时建议首先找精神专科医生进行遗传咨询。

此外，还要认真做好婚前检查和婚育指导，定期进行产前访视，不仅要重视孕期生理健康，更要重视孕期心理保健。同时积极减少心理社会不利因素，养成健康的生活习惯，合理膳食，规律作息，适量运动，戒烟、限酒；创造良好的家庭氛围、亲子关系及教养方式；学校、社会尽量为其提供适宜的教育及工作环境；塑造具有积极和谐的人际关系、乐观向上的生活态度、客观理智的自我意识、良好的社会适应能力、良好的情绪调控能力的健康人格。

2. 二级预防　二级预防（secondary prevention）亦称"三早"预防，即早发现、早诊断、早治疗，它是在疾病初期采取的预防措施，以控制疾病的发展和恶化，争取完全缓解和良好的预后，防止疾病复发或慢性化。对目前尚不能通过一级预防有效防治的精神障碍，均应积极给予二级预防。

早期发现双相障碍患者，并尽早诊治，对双相障碍的病程转归及预后都起到积极作用,是双相障碍人群防治工作中极其重要的一环,尤其是对于逐渐起病而症状隐匿、不易被识别的患者,如能早诊断、早治疗,对预防双相障碍的复发以及减少慢性化都有非常重要的意义。

（1）建立健全精神卫生防治服务网络：由于对精神专科医院就诊的病耻感以及精神障碍相关知识的欠缺与偏见,双相障碍患者,尤其是以抑郁为首发症状的患者往往首诊于综合医院神经内科、心内科、呼吸科、消化科以及急诊科等,一方面这些科室的门诊量大,每个患者平均接诊时间短,且患者以躯体不适而非情绪问题为主诉,给医生识别造成困难；另一方面这些科室的医生所具备的双相障碍专业知识薄弱,因此非常容易导致漏诊或误诊。为此,需要建立以精神卫生专业机构为骨干、综合医院为辅助、基层医疗卫生机构（社区卫生服务中心、社区卫生服务站和乡镇卫生院、村卫生室）和精神疾病社区康复机构为依托的精神卫生防治服务网络。

（2）开展精神卫生知识健康教育：流行病学资料提示双相障碍患病率高,但社会调查表明,我国民众对双相障碍的基本防治知识所知甚少,导致双相障碍患者未治率居高不下。因此,如何面向社会大众广泛宣传、普及双相障碍的人群防治知识,将成为一项极为关键的工作。

1）健康教育目标：提高社会人群对双相障碍及其防治知识的知晓率；提高社区人群对双相障碍的识别率；提高双相障碍患者的就诊率和治疗率。

2）健康教育形式：有两种形式。面对面的形式和通过媒体宣传的形式。面对面的教育形式包括报告会、专题讲座、座谈会、家庭访谈及滚动式系列知识教育课程,主要针对双相障碍患者、家属、高危人群以及社区基层卫生工作人员。媒体宣传更为灵活,传播也更为广泛。①文字宣传：可通过标语、横幅、传单、折页、壁报栏、黑板报等形式进行宣传,也可发动专业人员在报纸杂志上撰写科普文章,并编写一些如"双相障碍社区防治知识""双相障碍常识问答""双相障碍患者如何自我识别和自我保健"等小册子,还可在医学专业期刊及专著上进行专题宣传；②形象宣传：运用视觉效果的形象化宣传,如美术宣传画、心理卫生保健挂图、双相障碍家庭防治知识的连环画等；③电化教育：包括双相障碍防治知识的视频播放、电台广播、幻灯演示、电视台谈话节目及专题科普教育的电影制作,还可在互联网上设立双相障碍防治的专页等；④综合宣传：通过与前述形式的结合,开展定期设点展览、流动性服务宣传、现场示教、街头咨询讲解、防治双相障碍的专题文艺汇演，基层防治经验的交流及深入街道社区的就地宣传等；⑤上层动员：要引起各级政府及相关部门的重视以及社会各界的理解，有必要对有关领导开展高层次的宣传，可在涉及各地政府决策的重要会议期间，通过正常渠道提供双相障碍社区防治的宣传资料及对策建议，例如各级人大会议或政协会议期间，可通过组织专项调研，让有影响的人士及非政府爱国团体的代表，向会议提交对防治双相障碍相关政策倾斜的议案等。

3）健康教育对象及内容：双相障碍防治知识的宣传教育对象应包括所有社会人群，属于普及性宣传。但更需要对各级政府及相关部门领导，社区、企事业单位、街道居民委员会、乡镇村民委员会的基层干部，患者的亲属、朋友、邻居、教师、同学或同事，辖区内公安干警、司法人员，基层医疗卫生机构的卫生保健人员等，开展针对性的宣传。

根据不同的教育对象，需采取不同的宣传内容和策略：①针对各级领导干部，侧重于从双相障碍的患病率及其对工作、生活和社会的影响说明开展防治工作的重要性和必要性，并强调该项工作是"政府行为"，争取其重视和支持。②针对基层干部主要介绍双相障碍的社区防治管理及各项宏观调研的概况，强调全社会应将双相障碍的防治作为一项基础性的工作，常抓不懈。③针对患者亲属和照料者，应强调双相障碍发生的早期表现，如何早发现、早治疗、防范自杀行为和减少复发；在疾病康复期如何关心和护理患者，减少环境中的应激因素，避免患者长期病休在家，尽快促进其社会功能和职业功能的恢复。④针对基层卫生人员，介绍常用治疗双相障碍的各类方法，强调维持药物治疗的重要性，提高患者服药的依从性；并介绍一些实用可行的康复措施，如各项生活自理技能、人际交往技能和应激应对技能的训练，开展诸如音乐、绘画、书法、园艺、烹调等创造性和趣味性的活动，以丰富患者精神文化生活，预防复发。⑤对公安干警、司法人员、民政干部及残联、劳动、福利部门的人员，宣传要点为：讲解双相障碍及其自杀的危害性；简单介绍病患的识别方法；强调双相障碍患者是一类需要社会关注的特殊人群；说明国家福利政策的落实，对维护社会安定、保障人民利益、解除家庭痛苦、造福整个社会的重要性。

（3）加强人员培训：加强人员培训，提高综合医院、基层医疗卫生机构和精神疾病社区康复机构人员双相障碍的专业知识水平,对双相障碍人群防治至关重要。因此,在各地区精神卫生防治服务网络组织管理系统中,应将双相障碍专业知识培训作为一项常规任务列入计划,不仅要落实专项培训经费,还要提供培训人员、场地及设备的保障。

1)培训目标:加大精神卫生从业人员的培养力度,开展对现有精神卫生工作人员的培训和对综合医院、基层医疗卫生机构和精神疾病社区康复机构人员的技术指导。可采取的措施包括在医学院校强调和完善精神卫生教学内容,引导、鼓励医学生选择精神卫生专业;积极推动情感障碍亚专科人员的培养;加强对综合医院医师有关双相障碍知识及技能的培训,提高他们对双相障碍的识别能力和诊断准确率;推动和完善联络-会诊精神医学的发展;加强对城市社区及农村基层精神卫生工作者的管理,严格执行培训和考试制度,逐渐引入从业人员准入制度;组织城市中心医疗机构的医务人员到区、县、街道基层精神卫生机构服务,加速改变精神卫生专业人员缺乏和结构不合理的局面。

2)培训对象:主要包括各级综合医院、基层医疗卫生机构的非精神科执业医师、执业护士以及其他医疗卫生人员;社区和大中型企事业单位医疗机构中的全科医师、初级卫生保健人员、心理热线服务人员、精神卫生社会工作者;青少年教育工作者,从事心理辅导、心理教育的兼职或全职人员;非政府团体及热心社会公益群众组织的志愿者、双相障碍患者亲属和其他照料者等。

3)培训内容:以适于全科医师的精神卫生培训教材为主,依据不同培训对象的可接受水平,编写繁简程度不一的双相障碍防治内容适用教本。其内容至少应包括:什么是双相障碍?双相障碍的性质及其对人群的危害性?双相障碍的症状表现有哪些?如何早期发现双相障碍?对现患抑郁障碍者要了解及追踪观察是否有躁狂尤其是轻躁狂的表现?如何采用现有工具和手段识别并评估双相障碍的严重程度?如何发现和防范具有自杀倾向的双相障碍?对双相障碍患者心理咨询和心理辅导的技巧有哪些?如何指导双相障碍患者进行自我管理?治疗双相障碍的药物有哪些?如何观察这些药物的疗效和不良反应?使用这些药物的注意事项?预防复发的社区综合康复措施应注意哪些要点?

4）培训方法：以卫生健康委重性精神疾病管理治疗项目、精神卫生机构疾病防治能力师资培训项目以及以基本理论、基本技能为内容的系列培训项目为依托，以各地精神卫生专业医疗机构为主要培训基地，联合具备精神医学和医学心理学培训能力的学术团体、教学机构和研究机构开展培训工作。这些机构和团体一方面要针对各地具体情况制定以双相障碍人群防治为专题的培训计划和实施办法。可采用讲座或培训班的形式，举办各级各类培训。另一方面，应针对理论讲课的重点内容，组织安排见习或实习，以提高学员认识并强化对双相障碍防治知识的理解和实践能力。

5）培训师资：由具有中级及以上职称，具备精神卫生专业系统理论知识和丰富实践经验与教学经验的精神卫生专科医师；具有同等资质的心理治疗师，或精神卫生社会工作者和康复治疗师等担任培训教师，分别讲授与双相障碍防治相关的内容。

3. 三级预防　三级预防（tertiary prevention）又称临床预防，是发病后所采取的临床措施，最大限度地促进社会功能恢复，尽可能减少精神残疾的发生，延缓疾病衰退的进展，提高患者的生活质量和生活满意度。

（1）防治康复体系

1）制定精神卫生法律法规及相关政策：《中华人民共和国精神卫生法》规定各地政府要建立稳定的精神卫生投入机制，将精神卫生工作经费纳入年度财政预算，保证精神卫生工作的落实。完善医疗保障体系，提高双相障碍患者的就医公平性，保障双相障碍患者的基本医疗覆盖率，从而减少双相障碍的低治疗率带来的高致残率，减少这一疾病的社会总负担。

2）加强部门合作：双相障碍的防治涉及医学、心理学、流行病学、社会学等多个学科领域和多个政府行政部门。除了卫生部门外，诸如教育、劳动、社会保障、司法以及非政府组织也应参与社区精神卫生服务，为双相障碍患者提供就业指导，并提供社会公益性岗位。

3）改变精神卫生医疗机构的功能，完善服务流程，建立健全三级社区精神障碍防治网。促进和发展以各地精神卫生机构为中心的社区基层服务体系，组织以专科医师、护士、心理咨询人员、社会工作者和康复治疗师为基础的服务小组，进入街道社区，逐步形成集治疗、预防、干预、康复和宣传于一体的新型社区精神卫生服务网络，提高社区精神卫生服务的综合供给能力,为社区双相障碍患者提供便利的社区服务。

（2）心理康复治疗措施：人们越来越认识到,单靠药物治疗既不能有效预防双相障碍的复发,也不能完全缓解双相障碍发作后的症状或功能障碍,即便进行了最佳药物治疗,功能障碍也可能依然持续存在。因此辅助心理康复治疗非常必要,也是双相障碍社会人群综合防治不可替代的重要手段之一,这也符合加拿大情绪与焦虑治疗网络（CANMAT）和英国改善心理治疗项目的指导方针[228, 1055]。

Yildiz 认为双相障碍具有循证证据的心理治疗和康复干预措施包括认知行为治疗、心理教育、家庭教育、人际关系和社会节奏治疗、个案管理、社交技能训练、生活技能训练、职业康复、同伴支持等[1056]。CANMAT/ISBD 指南提出,药物治疗联合心理教育、认知行为治疗、人际关系和社会节奏治疗等心理治疗方法均可有效降低双相障碍患者疾病复发率、减少住院次数和药物使用量,可以稳定情绪、增强社会功能、提高治疗依从性。David 等人也认为认知行为治疗、家庭治疗和团体心理教育在预防复发和稳定情绪方面都具有很好的疗效[251]。

1）个案管理：是指对已经明确诊断的患者,通过全面评估患者精神症状、功能损害或者面临的主要问题,有针对性地为患者制定阶段性治疗方案,以及生活职业能力康复措施并实施,使患者的疾病得到持续有效治疗,生活能力和劳动能力得到恢复,从而帮助患者重返社会生活。

个案管理工作目标包括：①对患者的精神状况进行连续监测；②确保患者和家属充分了解疾病和治疗的实质；③帮助患者缩短病程,合理用药；④为继发性疾病和精神疾病共病的发生寻求积极而充分的治疗；⑤帮助减少疾病对患者的心理社会环境造成的负面影响；⑥帮助患者康复,回归社会,重建正常生活。

2）家庭干预：对双相障碍患者的家庭干预是将药物治疗、家庭教育及危机干预等手段相结合的一种综合康复治疗手段。治疗工作的重点集中在患者和家庭成员之间的人际关系上。

在家庭干预过程中,治疗者对患者及家庭成员进行家庭教育、技能训练和危机干预,帮助他们克服精神疾病所造成的生理、心理影响,使家庭成员恢复或建立正常的情感表达及家庭关系。

家庭干预一般采取多个家庭参加的集体治疗方式或单个家庭的个别治疗方式。集体干预以 10~30 个家庭中主要承担照料的亲属参加为宜，便于在接受知识教育的过程中不同家庭间相互交流沟通，以利于减轻无助感和孤立感，可获得较大的干预效应。若某个家庭顾忌一些隐私或存在某种特殊情况时，则个别家庭干预较为适合。

3）生活及社会技能训练：目标是改善双相障碍患者角色功能的特殊缺陷，使患者在人际交往、自我照料及适应社会生活等方面，通过学习和训练，获得工具性技能和交往性技能。社会技能训练的方法，既能针对双相障碍患者个体，也能在集体中施行。

社会技能训练的内容主要包括工具性技能和交往性技能两部分。工具性技能有用药管理、个人整洁与卫生、合理处理个人财务、症状自我控制、添置物品、制备日用食品、使用交通工具；交往性技能有：适应不同场合的人际交谈、非言语社交技巧、职业的寻找和保持、友谊的建立和维持、约会或礼貌地拒绝、与人共享的休闲娱乐活动等。

4）职业康复：目标是帮助从业年龄的双相障碍患者就业成功或保持及适应职业状态，使之达到尽可能高的职业功能水平。

职业康复的方法有：①庇护性工场。对尚未进入职业竞争的患者可提供短期的每日工作时间短、职业压力小、工作任务简单、条件较好的工作。可将其视为一种职业康复的初始阶段。主要对象为双相障碍处于慢性期的患者。②过渡性职业。主要适用于那些经过住院治疗的重症患者，病情基本缓解，处于稳定期，在出院后一时难以进入社会竞争性就业。此形式是基于自助及自食其力的宗旨，可由地区福利部门和社区服务相关部门组织设立，如"日间康复站""工疗站""农疗站"等。③职业俱乐部。其作用在于帮助慢性患者寻找一份工作。对如何填写应聘申请、寻求职业及如何通过应聘面谈提供培训。可采取针对性的职业训练、角色扮演及录像反馈，帮助参与者工作安置，得到面试并在面试后跟踪随访，根据个人的兴趣、精力及既往工作经历，帮助寻找全日工作或部分时间的工作。④职业支持。支持程序包括接受精神科持续性治疗服务的同时提供职前培训及职业场合的社交技能指导。

（3）心理康复治疗形式：双相障碍心理康复治疗主要有医院内康复和

医院外康复两种形式。

1）医院内康复：医院内康复指双相障碍患者住院治疗期间在医院开展的心理康复治疗，也是目前我国双相障碍康复的最重要形式之一。为了尽量避免患者长期脱离家庭与社会，导致功能衰退与精神残疾，精神专科医院大多设有康复科，配备各种康复设施和场所，如音乐治疗室、舞动治疗室、作业治疗室、陶艺治疗室、美术治疗室、心理剧治疗室、棋牌室、阅览室、电脑室、康复农场、康复工厂等，由受过专门训练的康复治疗师根据患者的病情有针对性地进行。

医院内康复主要手段有：①日常生活技能训练；②文体娱乐活动训练；③社交技能训练；④职业技能训练；⑤学习行为技能训练等。通过医院内康复，帮助患者学会处理、应付各种实际问题，培养患者的自主与独立能力，为出院后能尽快适应环境、适应自己的社会角色奠定基础。

2）医院外康复

A. 日间住院：是指患者白天来医院接受各种心理治疗和康复训练，晚上回到家庭居住。这是一种回归社会的过渡形式，目的在于不影响治疗和安全的前提下，尽可能使患者处于相对正常的社会、家庭生活环境，避免因需要较长时间住院而发生的"住院综合征"等。

B. 居家康复：主要由患者的家庭成员在专业人员的指导下，帮助患者进行精神康复。家庭成员需要做到：①随时观察和记录患者病情、服药情况、生活起居状态，在社区医生定期访视时如实报告，发现病情变化时，及时与医务人员联系；②督促患者按时按量服药，规律生活，合理膳食，适量运动，戒烟限酒；③培养患者自己解决问题的能力，避免过分替代和照顾；④鼓励患者树立自信，重返社会，努力建立良好的人际关系，能够随时获得有效的支持和帮助；⑤监护发作期间的患者，防止无故外走、肇事肇祸和自我伤害。

C. 社区康复：精神疾病患者的康复主要在社区进行，这种以社区为基础的康复简称社区精神康复（community psychiatric rehabilitation）。

社区康复主要指综合协调应用医学、教育、社会、职业和其他一切可能的措施，让精神疾病患者在所在社区得到全面服务，克服因为精神疾病所产生的功能缺陷、人际关系困扰和与环境冲突等，从而达到躯体功能、心理功能、社会功能、职业能力的恢复，促使其重新参加社会活动并提高生活质量，进而获得以平等的权利参加社会生活，充分完成与其年龄、性别和社会文化相适应的正常角色，履行应尽的社会职责。国内外经验表明，社区防治是控制人群中双相障碍的最有效的方法之一。

社区康复形式很多，我国主要以农疗站、工疗站、日间康复照料站、职康站、温馨家园、中途宿舍、精神康复综合服务中心、康复会所、阳光家园等不同类型的服务形式，为精神障碍患者提供多种类型的社区康复服务。

2017年民政部、财政部、国家卫生健康委、中国残联等四部门联合印发了《关于加快精神障碍社区康复服务发展的意见》，明确提出到2025年，我国80%以上的县（市、区）广泛开展精神障碍社区康复服务；在开展精神障碍社区康复的县（市、区），60%以上的居家患者接受社区康复服务，基本建立家庭为基础、机构为支撑、"社会化、综合性、开放式"的精神障碍社区康复服务体系。

社区康复的主要内容包括：①生活技能训练和社会心理功能康复。为患者提供生活、学习、工作方面的行为技能训练，包括独立生活的能力、基本工作能力、人际交往技能、解决问题技能、应付应激能力等方面的训练，使患者重新融入社会。②药物自我管理能力训练。通过对患者药物自我管理能力的训练，使患者了解药物对预防与治疗的重要意义，自觉接受药物治疗；学习有关精神药物的知识，对药物的作用、不良反应等有所了解，学会识别常见的药物不良反应，并能进行简单处理。③学习求助医生和他人的技能。通过训练，使患者在需要的时候，能自觉寻求医生或社会工作者等专业人员的帮助，向医生或社会工作者正确提出问题和要求，并能有效地描述自己所存在的问题和症状。在病情出现复发迹象的时候，能及时向医生反映，以得到合理的处理。

（二）双相障碍的早期识别

双相障碍是一种病因未明的慢性、复发性的精神疾病，不仅具有患病率高、复发率高、致残率高、自杀率高等特点，还具有发病年龄早、临床表现隐匿、症状复杂、诊断困难、不易识别等临床特征，因此，在临床实践中常被误诊、漏诊[1057]。以抑郁发作为首次发作的双相障碍患者极易被误诊为单相抑郁，治疗时只给予抗抑郁药物而不给予心境稳定剂，这可能促使患者的症状向躁狂转化,最终导致临床治疗和功能结局不良[31]。双相障碍从首次出现症状到被确诊平均需要 5~7 年的时间,及早识别双相障碍,对于疾病的早发现、早治疗乃至最终治疗结局都有着重要意义。

1. 早期识别的困境 导致双相障碍早期阶段难以诊断的主要原因在于以下方面。

(1)双相障碍常以抑郁发作为首发,在没有明确的躁狂或轻躁狂史的情况下,被诊断为单相抑郁障碍,无疑也是正确且合理的。

(2)临床上由于频繁的抑郁发作和缺乏明确的躁狂发作,难以将双相Ⅱ型障碍从单相抑郁中区分出来,极易造成误诊或漏诊。

(3)抑郁症状在双相障碍中比较常见,抑郁症状的发生率通常高于轻躁狂症状的发生率。临床上双相Ⅱ型障碍患者多因抑郁症状寻求治疗,他们通常意识不到轻躁狂的症状,因此既不会因轻躁狂症状而寻求帮助,也不会主动诉说轻躁狂症状,从而增加临床医生的诊断难度,容易造成误诊或漏诊。

(4)双相障碍中混合发作也比较常见。混合发作临床上多以抑郁和(轻)躁狂症状同时出现,或者这 3 个症状快速交替出现为特征。由于患者主诉倾向于抑郁症状且缺乏连续的轻躁狂或躁狂发作表现,所以对有混合发作史的双相障碍患者,更难早期识别出轻躁狂或躁狂症状,从而造成误诊或漏诊。

2. 早期识别的关键 双相障碍早期识别的关键有以下四点。

(1)第一是对轻躁狂发作的重视与识别。临床上许多轻躁狂发作未被识别,并不是医生识别水平低,更多是未予足够的重视。因此临床医生对于抑郁发作患者常规性地询问既往是否有轻躁狂发作史显得尤为重要。为了更好地识别轻躁狂发作,需要注意以下两点。

1)注意询问患者轻躁狂发作时的主观体验及知情者的观察:轻躁狂发作由于程度轻,对社会功能影响小或没有影响,甚至有的对社会功能还有正性影响,因此许多患者或知情者并不认为是异常。此时,医生应着重询问患者轻躁狂发作时的主观体验及知情人的观察,遗漏任何一方均容易造成误诊或漏诊。

2)充分利用自评性轻躁狂症状筛查量表:如 HCL-32 及 MDQ 等(详

见评估章节）。这类筛查量表在临床上不仅简单易行、耗时短，还可以避免患者及家属对轻躁狂症状询问不理解造成的漏诊。医生除了参考量表划界分等指标外，还可以根据患者对量表的填写内容加以补充询问。

（2）第二是充分利用双相抑郁的临床特征。多数研究显示，与单相抑郁患者相比，双相抑郁患者首次抑郁发作的年龄偏小（通常都小于25岁）、双相障碍家族史阳性、抑郁发作较为频繁、伴精神病性症状、伴自杀观念、伴非典型抑郁症状、伴突出的情绪不稳、伴精神运动性激越、认知功能较差、容易出现难治性抑郁、容易在抗抑郁药治疗中转相、常共病焦虑障碍、常共病精神活性物质使用、常共病边缘型人格障碍等等[1058,1059]。

针对那些目前为抑郁发作，且过去的确没有躁狂或轻躁狂发作，但具备某些不典型特征（可以预测今后躁狂或轻躁狂发作）的抑郁障碍，学者们提出了"软双相"的概念。软双相患者无论是在人口学、症状学，还是生物学等诸多方面均存在特异性指标，为双相障碍的早期识别提供重要依据。目前参考的依然是Ghaemi等（2002）提出的诊断标准[1060]，具体如下。

A. 最少有一次抑郁发作。

B. 既往无（轻）躁狂表现。

C. 以下2项加上D中任意1项或者以下2项中任意1项加上D中至少2项：①一级亲属中有双相障碍患者；②抗抑郁药引起过（轻）躁狂发作。

D. 如果没有C中任意一项，以下9条项目中至少需要有6条：①"精力旺盛"性气质；②本次抑郁的严重程度>3分；③每次抑郁发作持续时间<3个月；④不典型抑郁特征；⑤伴精神病性症状；⑥首发年龄<25岁；⑦产后抑郁；⑧抗抑郁药疗效逐渐减弱；⑨3种以上抗抑郁药足量足疗程治疗无效。

（3）第三是双相障碍与共病疾病（如ADHD、焦虑障碍、人格障碍、精神活性物质滥用等）相互重叠、相互作用，增加诊断难度，造成双相障碍漏诊（详见共病章节）。

（4）第四是正确认识心境发作伴有的精神病性症状。临床上，伴精神病性症状的躁狂发作或抑郁发作容易被误诊为精神分裂症，而双相障碍的躁狂发作及抑郁发作又常伴有精神病性症状。因此,临床上这种误诊也很常见。

3. 早期识别的预警指标 双相障碍前驱症状可以作为早期识别的预警系统。前驱症状是指一次抑郁、躁狂或轻躁狂完全发作之前的一段症状特点突出的阶段,包括认知、情感、行为及睡眠、饮食等方面的早期表现。大多数患者首次发作之前或复发前都存在前驱症状。情绪频繁波动或情绪不稳定、跳跃思维是双相障碍最常见的前驱症状,其次是容易生气 / 易激惹、躯体性焦虑和精神性焦虑,再就是思维混乱、精力增加、执行能力下降、注意力不集中。情绪频繁波动或情绪不稳定、执行功能及持续注意力缺陷被认为是双相障碍的重要预测因子。自杀观念和自杀企图也可能发生在前驱期,提示早期识别和早期干预非常重要[224, 1061]。

> **?** 问题 8-1-1:双相障碍的预警指标有哪些?
>
> 答案:前驱症状,包括情绪频繁波动或情绪不稳定,抑郁情绪,跳跃思维,注意力不集中,执行能力下降。

(三)双相障碍的早期干预

及早识别双相障碍,并尽早进行干预,从而防止疾病进一步恶化,也是双相障碍人群防治的重要一环。很少有人认为我们应该对有双相障碍家族史的无症状人群进行药物干预,此时,适应性生活方式干预(例如规律生活、健康饮食、保持稳定的睡眠 - 觉醒节律、规律运动等)可能更合适。一旦双相障碍家族史阳性者,尤其是青少年,出现抑郁、焦虑、注意力缺陷、情绪不稳定或阈下躁狂症状时,我们就需要对这些人员及早进行干预。此时,药物治疗不是唯一的选择,心理干预、压力管理、针对非特异性风险因素的生活方式干预等依然可以延缓或预防双相障碍的进展。

既往文献表明,双相障碍早期的有效心理干预方式包括个人心理教育、群体心理教育、认知行为治疗、家庭治疗、人际关系和社会节奏治疗等[66, 1043, 1062-1064]。

? 问题 8-1-2：双相障碍的一级预防？

答案：双相障碍的一级预防不仅指特异性病因预防，通过消除或减弱病因或危险因素，增强保护因素来防止或减少双相障碍发生，还包括非特异性的预防措施，即健康促进和健康保护。一级预防属于最积极、最主动也是最有效的预防措施，也是目前最薄弱的环节，应给予特别重视。

（杨甫德）

第二节　精神科管理

！ 要点提示：

8-2-1. 双相障碍管理关注特殊人群，如儿童和妊娠期妇女

8-2-2. 双相障碍的智慧化全病程管理

一、建立治疗联盟

治疗联盟也被称作帮助联盟、工作联盟，是指在医生与患者相互作用过程中建立的互动的、操作性和建设性的合作关系。理论上，治疗联盟可以划分为工作联盟、移情和反移情以及真实关系三个部分。治疗联盟本身就具备一定的治疗作用，它也是所有精神科治疗的核心之一。

1. 有建设性的良好医患沟通　医患沟通是建立治疗联盟的必要手段，良好的医患沟通能够建立起良好的医患关系，而良好的医患关系既能够对患者产生积极的治疗作用，同时也能够提升医生对自己工作的满意度。医

患沟通是指在医疗卫生和保健工作中,医患双方围绕疾病、诊疗、健康及相关因素等主题,以医方为主导,通过各种有特征的全方位信息的多途径交流,科学地指引诊疗患者的伤病,使医患双方形成共识并建立信任合作关系,达到维护人类健康、促进医学发展和社会进步的目的。在双相障碍患者防治过程中,医患之间的良好沟通是必须的。

2. 以患者为中心的医疗护理 在对双相障碍患者实行管理和治疗时需要考虑患者偏好和个体化需求。对于即将接受的治疗,患者应当享有知情同意的权利。当医生与双相障碍患者及其照料者谈话时,应当注意使用通俗易懂的日常用语来完整、清楚地解释双相障碍及其治疗。对于患者的情况以及治疗还应当提供书面的知情同意书,所有的信息应当针对患者量身定制,同时还要注意不同文化差异。对于特殊患者,例如伴有躯体疾病、认知或感知损害的双相障碍患者,应当确保他们能够理解这些信息。除非患者本人拒绝,一般情况下患者的照料者和家属应当有权利一同参与讨论制定患者的管理和治疗。

3. 双相障碍管理的一般建议 医生向双相障碍患者、家属或照料者提供相应的信息是非常重要的,这将有利于他们获得恰当的医疗服务、理解疾病,并有利于建立治疗联盟。这些信息包括双相障碍的疾病介绍、病程特点、治疗方法等。

医生应当与患者及其家属或治疗者建立并维护合作性的医患关系,尊重患者对自身疾病的经验和知识,并对疾病的评估、诊断和治疗提供相应的信息(包括知情同意书)。

患者、家属或照料者有权加入自助或互助组织,并从中获得帮助,尤其在初始诊断阶段以及之后的定期随访阶段。这些自助或互助组织在患者处于危机时可以提供关于早期预警信号、治疗和不良反应的支持信息。

医生应以和所有双相障碍患者建立治疗性的医患关系为目标,建议他们规律并仔细地进行症状的(包括诱因和早期预警信号)自我检测、培养良好的生活方式(包括睡眠卫生和工作方式)和应对策略。

对于严重抑郁发作或躁狂发作的双相障碍患者,医生应预先告知,在合作性的医患关系前提下对精神症状和躯体症状的治疗给出建议。这些治疗计划应当是书面的告知,告知对象包括患者、家属或照料者。

医生需鼓励双相障碍患者及其家属和照料者共同参与评估和治疗计划的制定,确保在危机状态下患者能够得到家属和照料者的帮助。同时,医生还需要关注患者家属或照料者的需求,包括疾病对亲情关系的影响、患者的福利,以及患者家属也应当接受规律的身体检查、社会和精神卫生需求评估。

4. 双相障碍管理的特殊建议

(1)伴有学习困难的双相障碍患者应当接受与其他患者同样标准的健康服务,并且需要考虑他们正在服用的其他药物与现有药物治疗之间的潜在相互作用风险。

(2)双相障碍伴人格障碍的患者应当接受与其他患者同样标准的健康服务,因为人格障碍的存在并不妨碍对双相障碍患者进行有效的治疗。

(3)对于双相障碍共病药物或酒精滥用的患者,医生需要考虑针对药物或酒精滥用的心理社会干预(例如,心理教育和动机强化)。通常这样的干预是由一般精神卫生服务所提供,在适当情况下可与物质使用障碍方面的专家共同合作。

(4)社区医疗服务机构对于老年双相障碍(通常指大于 60 岁)患者的转诊应当制定完整的方案,并且应当考虑针对这类人群的临床特征(例如,共病躯体疾病或认知减退),以及针对患者失访的应对预案。转诊应当首先基于患者的需求,而不是仅仅从他们的年龄去判断。

(5)在治疗老年双相障碍患者时,医生应当注意使用较低的药物剂量、关注药物之间潜在的相互作用,以及及时识别躯体共病并进行相应的处理。

(6)妊娠期女性双相障碍患者:由于女性双相障碍患者怀孕属于意外妊娠的比例可能达到50%,并且妊娠期情绪不稳定是产后双相障碍发作最大的预测因子[598],妊娠与哺乳期的双相障碍病情评估、抗精神病药物和电休克治疗等治疗方案,均应做到联合产科,全程密切监护,及时谨慎调整诊疗方案以降低对母婴的风险,特别是注意避免丙戊酸盐的使用。

(7)对于儿童双相障碍患者,应当注意到其特征是低治愈率,同时高自杀率和共病率。儿童期的症状治疗延迟或未得到充分重视,将成为成年期预后不良的独立危险因素。此外,治疗方面还应当注意到,12岁以下儿童慎用多数心境稳定剂以及电休克治疗。

对于以上特殊人群、特殊时期双相障碍研究的循证医学证据非常稀少，甚至是空白，如混合特征的双相，这与双相障碍本身研究数量有限，研究者在研究设计之初考虑特殊类型双相障碍少等可能性有关。未来需要更多关于特殊双相障碍的临床研究与循证支持。

二、个案管理

个案管理最早用于精神卫生领域是在20世纪60年代，当时精神卫生服务的主流是将住院机构大量关闭，发展以社区为基础的服务模式。其目的是避免多种社会服务的相互脱节，提高社区服务质量，以满足患者的多种需求。双相障碍的个案管理是协作性慢性疾病管理模式（collaborative chronic care models，CCMs）的重要组成部分[1065]。CCMs与心理治疗的不同之处在于，除了心理治疗之外，CCMs还包括支持性的持续性的评估、治疗、提供社区资源和精神卫生服务以及预后监测等方面。CCMs的核心内容共6项，包括患者自我管理支持或心理治疗、临床信息系统、支持系统再设计、决策支持、医疗机构支持以及社区资源衔接。

双相障碍的个案管理主要体现在制定和实施个体服务计划上。完整的个案管理包括以下7个环节：现况评估、问题明确、目标确立、指标制定、策略选择、责任明确、进度检查。这一工作是由一组分工不同的人员进行的，其中包括精神科医生、精神科护士、街道办事处工作者以及志愿者等。

1. 现况评估　对双相障碍患者应进行全方位的现况评估，包括精神症状、躯体健康状况、对个人和他人的风险、社会支持系统、残疾情况、经济状况等。由于患者的社会功能缺损是不同的，所以有效的康复措施应该是个体化的、针对患者的实际功能缺损情况来制定的。通过现况评估，医生应找出双相障碍患者精神康复方面的主要问题，为日后实施康复策略提供依据。

2. 问题明确　医生应根据现况评估的结果，明确双相障碍患者的主要问题，作为之后目标确定和提供各项服务的依据。需要注意的是，在双相障碍的不同阶段，患者的主要问题可能不同。一般来说，针对不同疾病阶段设定的主要问题不能太多,以 3~4 个为宜,这样有利于突出主要问题、方便操作。主要问题明确之后,医疗服务和康复措施才有针对性。

3. 目标确立　在主要问题明确之后,医生就应该有针对性地对双相障碍患者进行康复治疗,但首先必须确立康复治疗的目标。在这一过程中,医生、患者、家属或照料者,以及个案管理员应当一同讨论决策,共同设定可行的近期目标和远期目标。康复目标的确立要考虑可行性,要在患者及其家属或照料者的能力范围之内。

4. 指标制定　医生应根据确立的近期目标和远期目标,制定几个细化的客观指标来衡量康复治疗的效果。这些指标要切合实际,遵循个体化原则,有可操作性。此外对于同一位双相障碍患者的不同疾病阶段,也应当制定不同的指标。

5. 策略选择　双相障碍患者的个案管理分医疗和生活职业能力康复两个部分,因此在个案管理策略选择方面也应当充分注意个体化原则。医疗部分主要包括病史采集、精神与躯体状况、危险性、服药依从性和药物不良反应检查评估,制定用药方案。生活职业能力康复部分主要包括个人日常生活、家务劳动、家庭关系、社会人际交往、社区适应、职业与学习状况、康复依从性与主动性检查评估,提出康复措施等。制定和实施个案管理策略首先应该从保证医疗开始,在条件允许的范围内,逐步增加生活职业能力康复。

6. 责任明确　在双相障碍个案管理中,医生、患者、家属或照料者以及个案管理员都是非常重要的角色,缺一不可。个案管理是一个团队工作,是为了使患者能够回归社会而组成的一个工作联盟。所以,作为个案管理团队成员,其出发点和目的都是一致的。在制定个体服务计划时,各方参与和协商是非常必要的。医生是个案管理团队的领导者,应全面负责个案管理;患者是个案管理的服务对象,又是团队成员,因此,单纯的“患者身份”对他们显然不适用。他们要按照既定的计划去做,做好了可以受到奖励和表扬,做不好要受到批评或“惩罚”;家属或照料者在患者康复中作用明显,他们要在个案管理员的指导下,监督计划的实施,调解家庭情感表达;个案管理员是团队中的专业人员,要对个案管理计划的科学性、可行性负责,提供精神病学医疗和康复服务,对计划实施进行监督和检查。

7. 进度检查　由于双相障碍是一种慢性、复发性疾病,因此针对双相障碍的个案管理显然要兼顾短期和长期利益。医生应根据患者的特点和病情,数周或数月检查一次进度,评估所制定指标的完成情况,并制定下一步计划。考评进度时应以鼓励为主,对没有完成者要首先询问和分析原因,应避免责备患者。进度检查时应重点分析个案管理计划制定得是否合理,团队成员是否尽职尽责,最后进行目标调整。双相障碍患者的个案管理进度检查,应至少每3~6个月评估一次。

三、护理管理

双相障碍的护理管理随着精神病学的发展而逐步发展、演化。护理人员的角色由原先的生活照顾者发展为生理、心理、社会文化兼顾的整体性的照顾者、治疗者、教育者、支持者、咨询者。护理范围也由从前的双相障碍的防治拓宽到社会心理卫生。由于双相障碍患者的特殊性,临床表现为情绪的波动性大,易发生针对自身或他人的过激行为,因此更需要有良好的护理管理,以此促进患者的治疗和护理,有着重要的意义。由此可见,如今双相障碍的护理管理发展对于护理人员来说是一项艰巨的挑战。

1. 整体护理 护理不仅是指护士执行医嘱,实施各项检查和护理工作,其工作范围已扩大至全面照顾和帮助人们预防疾病、促进和保持健康,减轻因疾患带来的各种痛苦,使患者尽早康复。随着医学模式的发展,整体护理取代了传统的功能制护理模式,为患者提供了包括生理、心理、社会文化等全方位的护理服务和护理教育。整体护理是以患者为中心,以现代护理观念为指导,以护理程序为基础框架,并把护理程序系统化运用到临床护理和护理管理的工作模式中去。因此,整体护理对护理人员提出了更高的要求,护理人员不再是简单的医嘱执行者,而是要担负起健康教育、心理护理的责任。

2. 分级护理 按照双相障碍患者病情的轻重和不同阶段特点,需要制定不同等级的护理,通常可分为四级:特级护理、一级护理、二级护理和三级护理。特级护理适用于需要24小时严密监护的患者,包括非自愿入院、病情非常严重、极端兴奋冲动或消极的患者,或者是合并严重躯体疾病的患者。一级护理适用于类似特级护理、但疾病严重程度略轻的患者。特级护理和一级护理都应设立特殊病房,设专人重点护理。二级护理适用于病情处于缓解阶段,但仍存在明显情绪波动的患者,这部分患者的意外发生率虽然有所下降,但仍不能掉以轻心。此外,二级护理也包括年老体弱、行动不便的患者。三级护理主要针对情绪已基本稳定、生活能够自理、等待出院的恢复期双相障碍患者。

四、服药管理

维持治疗对于双相障碍患者的长期预后来说至关重要,因此在个案管理的基础上必须做好患者的服药管理。良好的服药管理有利于复发预防和减轻疾病负担,同时又能够减少药物不良反应、改善患者的服药依从性。对于双相障碍患者来说,要严格遵医嘱按时、按量服药,切忌自行加减药量。

服药管理中患者需要养成良好的生活习惯,合理安排作息。尤其是处于急性期发作的患者,他们的生活规律往往受到影响,会被扰乱。所以在规律服药的同时需要尽量做到按时起居、保证足够的睡眠、忌烟、酒、浓茶、咖啡等,鼓励患者尽早从事力所能及的劳动或锻炼,参加一定的社会活动和人际交往,建立规律的生活。

维持治疗过程中需密切观察患者的病情变化,要定期到医院复诊。若发现患者出现复发征兆,应及时就诊。对于家属来说,需要注意妥善保管好药物,不要将全部药物交给患者;每次服药最好是家属按照医嘱要求将药物交到患者手中,并亲眼看着患者服下,严防藏药;对于自知力完好并主动配合治疗的患者,征得医生的意见可试着将少量药物交给患者自行按医嘱服药,家属要监督患者服药情况。

五、家庭管理

双相障碍的维持治疗一般来说是一个长期过程,因此家庭介入治疗显得尤为重要。良好的家庭管理对于整个治疗过程的积极作用是毋庸置疑的。首先,良好的家庭管理可以减少患者的病情复发。如果家庭能对精神病人起到良好的监护、督促作用,那么许多病情的变化就能被及时地掌握和反馈,病情复发就能在萌芽阶段被消灭。其次,有效的家庭管理能够节约有限的卫生资源,由于患者的发病率、复发率降低了,卫生资源就将得以节约。再次,良好的家庭管理除了能降低家庭的经济负担外,还能促进患者的社会功能、工作能力的恢复,间接降低了政府的经济负担。最后,良好的家庭管理还能够促进患者生理、心理、社会的全面康复。由此可见,良好的家庭管理有利于患者增强自信,回归社会,这些积极意义是住院治疗无法比拟的。

家庭管理是双相障碍治疗管理的重要部分,一般包括以下方面。

1. 维持用药   双相障碍的维持治疗需要一段较长的时间,有些患者甚至需要终身服药。因此,家属应按照上文中的服药管理加强对患者维持用药的监管和督促,出现异常要及时就医。

2. 病情观察   家属应动态地观察患者的病情变化,包括睡眠情况、自知力、生活自理能力、是否出现持续较长时间的情绪变化。

3. 心理支持   家属要引导患者对自身疾病有一个正确的认识,双相障碍是可控可治的,去除疾病的羞耻感,坚定维持治疗的信念。

4. 生活照料   生活照料是家庭管理中一项重要的基础工作,其任务是监督、协助或帮助患者料理好生活,包括卫生、饮食、睡眠等。

5. 功能锻炼   功能锻炼主要是促进患者回归社会,家属要多鼓励、支持患者以积极、乐观的生活态度参与社会活动,帮助他们早日回归社会。

六、疾病教育

由于双相障碍具有严重功能损害和情绪痛苦的特征,因此对于双相障碍患者来说如何正确认识疾病本质、如何有效治疗急性期症状、如何预防疾病复发就显得尤为重要。这就要求患者能够充分理解可能导致疾病加重或增加复发风险的行为和生物学因素。疾病教育应该成为双相障碍患者治疗的一部分,其意义重大而深远。

对双相障碍患者进行疾病教育应强调以下内容：①积极参与自身治疗的重要性；②双相障碍的本质和病程；③治疗的潜在获益和可能不良反应；④识别复发的早期症状；⑤行为干预可降低复发的风险，包括仔细观察睡眠规律和避免物质滥用。在患者允许的情况下，家庭成员可以参与疾病教育过程。医生也可以考虑使用结构化的团体模式来进行疾病教育。

迄今为止，关于精神卫生的慢性疾病管理，已经有超过 70 项的随机对照研究发表。其中的绝大部分是关于抑郁症慢性疾病管理的内容，而关于双相障碍的慢性疾病管理文献正在逐步增加。已有的随机对照研究结果显示，双相障碍的慢性疾病管理能够改善患者的生活质量、减轻整体情感症状、改善总体功能。

七、智慧化全病程管理

随着现代医疗技术的不断发展，"互联网+"及"人工智能+"的新型医疗模式逐渐成为智慧医疗发展的重要方向。通过"互联网+人工智能"赋能全病程管理系统的建立，医院实现更加智能化、高效化管理，是新时期的发展需求。当前，我国政府职能部门先后出台了相应政策，逐步完善了对人工智能等领域的设施建设，为医院实现数字化、智能化建设提供了有力支撑。病程管理是医疗主体充分利用并发挥成熟的"互联网+人工智能"平台优势，打通线上线下患者就医和后续健康服务的全流程服务，使患者获得智能就医体验，帮助慢病患者进行科学、有效的疾病管理，降低慢性疾病住院率，提升患者满意度，促进全生命周期健康[1066]。

双相障碍作为需长期规律治疗的疾病，患者规律的诊疗及治疗方案改进是重点，但本类患者多为院外治疗且临床治疗依从性不高，因此对于在线医疗服务的需求相对更高。一方面，针对双相障碍患者的需求及特点，需要更多"互联网+人工智能"技术与精神医学专业人士形成医工结合专业技术团队，提出双相障碍患者的就诊需求，基于"互联网+人工智能"技术研发符合本类患者的在线医疗服务系统，形成人工智能赋能双相障碍的全病程管理在线平台。另一方面,在遵循"先进、安全、兼容、可扩展、易维护、易用且实用"原则的同时,借助医疗机构现有和升级后的信息化系统软件实施双相障碍患者的长期管理与随访工作。最终实现快、准、全的双相障碍不同状态发作诊断预警,为医患双方提供详细随访数据自动跟踪和归集,形成完整的双相障碍专病档案,必要时与严重精神障碍管理系统对接,用智能随访(微信、AI电话、网络随访系统)等方式代替人工随访,采集就诊登记后双相障碍患者居家情况,同时对接医院内系统,优化提升双相障碍患者的随访管理、大数据引导缓解患者就诊分配不均等问题。

首先通过各类仪器采集患者的健康数据,指导患者和/或家属通过APP等方式进行记录,然后由医生根据双相障碍患者病情进行慢病随访及复诊管理,及时调整治疗方案及预定复诊时间,实现对双相障碍患者的当前疾病状态的高效管理。在上述基础上,进行互联网医院平台(患者端、医生端、药师端、运营管理端四个端口)、居家护理平台、随访管理平台、系统统一集成入口的研发应用。随着双相障碍患者需求的不断变化及临床工作的不断改进,也需顺应变化,不断完善各项应用功能,优化各类细节,以实现更为高效、优质地满足患者及临床需求的目的,进而更为契合临床的发展及双相障碍人群的需求。同时本章有助于为临床智能诊疗系统的制订与开发及相关信息化标准的制定提供参考作用。

? 问题 8-2-1: 双相障碍的临床管理有哪些?

答案:除了个案管理、服药管理、护理管理与家庭管理之外,当前对于双相障碍的临床管理需要强调并落实"智慧化全病程管理",利用"互联网+人工智能"平台对双相障碍患者实现全生命周期的临床管理模式。

(邱昌建)

第三节　指南的推广与实施

要点提示：

8-3-1. 双相障碍防治指南制定、推广的法律依据

8-3-2. 双相障碍防治指南具体的推广实施措施

双相障碍防治指南的推广与实施是落实《中华人民共和国精神卫生法》《"健康中国2030"规划纲要》《健康中国行动（2019—2030年）》《中华人民共和国基本医疗卫生与健康促进法》《"十四五"国民健康规划》等的重要内容之一。"政府领导、社会参与、专业支持、防治结合、重点干预、广泛覆盖、依法管理"这一精神卫生工作总的工作原则应贯彻在双相障碍防治指南的不同阶段和环节。双相障碍防治指南作为精神疾病防治工作的重要参考，而非必须执行的操作规范，应根据地域特点及患者的个体差异灵活掌握。推进健康中国建设，坚持预防为主，营造绿色安全的健康环境，减少疾病发生。调整优化健康服务体系，强化"早发现、早诊断、早治疗、早康复"，坚持保基本、强基层、建机制，更好满足人民群众健康需求。坚持共建共享、全民健康，坚持政府主导，动员全社会参与，突出重点人群。强化组织实施，加大政府投入，深化体制机制改革，加快健康人力资源建设，推动健康科技创新，建设健康信息化服务体系，加强健康法治建设，扩大健康国际交流合作。

一、政府领导

机制建设：健全政府领导、部门合作和社会参与的精神卫生工作体制和管理协调机制。建立健全精神卫生防治服务网络，提高队伍工作能力，

建立重性精神疾病管理治疗网络的县（市、区）比例，建立各级精神卫生防治技术管理机构。拓展精神卫生服务渠道，二级和三级综合医院开设精神科（门诊）或心理科（门诊），基层医疗卫生机构开展居民心理健康指导服务。宣传部署《严重精神障碍管理治疗工作规范（2018 年版）》，掌握精神疾病基本信息，建立完善全国精神卫生防治信息系统。建立领导协调机制，完善精神卫生工作保障制度，将精神卫生工作纳入国民经济和社会发展规划，相关部门制定工作计划，落实工作经费，开展实施监督和检查。

普及知识：政府领导，特别是卫生主管部门，利用各种媒体平台，邀请、要求专业机构、专业人士，加强精神卫生知识宣传和健康教育，普及精神心理卫生知识，提高大众对双相障碍的知晓率、发现率、就诊率、治疗率。特别是在重大日子，如每年 3 月 30 日"世界双相日"（World Bipolar Day）、10 月 10 日"世界精神卫生日"等组织系列宣传活动。

二、社会参与

全社会广泛参与，特别是媒体、教育、学术组织等。充分发挥精神卫生学术团体和组织的优势，利用学术会议、学术活动、学术期刊等多种形式开展培训和宣传。组织启动"双相障碍防治指南巡回培训项目"，培训对象为精神科医生或综合医院高年资住院医师及主治医师，提高被培训人员对双相障碍的规范诊治能力。强化省、地市、县各级精神科专科医院的业务联系，健全业务技术指导系统及病人转诊治疗系统；强化各级各类精神专科医院之间的业务联系，健全业务技术指导系统及病人转诊治疗系统。通过对指南的推广让患者了解更多有关精神障碍的基本知识，包括症状表现、治疗手段、预后及康复。提高患者对治疗的依从性，鼓励其面对现实积极生活的态度和主动求医的行为。

三、专业支持

专业精神卫生机构、专业人士深入学习、理解双相障碍防治指南的目的与精髓，做好以下工作。

1. 科普工作　加强宣传和健康教育，提高群众精神卫生知识水平。用通俗易懂的语言，借助短视频、社交媒体等互联网媒介广泛宣传双相障碍防治指南，普及大众精神卫生知识；逐步提高普通人群心理健康知识和精神疾病预防知识知晓率，降低对精神障碍患者的歧视，降低患者及家属对双相障碍的病耻感。

2. 能力提升　将双相障碍防治指南融入日常工作，规范诊疗行为，提高对双相障碍的诊疗水平，提升患者及家属的就医体验与获得感，改善患者症状、生活质量及社会功能。

3. 交流学习　上级单位、知名教授对下级单位、下级人员的培训与指导，下级人员敢学敢问，教学相长；加强与国际知名院校、相关组织的合作与交流，掌握最新研究进展。从而努力提升全国精神卫生专业人员队伍服务能力，促进精神卫生基本公共服务均等化。

四、反馈完善

各级各类人员在双相障碍指南的推广与实施过程中，注意问题发现与信息收集汇总。机构/协会/学会等定期收集使用单位和使用人员的意见和建议，也可以通过网络和专题研究了解双相障碍防治指南的实施情况和效果，收集对双相障碍防治指南的意见反馈；组织有关专题调查，对双相障碍防治指南的实施情况进行评价，定期向编委会反馈。编委会应及时组织相关专家针对具体问题开展专题调研，按照 PDCA 循环[Plan（计划）、Do（执行）、Check（检查）和 Act（处理）]做好双相障碍防治指南质量完善与提升。

（邱昌建）

双相障碍相关评估工具介绍

附录1

双相障碍相关评估工具介绍

一、一般性诊断工具

复合型国际诊断访谈（Composite International Diagnostic Interview, CIDI）是 WHO 推荐的临床结构式诊断访谈，初版用于评估 ICD-10 和 DSM-Ⅲ修订版中所涵盖的精神障碍[1067]。CIDI 由 276 个症状问题组成，主要评估的内容包括症状的严重程度、求助行为、心理社会功能损害和其他发作相关症状等，完成 1 次评估需要约 1.5~2 小时。目前 CIDI 已经更新到 3.0 版本，可以用于评估 ICD-10 和 DSM-Ⅳ所涵盖的精神障碍。CIDI 3.0 版已经汉化并与 SCID（针对 DSM-Ⅳ轴Ⅰ诊断版）进行交互验证，研究提示使用 CIDI 3.0 诊断双相障碍时应当谨慎[1068]。

神经精神病学临床评定量表（Schedules for Clinical Assessment in Neuropsychiatry, SCAN）是在精神现状检查第 10 版（Present State Examination-10, PSE-10）的基础上发展而来，是 WHO 推荐的临床结构式诊断访谈工具，与 ICD-10 搭配使用。SCAN 由非精神病性症状评定、精神病性症状评定、项目组清单和临床病史清单 4 部分组成，完成 1 次评估需要大约 2 小时。目前 SCAN 使用的是 2.1 版本，中文版研究提示其诊断心境障碍的灵敏度和特异度以及阳性阴性预测值均为 100%[1069]。

简明国际神经精神访谈（Mini International Neuropsychiatric Interview, MINI）是半结构化临床诊断访谈的工具，融合了 DSM-Ⅳ 和 ICD-10 涉及的精神障碍[203]。根据 MINI 的设置，整个访谈过程预计花费 15~20 分钟。MINI 最早为多中心临床研究和流行病学调查设计，目前也在临床实践过程中有广泛的应用。中文版的 MINI 具有良好的信效度，尤其对精神分裂症、抑郁障碍、焦虑障碍、物质依赖等有良好的灵敏度和特异度[1070]。

DSM-5用临床结构式访谈临床医师版本（Structured Clinical Interview for DSM-5 Disorders：Clinician Version，SCID-5-CV）于DSM-5公布2年后面世[1071]。相较于之前基于DSM-Ⅳ的版本，DSM-5版本取消了多轴诊断系统，部分精神障碍以谱系障碍的方式进行诊断归类，如精神分裂症谱系障碍和强迫谱系障碍等，修改和更新了DSM-Ⅳ中一些精神障碍诊断标准。SCID-5-CV目前已由费立鹏教授引进并汉化。

精神病性谱系用结构式临床访谈（Structured Clinical Interview for the Psychotic Spectrum，SCI-PSY）[1072]属于完全结构化临床访谈。该工具由意大利学者团队开发，用于区分精神病性障碍或伴有精神病性特征的非精神病性障碍。该工具评估5个维度，包括人际敏感、偏执状态、孤立及阴性症状、解离现象、典型阳性症状，共计164个条目，回答均由是/否组成，主要用于DSM-Ⅳ轴Ⅰ诊断中的精神病性障碍评估，并且也能较好地识别边缘型人格障碍。该工具可以评估双相障碍伴有精神病性特征以及共病边缘型人格障碍。该评估工具目前缺乏全球多中心的临床验证。

二、专科诊断工具

情感障碍和精神分裂症检查纲要（Schedule for Affective Disorders and Schizophrenia，SADS）开发的初衷是为减少描述评估和诊断评估之间的差异，是情感障碍和精神分裂症诊断评估的半结构化评估工具[1073]。SADS有三个不同的版本，SADS-R（普通版）、SADS-L（终生版）和SADS-C（变化版）。普通版主要对现症患者做出诊断，终生版用于评估患者既往存在的精神障碍，变化版主要用于比较症状前后的变化。工具采用0~2、0~3、0~6的三种分级评分方式，需要由具有一定经验的精神科医师经过训练后使用。1985年SADS的儿童评估版本面世（K-SADS-P）[1074]，1997年根据DSM-Ⅳ改编的K-SADS-PL面世[1075]，后者可以对现况和既往的两个时间点进行评估。随着DSM-5发布，K-SADS-PL也进行了相应的改版并可于网络免费获取。目前，我国已经引进该评估工具，在中国儿童青少年（6~18

岁）的评估中具有良好的信效度[1076]。目前，K-SADS-PL DSM-5 版本可以评估儿童青少年精神分裂症谱系障碍、情感障碍、焦虑谱系障碍、认知发育障碍等。

心境谱系障碍用结构式临床访谈（Structured Clinical Interview for Mood Spectrum, SCI-MOODS）是由意大利和美国学者团队开发的完全结构化临床访谈工具[1077]。该访谈工具的开发主要基于 DSM-Ⅳ 中的心境症状，同时评估阈下或不典型双相障碍。该评估工具中的 140 个条目组成了 4 个评估维度，心境（50 个条目）、精力（21 个条目）、认知（46 个条目）、生物节律（23 个条目），回答由是 / 否组成。该评估工具目前只有巴西进行了本土化修订[1078]。

三、专科相关评估工具

1. 双相障碍筛查量表

（1）双相前驱期症状访谈和评估（Bipolar Prodrome Symptom Interview and Scale-Prospective, BPSS-P）是一个半结构化访谈工具，其开发主要基于 DSM-Ⅳ 双相和抑郁障碍诊断标准，同时吸取其他心境障碍类量表和一些双相障碍危险因素以及早期症状的研究内容，用于评估双相障碍亚临床症状的发生及其严重程度，为双相障碍的发生提供预测[1079]。主要访谈目标为青少年和成年早期人群。BPSS-P 由三部分组成，躁狂指数（10 个条目）、抑郁指数（12 个条目）、一般症状指数（2 个条目），采用 0~6 分的 7 级评分法。该工具只有土耳其进行了本土化修订[1080]。

（2）双相谱系诊断量表（Bipolar Spectrum Diagnostic Scale, BSDS）由 19 项双相障碍常见特征性条目和 1 项症状与实际情况符合程度的条目组成[1081]。19 项条目采用 4 级计分法，最后一条症状与实际情况符合程度采用 6、4、2、0 的计分方式，总分反映了双相障碍的可能性。国外研究发现 BSDS 的最佳划界分为 13 分，中国台湾的研究认为最佳划界分为 12 分[1082]，中国大陆的研究采用 13 分作为筛查界限，但整体准确率以及灵敏度和特异度要低于国外研究[1083, 1084]。

（3）32 项轻躁狂症状清单（32-item Hypomania Checklist, HCL-32）是

由 20 项轻躁狂症状清单拓展而来的一个自评式问卷,主要目的在于发现抑郁发作患者既往轻躁狂表现,帮助临床医师明确双相Ⅱ型障碍诊断[1085]。问卷有 32 项症状条目,每个条目以是 / 否进行作答,国外的研究发现双相障碍与抑郁症(单相抑郁障碍的最佳划界分为 14 分。为减少双相Ⅱ型障碍患者的漏筛,国内研究建议的划界分为 13 分[1086]。

(4)心境障碍问卷(Mood Disorder Questionnaire, MDQ)是由美国学者团队开发的另一个用于筛查轻躁狂的自评式问卷[1087]。MDQ 由 3 部分组成,第一部分有 13 个条目,均以是 / 否进行作答,症状条目的编制基于 DSM-Ⅳ(轻)躁狂症状标准和临床经验,用于评估患者是否存在轻躁狂症状,划界分为 7 分;第二部分询问患者上述多于 1 项的选择是否在同一时间内出现;第三部分则对症状引起的社会功能损害程度进行评估,从没有影响到严重影响共有 4 级。中文版的 MDQ 区分双相障碍和抑郁症(单相抑郁)的划界分为 7 分,区分双相Ⅱ型障碍和抑郁症(单相抑郁)的划界分为 6 分[1088]。

2. 双相障碍相关症状和伴随特征评估工具 症状评定量表多为半结构化临床访谈,采用不同的评分等级,以分数的高低来量化某种症状的严重程度。

(1)综合性症状评定量表:双相症状评定量表(Bipolar Inventory of Symptoms Scale, BISS)是一个由美国学者团队开发的半结构化访谈工具,改编自 SADS-C,并参照了大量的双相和心境障碍症状学的相关文献,用于全面评估双相障碍症状维度[1089]。BISS 由 44 个条目组成,评估躁狂和抑郁的条目各占一半,采用 0~4 分的 5 级评分法。BISS 除了可以评估躁狂、抑郁的症状外,还可以区分双相障碍缓解期和健康人群。

(2)躁狂症状评定量表

1)杨氏躁狂评定量表(Young Mania Rating Scale, YMRS)是目前应用最广泛的躁狂症状评定量表[1090]。YMRS 由 11 个条目组成,其中 1、2、3、4、7、10、11 条目采用 0~4 分的 5 级评分法,5、6、8、9 采用 0~8 分的 9 级评分法。当两个评分之间难以选择时,5 级评分法的条目评估选高分,9 级评分法的条目选中间分。该量表的使用要求医师有一定的精神科诊疗经验。

2)贝克 - 拉范森躁狂量表(Bech-Rafaelsen Mania Rating Scale, BRMS)出现于 1978 年,与 YMRS 类似,也用于评估躁狂症状[1091]。BRMS 由 11 个

条目组成,采用 0~4 的 5 级评分法,总分在 0~5 分为没有躁狂症状,6~10 分为有躁狂症状,11~21 分为存在明显躁狂症状,22 分及以上代表有严重躁狂症状。

3）儿童躁狂评估量表—父母版（Child Mania Rating Scale-Parent version, CMRS-P）是一款用于父母评估儿童躁狂症状的量表,量表中 21 个条目采用 0~3 的 4 级评分法,评估条目来自 DSM-Ⅳ描述的躁狂症状[1092]。后学者将 CMRS-P 简化为 10 个条目的版本,便于临床应用[1093]。

（3）抑郁症状评定量表

1）汉密尔顿抑郁评定量表（Hamilton Depression Rating Scale, HAMD/HDRS）是 20 世纪 60 年代由 Hamilton 编制的用于评定抑郁症状及其严重程度的量表[1094],有 6 项、17 项、21 项、24 项四个版本可供使用。目前临床和科研中使用较多的是 17 项版本,该版本的问卷由 7 个维度（焦虑和躯体化、体重、认知变化、日夜变化、迟滞、睡眠障碍、绝望感）共计 17 个条目组成,多数条目采取 0~4 的 5 级评分方法。17 项汉化版本的信效度研究已于 20 世纪 80 年代末完成[1095]。目前一般认为 7 分是抑郁症状的划界分。HAMD-17 在临床和科研中广泛用于抑郁状况的评定,不仅可以评估基线期抑郁发作严重程度,而且其减分率可评价抗抑郁的疗效。除此之外,很多抑郁评估量表的开发会参考 HAMD 或者以其作为金标准检验新工具的可靠性。

2）蒙哥马利抑郁评定量表（Montgomery-Asberg Depression Rating Scale, MADRS）的出现时间较 HAMD 晚 10 年左右[1096],目前也是评估抑郁症状严重程度的经典量表,其分数变化也可反映抑郁症状的变化程度,在临床和科研工作中都有广泛的应用。MADRS 由 10 个与抑郁相关的条目组成,每一个条目采用 0~6 的 7 级评分法,其中 0、2、4、6 有具体的评分标准,介于之间的分数需要根据患者的情况加以判断,因此需要评估者具有一定的临床经验,经过训练后方能熟练开展。国内研究报道 MADRS 的划界分为 8 分[1097]。

3）双相抑郁评定量表（Bipolar Depression Rating Scale, BDRS）由澳大利亚学者团队开发,用于评估符合 DSM-Ⅳ双相障碍诊断的患者在抑郁发作时的症状[1098]。该量表由 20 个问题组成,每个问题采用 0~3 的 4 级评分模式。问卷可以评估双相抑郁的一些非典型特征,如睡眠过多或食欲增加;以及一些混合症状,如言语量增多、易激惹、活动驱力增加等。该问卷不仅可以评估双相抑郁的严重程度,也可以评估治疗的疗效。该问卷目前已有汉化版可用,8 分为判断双相抑郁缓解的划界分[1099,1100]。

（4）双相障碍伴随特征评估量表

1）临床实用抑郁发作伴焦虑痛苦特征量表（Clinically Useful Depression Outcome Scale supplemented with questions for the DSM-5 anxious distress specifier, CUDOS-A）基于抑郁结局量表的条目修改而成,有 5 个条目用于评估过去 1 周内是否存在符合 DSM-5 的焦虑痛苦特征[1101]。目前日本有引进并开展相关应用研究[1102]。

2）悉尼忧郁症原型指数（Sydney Melancholia Prototype Index, SMPI）由 12 项忧郁原型特征和 12 项非忧郁原型特征组成,包括忧郁症状、消极与积极情绪反应、情绪和家庭关系、早年生活逆境、先证者（遗传）、病程等多个评估维度,鉴别忧郁型与非忧郁型抑郁症的最佳分界值均为 4 分[1103]。

3）简明国际精神访谈躁狂发作伴混合特征问卷［Mini International Neuropsychiatric Interview（Hypo-）Manic Episode with Mixed Features-DSM-5 Module, MINI-M］是基于 DSM-5 开发的,用以辅助判断躁狂发作伴混合特征[1104]。问卷由 6 个条目共计 9 个问题组成,以是 / 否进行作答,伴混合特征的划界分为 3 分。国内已经引进该评估问卷,多中心研究提示（轻）躁狂伴混合特征的最佳划界分为 2 分[1105]。

4）临床实用抑郁发作伴混合特征量表（Clinically Useful Depression Outcome Scale supplemented with questions for the DSM-5 mixed features specifier, CUDOS-M）是在 DSM-5 基础上开发的评估抑郁发作伴混合特征的自评量表[1106]。量表由抑郁症状维度（16 个条目）、躁狂症状维度（13 个条目）、功能损害维度（2 个条目）3 个部分组成,采用 0~4 的 5 级评分方法。汉化版的研究发现抑郁伴混合特征的最佳划界分为 7 分,双相抑郁伴混合特征的最佳划界分为 9 分,与原文结论类似[1107]。

5）紧张症的评估:是 ICD-10 中双相障碍伴精神病性症状的诊断内涵。DSM-5 则将伴精神病性症状与伴紧张症分成两个独立的伴随特征 / 症状。目前关于双相障碍伴紧张症没有专门的评估量表,临床上可采用布什弗朗西斯紧张症评定量表（Bush Francis Catatonia Rating Scale, BFCRS）[1108]、诺索夫紧张症量表（Northoff Catatonia Rating Scale, NCRS）[1109]来评估紧张症状。

6）季节模式评估问卷（Seasonal Pattern Assessment Questionnaire, SPAQ）是20世纪80年代开发的心境障碍患者季节性变化特征的自评问卷。共有6个维度评估发作是否具有季节性特征，包括睡眠、社交活动、心境、体重、食欲、精力水平。从0分（没有变化）到4分（非常明显的变化）共5级评分，6个项目总分超过11分被认为是有季节性特征。我国尚未引进。

7）非典型特征的评估：目前没有专门评估非典型特征的工具。抑郁症状清单（Inventory for Depressive Symptomatology, IDS）中的一些条目可用于非典型特征的评估[1110]。存在心境反应性的基础上嗜睡、极度疲惫、食欲增加、体重增加、人际关系敏感中任何两个条目评分超过2分。人际关系敏感是DSM-5中判断伴非典型特征的重要症状条目。20世纪80年代末已有学者针对人际关系评估开发了人际关系敏感测量问卷（Interpersonal Sensitivity Measure, IPSM）[1111]。IPSM是一个由5个亚量表（人际意识、支持的需要、分离焦虑、胆怯、脆弱自我）共计36个条目组成的自评问卷，采用1~4分的4级评分法。该问卷目前已有多语言的翻译版本，国内学者引进后进行了改版（Chinese Version of Short-Form of Interpersonal Sensitivity Measure, IPSM-CS）：将原有36个条目缩编为15个条目，并采用1~5的5级评分法代替原有的4级评分法，改编后的问卷更贴合国情并保持与原版的类似的信效度水平[1112]。

3. 风险评估

（1）自杀相关评估

1）哥伦比亚自杀严重程度评定量表（Columbia Suicide Severity Rating Scale, C-SSRS）是一个半结构式临床访谈工具，主要评估自杀意念和自杀行为，采用1~5的5级评分法进行评估[1113]，目前已有中文版供临床使用[1114]。

2）贝克自杀意念量表（Beck Scale for Suicide Ideation, BSSI）由19个条目组成，如果条目4和条目5提示患者存在自杀意念，则继续6~19条目的评估，总分越高代表患者自杀意念越强烈，目前已有中文版可供临床使用[1115]。

（2）非自杀性自伤行为

1）自我伤害想法和行为访谈（Self-Injurious Thoughts and Behaviors

Interview, SITBI）是一个包含了 169 个条目的问卷,前 6 个问题用于筛查自伤意念和行为,接下来的 97 个条目评估自伤意念和行为的严重程度和相关因素的影响程度,剩余 66 个开放性问题调查参与自伤行为的原因等[1116]。

2）渥太华自伤量表（Ottawa Self-Injury Inventory, OSI）是一个由 28 个项目组成的自评量表,用于调查非自杀性自伤行为的特征、动机、自我伤害的频率和成瘾程度。目前已经有中文版可供临床使用[1117]。

3）蓄意自伤问卷（Deliberate Self-Harm Inventory, DSHI）是一个由 17 条项目组成的问卷,主要评估自伤的类型、程度、持续时间、发生频率等。问卷开始以筛查提问的方式评估有无自伤行为,接下来询问自伤的部位,最后以开放式问题评估其他相关的自伤行为[1118]。

4）自残功能性评估（Functional Assessment of Self-Mutilation, FASM）由 2 部分组成,第 1 部分主要评估 11 种非自杀性自伤行为的具体方式,第 2 部分主要评估产生自伤行为的动机。目前已有中文版可供临床使用[1119]。

（3）冲动攻击

1）行为活动评定量表（Behavioral Activity Rating Scale, BARS）只有 1 个条目,将兴奋程度分为从镇静到激越状态的 7 个等级,靠临床观察进行评分,在临床上能快速判断患者的冲动攻击风险[1120]。

2）外显激越严重度量表（Overt Agitation Severity Scale, OASS）[1121] 和外显攻击行为量表（Overt Aggression Scale, OAS）[1122]常用于评估激越的严重程度。外显攻击行为量表修订版（Modified Overt Aggression Scale, MOAS）[1123]包含 4 个条目,总分≥4 分,提示患者有攻击性行为危险;条目 3≥1 分,提示有伤害自身行为;条目 4≥1 分,提示有伤害他人行为;MOAS 条目总分≥3 分或条目 2≥1 分,提示有伤害他人危险。MOAS 有中文版可供使用[1124]。

4. 认知和社会功能评估

（1）心境障碍简明认知测评（Brief Assessment of Cognition in Affective Disorders, BAC-A）由 8 个子测试组成,包括代币运动任务、符号编码、列表学习、数字排序任务、类别分类、受控口头词汇联想测试,伦敦塔、情感加工测试。测试大约需要 35 分钟。BAC-A 在双相障碍认知测评中已有广泛应用[1125, 1126]。

（2）功能评估测验简版（Functioning Assessment Short Test, FAST）可用于评估双相障碍患者的社会功能[1127]。量表评估独立生活、职业功能、认知功能、钱财问题、人际关系以及休闲娱乐 6 个维度。目前已有汉化版可供临床使用[1128]。

5. 药物不良反应评估　副反应量表（Treatment Emergent Symptom Scale, TESS）和异常不自主运动量表（Abnormal Involuntary Movement Scale, AIMS）是临床常用评估药物不良反应和迟发性运动障碍的工具，在临床治疗中有较为广泛的应用。

（白渊翰）

附录 2

国外代表性双相障碍治疗指南简介（2015—2025）

附录2

国外代表性双相障碍治疗指南简介
（2015—2025）

一、加拿大情绪与焦虑治疗网络和国际双相障碍学会（Canadian Network for Mood and Anxiety Treatments and International Society for Bipolar Disorders，CANMAT/ISBD）指南

加拿大情绪与焦虑治疗网络（CANMAT）创立于1995年，是加拿大联邦政府与研究机构合作的非营利组织，聚焦于心境和焦虑障碍方面的研究。通过其会员组织，CANMAT向所有涉及心境和焦虑治疗的重要卫生保健、教育和研究机构提供了一个全国性的、直接的信息链接。国际双相障碍学会（ISBD）最初是由David J.Kupfer教授于1999年6月17日在美国宾夕法尼亚州匹兹堡市举办的第三届国际双相障碍大会上成立的，其目标是更好地适应未来对于双相障碍相关的科研、教学和对疾病的认识，其任务是提高精神卫生专业人员对疾病的认识，培养涉及双相障碍各个领域的研究人员，促进该领域的国际合作。2005年，CANMAT出版了双相障碍管理指南。之后又分别于2007年、2009年、2013年在与ISBD的合作下对双相障碍管理指南进行了修订。2018年，CANMAT与ISBD合作再版了双相障碍指南，在2018年出版以后，CANMAT也一直保持对指南的更新和补充，纳入了一些新药的推荐和循证证据。例如在2021年发布的双相障碍伴混合特征治疗建议，2023年也对循证证据做了更新，最近一次更新是在2025年。

二、英国国家卫生与临床优化研究所（National Institute for Health and Care Excellence, NICE）指南

英国国家卫生与临床优化研究所（NICE）最初建立于1999年，原名英国国立临床优化研究所，其总部位于伦敦和曼彻斯特，是一个非官方的公众组织（NDPB），其目标是为改善卫生与社会保健而提供全国性的指导和建议。NICE的各项指南和推荐都是由独立的委员会制定的。NICE指南建议是基于系统性综述现有最佳证据并对成本效益进行特定考虑后作出的。当仅有少量证据时，根据指南制定小组对患者最佳诊疗的经验以及意见作出推荐。本指南对儿童青少年和成人双相障碍的诊断、治疗和管理进行了推荐，这个指南适用于初级保健和二级保健服务，也包括监狱医疗服务。在2014年第1版后，目前最新的版本为2023年的更新版本。

三、英国精神药理协会（British Association for Psychopharmacology, BAP）指南

英国精神药理协会（BAP）成立于1974年，是欧洲最大的全国性协会，也是世界第二大全国性协会。BAP既是一个学术团体，也是一个慈善机构。BAP致力于促进精神药理学和相关领域的研究和教学工作，并且团结了科研学术、健康服务以及其他业内人士共同努力。BAP的双相障碍指南第1版发表于2003年。第2版发表于2009年。BPA近几年一直在陆续更新各类精神障碍疾病治疗的指南，针对双相障碍的治疗指南，最新一次更新是在2016年发表于 *Journal of Psychopharmacology*[426]，最新版的指南以循证医学为基础，内容涵盖了双相障碍的诊断、临床管理、用药策略等，同时，整合了药物治疗与心理治疗、行为改变等干预措施，为临床决策提供依据。

四、澳大利亚与新西兰皇家精神科医师学会（Royal Australian and New Zealand College of Psychiatrists，RANZCP）指南

澳大利亚与新西兰皇家精神科医师学会（RANZCP）的历史要回溯至 1946 年，当年澳大利亚精神科医师协会成立。RANZCP 得到了澳大利亚医学委员会（AMC）和新西兰医学委员会的认可，提供专业医学教育和培训以及专业发展计划，主要为澳大利亚和新西兰的精神科医师培训、教育提供服务。目前该学会成员数已经超过 6 000 人。在澳大利亚和新西兰，精神科医师在从事临床实践前必须取得 RANZCP 的认证。RANZCP 在澳大利亚国立精神卫生策略和新西兰健康基金会的支持下，制定了临床实践指南。该指南基于大量循证依据，对双相障碍不同疾病阶段提供了疾病管理推荐，其中特别强调多种心境稳定剂和心理治疗（例如认知治疗和心理教育）在双相障碍管理中的地位。自 2015 年第一次发布指南以来，RANZCP 最新的心境障碍临床实践指南（Mood Disorders Clinical Practice Guideline 2020，MDcpg2020）于 2021 年发布于 *Australian and new zealand journal of psychiatry*[1129]，旨在为心境障碍的临床管理提供简明高效的指导。

五、日本心境障碍学会（Japanese Society of Mood Disorder，JSMD）指南

日本心境障碍学会（JSMD）创立于 2004 年，是日本专注于情感障碍（如抑郁症、双相障碍等）研究和治疗的专业组织。2011 年，日本心境障碍学会（JSMD）发布了《日本心境障碍学会治疗指南Ⅰ：双相障碍》，并多次修订。随着实践指南定义的更新及高质量双相障碍指南的发表，JSMD 决定对该指南进行大幅修订，并将"治疗指南"扩展为"实践指南"。最新的"实践指南"于 2024 年 8 月在线发表于 *Psychiatry Clin Neurosci*[1130]。

（洪武）

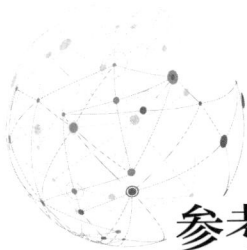

参考文献

［1］于欣,方贻儒.中国双相障碍防治指南［M］.2版.北京:中华医学电子音像出版社,2015:250.

［2］陆林.沈渔邨精神病学［M］.6版.北京:人民卫生出版社,2018.

［3］王育梅,王学义,于欣,等.双相谱系障碍研究进展［J］.中华精神科杂志,2016,49(5):337-340.

［4］MERIKANGAS K R, JIN R, HE J P, et al. Prevalence and correlates of bipolar spectrum disorder in the world mental health survey initiative［J］. Arch Gen Psychiatry, 2011, 68(3): 241-251.

［5］陈美英,张斌.《精神障碍诊断与统计手册第五版》双相障碍分类和诊断标准的循证依据［J］.中华脑科疾病与康复杂志:电子版,2014,4(4):207-211.

［6］中华医学会精神医学分会双相障碍协作组.双相障碍伴混合特征临床诊治指导建议［J］.中华精神科杂志,2018,51(2):83-89.

［7］WHO. World mental health reports: transforming mental health for all［R］. Geneva: WHO, 2022.

［8］STEEL Z, MARNANE C, IRANPOUR C, et al. The global prevalence of common mental disorders: a systematic review and meta-analysis 1980-2013［J］. Int J Epidemiol, 2014, 43(2): 476-493.

［9］HUANG Y, WANG Y, WANG H, et al. Prevalence of mental disorders in China: a cross-sectional epidemiological study［J］. Lancet Psychiatry, 2019, 6(3): 211-224.

［10］ZHANG L, CAO X L, WANG S B, et al. The prevalence of bipolar disorder in China: a meta-analysis［J］. J Affect Disord, 2017, 207: 413-421.

［11］SAEED S, LUO Z, WANG H, et al. Global burden of bipolar disorder and associated inequalities from 1990 to 2021: a systematic analysis from the global burden of disease study 2021［EB/OL］.(2025-01-19)［2025-06-13］. https://www. researchgate.net/publication/381601013_Global_Burden_of_Bipolar_Disorder_and_Associated_Inequalities_from_1990_to_2021_A_Systematic_Analysis_from_the_Global_Burden_of_Disease_

Study_2021.

［12］ZHANG H, CHEN J, FANG Y. Functional alterations in patients with bipolar disorder and their unaffected first-degree relatives: insight from genetic, epidemiological, and neuroimaging data［J］. Neuropsychiatr Dis Treat, 2023, 19: 2797-2806.

［13］KLEINE-BUDDE K, TOUIL E, MOOCK J, et al. Cost of illness for bipolar disorder: a systematic review of the economic burden［J］. Bipolar Disord, 2014, 16(4): 337-353.

［14］沈阿姿, 孙静. 双相障碍共病躯体疾病的研究进展［J］. 中华精神科杂志, 2020, 53(6): 537-541.

［15］CLOUTIER M, GREENE M, GUERIN A, et al. The economic burden of bipolar I disorder in the United States in 2015［J］. J Affect Disord, 2018, 226: 45-51.

［16］KESSING L V, VRADI E, MCINTYRE R S, et al. Causes of decreased life expectancy over the life span in bipolar disorder［J］. J Affect Disord, 2015, 180: 142-147.

［17］GODMAN B, GROBLER C, VAN-DE-LISLE M, et al. Pharmacotherapeutic interventions for bipolar disorder type II: addressing multiple symptoms and approaches with a particular emphasis on strategies in lower and middle-income countries［J］. Expert Opin Pharmacother, 2019, 20(18): 2237-2255.

［18］KESSING L V, VRADI E, ANDERSEN P K. Life expectancy in bipolar disorder ［J］. Bipolar Disord, 2015, 17(5): 543-548.

［19］HÄLLGREN J, ÖSBY U, WESTMAN J, et al. Mortality trends in external causes of death in people with mental health disorders in Sweden, 1987-2010［J］. Scand J Public Health, 2019, 47(2): 121-126.

［20］PLANS L, BARROT C, NIETO E, et al. Association between completed suicide and bipolar disorder: a systematic review of the literature［J］. J Affect Disord, 2019, 242: 111-122.

［21］DONG M, LU L, ZHANG L, et al. Prevalence of suicide attempts in bipolar disorder: a systematic review and meta-analysis of observational studies［J］. Epidemiol Psychiatr Sci, 2019, 29: e63.

［22］SYLVIA L G, SHELTON R C, KEMP D E, et al. Medical burden in bipolar disorder: findings from the Clinical and Health Outcomes Initiative in Comparative Effectiveness for Bipolar Disorder study(Bipolar CHOICE)［J］. Bipolar Disord, 2015, 17 (2): 212-223.

［23］JOHNSON S L, CARVER C S, THARP J A. Suicidality in Bipolar disorder: the role of emotion-triggered impulsivity［J］. Suicide Life Threat Behav, 2017, 47(2): 177-192.

［24］LATÁLOVÁ K. Bipolar disorder and aggression［J］. Int J Clin Pract, 2009, 63（6）: 889-899.

［25］HIRSCHFELD R M, VORNIK L A. Bipolar disorder—costs and comorbidity［J］. Am J Manag Care, 2005, 11（3 Suppl）: S85-S90.

［26］YAPICI ESER H, KACAR A S, KILCIKSIZ C M, et al. Prevalence and associated features of anxiety disorder comorbidity in bipolar disorder: a meta-analysis and meta-regression study［J］. Front Psychiatry, 2018, 9: 229.

［27］ONYEKA I N, COLLIER HØEGH M, NÅHEIM EIEN E M, et al. Comorbidity of physical disorders among patients with severe mental illness with and without substance use disorders: a systematic review and meta-analysis［J］. J Dual Diagn, 2019, 15（3）: 192-206.

［28］SCHIWECK C, ARTEAGA-HENRIQUEZ G, AICHHOLZER M, et al. Comorbidity of ADHD and adult bipolar disorder: a systematic review and meta-analysis［J］. Neurosci Biobehav Rev, 2021, 124: 100-123.

［29］BAYES A, PARKER G, PARIS J. Differential diagnosis of bipolar Ⅱ disorder and borderline personality disorder［J］. Curr Psychiatry Rep, 2019, 21（12）: 125.

［30］MCELROY S L, WINHAM S J, CUELLAR-BARBOZA A B, et al. Bipolar disorder with binge eating behavior: a genome-wide association study implicates PRR5-ARHGAP8［J］. Transl Psychiatry, 2018, 8（1）: 40.

［31］NIERENBERG A A, AGUSTINI B, KÖHLER-FORSBERG O, et al. Diagnosis and treatment of bipolar disorder: a review［J］. JAMA, 2023, 330（14）: 1370-1380.

［32］孙倩, 姜玮, 罗炯, 等. 青少年双相情感障碍患者的临床特征及治疗现状［J］. 四川精神卫生, 2023, 36（3）: 197-201, 221.

［33］VACCARINO S R, RAJJI T K, GILDENGERS A G, et al. Allostatic load but not medical burden predicts memory performance in late-life bipolar disorder［J］. Int J Geriatr Psychiatry, 2018, 33（3）: 546-552.

［34］KAPCZINSKI N S, MWANGI B, CASSIDY R M, et al. Neuroprogression and illness trajectories in bipolar disorder［J］. Expert Rev Neurother, 2017, 17（3）: 277-285.

［35］DEMBEK C, MACKIE D, MODI K, et al. The economic and humanistic burden of bipolar disorder in adults in the United States［J］. Ann Gen Psychiatry, 2023, 22（1）: 13.

［36］ADEGBAJU D A, OLAGUNJU A T, UWAKWE R. A comparative analysis of disability in individuals with bipolar affective disorder and schizophrenia in a sub-Saharan African mental health hospital: towards evidence-guided rehabilitation intervention［J］. Soc Psychiatry Psychiatr Epidemiol, 2013, 48（9）: 1405-1415.

［37］KATO T, BABA K, GUO W, et al. Impact of bipolar disorder on health-related quality of life and work productivity: estimates from the national health and wellness survey in Japan［J］. J Affect Disord, 2021, 295: 203-214.

［38］O'DONNELL L A, DELDIN P J, GROGAN-KAYLOR A, et al. Depression and executive functioning deficits predict poor occupational functioning in a large longitudinal sample with bipolar disorder［J］. J Affect Disord, 2017, 215: 135-142.

［39］GIMÉNEZ-PALOMO A, GOMES-DA-COSTA S, DODD S, et al. Does metabolic syndrome or its component factors alter the course of bipolar disorder? A systematic review ［J］. Neurosci Biobehav Rev, 2022, 132: 142-153.

［40］JEFSEN O H, ERLANGSEN A, NORDENTOFT M, et al. Cannabis use disorder and subsequent risk of psychotic and nonpsychotic unipolar depression and bipolar disorder ［J］. JAMA Psychiatry, 2023, 80(8): 803-810.

［41］PALMER D S, HOWRIGAN D P, CHAPMAN S B, et al. Exome sequencing in bipolar disorder identifies AKAP11 as a risk gene shared with schizophrenia［J］. Nat Genet, 2022, 54(5): 541-547.

［42］ZANDI P P, JAFFE A E, GOES F S, et al. Amygdala and anterior cingulate transcriptomes from individuals with bipolar disorder reveal downregulated neuroimmune and synaptic pathways［J］. Nat Neurosci, 2022, 25(3): 381-389.

［43］MAGIONCALDA P, MARTINO M. A unified model of the pathophysiology of bipolar disorder［J］. Mol Psychiatry, 2022, 27(1): 202-211.

［44］MANDAL P K, GAUR S, ROY R G, et al. Schizophrenia, bipolar and major depressive disorders: overview of clinical features, neurotransmitter alterations, pharmacological interventions, and impact of oxidative stress in the disease process［J］. ACS Chem Neurosci, 2022, 13(19): 2784-2802.

［45］向慧, 汪作为, 方贻儒. 双相障碍与代谢综合征关系的研究进展［J］. 上海交通大学学报(医学版), 2015, 35(10): 1550-1555.

［46］BELVEDERI MURRI M, PRESTIA D, MONDELLI V, et al. The HPA axis in bipolar disorder: systematic review and meta-analysis［J］. Psychoneuroendocrinology, 2016, 63: 327-342.

［47］WADA M, KUROSE S, MIYAZAKI T, et al. The P300 event-related potential in bipolar disorder: a systematic review and meta-analysis［J］. J Affect Disord, 2019, 256: 234-249.

［48］ISOMURA S, ONITSUKA T, TSUCHIMOTO R, et al. Differentiation between major depressive disorder and bipolar disorder by auditory steady-state responses［J］. J

Affect Disord, 2016, 190: 800-806.

［49］徐心悦. 双相情感障碍在生理、心理、社会及整合视角的心理病理机制综述［J］. 心理咨询理论与实践, 2022, 4（9）: 543-556.

［50］HAN W, SU Y, WANG X, et al. Altered resting-state brain activity in patients with major depression disorder and bipolar disorder: a regional homogeneity analysis［J］. J Affect Disord, 2025, 379: 313-322.

［51］SIEGEL-RAMSAY J E, BERTOCCI M A, WU B, et al. Distinguishing between depression in bipolar disorder and unipolar depression using magnetic resonance imaging: a systematic review［J］. Bipolar Disord, 2022, 24（5）: 474-498.

［52］YANG H, LI L, PENG H, et al. Alterations in regional homogeneity of resting-state brain activity in patients with major depressive disorder screening positive on the 32-item hypomania checklist（HCL-32）［J］. J Affect Disord, 2016, 203: 69-76.

［53］CAO B, BAUER I E, SHARMA A N, et al. Reduced hippocampus volume and memory performance in bipolar disorder patients carrying the BDNF val66met met allele［J］. J Affect Disord, 2016, 198: 198-205.

［54］HU X, YU C, DONG T, et al. Biomarkers and detection methods of bipolar disorder［J］. Biosens Bioelectron, 2023, 220: 114842.

［55］ZHAO G, ZHANG C, CHEN J, et al. Ratio of mBDNF to proBDNF for differential diagnosis of major depressive disorder and bipolar depression［J］. Mol Neurobiol, 2017, 54（7）: 5573-5582.

［56］BARREIROS A R, BREUKELAAR I A, CHEN W, et al. Neurophysiological markers of attention distinguish bipolar disorder and unipolar depression［J］. J Affect Disord, 2020, 274: 411-419.

［57］KOUTER K, ŠALAMON ARČAN I, VIDETIČ PASKA A. Epigenetics in psychiatry: beyond DNA methylation［J］. World J Psychiatry, 2023, 13（6）: 319-330.

［58］王禹辰, 孙宁, 张爱霞, 等. 心理表象在双相障碍中的作用及应用［J］. 中华精神科杂志, 2019, 52（4）: 283-286.

［59］LIU S, JIA Y, LIU X, et al. Variation in self and familiar facial recognition in bipolar disorder patients at different clinical stages［J］. Acta Psychol（Amst）, 2023, 235: 103903.

［60］DAGANI J, SIGNORINI G, NIELSSEN O, et al. Meta-analysis of the interval between the onset and management of bipolar disorder［J］. Can J Psychiatry, 2017, 62（4）: 247-258.

［61］NIU Z, WU X, ZHU Y, et al. Early diagnosis of bipolar disorder coming soon:

application of an oxidative stress injury biomarker（BIOS）model［J］. Neurosci Bull, 2022, 38（9）: 979-991.

［62］FAEDDA G L, BALDESSARINI R J, MARANGONI C, et al. An International Society of Bipolar Disorders task force report: precursors and prodromes of bipolar disorder ［J］. Bipolar Disord, 2019, 21（8）: 720-740.

［63］MALHI G S, BELL E, BASSETT D, et al. The 2020 Royal Australian and New Zealand College of Psychiatrists clinical practice guidelines for mood disorders［J］. Aust N Z J Psychiatry, 2021, 55（1）: 7-117.

［64］KUPKA R, DUFFY A, SCOTT J, et al. Consensus on nomenclature for clinical staging models in bipolar disorder: a narrative review from the International Society for Bipolar Disorders（ISBD）Staging Task Force［J］. Bipolar Disord, 2021, 23（7）: 659-678.

［65］方贻儒, 汪作为, 陈俊. 中国双相障碍的研究现状与展望［J］. 中华精神科杂志, 2015, 48（3）: 141-146.

［66］SARAF G, MOAZEN-ZADEH E, PINTO J V, et al. Early intervention for people at high risk of developing bipolar disorder: a systematic review of clinical trials［J］. Lancet Psychiatry, 2021, 8（1）: 64-75.

［67］窦广慧. 双相情感障碍患者寻求帮助相关因素现状调查［J］. 齐鲁护理杂志, 2017, 23（23）: 32-34.

［68］SHEN H, ZHANG L, XU C, et al. Analysis of misdiagnosis of bipolar disorder in an outpatient setting［J］. Shanghai Arch Psychiatry, 2018, 30（2）: 93-101.

［69］ZHANG L, YANG H C, XU X F, et al. Demographic and clinical differences between early- and late-onset bipolar disorders in a multicenter study in China［J］. Psychiatry Res, 2016, 246: 688-691.

［70］王凡, 黄海婧, 陈依明, 等. 误诊为其他精神障碍的双相障碍患者的临床分析 ［J］. 临床精神医学杂志, 2023, 33（2）: 85-88.

［71］潘轶竹, 王刚, 项玉涛, 等. 双相和单相抑郁障碍患者社会人口学因素和临床特征的比较研究［J］. 中华精神科杂志, 2014, 47（2）: 70-73.

［72］BOLTON S, WARNER J, HARRISS E, et al. Bipolar disorder: trimodal age-at-onset distribution［J］. Bipolar Disord, 2021, 23（4）: 341-356.

［73］WANG Z, CHEN J, ZHANG C, et al. Guidelines concordance of maintenance treatment in euthymic patients with bipolar disorder: data from the national bipolar mania pathway survey（BIPAS）in mainland China［J］. J Affect Disord, 2015, 182: 101-105.

［74］WANG Z, CHEN J, YANG H, et al. Assessment and management of bipolar disorder: principal summary of updated Chinese guidelines［J］. Bipolar Disord, 2018, 20

（3）: 289-292.

［75］方贻儒, 汪作为, 陈俊. 双相障碍近 10 年临床热点与研究进展［J］. 中华精神科杂志, 2025, 58（2）: 87-93.

［76］CARVALHO A F, FIRTH J, VIETA E. Bipolar disorder［J］. N Engl J Med, 2020, 383（1）: 58-66.

［77］MCINTYRE R S, BERK M, BRIETZKE E, et al. Bipolar disorders［J］. Lancet, 2020, 396（10265）: 1841-1856.

［78］MACPHERSON H A, RUGGIERI A L, CHRISTENSEN R E, et al. Developmental evaluation of family functioning deficits in youths and young adults with childhood-onset bipolar disorder［J］. J Affect Disord, 2018, 235: 574-582.

［79］DUARTE D, BELZEAUX R, ETAIN B, et al. Childhood-maltreatment subtypes in bipolar patients with suicidal behavior: systematic review and meta-analysis［J］. Braz J Psychiatry, 2020, 42（5）: 558-567.

［80］ZHANG Y, HU Z, HU M, et al. Effects of childhood trauma on nonsuicidal self-injury in adolescent patients with bipolar II depression［J］. Brain Behav, 2022, 12（11）: e2771.

［81］BLASHILL A J, CALZO J P. Sexual minority children: mood disorders and suicidality disparities［J］. J Affect Disord, 2019, 246: 96-98.

［82］RYLES F, MEYER T D, ADAN-MANES J, et al. A systematic review of the frequency and severity of manic symptoms reported in studies that compare phenomenology across children, adolescents and adults with bipolar disorders［J］. Int J Bipolar Disord, 2017, 5（1）: 4.

［83］LEE T. Pediatric bipolar disorder［J］. Pediatr Ann, 2016, 45（10）: e362-e366.

［84］SAXENA K, KURIAN S, SAXENA J, et al. Mixed states in early-onset bipolar disorder［J］. Psychiatr Clin North Am, 2020, 43（1）: 95-111.

［85］VAN METER A, CORRELL C U, AHMAD W, et al. Symptoms and characteristics of youth hospitalized for depression: subthreshold manic symptoms can help differentiate bipolar from unipolar depression［J］. J Child Adolesc Psychopharmacol, 2021, 31（8）: 545-552.

［86］FINDLING R L, STEPANOVA E, YOUNGSTROM E A, et al. Progress in diagnosis and treatment of bipolar disorder among children and adolescents: an international perspective［J］. Evid Based Ment Health, 2018, 21（4）: 177-181.

［87］NG T H, STANGE J P, BLACK C L, et al. Impulsivity predicts the onset of DSM-IV-TR or RDC hypomanic and manic episodes in adolescents and young adults with high or moderate reward sensitivity[J]. J Affect Disord, 2016, 198: 88-95.

[88] CHARATCHARUNGKIAT N, LUBY J, TILLMAN R, et al. The association between manic symptoms in adolescence and preschool symptoms: the importance of family history[J]. Bipolar Disord, 2021, 23 (3): 303-311.

[89] 田野, 刘靖, 李雪, 等. 早发型双相障碍健康相关危险行为的危险因素病例对照研究[J]. 中国心理卫生杂志, 2015, 29 (12): 921-926.

[90] PAPOLOS D F, BRONSTEEN A. Bipolar disorder in children: assessment in general pediatric practice[J]. Curr Opin Pediatr, 2013, 25 (3): 419-426.

[91] MERRILL L, MITTAL L, NICOLORO J, et al. Screening for bipolar disorder during pregnancy[J]. Arch Womens Ment Health, 2015, 18 (4): 579-583.

[92] BHAT A, CERIMELE J M, BYATT N. Pregnant and postpartum women with bipolar disorder: taking the care to where they are[J]. Psychiatr Serv, 2018, 69 (12): 1207-1209.

[93] JONES I, CRADDOCK N. Bipolar disorder and childbirth: the importance of recognising risk[J]. Br J Psychiatry, 2005, 186: 453-454.

[94] SHARMA V, SINGH P, BACZYNSKI C, et al. A closer look at the nosological status of the highs (hypomanic symptoms) in the postpartum period[J]. Arch Womens Ment Health, 2021, 24 (1): 55-62.

[95] SHARMA V, XIE B, CAMPBELL M K, et al. A prospective study of diagnostic conversion of major depressive disorder to bipolar disorder in pregnancy and postpartum[J]. Bipolar Disord, 2014, 16 (1): 16-21.

[96] GOLLAN J K, YANG A, CIOLINO J D, et al. Postpartum anhedonia: emergent patterns in bipolar and unipolar depression[J]. Psychiatry Res, 2021, 306: 114274.

[97] WISNER K L, SIT D K, MCSHEA M C, et al. Onset timing, thoughts of self-harm, and diagnoses in postpartum women with screen-positive depression findings[J]. JAMA Psychiatry, 2013, 70 (5): 490-498.

[98] KHAPRE S, STEWART R, TAYLOR C. An evaluation of symptom domains in the 2 years before pregnancy as predictors of relapse in the perinatal period in women with severe mental illness[J]. Eur Psychiatry, 2021, 64 (1): e26.

[99] DI FLORIO A, FORTY L, GORDON-SMITH K, et al. Perinatal episodes across the mood disorder spectrum[J]. JAMA Psychiatry, 2013, 70 (2): 168-175.

[100] WESSELOO R, KAMPERMAN A M, MUNK-OLSEN T, et al. Risk of postpartum relapse in bipolar disorder and postpartum psychosis: a systematic review and meta-analysis[J]. Am J Psychiatry, 2016, 173 (2): 117-127.

［101］DRISCOLL K E, SIT D K Y, MOSES-KOLKO E L, et al. Mood symptoms in pregnant and postpartum women with bipolar disorder: a naturalistic study［J］. Bipolar Disord, 2017, 19（4）: 295-304.

［102］LEWIS K J S, DI FLORIO A, FORTY L, et al. Mania triggered by sleep loss and risk of postpartum psychosis in women with bipolar disorder［J］. J Affect Disord, 2018, 225: 624-629.

［103］KRAWCZAK E M, MINUZZI L, HIDALGO M P, et al. Do changes in subjective sleep and biological rhythms predict worsening in postpartum depressive symptoms? A prospective study across the perinatal period［J］. Arch Womens Ment Health, 2016, 19（4）: 591-598.

［104］OBEYSEKARE J L, COHEN Z L, COLES M E, et al. Delayed sleep timing and circadian rhythms in pregnancy and transdiagnostic symptoms associated with postpartum depression［J］. Transl Psychiatry, 2020, 10（1）: 14.

［105］KIM H, YOO J, HAN K, et al. Female reproductive factors are associated with the risk of newly diagnosed bipolar disorder in postmenopausal women［J］. J Psychiatr Res, 2022, 153: 82-89.

［106］SERAFINI G, GEOFFROY P A, AGUGLIA A, et al. Irritable temperament and lifetime psychotic symptoms as predictors of anxiety symptoms in bipolar disorder［J］. Nord J Psychiatry, 2018, 72（1）: 63-71.

［107］ORHAN M, SCHOUWS S, VAN OPPEN P, et al. Cognitive functioning in late life affective disorders: comparing older adults with bipolar disorder, late life depression and healthy controls［J］. J Affect Disord, 2023, 320: 468-473.

［108］BELVEDERI MURRI M, RESPINO M, PROIETTI L, et al. Cognitive impairment in late life bipolar disorder: risk factors and clinical outcomes［J］. J Affect Disord, 2019, 257: 166-172.

［109］中国药理学会治疗药物监测研究专业委员会,中国医师协会精神科医师分会,中国药理学会药源性疾病学委员会,等. 中国精神科治疗药物监测临床应用专家共识［J］. 神经疾病与精神卫生, 2022, 22（8）: 601-608.

［110］BAI W, FENG Y, SHA S, et al. Comparison of hypomanic symptoms between bipolar Ⅰ and bipolar Ⅱ disorders: a network perspective［J］. Front Psychiatry, 2022, 13: 881414.

［111］BERTSCHY G, WEIBEL S, GIERSCH A, et al. Racing and crowded thoughts in mood disorders: a data-oriented theoretical reappraisal［J］. Encephale, 2020, 46（3）: 202-208.

［112］HOSANG G M, CARDNO A G, FREEMAN D, et al. Characterization and structure of hypomania in a British nonclinical adolescent sample［J］. J Affect Disord, 2017, 207: 228-235.

［113］ANGST J, GAMMA A, BOWDEN C L, et al. Diagnostic criteria for bipolarity based on an international sample of 5, 635 patients with DSM-Ⅳ major depressive episodes ［J］. Eur Arch Psychiatry Clin Neurosci, 2012, 262（1）: 3-11.

［114］林啸, 黄佳, 粟幼嵩, 等. 双相障碍患者情感气质与躁狂症状的关系研究［J］. 精神医学杂志, 2018, 31（6）: 401-406.

［115］KIRKLAND T, GRUBER J, CUNNINGHAM W A. Comparing happiness and hypomania risk: a study of extraversion and neuroticism aspects［J］. PLoS One, 2015, 10 （7）: e0132438.

［116］LEE K, LEE H K, KIM S, et al. The relationship between circadian typology and lifetime experiences of hypomanic symptoms［J］. Psychiatry Res, 2021, 298: 113788.

［117］FLETCHER K, PARKER G, PATERSON A, et al. High-risk behaviour in hypomanic states［J］. J Affect Disord, 2013, 150（1）: 50-56.

［118］AKISKAL H S, BENAZZI F. Optimizing the detection of bipolar Ⅱ disorder in outpatient private practice: toward a systematization of clinical diagnostic wisdom［J］. J Clin Psychiatry, 2005, 66（7）: 914-921.

［119］BEYER J L, WEISLER R H. Suicide behaviors in bipolar disorder: a review and update for the clinician［J］. Psychiatr Clin North Am, 2016, 39（1）: 111-123.

［120］ANTYPA N, ANTONIOLI M, SERRETTI A. Clinical, psychological and environmental predictors of prospective suicide events in patients with bipolar disorder［J］. J Psychiatr Res, 2013, 47（11）: 1800-1808.

［121］CORYELL W, KRIENER A, BUTCHER B, et al. Risk factors for suicide in bipolar Ⅰ disorder in two prospectively studied cohorts［J］. J Affect Disord, 2016, 190: 1-5.

［122］HANSSON C, JOAS E, PÅLSSON E, et al. Risk factors for suicide in bipolar disorder: a cohort study of 12 850 patients［J］. Acta Psychiatr Scand, 2018, 138（5）: 456-463.

［123］王君, 陈林, 吉振鹏, 等. 误诊为抑郁症的双相障碍Ⅱ型患者自杀风险的危险因素分析［J］. 中国神经精神疾病杂志, 2015, 41（2）: 65-70.

［124］UWAI Y, NABEKURA T. Risk factors for suicidal behavior/ideation and hostility/aggression in patients with bipolar disorders: an analysis using the Japanese Adverse Drug Event Report database［J］. J Psychiatr Res, 2022, 153: 99-103.

［125］孙丛丛, 吴涵, 贾立娜, 等. 住院成年早期双相情感障碍患者自杀相关因素研

究[J].精神疾病与神经卫生,2022,22(6):428-431.

[126] STANLEY I H, HOM M A, LUBY J L, et al. Comorbid sleep disorders and suicide risk among children and adolescents with bipolar disorder[J]. J Psychiatr Res, 2017, 95: 54-59.

[127] UNDURRAGA J, BALDESSARINI R J, VALENTI M, et al. Suicidal risk factors in bipolar I and II disorder patients[J]. J Clin Psychiatry, 2012, 73(6): 778-782.

[128] TRIVEDI C, VADUKAPURAM R, CHAUDHARI G, et al. Risk of suicide in patients with bipolar disorder having comorbid chronic pain disorders: insights from the nationwide inpatient sample data from 2016 to 2018[J]. J Nerv Ment Dis, 2022, 210(8): 564-569.

[129] XUE S, HODSOLL J, KHOSO A B, et al. Suicidality in patients with bipolar depression: findings from a lower middle-income country[J]. J Affect Disord, 2021, 289: 1-6.

[130] FIEDOROWICZ J G, PERSONS J E, ASSARI S, et al. Depressive symptoms carry an increased risk for suicidal ideation and behavior in bipolar disorder without any additional contribution of mixed symptoms[J]. J Affect Disord, 2019, 246: 775-782.

[131] LAGE R R, DE ASSIS DA SILVA R, TANCINI M B, et al. Suicidal ideation in bipolar disorder: the relation with clinical and sociodemographic variables[J]. Psychiatr Q, 2022, 93(2): 453-461.

[132] O'ROURKE N, HEISEL M J, CANHAM S L, et al. Predictors of suicide ideation among older adults with bipolar disorder[J]. PLoS One, 2017, 12(11): e0187632.

[133] MACPHERSON H A, KUDINOVA A Y, SCHETTINI E, et al. Correction to: relationship between cognitive flexibility and subsequent course of mood symptoms and suicidal ideation in young adults with childhood-onset bipolar disorder[J]. Eur Child Adolesc Psychiatry, 2022, 31(10): 1649.

[134] STANGE J P, HAMILTON J L, BURKE T A, et al. Negative cognitive styles synergistically predict suicidal ideation in bipolar spectrum disorders: a 3-year prospective study[J]. Psychiatry Res, 2015, 226(1): 162-168.

[135] DUCASSE D, JAUSSENT I, GUILLAUME S, et al. Affect lability predicts occurrence of suicidal ideation in bipolar patients: a two-year prospective study[J]. Acta Psychiatr Scand, 2017, 135(5): 460-469.

[136] UMAMAHESWARI V, AVASTHI A, GROVER S. Risk factors for suicidal ideations in patients with bipolar disorder[J]. Bipolar Disord, 2014, 16(6): 642-651.

[137] KAPOOR S, FREITAG S, BRADSHAW J, et al. The collective impact of

childhood abuse, psychache, and interpersonal needs on suicidal ideation among individuals with bipolar disorder: a discriminant analysis[J]. Child Abuse Negl, 2023, 141: 106202.

[138] STANGE J P, KLEIMAN E M, SYLVIA L G, et al. Specific mood symptoms confer risk for subsequent suicidal ideation in bipolar disorder with and without suicide attempt history: multi-wave data from step-BD[J]. Depress Anxiety, 2016, 33 (6): 464-472.

[139] ACOSTA F J, VEGA D, TORRALBA L, et al. Hopelessness and suicidal risk in bipolar disorder. A study in clinically nonsyndromal patients[J]. Compr Psychiatry, 2012, 53 (8): 1103-1109.

[140] DUFFY M E, GAI A R, ROGERS M L, et al. Psychotic symptoms and suicidal ideation in child and adolescent bipolar I disorder[J]. Bipolar Disord, 2019, 21 (4): 342-349.

[141] KUPERBERG M, KATZ D, GREENEBAUM S L A, et al. Psychotic symptoms during bipolar depressive episodes and suicidal ideation[J]. J Affect Disord, 2021, 282: 1241-1246.

[142] HAUSER M, GALLING B, CORRELL C U. Suicidal ideation and suicide attempts in children and adolescents with bipolar disorder: a systematic review of prevalence and incidence rates, correlates, and targeted interventions[J]. Bipolar Disord, 2013, 15 (5): 507-523.

[143] PALAGINI L, MINIATI M, CARUSO D, et al. Predictors of suicidal ideation and preparatory behaviors in individuals with bipolar disorder: the contribution of chronobiological dysrhythmicity and Its association with hopelessness[J]. J Clin Psychiatry, 2021, 82 (2): 20m13371.

[144] ELLIS A J, PORTNOFF L C, AXELSON D A, et al. Parental expressed emotion and suicidal ideation in adolescents with bipolar disorder[J]. Psychiatry Res, 2014, 216 (2): 213-216.

[145] SEWALL C J R, GIRARD J M, MERRANKO J, et al. A Bayesian multilevel analysis of the longitudinal associations between relationship quality and suicidal ideation and attempts among youth with bipolar disorder[J]. J Child Psychol Psychiatry, 2021, 62 (7): 905-915.

[146] KATZ D, PETERSEN T, AMADO S, et al. An evaluation of suicidal risk in bipolar patients with comorbid posttraumatic stress disorder[J]. J Affect Disord, 2020, 266: 49-56.

[147] DAVIS A, GILHOOLEY M, AGIUS M, et al. Suicide risk and choice of

antidepressant［J］. Psychiatr Danub, 2010, 22（2）: 358-359.

［148］FAGIOLINI A, FRANK E, SCOTT J A, et al. Metabolic syndrome in bipolar disorder: findings from the bipolar disorder center for Pennsylvanians［J］. Bipolar Disord, 2005, 7（5）: 424-430.

［149］迪丽娜孜·卡日,邹韶红,胡曼娜. 双相情感障碍患者自杀意念与基因甲基化相关性的研究进展［J］. 神经疾病与精神卫生, 2020, 20（6）: 430-434.

［150］张昌,张然,魏胜男,等. 有自杀意念双相障碍患者脑灰质体积形态测量分析研究［J］. 中国神经精神疾病杂志, 2018, 44（11）: 668-672.

［151］ESAKI Y, OBAYASHI K, SAEKI K, et al. Higher prevalence of intentional self-harm in bipolar disorder with evening chronotype: a finding from the APPLE cohort study［J］. J Affect Disord, 2020, 277: 727-732.

［152］CLEMENTS C, JONES S, MORRISS R, et al. Self-harm in bipolar disorder: findings from a prospective clinical database［J］. J Affect Disord, 2015, 173: 113-119.

［153］LLAMOCCA E N, FRISTAD M A, BRIDGE J A, et al. Correlates of deliberate self-harm among youth with bipolar disorder［J］. J Affect Disord, 2022, 302: 376-384.

［154］王丹,李旸,王威,等. 儿童期虐待对青少年心境障碍患者非自杀性自伤行为的影响［J］. 神经疾病与精神卫生, 2022, 22（2）: 83-88.

［155］DIMICK M K, KENNEDY K G, MITCHELL R H B, et al. Neurostructural differences associated with self-harm in youth bipolar disorder［J］. Bipolar Disord, 2022, 24（3）: 275-285.

［156］廖继武,向婷,潘集阳. 伴非自杀性自伤行为青少年双相障碍抑郁发作患者肠道菌群微生态特征［J］. 中国神经精神疾病杂志, 2023, 49（1）: 23-28.

［157］曹宁,王中刚,刘传新. 不同性别双相障碍患者临床特征对比分析［J］. 精神医学杂志, 2018, 31（4）: 260-263.

［158］杨蕾,王中刚,张云,等. 双相障碍患者自杀相关因素分析［J］. 国际精神病学杂志, 2020, 47（6）: 1148-1152.

［159］BENARD V, ETAIN B, VAIVA G, et al. Sleep and circadian rhythms as possible trait markers of suicide attempt in bipolar disorders: an actigraphy study［J］. J Affect Disord, 2019, 244: 1-8.

［160］BERKOL T D, ISLAM S, KIRLI E, et al. Suicide attempts and clinical features of bipolar patients［J］. Saudi Med J, 2016, 37（6）: 662-667.

［161］ICICK R, MELLE I, ETAIN B, et al. Tobacco smoking and other substance use disorders associated with recurrent suicide attempts in bipolar disorder［J］. J Affect Disord, 2019, 256: 348-357.

［162］SCHAFFER A, ISOMETSÄ E T, TONDO L, et al. International Society for Bipolar Disorders Task Force on Suicide: meta-analyses and meta-regression of correlates of suicide attempts and suicide deaths in bipolar disorder［J］. Bipolar Disord, 2015, 17（1）: 1-16.

［163］AGNEW-BLAIS J, DANESE A. Childhood maltreatment and unfavourable clinical outcomes in bipolar disorder: a systematic review and meta-analysis［J］. Lancet Psychiatry, 2016, 3（4）: 342-349.

［164］DUARTE D G, NEVES MDE C, ALBUQUERQUE M R, et al. Sexual abuse and suicide attempt in bipolar type I patients［J］. Braz J Psychiatry, 2015, 37（2）: 180-182.

［165］FIJTMAN A, CLAUSEN A, KAUER-SANT'ANNA M, et al. Trauma history in veterans with bipolar disorder and its impact on suicidality［J］. J Psychiatr Res, 2023, 157: 119-126.

［166］MAAMOURI R, ELLINI S, ZNAIDI F, et al. Suicidal behaviors in bipolar disorder type 1［J］. Encephale, 2022, 48（6）: 632-637.

［167］MERT D G, KELLECI M, MIZRAK A, et al. Factors associated with suicide attempts in patients with bipolar disorder type I［J］. Psychiatr Danub, 2015, 27（3）: 236-241.

［168］GOLDSTEIN T R, MERRANKO J, HAFEMAN D, et al. A risk calculator to predict suicide attempts among individuals with early-onset bipolar disorder［J］. Bipolar Disord, 2022, 24（7）: 749-757.

［169］GRILLAULT LAROCHE D, GODIN O, DANSOU Y, et al. Influence of childhood maltreatment on prevalence, onset, and persistence of psychiatric comorbidities and suicide attempts in bipolar disorders［J］. Eur Psychiatry, 2022, 65（1）: e15.

［170］张婧, 朱荣鑫, 柳绪珍, 等. 双相障碍重性抑郁发作患者自杀未遂行为的危险因素［J］. 临床精神医学杂志, 2020, 30（6）: 384-388.

［171］BUOLI M, CESANA B M, BOLOGNESI S, et al. Factors associated with lifetime suicide attempts in bipolar disorder: results from an Italian nationwide study［J］. Eur Arch Psychiatry Clin Neurosci, 2022, 272（3）: 359-370.

［172］ALMEIDA V F, BEZERRA-FILHO S, STUDART-BOTTÓ P, et al. History of suicide attempts in patients with bipolar disorder type I: socio-demographic and clinical factors, quality of life and functioning［J］. Nord J Psychiatry, 2021, 75（4）: 306-313.

［173］SONG J Y, YU H Y, KIM S H, et al. Assessment of risk factors related to suicide attempts in patients with bipolar disorder［J］. J Nerv Ment Dis, 2012, 200（11）: 978-984.

［174］时亚杰,张校明,王正,等.单相与双相抑郁障碍患者自杀未遂相关危险因素对照研究［J］.精神医学杂志,2021,34（6）:552-556.

［175］SEO H J, WANG H R, JUN T Y, et al. Factors related to suicidal behavior in patients with bipolar disorder: the effect of mixed features on suicidality［J］. Gen Hosp Psychiatry, 2016, 39: 91-96.

［176］SHAKERI J, FARNIA V, VALINIA K, et al. The relationship between lifetime suicide attempts, serum lipid levels, and metabolic syndrome in patients with bipolar disorders［J］. Int J Psychiatry Clin Pract, 2015, 19（2）: 124-131.

［177］SWARTZ-VANETIK M, ZEEVIN M, BARAK Y. Scope and characteristics of suicide attempts among manic patients with bipolar disorder［J］. Crisis, 2018, 39（6）: 489-492.

［178］DUCASSE D, JAUSSENT I, GUILLAUME S, et al. Increased risk of suicide attempt in bipolar patients with severe tobacco dependence［J］. J Affect Disord, 2015, 183: 113-118.

［179］FINSETH P I, MORKEN G, ANDREASSEN O A, et al. Risk factors related to lifetime suicide attempts in acutely admitted bipolar disorder inpatients［J］. Bipolar Disord, 2012, 14（7）: 727-734.

［180］LEITE R T, NOGUEIRA SDE O, DO NASCIMENTO J P, et al. The use of cannabis as a predictor of early onset of bipolar disorder and suicide attempts［J］. Neural Plast, 2015, 2015: 434127.

［181］JIMÉNEZ E, ARIAS B, MITJANS M, et al. Clinical features, impulsivity, temperament and functioning and their role in suicidality in patients with bipolar disorder［J］. Acta Psychiatr Scand, 2016, 133（4）: 266-276.

［182］KOCABAS O, SEVINCOK L, MEMIS C O, et al. The association of lifetime suicide attempts with anxiety disorders in patients with bipolar disorder［J］. J Psychiatr Pract, 2019, 25（1）: 7-13.

［183］KATTIMANI S, SUBRAMANIAN K, SARKAR S, et al. History of lifetime suicide attempt in bipolar Ⅰ disorder: its correlates and effect on illness course［J］. Int J Psychiatry Clin Pract, 2017, 21（2）: 118-124.

［184］MAZAHERI M, GHARRAEE B, SHABANI A, et al. Studying the predictive factors of suicide attempts in patients with type 1 bipolar disorder［J］. Psychiatry Res, 2019, 275: 373-378.

［185］SÖDERHOLM J J, SOCADA J L, ROSENSTRÖM T H, et al. Borderline personality disorder and depression severity predict suicidal outcomes: a six-month prospective cohort study of depression, bipolar depression, and borderline personality disorder[J]. Acta Psychiatr Scand, 2023, 148（3）: 222-232.

[186] LENGVENYTE A, AOUIZERATE B, AUBIN V, et al. Violent suicide attempt history in elderly patients with bipolar disorder: the role of sex, abdominal obesity, and verbal memory: results from the FACE-BD cohort（FondaMental Advanced center of Expertise for Bipolar Disorders）[J]. J Affect Disord, 2022, 296: 265-276.

[187] ORTIZ A, CERVANTES P, ZLOTNIK G, et al. Cross-prevalence of migraine and bipolar disorder[J]. Bipolar Disord, 2010, 12（4）: 397-403.

[188] 张书懂, 况利. 双相情感障碍患者伴自杀未遂的神经影像学研究[J]. 四川精神卫生, 2015, 28（6）: 568-570.

[189] REICH R, GILBERT A, CLARI R, et al. A preliminary investigation of impulsivity, aggression and white matter in patients with bipolar disorder and a suicide attempt history[J]. J Affect Disord, 2019, 247: 88-96.

[190] SHER L, SUBLETTE M E, GRUNEBAUM M F, et al. Plasma testosterone levels and subsequent suicide attempts in males with bipolar disorder[J]. Acta Psychiatr Scand, 2022, 145（2）: 223-225.

[191] SHER L, GRUNEBAUM M F, SULLIVAN G M, et al. Association of testosterone levels and future suicide attempts in females with bipolar disorder[J]. J Affect Disord, 2014, 166: 98-102.

[192] JIANG H, ZHU R, TIAN S, et al. Structural-functional decoupling predicts suicide attempts in bipolar disorder patients with a current major depressive episode[J]. Neuropsychopharmacology, 2020, 45（10）: 1735-1742.

[193] 朱荣鑫, 田水, 王欢, 等. 双相Ⅱ型障碍重性抑郁发作患者自杀行为相关的脑自发神经活动改变[J]. 临床精神医学杂志, 2020, 30（5）: 289-292.

[194] IVKOVIĆ M, PANTOVIĆ-STEFANOVIĆ M, DUNJIĆ-KOSTIĆ B, et al. Neutrophil-to-lymphocyte ratio predicting suicide risk in euthymic patients with bipolar disorder: moderatory effect of family history[J]. Compr Psychiatry, 2016, 66: 87-95.

[195] 陈晓东, 刘国雄, 苏敬华, 等. 伴自杀未遂双相障碍患者的血清脑源性神经营养因子水平[J]. 神经疾病与精神卫生, 2014, 14（2）: 150-153.

[196] PLANS L, NIETO E, BENABARRE A, et al. Completed suicide in bipolar disorder patients: a cohort study after first hospitalization[J]. J Affect Disord, 2019, 257: 340-344.

[197] SCHAFFER A, SINYOR M, REIS C, et al. Suicide in bipolar disorder: characteristics and subgroups[J]. Bipolar Disord, 2014, 16（7）: 732-740.

［198］HUBER R S, COON H, KIM N, et al. Altitude is a risk factor for completed suicide in bipolar disorder［J］. Med Hypotheses, 2014, 82（3）: 377-381.

［199］陈林, 吉振鹏, 杨甫德, 等. 伴精神病性症状的双相障碍患者自杀未遂的危险因素分析［J］. 临床精神医学杂志, 2017, 27（4）: 221-224.

［200］贾艳滨, 钟舒明, 赖顺凯. 伴混合特征双相障碍自杀风险的评估、管理与治疗建议［J］. 四川精神卫生, 2021, 34（2）: 97-100.

［201］陈林, 吉振鹏, 杨甫德, 等. 伴焦虑症状双相障碍患者自杀未遂的危险因素分析［J］. 精神医学杂志, 2017, 30（2）: 81-84.

［202］ZHONG R, WANG Z, ZHU Y, et al. Prevalence and correlates of non-suicidal self-injury among patients with bipolar disorder: a multicenter study across China［J］. J Affect Disord, 2024, 367: 333-341.

［203］SHEEHAN D V, LECRUBIER Y, SHEEHAN K H, et al. The Mini-International Neuropsychiatric Interview（M.I.N.I.）: the development and validation of a structured diagnostic psychiatric interview for DSM-Ⅳ and ICD-10［J］. J Clin Psychiatry, 1998, 59（Suppl 20）: 22-33.

［204］AZZAM P, OBEID S, HADDAD C, et al. Relationship between impulsivity and clinical and sociodemographic variables among lebanese patients with bipolar disorder: results of a cross-sectional study［J］. J Nerv Ment Dis, 2019, 207（7）: 596-603.

［205］BALLESTER J, GOLDSTEIN T, GOLDSTEIN B, et al. Is bipolar disorder specifically associated with aggression?［J］. Bipolar Disord, 2012, 14（3）: 283-290.

［206］BELETE H, MULAT H, FANTA T, et al. Magnitude and associated factors of aggressive behaviour among patients with bipolar disorder at Amanual Mental Specialized Hospital, outpatient department, Addis Ababa, Ethiopia: cross-sectional study［J］. BMC Psychiatry, 2016, 16（1）: 443.

［207］DAFF E, THOMAS S D. Bipolar disorder and criminal offending: a data linkage study［J］. Soc Psychiatry Psychiatr Epidemiol, 2014, 49（12）: 1985-1991.

［208］CHRISTOPHER P P, MCCABE P J, FISHER W H. Prevalence of involvement in the criminal justice system during severe mania and associated symptomatology［J］. Psychiatr Serv, 2012, 63（1）: 33-39.

［209］ALNIAK I, ERKIRAN M, MUTLU E. Substance use is a risk factor for violent behavior in male patients with bipolar disorder［J］. J Affect Disord, 2016, 193: 89-93.

［210］MCCABE P J, CHRISTOPHER P P, PINALS D A, et al. Predictors of criminal justice involvement in severe mania［J］. J Affect Disord, 2013, 149（1/2/3）: 367-374.

［211］BALLESTER J, GOLDSTEIN B, GOLDSTEIN T R, et al. Prospective longitudinal course of aggression among adults with bipolar disorder[J]. Bipolar Disord, 2014, 16 (3): 262-269.

[212] JOHNSON S L, CARVER C S. Emotion-relevant impulsivity predicts sustained anger and aggression after remission in bipolar Ⅰ disorder[J]. J Affect Disord, 2016, 189: 169-175.

[213] FICO G, ANMELLA G, PACCHIAROTTI I, et al. The biology of aggressive behavior in bipolar disorder: a systematic review[J]. Neurosci Biobehav Rev, 2020, 119: 9-20.

[214] BAUER M, ANDREASSEN O A, GEDDES J R, et al. Areas of uncertainties and unmet needs in bipolar disorders: clinical and research perspectives[J]. Lancet Psychiatry, 2018, 5 (11): 930-939.

[215] 沈辉 张莉, 徐初琛, 等 . 双相情感障碍在门诊的误诊情况分析[J]. 上海精神医学, 2018, 30 (2): 93-101.

[216] XIANG Y T, ZHANG L, WANG G, et al. Sociodemographic and clinical features of bipolar disorder patients misdiagnosed with major depressive disorder in China[J]. Bipolar Disord, 2013, 15 (2): 199-205.

[217] CEGLA-SCHVARTZMAN F, OVEJERO S, LÓPEZ-CASTROMA J, et al. Diagnostic stability in bipolar disorder: a follow-up study in 130, 000 patient-years[J]. J Clin Psychiatry, 2021, 82 (6): 20m13764.

[218] LEOPOLD K, RITTER P, CORRELL C U, et al. Risk constellations prior to the development of bipolar disorders: rationale of a new risk assessment tool[J]. J Affect Disord, 2012, 136 (3): 1000-1010.

[219] BECHDOLF A, NELSON B, COTTON S M, et al. A preliminary evaluation of the validity of at-risk criteria for bipolar disorders in help-seeking adolescents and young adults[J]. J Affect Disord, 2010, 127 (1/2/3): 316-320.

[220] BECHDOLF A, RATHEESH A, COTTON S M, et al. The predictive validity of bipolar at-risk (prodromal) criteria in help-seeking adolescents and young adults: a prospective study[J]. Bipolar Disord, 2014, 16 (5): 493-504.

[221] FUSAR-POLI P, DE MICHELI A, ROCCHETTI M, et al. Semistructured Interview for Bipolar At Risk States (SIBARS) [J]. Psychiatry Res, 2018, 264: 302-309.

[222] CORRELL C U, PENZNER J B, FREDERICKSON A M, et al. Differentiation in the preonset phases of schizophrenia and mood disorders: evidence in support of a bipolar mania prodrome[J]. Schizophr Bull, 2007, 33 (3): 703-714.

[223] CORRELL C U, HAUSER M, PENZNER J B, et al. Type and duration of

subsyndromal symptoms in youth with bipolar I disorder prior to their first manic episode[J]. Bipolar Disord, 2014, 16(5): 478-492.

[224] GUO T, YANG Y, ZHAO Q, et al. Prodromal symptoms of Chinese patients with bipolar disorder[J]. J Affect Disord, 2021, 294: 908-915.

[225] FAHRENDORFF A M, PAGSBERG A K, KESSING L V, et al. Psychiatric comorbidity in patients with pediatric bipolar disorder: a systematic review[J]. Acta Psychiatr Scand, 2023, 148(2): 110-132.

[226] KESSING L V, WILLER I, ANDERSEN P K, et al. Rate and predictors of conversion from unipolar to bipolar disorder: a systematic review and meta-analysis[J]. Bipolar Disord, 2017, 19(5): 324-335.

[227] MUSLINER K L, ØSTERGAARD S D. Patterns and predictors of conversion to bipolar disorder in 91 587 individuals diagnosed with unipolar depression[J]. Acta Psychiatr Scand, 2018, 137(5): 422-432.

[228] YATHAM L N, KENNEDY S H, PARIKH S V, et al. Canadian Network for Mood and Anxiety Treatments(CANMAT)and International Society for Bipolar Disorders (ISBD)2018 guidelines for the management of patients with bipolar disorder[J]. Bipolar Disord, 2018, 20(2): 97-170.

[229] MITCHELL P B, GOODWIN G M, JOHNSON G F, et al. Diagnostic guidelines for bipolar depression: a probabilistic approach[J]. Bipolar Disord, 2008, 10(1 Pt 2): 144-152.

[230] WU Z, WANG J, ZHANG C, et al. Clinical distinctions in symptomatology and psychiatric comorbidities between misdiagnosed bipolar I and bipolar II disorder versus major depressive disorder[J]. BMC Psychiatry, 2024, 24(1): 352.

[231] 吴志国,曹岚,李豪喆,等. 精神专科医院抑郁障碍和双相Ⅱ型抑郁患者共病特征分析[J]. 中华精神科杂志, 2015, 48(5): 266-270.

[232] NESTSIAROVICH A, REPS J M, MATHENY M E, et al. Predictors of diagnostic transition from major depressive disorder to bipolar disorder: a retrospective observational network study[J]. Transl Psychiatry, 2021, 11(1): 642.

[233] KAFALI H Y, BILDIK T, BORA E, et al. Distinguishing prodromal stage of bipolar disorder and early onset schizophrenia spectrum disorders during adolescence[J]. Psychiatry Res, 2019, 275: 315-325.

[234] MESSER T, LAMMERS G, MÜLLER-SIECHENEDER F, et al. Substance abuse in patients with bipolar disorder: a systematic review and meta-analysis[J]. Psychiatry Res, 2017, 253: 338-350.

［235］MCINTYRE R S, CALABRESE J R. Bipolar depression: the clinical characteristics and unmet needs of a complex disorder［J］. Curr Med Res Opin, 2019, 35 (11): 1993-2005.

［236］PERUGI G, ANGST J, AZORIN J M, et al. Relationships between mixed features and borderline personality disorder in 2811 patients with major depressive episode ［J］. Acta Psychiatr Scand, 2016, 133 (2): 133-143.

［237］FIEDOROWICZ J G, ENDICOTT J, LEON A C, et al. Subthreshold hypomanic symptoms in progression from unipolar major depression to bipolar disorder［J］. Am J Psychiatry, 2011, 168 (1): 40-48.

［238］CAWKWELL P B, BOLTON K W, KARMACHARYA R, et al. Two-year diagnostic stability in a real-world sample of individuals with early psychosis［J］. Early Interv Psychiatry, 2020, 14 (6): 751-754.

［239］SCHAFFER A, CAIRNEY J, VELDHUIZEN S, et al. A population-based analysis of distinguishers of bipolar disorder from major depressive disorder［J］. J Affect Disord, 2010, 125 (1/2/3): 103-110.

［240］ROBERTS L W. The American Psychiatric Association publishing textbook of psychiatry［M］. 7th ed. Arlington: Amer Psychiatric Pub Inc, 2019.

［241］SCOTT J, COLOM F, YOUNG A, et al. An evidence map of actigraphy studies exploring longitudinal associations between rest-activity rhythms and course and outcome of bipolar disorders［J］. Int J Bipolar Disord, 2020, 8 (1): 37.

［242］MCELROY S L, ALTSHULER L L, SUPPES T, et al. Axis I psychiatric comorbidity and its relationship to historical illness variables in 288 patients with bipolar disorder［J］. Am J Psychiatry, 2001, 158 (3): 420-426.

［243］CZEPIELEWSKI L, DARUY FILHO L, BRIETZKE E, et al. Bipolar disorder and metabolic syndrome: a systematic review［J］. Braz J Psychiatry, 2013, 35 (1): 88-93.

［244］WEINER M, WARREN L, FIEDOROWICZ J G. Cardiovascular morbidity and mortality in bipolar disorder［J］. Ann Clin Psychiatry, 2011, 23 (1): 40-47.

［245］NABAVI B, MITCHELL A J, NUTT D. A lifetime prevalence of comorbidity between bipolar affective disorder and anxiety disorders: a meta-analysis of 52 interview-based studies of psychiatric population［J］. EBioMedicine, 2015, 2 (10): 1405-1419.

［246］YAPICI ESER H, TASKIRAN A S, ERTINMAZ B, et al. Anxiety disorders comorbidity in pediatric bipolar disorder: a meta-analysis and meta-regression study［J］. Acta Psychiatr Scand, 2020, 141 (4): 327-339.

［247］FORNARO M, DARAY F M, HUNTER F, et al. The prevalence, odds and predictors of lifespan comorbid eating disorder among people with a primary diagnosis of bipolar disorders, and vice-versa: systematic review and meta-analysis [J]. J Affect Disord, 2021, 280 (Pt A): 409-431.

[248] FRÍAS Á, PALMA C, FARRIOLS N. Comorbidity in pediatric bipolar disorder: Prevalence, clinical impact, etiology and treatment [J]. J Affect Disord, 2015, 174: 378-389.

[249] FORNARO M, ORSOLINI L, MARINI S, et al. The prevalence and predictors of bipolar and borderline personality disorders comorbidity: systematic review and meta-analysis [J]. J Affect Disord, 2016, 195: 105-118.

[250] KERAMATIAN K, CHITHRA N K, YATHAM L N. The CANMAT and ISBD guidelines for the treatment of bipolar disorder: summary and a 2023 update of evidence [J]. Focus (Am Psychiatr Publ), 2023, 21 (4): 344-353.

[251] MIKLOWITZ D J, EFTHIMIOU O, FURUKAWA T A, et al. Adjunctive psychotherapy for bipolar disorder: a systematic review and component network meta-analysis [J]. JAMA Psychiatry, 2021, 78 (2): 141-150.

[252] KISHI T, SAKUMA K, OKUYA M, et al. Effects of a conventional mood stabilizer alone or in combination with second-generation antipsychotics on recurrence rate and discontinuation rate in bipolar I disorder in the maintenance phase: a systematic review and meta-analysis of randomized, placebo-controlled trials [J]. Bipolar Disord, 2021, 23 (8): 789-800.

[253] YILDIZ A, NIKODEM M, VIETA E, et al. A network meta-analysis on comparative efficacy and all-cause discontinuation of antimanic treatments in acute bipolar mania [J]. Psychol Med, 2015, 45 (2): 299-317.

[254] OGAWA Y, TAJIKA A, TAKESHIMA N, et al. Mood stabilizers and antipsychotics for acute mania: a systematic review and meta-analysis of combination/augmentation therapy versus monotherapy [J]. CNS Drugs, 2014, 28 (11): 989-1003.

[255] KISHI T, IKUTA T, MATSUDA Y, et al. Pharmacological treatment for bipolar mania: a systematic review and network meta-analysis of double-blind randomized controlled trials [J]. Mol Psychiatry, 2022, 27 (2): 1136-1144.

[256] TOHEN M, JACOBS T G, GRUNDY S L, et al. Efficacy of olanzapine in acute bipolar mania: A double-blind, placebo-controlled study [J]. Arch Gen Psychiatry, 2000, 57 (9): 841-849.

[257] KECK P E, Jr., VERSIANI M, POTKIN S, et al. Ziprasidone in the treatment of acute bipolar mania: a three-week, placebo-controlled, double-blind, randomized trial [J].

Am J Psychiatry, 2003, 160（4）: 741-748.

［258］HUANG W, HE S, LIU M, et al. Comparative efficacy, safety, and tolerability of pharmacotherapies for acute mania in adults: a systematic review and network meta-analysis of randomized controlled trials［J］. Mol Psychiatry, 2025, 30（3）: 838-847.

［259］SACHS G S, GROSSMAN F, GHAEMI S N, et al. Combination of a mood stabilizer with risperidone or haloperidol for treatment of acute mania: a double-blind, placebo-controlled comparison of efficacy and safety［J］. Am J Psychiatry, 2002, 159（7）: 1146-1154.

［260］SIKDAR S, KULHARA P, AVASTHI A, et al. Combined chlorpromazine and electroconvulsive therapy in mania［J］. Br J Psychiatry, 1994, 164（6）: 806-810.

［261］REISCHIES F M, HARTIKAINEN J, BERGHÖFER A. Initial lithium and valproate combination therapy in acute mania［J］. Neuropsychobiology, 2002, 46（Suppl 1）: 22-27.

［262］REISCHIES F M, HARTIKAINEN J, BERGHÖFER A M. Initial triple therapy of acute mania, adding lithium and valproate to neuroleptics［J］. Pharmacopsychiatry, 2002, 35（6）: 244-246.

［263］ZHANG J, WANG G, YANG X, et al. Efficacy and safety of electroconvulsive therapy plus medication versus medication alone in acute mania: a meta-analysis of randomized controlled trials［J］. Psychiatry Res, 2021, 302: 114019.

［264］PRIEN R F, CAFFEY E M, Jr., KLETT C J. Comparison of lithium carbonate and chlorpromazine in the treatment of mania. Report of the Veterans Administration and National Institute of Mental Health Collaborative Study Group［J］. Arch Gen Psychiatry, 1972, 26（2）: 146-153.

［265］SHOPSIN B, GERSHON S, THOMPSON H, et al. Psychoactive drugs in mania. A controlled comparison of lithium carbonate, chlorpromazine, and haloperidol［J］. Arch Gen Psychiatry, 1975, 32（1）: 34-42.

［266］CURTIN F, SCHULZ P. Clonazepam and lorazepam in acute mania: a Bayesian meta-analysis［J］. J Affect Disord, 2004, 78（3）: 201-208.

［267］CALABRESE J R, KIMMEL S E, WOYSHVILLE M J, et al. Clozapine for treatment-refractory mania［J］. Am J Psychiatry, 1996, 153（6）: 759-764.

［268］KIMMEL S E, CALABRESE J R, WOYSHVILLE M J, et al. Clozapine in treatment-refractory mood disorders［J］. J Clin Psychiatry, 1994, 55（Suppl B）: 91-93.

［269］BARBINI B, SCHERILLO P, BENEDETTI F, et al. Response to clozapine in acute mania is more rapid than that of chlorpromazine［J］. Int Clin Psychopharmacol, 1997,

12（2）: 109-112.

［270］SUPPES T, WEBB A, PAUL B, et al. Clinical outcome in a randomized 1-year trial of clozapine versus treatment as usual for patients with treatment-resistant illness and a history of mania［J］. Am J Psychiatry, 1999, 156（8）: 1164-1169.

［271］DELGADO A, VELOSA J, ZHANG J, et al. Clozapine in bipolar disorder: a systematic review and meta-analysis［J］. J Psychiatr Res, 2020, 125: 21-27.

［272］ZARATE C A, Jr., SINGH J B, CARLSON P J, et al. Efficacy of a protein kinase C inhibitor（tamoxifen）in the treatment of acute mania: a pilot study［J］. Bipolar Disord, 2007, 9（6）: 561-570.

［273］JURUENA M F, OTTONI G L, MACHADO-VIEIRA R, et al. Bipolar I and II disorder residual symptoms: oxcarbazepine and carbamazepine as add-on treatment to lithium in a double-blind, randomized trial［J］. Prog Neuropsychopharmacol Biol Psychiatry, 2009, 33（1）: 94-99.

［274］TALAEI A, POURGHOLAMI M, KHATIBI-MOGHADAM H, et al. Tamoxifen: a protein kinase C inhibitor to treat mania: a systematic review and meta-analysis of randomized, placebo-controlled trials［J］. J Clin Psychopharmacol, 2016, 36（3）: 272-275.

［275］AMROLLAHI Z, REZAEI F, SALEHI B, et al. Double-blind, randomized, placebo-controlled 6-week study on the efficacy and safety of the tamoxifen adjunctive to lithium in acute bipolar mania［J］. J Affect Disord, 2011, 129（1/2/3）: 327-331.

［276］PRAHARAJ S K, RAM D, ARORA M. Efficacy of high frequency（rapid）suprathreshold repetitive transcranial magnetic stimulation of right prefrontal cortex in bipolar mania: a randomized sham controlled study［J］. J Affect Disord, 2009, 117（3）: 146-150.

［277］WEISER M, BURSHTEIN S, GERSHON A A, et al. Allopurinol for mania: a randomized trial of allopurinol versus placebo as add-on treatment to mood stabilizers and/ or antipsychotic agents in manic patients with bipolar disorder［J］. Bipolar Disord, 2014, 16（4）: 441-447.

［278］GRUNZE H, KOTLIK E, COSTA R, et al. Assessment of the efficacy and safety of eslicarbazepine acetate in acute mania and prevention of recurrence: experience from multicentre, double-blind, randomised phase II clinical studies in patients with bipolar disorder I［J］. J Affect Disord, 2015, 174: 70-82.

［279］SARRIS J, MISCHOULON D, SCHWEITZER I. Omega-3 for bipolar disorder: meta-analyses of use in mania and bipolar depression［J］. J Clin Psychiatry, 2012, 73（1）: 81-86.

［280］CHIU C C, HUANG S Y, CHEN C C, et al. Omega-3 fatty acids are more beneficial in the depressive phase than in the manic phase in patients with bipolar I disorder ［J］. J Clin Psychiatry, 2005, 66 (12): 1613-1614.

［281］STOLL A L, SEVERUS W E, FREEMAN M P, et al. Omega 3 fatty acids in bipolar disorder: a preliminary double-blind, placebo-controlled trial［J］. Arch Gen Psychiatry, 1999, 56 (5): 407-412.

［282］BERSUDSKY Y, APPLEBAUM J, GAIDUK Y, et al. Valnoctamide as a valproate substitute with low teratogenic potential in mania: a double-blind, controlled, add-on clinical trial［J］. Bipolar Disord, 2010, 12 (4): 376-382.

［283］WEISER M, LEVI L, LEVINE S Z, et al. A randomized, double-blind, placebo- and risperidone-controlled study on valnoctamide for acute mania［J］. Bipolar Disord, 2017, 19 (4): 285-294.

［284］DAUPHINAIS D, KNABLE M, ROSENTHAL J, et al. Zonisamide for bipolar disorder, mania or mixed states: a randomized, double blind, placebo-controlled adjunctive trial［J］. Psychopharmacol Bull, 2011, 44 (1): 5-17.

［285］TOHEN M, VIETA E, GOODWIN G M, et al. Olanzapine versus divalproex versus placebo in the treatment of mild to moderate mania: a randomized, 12-week, double-blind study［J］. J Clin Psychiatry, 2008, 69 (11): 1776-1789.

［286］YATHAM L N, GROSSMAN F, AUGUSTYNS I, et al. Mood stabilisers plus risperidone or placebo in the treatment of acute mania. International, double-blind, randomised controlled trial［J］. Br J Psychiatry, 2003, 182: 141-147.

［287］SARRIS J, MISCHOULON D, SCHWEITZER I. Adjunctive nutraceuticals with standard pharmacotherapies in bipolar disorder: a systematic review of clinical trials［J］. Bipolar Disord, 2011, 13 (5/6): 454-465.

［288］BEHZADI A H, OMRANI Z, CHALIAN M, et al. Folic acid efficacy as an alternative drug added to sodium valproate in the treatment of acute phase of mania in bipolar disorder: a double-blind randomized controlled trial［J］. Acta Psychiatr Scand, 2009, 120 (6): 441-445.

［289］CHOUINARD G, YOUNG S N, ANNABLE L. A controlled clinical trial of L-tryptophan in acute mania［J］. Biol Psychiatry, 1985, 20 (5): 546-557.

［290］KULKARNI J, BERK M, WANG W, et al. A four week randomised control trial of adjunctive medroxyprogesterone and tamoxifen in women with mania［J］. Psychoneuroendocrinology, 2014, 43: 52-61.

［291］KULKARNI J, GARLAND K A, SCAFFIDI A, et al. A pilot study of hormone modulation as a new treatment for mania in women with bipolar affective disorder[J]. Psychoneuroendocrinology, 2006, 31(4): 543-547.

[292] KECK P E, Jr., HSU H A, PAPADAKIS K, et al. Memantine efficacy and safety in patients with acute mania associated with bipolar I disorder: a pilot evaluation[J]. Clin Neuropharmacol, 2009, 32(4): 199-204.

[293] SCHAFFER A, LEVITT A J, JOFFE R T. Mexiletine in treatment-resistant bipolar disorder[J]. J Affect Disord, 2000, 57(1/2/3): 249-253.

[294] BERSANI G. Levetiracetam in bipolar spectrum disorders: first evidence of efficacy in an open, add-on study[J]. Hum Psychopharmacol, 2004, 19(5): 355-356.

[295] MISHORY A, YAROSLAVSKY Y, BERSUDSKY Y, et al. Phenytoin as an antimanic anticonvulsant: a controlled study[J]. Am J Psychiatry, 2000, 157(3): 463-465.

[296] HENRIKSEN T E, SKREDE S, FASMER O B, et al. Blue-blocking glasses as additive treatment for mania: a randomized placebo-controlled trial[J]. Bipolar Disord, 2016, 18(3): 221-232.

[297] MALLINGER A G, THASE M E, HASKETT R, et al. Verapamil augmentation of lithium treatment improves outcome in mania unresponsive to lithium alone: preliminary findings and a discussion of therapeutic mechanisms[J]. Bipolar Disord, 2008, 10(8): 856-866.

[298] WISNER K L, PEINDL K S, PEREL J M, et al. Verapamil treatment for women with bipolar disorder[J]. Biol Psychiatry, 2002, 51(9): 745-752.

[299] MALHI G S, FRITZ K, ALLWANG C, et al. Agitation for recognition by DSM-5 mixed features specifier signals fatigue?[J]. Aust N Z J Psychiatry, 2015, 49(6): 499-501.

[300] GARRIGA M, PACCHIAROTTI I, KASPER S, et al. Assessment and management of agitation in psychiatry: expert consensus[J]. World J Biol Psychiatry, 2016, 17(2): 86-128.

[301] MAJ M, PIROZZI R, MAGLIANO L, et al. Agitated depression in bipolar I disorder: prevalence, phenomenology, and outcome[J]. Am J Psychiatry, 2003, 160(12): 2134-2140.

[302] DE FILIPPIS S, CUOMO I, LIONETTO L, et al. Intramuscular aripiprazole in the acute management of psychomotor agitation[J]. Pharmacotherapy, 2013, 33(6): 603-614.

[303] ZIMBROFF D L, MARCUS R N, MANOS G, et al. Management of acute agitation in patients with bipolar disorder: efficacy and safety of intramuscular aripiprazole

［J］. J Clin Psychopharmacol, 2007, 27 (2): 171-176.

［304］MEEHAN K, ZHANG F, DAVID S, et al. A double-blind, randomized comparison of the efficacy and safety of intramuscular injections of olanzapine, lorazepam, or placebo in treating acutely agitated patients diagnosed with bipolar mania［J］. J Clin Psychopharmacol, 2001, 21 (4): 389-397.

［305］BALDAÇARA L, SANCHES M, CORDEIRO D C, et al. Rapid tranquilization for agitated patients in emergency psychiatric rooms: a randomized trial of olanzapine, ziprasidone, haloperidol plus promethazine, haloperidol plus midazolam and haloperidol alone［J］. Braz J Psychiatry, 2011, 33 (1): 30-39.

［306］KISHI T, MATSUNAGA S, IWATA N. Intramuscular olanzapine for agitated patients: a systematic review and meta-analysis of randomized controlled trials［J］. J Psychiatr Res, 2015, 68: 198-209.

［307］PRATTS M, CITROME L, GRANT W, et al. A single-dose, randomized, double-blind, placebo-controlled trial of sublingual asenapine for acute agitation［J］. Acta Psychiatr Scand, 2014, 130 (1): 61-68.

［308］LENOX R H, NEWHOUSE P A, CREELMAN W L, et al. Adjunctive treatment of manic agitation with lorazepam versus haloperidol: a double-blind study［J］. J Clin Psychiatry, 1992, 53 (2): 47-52.

［309］LIM H K, KIM J J, PAE C U, et al. Comparison of risperidone orodispersible tablet and intramuscular haloperidol in the treatment of acute psychotic agitation: a randomized open, prospective study［J］. Neuropsychobiology, 2010, 62 (2): 81-86.

［310］MANTOVANI C, LABATE C M, SPONHOLZ A, Jr., et al. Are low doses of antipsychotics effective in the management of psychomotor agitation? A randomized, rated-blind trial of 4 intramuscular interventions［J］. J Clin Psychopharmacol, 2013, 33 (3): 306-312.

［311］LESEM M D, ZAJECKA J M, SWIFT R H, et al. Intramuscular ziprasidone, 2 mg versus 10 mg, in the short-term management of agitated psychotic patients［J］. J Clin Psychiatry, 2001, 62 (1): 12-18.

［312］RAVEENDRAN N S, THARYAN P, ALEXANDER J, et al. Rapid tranquillisation in psychiatric emergency settings in India: pragmatic randomised controlled trial of intramuscular olanzapine versus intramuscular haloperidol plus promethazine［J］. BMJ, 2007, 335 (7625): 865.

［313］CURRIER G W, CHOU J C, FEIFEL D, et al. Acute treatment of psychotic agitation: a randomized comparison of oral treatment with risperidone and lorazepam versus intramuscular treatment with haloperidol and lorazepam［J］. J Clin Psychiatry, 2004, 65（3）: 386-394.

［314］VILLARI V, ROCCA P, FONZO V, et al. Oral risperidone, olanzapine and quetiapine versus haloperidol in psychotic agitation［J］. Prog Neuropsychopharmacol Biol Psychiatry, 2008, 32（2）: 405-413.

［315］MIOLA A, TONDO L, BALDESSARINI R J. Effects of treatment of acute major depressive episodes in bipolar I versus bipolar II disorders with quetiapine［J］. J Clin Psychopharmacol, 2022, 42（6）: 530-535.

［316］WANG H, XIAO L, WANG H L, et al. Efficacy and safety of lurasidone versus placebo as adjunctive to mood stabilizers in bipolar I depression: a meta-analysis［J］. J Affect Disord, 2020, 264: 227-233.

［317］PINTO J V, SARAF G, VIGO D, et al. Cariprazine in the treatment of bipolar disorder: a systematic review and meta-analysis［J］. Bipolar Disord, 2020, 22（4）: 360-371.

［318］YILDIZ A, SIAFIS S, MAVRIDIS D, et al. Comparative efficacy and tolerability of pharmacological interventions for acute bipolar depression in adults: a systematic review and network meta-analysis［J］. Lancet Psychiatry, 2023, 10（9）: 693-705.

［319］RAKOFSKY J J, LUCIDO M J, DUNLOP B W. Lithium in the treatment of acute bipolar depression: a systematic review and meta-analysis［J］. J Affect Disord, 2022, 308: 268-280.

［320］YOUNG A H, MCELROY S L, BAUER M, et al. A double-blind, placebo-controlled study of quetiapine and lithium monotherapy in adults in the acute phase of bipolar depression（EMBOLDEN I）［J］. J Clin Psychiatry, 2010, 71（2）: 150-162.

［321］OGASAWARA M, TAKESHIMA M, ESAKI Y, et al. Comparison of the efficacy and safety of quetiapine and lithium for bipolar depression: a systematic review and meta-analysis of randomized controlled trials［J］. Neuropsychopharmacol Rep, 2022, 42（4）: 410-420.

［322］曾端, 和申, 余一旻, 等. 拉莫三嗪治疗中国人群双相抑郁有效性和安全性 Meta 分析［J］. 精神医学杂志, 2019, 32（5）: 331-336.

［323］MARUKI T, UTSUMI T, TAKESHIMA M, et al. Efficacy and safety of adjunctive therapy to lamotrigine, lithium, or valproate monotherapy in bipolar depression: a systematic review and meta-analysis of randomized controlled trials［J］. Int J Bipolar Disord, 2022, 10（1）: 24.

［324］MCALLISTER-WILLIAMS R H, SOUSA S, KUMAR A, et al. The effects of vagus nerve stimulation on the course and outcomes of patients with bipolar disorder in a treatment-resistant depressive episode: a 5-year prospective registry[J]. Int J Bipolar Disord, 2020, 8(1): 13.

［325］NGUYEN T D, HIERONYMUS F, LORENTZEN R, et al. The efficacy of repetitive transcranial magnetic stimulation(rTMS) for bipolar depression: a systematic review and meta-analysis[J]. J Affect Disord, 2021, 279: 250-255.

［326］HIRAKAWA H, TERAO T, MURONAGA M, et al. Adjunctive bright light therapy for treating bipolar depression: a systematic review and meta-analysis of randomized controlled trials[J]. Brain Behav, 2020, 10(12): e01876.

［327］SZMULEWICZ A G, ANGRIMAN F, SAMAMÉ C, et al. Dopaminergic agents in the treatment of bipolar depression: a systematic review and meta-analysis[J]. Acta Psychiatr Scand, 2017, 135(6): 527-538.

［328］BJOERKE-BERTHEUSSEN J, SCHOEYEN H, ANDREASSEN O A, et al. Right unilateral electroconvulsive therapy does not cause more cognitive impairment than pharmacologic treatment in treatment-resistant bipolar depression: a 6-month randomized controlled trial follow-up study[J]. Bipolar Disord, 2018, 20(6): 531-538.

［329］ROSENBLAT J D, KAKAR R, BERK M, et al. Anti-inflammatory agents in the treatment of bipolar depression: a systematic review and meta-analysis[J]. Bipolar Disord, 2016, 18(2): 89-101.

［330］MCGIRR A, VÖHRINGER P A, NASSIR GHAEMI S, et al. Safety and efficacy of adjunctive second-generation antidepressant therapy with a mood stabiliser or an atypical antipsychotic in acute bipolar depression: randomised systematic review and meta-analysis of a placebo-controlled trials[J]. Focus(Am Psychiatr Publ), 2021, 19(1): 129-137.

［331］HU Y, ZHANG H, WANG H, et al. Adjunctive antidepressants for the acute treatment of bipolar depression: a systematic review and meta-analysis[J]. Psychiatry Res, 2022, 311: 114468.

［332］李素真,张晓彬,刘广胜. 双相I型障碍躁狂发作患者临床特征及复发的影响因素研究[J]. 医药论坛杂志, 2024, 45(7): 694-698.

［333］KISHI T, IKUTA T, MATSUDA Y, et al. Mood stabilizers and/or antipsychotics for bipolar disorder in the maintenance phase: a systematic review and network meta-analysis of randomized controlled trials[J]. Mol Psychiatry, 2021, 26(8): 4146-4157.

［334］CALABRESE J R, SANCHEZ R, JIN N, et al. Efficacy and safety of aripiprazole once-monthly in the maintenance treatment of bipolar I disorder: a double-blind, placebo-controlled, 52-week randomized withdrawal study[J]. J Clin Psychiatry, 2017, 78(3): 324-331.

[335] BOWDEN C L, CALABRESE J R, MCELROY S L, et al. A randomized, placebo-controlled 12-month trial of divalproex and lithium in treatment of outpatients with bipolar I disorder[J]. Arch Gen Psychiatry, 2000, 57(5): 481-489.

[336] KECK P E, Jr., CALABRESE J R, MCINTYRE R S, et al. Aripiprazole monotherapy for maintenance therapy in bipolar I disorder: a 100-week, double-blind study versus placebo[J]. J Clin Psychiatry, 2007, 68(10): 1480-1491.

[337] SZEGEDI A, DURGAM S, MACKLE M, et al. Randomized, double-blind, placebo-controlled trial of asenapine maintenance therapy in adults with an acute manic or mixed episode associated with bipolar I disorder[J]. Am J Psychiatry, 2018, 175(1): 71-79.

[338] BERWAERTS J, MELKOTE R, NUAMAH I, et al. A randomized, placebo-and active-controlled study of paliperidone extended-release as maintenance treatment in patients with bipolar I disorder after an acute manic or mixed episode[J]. J Affect Disord, 2012, 138(3): 247-258.

[339] VIETA E, CRUZ N, GARCÍA-CAMPAYO J, et al. A double-blind, randomized, placebo-controlled prophylaxis trial of oxcarbazepine as adjunctive treatment to lithium in the long-term treatment of bipolar I and II disorder[J]. Int J Neuropsychopharmacol, 2008, 11(4): 445-452.

[340] YATHAM L N, ARUMUGHAM S S, KESAVAN M, et al. Duration of adjunctive antidepressant maintenance in bipolar I depression[J]. N Engl J Med, 2023, 389(5): 430-440.

[341] LI H, GU N, ZHANG H, et al. Efficacy and safety of quetiapine extended release monotherapy in bipolar depression: a multi-center, randomized, double-blind, placebo-controlled trial[J]. Psychopharmacology, 2016, 233(7): 1289-1297.

[342] SUPPES T, KETTER T A, GWIZDOWSKI I S, et al. First controlled treatment trial of bipolar II hypomania with mixed symptoms: quetiapine versus placebo[J]. J Affect Disord, 2013, 150(1): 37-43.

[343] GAO K, GANOCY S J, CONROY C, et al. A placebo controlled study of quetiapine-XR in bipolar depression accompanied by generalized anxiety with and without a recent history of alcohol and cannabis use[J]. Psychopharmacology, 2017, 234(15): 2233-2244.

[344] KIM S J, LEE Y J, LEE Y J, et al. Effect of quetiapine XR on depressive symptoms and sleep quality compared with lithium in patients with bipolar depression[J]. J Affect Disord, 2014, 157: 33-40.

[345] AMSTERDAM J D, LORENZO-LUACES L, SOELLER I, et al. Short-

term venlafaxine v. lithium monotherapy for bipolar type Ⅱ major depressive episodes：effectiveness and mood conversion rate［J］. Br J Psychiatry, 2016, 208（4）: 359-365.

［346］LORENZO-LUACES L, AMSTERDAM J D. Effects of venlafaxine versus lithium monotherapy on quality of life in bipolar Ⅱ major depressive disorder：findings from a double-blind randomized controlled trial［J］. Psychiatry Research, 2018, 259: 455-459.

［347］ALTSHULER L L, SUGAR C A, MCELROY S L, et al. Switch rates during acute treatment for bipolar Ⅱ depression with lithium, sertraline, or the two combined: a randomized double-blind comparison［J］. Am J Psychiatry, 2017, 174（3）: 266-276.

［348］VÖHRINGER P A, OSTACHER M J, EL-MALLAKH R S, et al. Antidepressants in type Ⅱ versus type Ⅰ bipolar depression: a randomized discontinuation trial［J］. J Clin Psychopharmacol, 2015, 35（5）: 605-608.

［349］PETERS E M, BOWEN R, BALBUENA L. Melancholic symptoms in bipolar Ⅱ depression and responsiveness to lamotrigine in an exploratory pilot study［J］. J Clin Psychopharmacol, 2018, 38（5）: 509-512.

［350］CALABRESE J R, DURGAM S, SATLIN A, et al. Efficacy and safety of lumateperone for major depressive episodes associated with bipolar Ⅰ or bipolar Ⅱ disorder: a phase 3 randomized placebo-controlled trial［J］. Am J Psychiatry, 2021, 178（12）: 1098-1106.

［351］MCINTYRE R S, DURGAM S, HUO J, et al. The efficacy of lumateperone in patients with bipolar depression with mixed features［J］. J Clin Psychiatry, 2023, 84（3）: 22m14739.

［352］USHKALOVA A V, KOSTYUKOVA E G, MOSOLOV S N. A comparative study of different types of pharmacotherapy in treatment of depressive phase of bipolar Ⅱ disorder［J］. Zh Nevrol Psikhiatr Im S S Korsakova, 2015, 115（1 Pt 2）: 23-30.

［353］SALIGAN L N, LUCKENBAUGH D A, SLONENA E E, et al. An assessment of the anti-fatigue effects of ketamine from a double-blind, placebo-controlled, crossover study in bipolar disorder［J］. J Affect Disord, 2016, 194: 115-119.

［354］LEE S Y, CHEN S L, CHANG Y H, et al. The effects of add-on low-dose memantine on cytokine levels in bipolar Ⅱ depression: a 12-week double-blind, randomized controlled trial［J］. J Clin Psychopharmacol, 2014, 34（3）: 337-343.

［355］LEE S Y, CHEN S L, CHANG Y H, et al. Genotype variant associated with add-on memantine in bipolar Ⅱ disorder［J］. Int J Neuropsychopharmacol, 2014, 17（2）: 189-197.

［356］MCCLURE D, GREENMAN S C, KOPPOLU S S, et al. A pilot study of safety and efficacy of cranial electrotherapy stimulation in treatment of bipolar Ⅱ depression [J]. J Nerv Ment Dis, 2015, 203 (11): 827-835.

[357] SIT D K, MCGOWAN J, WILTROUT C, et al. Adjunctive bright light therapy for bipolar depression: a randomized double-blind placebo-controlled trial [J]. Am J Psychiatry, 2018, 175 (2): 131-139.

[358] LEE J, LEE C W, JANG Y, et al. Efficacy and safety of daily home-based transcranial direct current stimulation as adjunct treatment for bipolar depressive episodes: double-blind sham-controlled randomized clinical trial [J]. Front Psychiatry, 2022, 13: 969199.

[359] 汤浩, 刘刚, 徐健, 等. 江苏省精神科经颅磁刺激治疗技术管理规范专家共识 [J]. 临床精神医学杂志, 2022 (z1): 16-19.

[360] 李上达, 胡少华, 周和统, 等.《重复经颅磁刺激技术在精神障碍临床应用中的操作规范》团体标准解读 [J]. 中华精神科杂志, 2024, 57 (3): 133-137.

[361] YOUNG A H, MCELROY S L, OLAUSSON B, et al. A randomised, placebo-controlled 52-week trial of continued quetiapine treatment in recently depressed patients with bipolar Ⅰ and bipolar Ⅱ disorder [J]. World J Biol Psychiatry, 2014, 15 (2): 96-112.

[362] PARKER G, RICCIARDI T, TAVELLA G, et al. A single-blind randomized comparison of lithium and lamotrigine as maintenance treatments for managing bipolar Ⅱ disorder [J]. J Clin Psychopharmacol, 2021, 41 (4): 381-388.

[363] AMSTERDAM J D, LORENZO-LUACES L, SOELLER I, et al. Safety and effectiveness of continuation antidepressant versus mood stabilizer monotherapy for relapse-prevention of bipolar Ⅱ depression: a randomized, double-blind, parallel-group, prospective study [J]. J Affect Disord, 2015, 185: 31-37.

[364] AMSTERDAM J D, LORENZO-LUACES L, DERUBEIS R J. Step-wise loss of antidepressant effectiveness with repeated antidepressant trials in bipolar Ⅱ depression [J]. Bipolar Disord, 2016, 18 (7): 563-570.

[365] LORENZO-LUACES L, AMSTERDAM J D, SOELLER I, et al. Rapid versus non-rapid cycling bipolar Ⅱ depression: response to venlafaxine and lithium and hypomanic risk [J]. Acta Psychiatr Scand, 2016, 133 (6): 459-469.

[366] LORENZO-LUACES L, AMSTERDAM J D, DERUBEIS R J. Residual anxiety may be associated with depressive relapse during continuation therapy of bipolar Ⅱ depression [J]. J Affect Disord, 2018, 227: 379-383.

[367] SWARTZ H A, RUCCI P, THASE M E, et al. Psychotherapy alone and combined with medication as treatments for bipolar Ⅱ depression: a randomized controlled

trial [J]. J Clin Psychiatry, 2018, 79 (2): 16m11027.

[368] SANCHEZ-MORENO J, BONNÍN C, GONZÁLEZ-PINTO A, et al. Do patients with bipolar disorder and subsyndromal symptoms benefit from functional remediation? A 12-month follow-up study [J]. Eur Neuropsychopharmacol, 2017, 27 (4): 350-359.

[369] PANDYA S P. Meditation for treating adults with bipolar disorder Ⅱ: a multi-city study [J]. Clin Psychol Psychother, 2019, 26 (2): 252-261.

[370] GRUNZE H, VIETA E, GOODWIN G M, et al. The World Federation of Societies of Biological Psychiatry (WFSBP) guidelines for the biological treatment of bipolar disorders: acute and long-term treatment of mixed states in bipolar disorder [J]. World J Biol Psychiatry, 2018, 19 (1): 2-58.

[371] MCINTYRE R S, CUCCHIARO J, PIKALOV A, et al. Lurasidone in the treatment of bipolar depression with mixed (subsyndromal hypomanic) features: post hoc analysis of a randomized placebo-controlled trial [J]. J Clin Psychiatry, 2015, 76 (4): 398-405.

[372] SINGH M K, PIKALOV A, SIU C, et al. Lurasidone in children and adolescents with bipolar depression presenting with mixed (subsyndromal hypomanic) features: post hoc analysis of a randomized placebo-controlled trial [J]. J Child Adolesc Psychopharmacol, 2020, 30 (10): 590-598.

[373] SPARSHATT A, TAYLOR D, PATEL M X, et al. Relationship between daily dose, plasma concentrations, dopamine receptor occupancy, and clinical response to quetiapine: a review [J]. J Clin Psychiatry, 2011, 72 (8): 1108-1123.

[374] WANG Z, ZHANG D, DU Y, et al. Efficacy of quetiapine monotherapy and combination therapy for patients with bipolar depression with mixed features: a randomized controlled pilot study [J]. Pharmaceuticals (Basel), 2023, 16 (2): 287.

[375] TOHEN M, KANBA S, MCINTYRE R S, et al. Efficacy of olanzapine monotherapy in the treatment of bipolar depression with mixed features [J]. J Affect Disord, 2014, 164: 57-62.

[376] PATKAR A, GILMER W, PAE C U, et al. A 6 week randomized double-blind placebo-controlled trial of ziprasidone for the acute depressive mixed state [J]. PLoS One, 2012, 7 (4): e34757.

[377] MCINTYRE R S, DURGAM S, HUO J, et al. The efficacy of lumateperone in patients with bipolar depression with mixed features [J]. J Clin Psychiatry, 2023, 84 (3): 22m14739.

[378] MCINTYRE R S, SUPPES T, EARLEY W, et al. Cariprazine efficacy in

bipolar I depression with and without concurrent manic symptoms: post hoc analysis of 3 randomized, placebo-controlled studies [J]. CNS Spectr, 2020, 25 (4): 502-510.

[379] PALMA M, FERREIRA B, BORJA-SANTOS N, et al. Efficacy of electroconvulsive therapy in bipolar disorder with mixed features [J]. Depress Res Treat, 2016, 2016: 8306071.

[380] YATHAM L N, CHAKRABARTY T, BOND D J, et al. Canadian Network for Mood and Anxiety Treatments (CANMAT) and International Society for Bipolar Disorders (ISBD) recommendations for the management of patients with bipolar disorder with mixed presentations [J]. Bipolar Disorders, 2021, 23 (8): 767-788.

[381] SACHS G, SANCHEZ R, MARCUS R, et al. Aripiprazole in the treatment of acute manic or mixed episodes in patients with bipolar I disorder: a 3-week placebo-controlled study [J]. J Psychopharmacol, 2006, 20 (4): 536-546.

[382] TOHEN M, MCINTYRE R S, KANBA S, et al. Efficacy of olanzapine in the treatment of bipolar mania with mixed features defined by DSM-5 [J]. J Affect Disord, 2014, 168: 136-141.

[383] HOUSTON J P, TOHEN M, DEGENHARDT E K, et al. Olanzapine-divalproex combination versus divalproex monotherapy in the treatment of bipolar mixed episodes: a double-blind, placebo-controlled study [J]. J Clin Psychiatry, 2009, 70 (11): 1540-1547.

[384] STAHL S, LOMBARDO I, LOEBEL A, et al. Efficacy of ziprasidone in dysphoric mania: pooled analysis of two double-blind studies [J]. J Affect Disord, 2010, 122 (1/2): 39-45.

[385] 杨程翔, 李强, 万雅洁, 等. 丙戊酸镁与齐拉西酮对双相障碍 I 型急性躁狂或混合发作疗效的研究 [J]. 精神医学杂志, 2021, 34 (3): 193-197.

[386] 万雅洁, 刘莎, 曹德, 等. 齐拉西酮联合心境稳定剂治疗双相障碍 I 型躁狂或混合发作的疗效分析 [J]. 国际精神病学杂志, 2021, 48 (1): 36-41.

[387] WEISLER R H, KALALI A H, KETTER T A. A multicenter, randomized, double-blind, placebo-controlled trial of extended-release carbamazepine capsules as monotherapy for bipolar disorder patients with manic or mixed episodes [J]. J Clin Psychiatry, 2004, 65 (4): 478-484.

[388] MCINTYRE R S, MASAND P S, EARLEY W, et al. Cariprazine for the treatment of bipolar mania with mixed features: a post hoc pooled analysis of 3 trials [J]. J Affect Disord, 2019, 257: 600-606.

[389] CALABRESE J R, KECK P E, STARACE A, et al. Efficacy and safety of low- and high-dose cariprazine in acute and mixed mania associated with bipolar I disorder: a

double-blind, placebo-controlled study [J]. J Clin Psychiatry, 2015, 76 (3): 284-292.

[390] SUPPES T, EUDICONE J, MCQUADE R, et al. Efficacy and safety of aripiprazole in subpopulations with acute manic or mixed episodes of bipolar I disorder [J]. J Affect Disord, 2008, 107 (1/2/3): 145-154.

[391] BALDESSARINI R J, HENNEN J, WILSON M, et al. Olanzapine versus placebo in acute mania: treatment responses in subgroups [J]. J Clin Psychopharmacol, 2003, 23 (4): 370-376.

[392] TOHEN M, CHENGAPPA K N, SUPPES T, et al. Efficacy of olanzapine in combination with valproate or lithium in the treatment of mania in patients partially nonresponsive to valproate or lithium monotherapy [J]. Arch Gen Psychiatry, 2002, 59 (1): 62-69.

[393] AZORIN J M, SAPIN C, WEILLER E. Effect of asenapine on manic and depressive symptoms in bipolar I patients with mixed episodes: results from post hoc analyses [J]. J Affect Disord, 2013, 145 (1): 62-69.

[394] BOWDEN C L, SWANN A C, CALABRESE J R, et al. A randomized, placebo-controlled, multicenter study of divalproex sodium extended release in the treatment of acute mania [J]. J Clin Psychiatry, 2006, 67 (10): 1501-1510.

[395] KECK P E, Jr., VERSIANI M, POTKIN S, et al. Ziprasidone in the treatment of acute bipolar mania: a three-week, placebo-controlled, double-blind, randomized trial [J]. Am J Psychiatry, 2003, 160 (4): 741-748.

[396] SANI G, FIORILLO A. The use of lithium in mixed states [J]. CNS Spectr, 2020, 25 (4): 449-451.

[397] WEISLER R H, NOLEN W A, NEIJBER A, et al. Continuation of quetiapine versus switching to placebo or lithium for maintenance treatment of bipolar I disorder (trial 144: a randomized controlled study) [J]. J Clin Psychiatry, 2011, 72 (11): 1452-1464.

[398] VIETA E, SUPPES T, EKHOLM B, et al. Long-term efficacy of quetiapine in combination with lithium or divalproex on mixed symptoms in bipolar I disorder [J]. J Affect Disord, 2012, 142 (1/2/3): 36-44.

[399] TOHEN M, SUTTON V K, CALABRESE J R, et al. Maintenance of response following stabilization of mixed index episodes with olanzapine monotherapy in a randomized, double-blind, placebo-controlled study of bipolar 1 disorder [J]. J Affect Disord, 2009, 116 (1/2): 43-50.

[400] TOHEN M, CALABRESE J R, SACHS G S, et al. Randomized, placebo-controlled trial of olanzapine as maintenance therapy in patients with bipolar I disorder

responding to acute treatment with olanzapine[J]. Am J Psychiatry, 2006, 163 (2): 247-256.

[401] CIPRIANI A, HAWTON K, STOCKTON S, et al. Lithium in the prevention of suicide in mood disorders: updated systematic review and meta-analysis[J]. BMJ, 2013, 346: f3646.

[402] JOAS E, KARANTI A, SONG J, et al. Pharmacological treatment and risk of psychiatric hospital admission in bipolar disorder[J]. Br J Psychiatry, 2017, 210 (3): 197-202.

[403] MEDDA P, TONI C, MARIANI M G, et al. Electroconvulsive therapy in 197 patients with a severe, drug-resistant bipolar mixed state: treatment outcome and predictors of response[J]. J Clin Psychiatry, 2015, 76 (9): 1168-1173.

[404] STRAWBRIDGE R, KURANA S, KERR-GAFFNEY J, et al. A systematic review and meta-analysis of treatments for rapid cycling bipolar disorder[J]. Acta Psychiatr Scand, 2022, 146 (4): 290-311.

[405] MOSOLOV S, BORN C, GRUNZE H. Electroconvulsive therapy (ECT) in bipolar disorder patients with ultra-rapid cycling and unstable mixed states[J]. Medicina (Kaunas), 2021, 57 (6): 624.

[406] TAO S, CHEN B, XU X, et al. Case report: rTMS in combination with aripiprazole and sodium valproate for the maintenance treatment of rapid cycling bipolar disorder[J]. Front Psychiatry, 2023, 14: 1070046.

[407] TANIDIR C, UNERI O. Effective mood stabilization with olanzapine monotherapy in an adolescent with treatment resistant rapid cycling bipolar disorder[J]. J Mood Disord, 2015, 5 (4): 179.

[408] SIWEK M, GOROSTOWICZ A. Lurasidone in therapy of treatment-resistant ultra-rapid cycling bipolar disorder: case report[J]. Clin Psychopharmacol Neurosci, 2021, 19 (3): 568-571.

[409] DELICATO C, ANTONA M, PROSPERINI P, et al. A case report of a woman affected with rapid cycling bipolar disorder I and methabolic syndrome improved with aripiprazole monotherapy[J]. Eur Psychiatry, 2015, 30 (Supplement 1): 1139.

[410] WALSHAW P D, GYULAI L, BAUER M, et al. Adjunctive thyroid hormone treatment in rapid cycling bipolar disorder: a double-blind placebo-controlled trial of levothyroxine (L-T_4) and triiodothyronine (T_3)[J]. Bipolar Disord, 2018, 20 (7): 594-603.

[411] HEGDE A, SINGH A, RAVI M, et al. Pramipexole in the treatment of refractory

depression in a patient with rapid cycling bipolar disorder[J]. Indian J Psychol Med, 2015, 37(4): 473-474.

[412] SAMPATH H, SHARMA I, DUTTA S. Treatment of suicidal depression with ketamine in rapid cycling bipolar disorder[J]. Asia Pac Psychiatry, 2016, 8(1): 98-101.

[413] FAVA G A, RAFANELLI C, TOMBA E, et al. The sequential combination of cognitive behavioral treatment and well-being therapy in cyclothymic disorder[J]. Psychother Psychosom, 2011, 80(3): 136-143.

[414] CHANG K D, DIENES K, BLASEY C, et al. Divalproex monotherapy in the treatment of bipolar offspring with mood and behavioral disorders and at least mild affective symptoms[J]. J Clin Psychiatry, 2003, 64(8): 936-942.

[415] BISOL L W, LARA D R. Low-dose quetiapine for patients with dysregulation of hyperthymic and cyclothymic temperaments[J]. J Psychopharmacol, 2010, 24(3) : 421-424.

[416] FINDLING R L, YOUNGSTROM E A, ROWLES B M, et al. A double-blind and placebo-controlled trial of aripiprazole in symptomatic youths at genetic high risk for bipolar disorder[J]. J Child Adolesc Psychopharmacol, 2017, 27(10): 864-874.

[417] WRIGHT K, PALMER G, JAVAID M, et al. Psychological therapy for mood instability within bipolar spectrum disorder: a single-arm feasibility study of a dialectical behaviour therapy-informed approach[J]. Pilot Feasibility Stud, 2020, 6: 46.

[418] CULLEN C, KAPPELMANN N, UMER M, et al. Efficacy and acceptability of pharmacotherapy for comorbid anxiety symptoms in bipolar disorder: a systematic review and meta-analysis[J]. Bipolar Disord, 2021, 23(8): 754-766.

[419] LYDIARD RB, CULPEPPER L, SCHIÖLER H, et al. Quetiapine monotherapy as treatment for anxiety symptoms in patients with bipolar depression: a pooled analysis of results from 2 double-blind, randomized, placebo-controlled studies[J]. Prim Care Companion J Clin Psychiatry, 2009, 11(5): 215-225.

[420] TSAI J, THASE M E, MAO Y, et al. Lurasidone for major depressive disorder with mixed features and anxiety: a post-hoc analysis of a randomized, placebo-controlled study[J]. CNS Spectr, 2017, 22(2): 236-245.

[421] GOLDBERG J F, SIU C, TOCCO M, et al. The effect of lurasidone on anxiety symptoms in patients with bipolar depression: a post hoc analysis[J]. J Clin Psychiatry, 2023, 84(4): 22m14732.

[422] JAIN R, MCINTYRE R S, CUTLER A J, et al. Efficacy of cariprazine in patients with bipolar depression and higher or lower levels of baseline anxiety: a pooled post

hoc analysis[J]. Int Clin Psychopharmacol, 2024, 39(2): 82-92.

[423] TOHEN M, CALABRESE J, VIETA E, et al. Effect of comorbid anxiety on treatment response in bipolar depression[J]. J Affect Disord, 2007, 104(1/2/3): 137-146.

[424] EARLEY W R, BURGESS M V, KHAN B, et al. Efficacy and safety of cariprazine in bipolar I depression: a double-blind, placebo-controlled phase 3 study[J]. Bipolar Disord, 2020, 22(4): 372-384.

[425] KAUER-SANT'ANNA M, KAPCZINSKI F, VIETA E. Epidemiology and management of anxiety in patients with bipolar disorder[J]. CNS Drugs, 2009, 23(11): 953-964.

[426] GOODWIN G M, HADDAD P M, FERRIER I N, et al. Evidence-based guidelines for treating bipolar disorder: revised third edition recommendations from the British Association for Psychopharmacology[J]. J Psychopharmacol, 2016, 30(6): 495-553.

[427] MUNEER A. Pharmacotherapy of acute bipolar depression in adults: an evidence based approach[J]. Korean J Fam Med, 2016, 37(3): 137-148.

[428] HONG J S W, ATKINSON L Z, AL-JUFFALI N, et al. Gabapentin and pregabalin in bipolar disorder, anxiety states, and insomnia: systematic review, meta-analysis, and rationale[J]. Mol Psychiatry, 2022, 27(3): 1339-1349.

[429] MARTINOTTI G, DELL'OSSO B, DI LORENZO G, et al. Treating bipolar depression with esketamine: safety and effectiveness data from a naturalistic multicentric study on esketamine in bipolar versus unipolar treatment-resistant depression[J]. Bipolar Disord, 2023, 25(3): 233-244.

[430] DEAN R L, MARQUARDT T, HURDUCAS C, et al. Ketamine and other glutamate receptor modulators for depression in adults with bipolar disorder[J]. Cochrane Database Syst Rev, 2021, 10(10): CD011611.

[431] PROVENCHER M D, GUIMOND A J, HAWKE L D. Comorbid anxiety in bipolar spectrum disorders: a neglected research and treatment issue?[J]. J Affect Disord, 2012, 137(1/2/3): 161-164.

[432] FOUNTOULAKIS K N, GRUNZE H, VIETA E, et al. The International College of Neuro-Psychopharmacology(CINP)treatment guidelines for bipolar disorder in adults (CINP-BD-2017), Part 3: the clinical guidelines[J]. Int J Neuropsychopharmacol, 2017, 20(2): 180-195.

[433] FOUNTOULAKIS K N, YATHAM L, GRUNZE H, et al. The International College of Neuro-Psychopharmacology(CINP)treatment guidelines for bipolar disorder in

adults（CINP-BD-2017），Part 2：review，grading of the evidence，and a precise algorithm［J］. Int J Neuropsychopharmacol，2017，20（2）：121-179.

［434］XUAN R，LI X，QIAO Y，et al. Mindfulness-based cognitive therapy for bipolar disorder：a systematic review and meta-analysis［J］. Psychiatry Res，2020，290：113116.

［435］PANKOWSKI S，ADLER M，ANDERSSON G，et al. Group acceptance and commitment therapy（ACT）for bipolar disorder and co-existing anxiety-an open pilot study ［J］. Cogn Behav Ther，2017，46（2）：114-128.

［436］GITLIN M J. Antidepressants in bipolar depression：an enduring controversy［J］. Int J Bipolar Disord，2018，6（1）：25.

［437］SILVA LIMA A，COHEN M，MIGUEL S，et al. Comparative economic evaluation of quetiapine plus lamotrigine combination vs quetiapine monotherapy（and folic acid vs placebo）in patients with bipolar depression（CEQUEL）［J］. Bipolar Disord，2019，21（2）：172-173.

［438］SRINIVAS S，PARVATANENI T，MAKANI R，et al. Efficacy and safety of quetiapine for pediatric bipolar depression：a systematic review of randomized clinical trials ［J］. Cureus，2020，12（6）：e8407.

［439］SARAF G，PINTO J V，YATHAM L N. Efficacy and safety of cariprazine in the treatment of bipolar disorder［J］. Expert Opin Pharmacother，2019，20（17）：2063-2072.

［440］DONDE C，NEUFELD N H，GEOFFROY P A. The impact of transcranial direct current stimulation（tDCS）on bipolar depression，mania，and euthymia：a systematic review of preliminary data［J］. Psychiatr Q，2018，89（4）：855-867.

［441］WANG Y，SHI Y H，XU Z，et al. Efficacy and safety of Chinese herbal medicine for depression：a systematic review and meta-analysis of randomized controlled trials［J］. J Psychiatr Res，2019，117：74-91.

［442］JELEN L A，YOUNG A H. The treatment of bipolar depression：current status and future perspectives［J］. Curr Behav Neurosci Rep，2020，7（1）：1-14.

［443］BENAZZI F. Depression with DSM-IV atypical features：a marker for bipolar II disorder［J］. Eur Arch Psychiatry Clin Neurosci，2000，250（1）：53-55.

［444］PENG D，SHEN T，BYRNE L，et al. Atypical features and treatment choices in bipolar disorders：a result of the national bipolar mania pathway survey in China［J］. Neurosci Bull，2015，31（1）：22-30.

［445］BOUDEBESSE C，HENRY C. Emotional hyper-reactivity and sleep disturbances in remitted patients with bipolar disorders［J］. Encephale，2012，38（Suppl 4）：S173-S178.

［446］HIMMELHOCH J M，THASE M E，MALLINGER A G，et al. Tranylcypromine versus imipramine in anergic bipolar depression[J]. Am J Psychiatry, 1991, 148(7): 910-916.

[447] THASE M E, MALLINGER A G, MCKNIGHT D, et al. Treatment of imipramine-resistant recurrent depression, Ⅳ: a double-blind crossover study of tranylcypromine for anergic bipolar depression[J]. Am J Psychiatry, 1992, 149(2): 195-198.

[448] 中华医学会精神医学分会抑郁障碍研究协作组. 伴非典型特征抑郁症的临床评估与诊治指导建议[J]. 中华精神科杂志, 2021, 54(2): 87-95.

[449] OLIVA V, POSSIDENTE C, DE PRISCO M, et al. Pharmacological treatments for psychotic depression: a systematic review and network meta-analysis[J]. Lancet Psychiatry, 2024, 11(3): 210-220.

[450] BRANCATI G E, TRIPODI B, NOVI M, et al. Association of treatment facets, severity of manic symptoms, psychomotor disturbances and psychotic features with response to electroconvulsive therapy in bipolar depression[J]. World J Biol Psychiatry, 2021, 22(3): 194-202.

[451] CINTRON PASTRANA M A, IRIZARRY FLORES J C, ROTHSCHILD A J. Challenges in the treatment of psychotic bipolar depression[J]. J Clin Psychopharmacol, 2024, 44(4): 407-412.

[452] CALDIERARO M A, DUFOUR S, SYLVIA L G, et al. Treatment outcomes of acute bipolar depressive episode with psychosis[J]. Depress Anxiety, 2018, 35(5): 402-410.

[453] NELSON J C, MAZURE C M. Lithium augmentation in psychotic depression refractory to combined drug treatment[J]. Am J Psychiatry, 1986, 143(3): 363-366.

[454] LI X B, TANG Y L, WANG C Y, et al. Clozapine for treatment-resistant bipolar disorder: a systematic review[J]. Bipolar Disord, 2015, 17(3): 235-247.

[455] CIAPPARELLI A, DELL'OSSO L, BANDETTINI DI POGGIO A, et al. Clozapine in treatment-resistant patients with schizophrenia, schizoaffective disorder, or psychotic bipolar disorder: a naturalistic 48-month follow-up study[J]. J Clin Psychiatry, 2003, 64(4): 451-458.

[456] LE T T, DI VINCENZO J D, TEOPIZ K M, et al. Ketamine for psychotic depression: an overview of the glutamatergic system and ketamine's mechanisms associated with antidepressant and psychotomimetic effects[J]. Psychiatry Res, 2021, 306: 114231.

[457] VASILIU O. Esketamine for treatment-resistant depression: a review of clinical evidence(review)[J]. Exp Ther Med, 2023, 25(3): 111.

［458］HAMODA H M, OSSER D N. The psychopharmacology algorithm project at the Harvard south shore program: an update on psychotic depression［J］. Harv Rev Psychiatry, 2008, 16（4）: 235-247.

［459］GOES F S, ZANDI P P, MIAO K, et al. Mood-incongruent psychotic features in bipolar disorder: familial aggregation and suggestive linkage to 2p11-q14 and 13q21-33［J］. Am J Psychiatry, 2007, 164（2）: 236-247.

［460］GEDDES J R, MIKLOWITZ D J. Treatment of bipolar disorder［J］. Lancet, 2013, 381（9878）: 1672-1682.

［461］MCELROY S L, KECK P E, STANTON S P, et al. A randomized comparison of divalproex oral loading versus haloperidol in the initial treatment of acute psychotic mania［J］. J Clin Psychiatry, 1996, 57（4）: 142-146.

［462］KATAGIRI H, TAKITA Y, TOHEN M, et al. Efficacy and safety of olanzapine in the treatment of Japanese patients with bipolar I disorder in a current manic or mixed episode: a randomized, double-blind, placebo-and haloperidol-controlled study［J］. J Affect Disord, 2012, 136（3）: 476-484.

［463］RASK O, SUNESON K, HOLMSTRÖM E, et al. Electroconvulsive therapy for manic state with mixed and psychotic features in a teenager with bipolar disorder and comorbid episodic obsessive-compulsive disorder: a case report［J］. J Med Case Rep, 2017, 11（1）: 345.

［464］JACOBOWSKI N L, HECKERS S, BOBO W V. Delirious mania: detection, diagnosis, and clinical management in the acute setting［J］. J Psychiatr Pract, 2013, 19（1）: 15-28.

［465］CHEN Z W, ZHANG X F, TU Z M. Treatment measures for seasonal affective disorder: a network meta-analysis［J］. J Affect Disord, 2024, 350: 531-536.

［466］PJREK E, FRIEDRICH M E, CAMBIOLI L, et al. The efficacy of light therapy in the treatment of seasonal affective disorder: a meta-analysis of randomized controlled trials ［J］. Psychother Psychosom, 2020, 89（1）: 17-24.

［467］COOLS O, HEBBRECHT K, COPPENS V, et al. Pharmacotherapy and nutritional supplements for seasonal affective disorders: a systematic review［J］. Expert Opin Pharmacother, 2018, 19（11）: 1221-1233.

［468］MOSCOVITCH A, BLASHKO C A, EAGLES J M, et al. A placebo-controlled study of sertraline in the treatment of outpatients with seasonal affective disorder［J］. Psychopharmacology（Berl）, 2004, 171（4）: 390-397.

［469］ROHAN K J, MAHON J N, EVANS M, et al. Randomized trial of cognitive-behavioral therapy versus light therapy for seasonal affective disorder: acute outcomes[J]. Am J Psychiatry, 2015, 172 (9): 862-869.

［470］PJREK E, WINKLER D, STASTNY J, et al. Escitalopram in seasonal affective disorder: results of an open trial[J]. Pharmacopsychiatry, 2007, 40 (1): 20-24.

［471］PJREK E, WILLEIT M, PRASCHAK-RIEDER N, et al. Treatment of seasonal affective disorder with duloxetine: an open-label study[J]. Pharmacopsychiatry, 2008, 41 (3): 100-105.

［472］HILGER E, WILLEIT M, PRASCHAK-RIEDER N, et al. Reboxetine in seasonal affective disorder: an open trial[J]. Eur Neuropsychopharmacol, 2001, 11 (1): 1-5.

［473］PJREK E, WINKLER D, KONSTANTINIDIS A, et al. Agomelatine in the treatment of seasonal affective disorder[J]. Psychopharmacology (Berl), 2007, 190 (4): 575-579.

［474］DILSAVER S C, QAMAR A B, DEL MEDICO V J. The efficacy of bupropion in winter depression: results of an open trial[J]. J Clin Psychiatry, 1992, 53 (7): 252-255.

［475］PARTONEN T, LONNQVIST J. Moclobemide and fluoxetine in treatment of seasonal affective disorder[J]. J Affect Disord, 1996, 41 (2): 93-99.

［476］LINGJAERDE O, REICHBORN-KJENNERUD T, HAGGAG A, et al. Treatment of winter depression in Norway. Ⅱ. A comparison of the selective monoamine oxidase a inhibitor moclobemide and placebo[J]. Acta Psychiatr Scand, 1993, 88 (5): 372-380.

［477］FORNERIS C A, NUSSBAUMER-STREIT B, MORGAN L C, et al. Psychological therapies for preventing seasonal affective disorder[J]. Cochrane Database Syst Rev, 2019, 5 (5): CD011270.

［478］GAUTAM S, JAIN A, GAUTAM M, et al. Clinical practice guidelines for bipolar affective disorder (BPAD) in children and adolescents[J]. Indian J Psychiatry, 2019, 61 (Suppl 2): 294-305.

［479］National Institute for Health and Care Excellence. Bipolar disorder: assessment and management[M]. London: National Institute for Health and Care Excellence, 2023.

［480］马燕,杜亚松,李方捷,等. 精神专科儿童青少年患者抗精神病药物的用药分析研究[J]. 实用药物与临床, 2019, 22 (10): 1063-1067.

［481］FINDLING R L, ROBB A, MCNAMARA N K, et al. Lithium in the acute treatment of bipolar Ⅰ disorder: a double-blind, placebo-controlled study[J]. Pediatrics, 2015, 136 (5): 885-894.

［482］DUFFY A, PATTEN S, GOODDAY S, et al. Efficacy and tolerability of lithium in treating acute mania in youth with bipolar disorder: protocol for a systematic review[J]. Int J Bipolar Disord, 2017, 5 (1): 22.

[483] DUFFY A, HEFFER N, GOODDAY S M, et al. Efficacy and tolerability of lithium for the treatment of acute mania in children with bipolar disorder: a systematic review [J]. Bipolar Disord, 2018, 20 (7): 583-593.

[484] AMERIO A, OSSOLA P, SCAGNELLI F, et al. Safety and efficacy of lithium in children and adolescents: a systematic review in bipolar illness[J]. Eur Psychiatry, 2018, 54: 85-97.

[485] JANIRI D, MOCCIA L, MONTANARI S, et al. Use of lithium in pediatric bipolar disorders and externalizing childhood-related disorders: a systematic review of randomized controlled trials[J]. Curr Neuropharmacol, 2023, 21 (6): 1329-1342.

[486] HAAS M, DELBELLO M P, PANDINA G, et al. Risperidone for the treatment of acute mania in children and adolescents with bipolar disorder: a randomized, double-blind, placebo-controlled study[J]. Bipolar Disord, 2009, 11 (7): 687-700.

[487] GELLER B, LUBY J L, JOSHI P, et al. A randomized controlled trial of risperidone, lithium, or divalproex sodium for initial treatment of bipolar I disorder, manic or mixed phase, in children and adolescents[J]. Arch Gen Psychiatry, 2012, 69 (5): 515-528.

[488] PAVULURI M N, HENRY D B, FINDLING R L, et al. Double-blind randomized trial of risperidone versus divalproex in pediatric bipolar disorder[J]. Bipolar Disord, 2010, 12 (6): 593-605.

[489] FINDLING R L, CORRELL C U, NYILAS M, et al. Aripiprazole for the treatment of pediatric bipolar I disorder: a 30-week, randomized, placebo-controlled study [J]. Bipolar Disord, 2013, 15 (2): 138-149.

[490] PATEL N C, DELBELLO M P, BRYAN H S, et al. Open-label lithium for the treatment of adolescents with bipolar depression[J]. J Am Acad Child Adolesc Psychiatry, 2006, 45 (3): 289-297.

[491] PATINO L R, KLEIN C C, STRAWN J R, et al. A randomized, double-blind, controlled trial of lithium versus quetiapine for the treatment of acute mania in youth with early course bipolar disorder[J]. J Child Adolesc Psychopharmacol, 2021, 31 (7): 485-493.

[492] TOHEN M, KRYZHANOVSKAYA L, CARLSON G, et al. Olanzapine versus placebo in the treatment of adolescents with bipolar mania[J]. Am J Psychiatry, 2007, 164 (10): 1547-1556.

[493] KRYZHANOVSKAYA L A, ROBERTSON-PLOUCH C K, XU W, et al. The

safety of olanzapine in adolescents with schizophrenia or bipolar I disorder: a pooled analysis of 4 clinical trials[J]. J Clin Psychiatry, 2009, 70(2): 247-258.

[494] CORRELL C U, SHERIDAN E M, DELBELLO M P. Antipsychotic and mood stabilizer efficacy and tolerability in pediatric and adult patients with bipolar I mania: a comparative analysis of acute, randomized, placebo-controlled trials[J]. Bipolar Disord, 2010, 12(2): 116-141.

[495] FINDLING R L, ATKINSON S, BACHINSKY M, et al. Efficacy, safety, and tolerability of flexibly dosed ziprasidone in children and adolescents with mania in bipolar I disorder: a randomized placebo-controlled replication study[J]. J Child Adolesc Psychopharmacol, 2022, 32(3): 143-152.

[496] ATKINSON S, BACHINSKY M, RAITER Y, et al. 26-week open-label extension study evaluating the safety and tolerability of flexible doses of oral ziprasidone in children and adolescents with bipolar I disorder(most recent episode manic)[J]. J Child Adolesc Psychopharmacol, 2022, 32(8): 453-458.

[497] DAVICO C, CANAVESE C, VITTORINI R, et al. Anticonvulsants for psychiatric disorders in children and adolescents: a systematic review of their efficacy[J]. Front Psychiatry, 2018, 9: 270.

[498] WAGNER K D, REDDEN L, KOWATCH R A, et al. A double-blind, randomized, placebo-controlled trial of divalproex extended-release in the treatment of bipolar disorder in children and adolescents[J]. J Am Acad Child Adolesc Psychiatry, 2009, 48(5): 519-532.

[499] DELBELLO M P, SCHWIERS M L, ROSENBERG H L, et al. A double-blind, randomized, placebo-controlled study of quetiapine as adjunctive treatment for adolescent mania[J]. J Am Acad Child Adolesc Psychiatry, 2002, 41(10): 1216-1223.

[500] FINDLING R L, LANDBLOOM R L, SZEGEDI A, et al. Asenapine for the acute treatment of pediatric manic or mixed episode of bipolar I disorder[J]. J Am Acad Child Adolesc Psychiatry, 2015, 54(12): 1032-1041.

[501] FINDLING R L, EARLEY W, SUPPES T, et al. Post hoc analyses of asenapine treatment in pediatric patients with bipolar I disorder: efficacy related to mixed or manic episode, stage of illness, and body weight[J]. Neuropsychiatr Dis Treat, 2018, 14: 1941-1952.

[502] FINDLING R L, LANDBLOOM R L, MACKLE M, et al. Long-term safety of asenapine in pediatric patients diagnosed with bipolar I disorder: a 50-week open-label, flexible-dose trial[J]. Paediatr Drugs, 2016, 18(5): 367-378.

［503］WAGNER K D, KOWATCH R A, EMSLIE G J, et al. A double-blind, randomized, placebo-controlled trial of oxcarbazepine in the treatment of bipolar disorder in children and adolescents［J］. Am J Psychiatry, 2006, 163（7）: 1179-1186.

［504］AMERIO A, ARDUINO G, FESCE F, et al. Advances in the management of bipolar disorder in children and adolescents: an update on the literature［J］. Expert Rev Neurother, 2024, 24（10）: 1011-1024.

［505］DELBELLO M P, GOLDMAN R, PHILLIPS D, et al. Efficacy and safety of lurasidone in children and adolescents with bipolar I depression: a double-blind, placebo-controlled study［J］. J Am Acad Child Adolesc Psychiatry, 2017, 56（12）: 1015-1025.

［506］SINGH M K, SIU C, TOCCO M, et al. Sleep disturbance, irritability, and response to lurasidone treatment in children and adolescents with bipolar depression［J］. Curr Neuropharmacol, 2023, 21（6）: 1393-1404.

［507］CHANNING J, MITCHELL M, CORTESE S. Lurasidone in children and adolescents: systematic review and case report［J］. J Child Adolesc Psychopharmacol, 2018, 28（7）: 428-436.

［508］AMERIO A, GIACOMINI C, FUSAR-POLI L, et al. Efficacy and safety of lurasidone in children and adolescents: recommendations for clinical management and future Research［J］. Curr Pharm Des, 2021, 27（39）: 4062-4069.

［509］MOLE T B, FURLONG Y, CLARKE R J, et al. Lurasidone for adolescents with complex mental disorders: a case series［J］. J Pharm Pract, 2022, 35（5）: 800-804.

［510］DIAO X, LUO D, WANG D, et al. Lurasidone versus quetiapine for cognitive impairments in young patients with bipolar depression: a randomized, controlled study［J］. Pharmaceuticals（Basel）, 2022, 15（11）: 1403.

［511］HAFEMAN D M, ROOKS B, MERRANKO J, et al. Lithium versus other mood-stabilizing medications in a longitudinal study of youth diagnosed with bipolar disorder［J］. J Am Acad Child Adolesc Psychiatry, 2020, 59（10）: 1146-1155.

［512］GÜNEŞ H, TANLDLR C, DOKTUR H, et al. Long-term effects of lithium use on children and adolescents: a retrospective study from Turkey［J］. J Child Adolesc Psychopharmacol, 2022, 32（3）: 162-170.

［513］FINDLING R L, CHANG K, ROBB A, et al. Adjunctive maintenance lamotrigine for pediatric bipolar I disorder: a placebo-controlled, randomized withdrawal study［J］. J Am Acad Child Adolesc Psychiatry, 2015, 54（12）: 1020-1031.

［514］KUMAR R, GARZON J, YURUK D, et al. Efficacy and safety of lamotrigine in pediatric mood disorders: a systematic review［J］. Acta Psychiatr Scand, 2023, 147（3）:

248-256.

［515］DETKE H C, DELBELLO M P, LANDRY J, et al. Olanzapine/fluoxetine combination in children and adolescents with bipolar Ⅰ depression：a randomized, double-blind, placebo-controlled trial［J］. J Am Acad Child Adolesc Psychiatry, 2015, 54（3）：217-224.

［516］ABIBI N, DODANGI N, NAZERI A. Comparison of the effect of lithium plus quetiapine with lithium plus risperidone in children and adolescents with bipolar I disorder：a randomized clinical trial［J］. Med J Islam Repub Iran, 2017, 31：16.

［517］MANEETON B, PUTTHISRI S, MANEETON N, et al. Quetiapine monotherapy versus placebo in the treatment of children and adolescents with bipolar depression：a systematic review and meta-analysis［J］. Neuropsychiatr Dis Treat, 2017, 13：1023-1032.

［518］方雨轩, 李毅. 哌罗匹隆联合碳酸锂治疗双相障碍抑郁发作青少年患者的临床疗效观察［J］. 大医生, 2022, 7（22）：133-136.

［519］FRIEDMAN R A. Antidepressants' black-box warning：10 years later［J］. N Engl J Med, 2014, 371（18）：1666-1668.

［520］STRAWN J R, MILLS J A, POWELEIT E A, et al. Adverse effects of antidepressant medications and their management in children and adolescents［J］. Pharmacotherapy, 2023, 43（7）：675-690.

［521］FINDLING R L, MCNAMARA N K, PAVULURI M, et al. Lithium for the maintenance treatment of bipolar Ⅰ disorder：a double-blind, placebo-controlled discontinuation study［J］. J Am Acad Child Adolesc Psychiatry, 2019, 58（2）：287-296.

［522］FINDLING R L, YOUNGSTROM E A, MCNAMARA N K, et al. Double-blind, randomized, placebo-controlled long-term maintenance study of aripiprazole in children with bipolar disorder［J］. J Clin Psychiatry, 2012, 73（1）：57-63.

［523］FINDLING R L, ÇAVUŞ I, PAPPADOPULOS E, et al. Efficacy, long-term safety, and tolerability of ziprasidone in children and adolescents with bipolar disorder［J］. J Child Adolesc Psychopharmacol, 2013, 23（8）：545-557.

［524］DUFFY A, MILIN R, GROF P. Maintenance treatment of adolescent bipolar disorder：open study of the effectiveness and tolerability of quetiapine［J］. BMC Psychiatry, 2009, 9（1）：4.

［525］FINDLING R L, PATHAK S, EARLEY W R, et al. Safety, tolerability, and efficacy of quetiapine in youth with schizophrenia or bipolar Ⅰ disorder：a 26-week, open-label, continuation study［J］. J Child Adolesc Psychopharmacol, 2013, 23（7）：490-501.

［526］MIURA T, NOMA H, FURUKAWA T A, et al. Comparative efficacy and tolerability of pharmacological treatments in the maintenance treatment of bipolar disorder：a systematic review and network meta-analysis［J］. Lancet Psychiatry, 2014, 1 (5): 351-359.

［527］ZHANG L, WANG G, LUO J, et al. Retrospective analysis of factors associated with quetiapine dosage in the acute and subsequent six-month maintenance treatment of bipolar disorders［J］. Neuropsychiatr Dis Treat, 2013, 9: 575-580.

［528］QUIROZ J A, YATHAM L N, PALUMBO J M, et al. Risperidone long-acting injectable monotherapy in the maintenance treatment of bipolar Ⅰ disorder［J］. Biol Psychiatry, 2010, 68 (2): 156-162.

［529］BOWDEN C L, VIETA E, ICE K S, et al. Ziprasidone plus a mood stabilizer in subjects with bipolar Ⅰ disorder：a 6-month, randomized, placebo-controlled, double-blind trial［J］. J Clin Psychiatry, 2010, 71 (2): 130-137.

［530］VALDES M, BERTOLIN S, QIAN H, et al. Risperidone adjunctive therapy duration in the maintenance treatment of bipolar I disorder：a post hoc analysis［J］. J Affect Disord, 2019, 246: 861-866.

［531］SARRIS J, RAVINDRAN A, YATHAM L N, et al. Clinician guidelines for the treatment of psychiatric disorders with nutraceuticals and phytoceuticals：the World Federation of Societies of Biological Psychiatry (WFSBP) and Canadian Network for Mood and Anxiety Treatments (CANMAT) Taskforce［J］. World J Biol Psychiatry, 2022, 23 (6): 424-455.

［532］薛晓燕,迟显苏,潘瑾,等 . 中医药治疗双相情感障碍研究进展［J］. 世界科学技术：中医药现代化, 2022, 24 (7): 2817-2824.

［533］劳拉·韦斯·罗伯茨 . 美国精神病学协会精神病学教科书［M］. 7 版 . 陆林, 译 . 北京：北京大学医学出版社, 2024.

［534］SHAO W, ZHENG Y, LI Q, et al. Evaluation of electroconvulsive therapy in adolescents with major depressive and bipolar disorders：a retrospective analysis［J］. J ECT, 2023, 39 (2): 111-116.

［535］PIERSON M D, MICKEY B J, GILLEY L B, et al. Outcomes of youth treated with electroconvulsive therapy：a retrospective cohort study［J］. J Clin Psychiatry, 2021, 82 (2): 19m13164.

［536］GHAZIUDDIN N, SHAMSEDDEEN W, GETTYS G, et al. Electroconvulsive therapy for the treatment of severe mood disorders during adolescence：a retrospective chart review［J］. J Child Adolesc Psychopharmacol, 2020, 30 (4): 235-243.

［537］GROVER S, RAJU V, CHAKRABARTI S, et al. Use of electroconvulsive therapy in adolescents：a retrospective study［J］. Indian J Psychol Med, 2021, 43 (2): 119-124.

［538］杨超,傅岳文,张莉,等.电休克治疗对儿童双相情感障碍躁狂发作患者的影响［J］.中国健康心理学杂志,2017,25（12）:1777-1780.

［539］GONSALVES M A, WHITE T L, BARREDO J, et al. Repetitive transcranial magnetic stimulation-associated changes in neocortical metabolites in major depression: a systematic review［J］. NeuroImage Clin, 2022, 35: 103049.

［540］DWYER J B, STRINGARIS A, BRENT D A, et al. Annual research review: defining and treating pediatric treatment: resistant depression［J］. J Child Psychol Psychiatry, 2020, 61（3）: 312-332.

［541］LUO Y, BAI Y, WEI K, et al. Toward a neurocircuit-based sequential transcranial magnetic stimulation treatment of pediatric bipolar Ⅱ disorder［J］. J Affect Disord, 2024, 363: 99-105.

［542］PERICH T, MITCHELL P B. Psychological interventions for young people at risk for bipolar disorder: a systematic review［J］. J Affect Disord, 2019, 252: 84-91.

［543］WEST A E, WEINSTEIN S M, PETERS A T, et al. Child-and family-focused cognitive-behavioral therapy for pediatric bipolar disorder: a randomized clinical trial［J］. J Am Acad Child Adolesc Psychiatry, 2014, 53（11）: 1168-1178.

［544］WEINSTEIN S M, CRUZ R A, ISAIA A R, et al. Child-and family-focused cognitive behavioral therapy for pediatric bipolar disorder: applications for suicide prevention［J］. Suicide Life Threat Behav, 2018, 48（6）: 797-811.

［545］BRICKMAN H M, FRISTAD M A. Psychosocial treatments for bipolar disorder in children and adolescents［J］. Annu Rev Clin Psychol, 2022, 18: 291-327.

［546］吴柔嘉,雷鸣.中国道家认知疗法的应用研究现状与展望［J］.心理技术与应用,2019,7（11）:693-700.

［547］FRÍAS Á, PALMA C, FARRIOLS N. Psychosocial interventions in the treatment of youth diagnosed or at high-risk for pediatric bipolar disorder: a review of the literature［J］. Rev Psiquiatr Salud Ment, 2015, 8（3）: 146-156.

［548］王长虹.精神心理障碍价值取向短程治疗指南［M］.北京:中华医学电子音像出版社,2023.

［549］HAFEMAN D M, GOLDSTEIN T R, STROBER M, et al. Prospectively ascertained mania and hypomania among young adults with child- and adolescent-onset bipolar disorder［J］. Bipolar Disorders, 2021, 23（5）: 463-473.

［550］朱玥,王华丽,于欣.中老年双相障碍临床研究进展［J］.中华精神科杂志,2018,51（2）:137-140.

［551］SAJATOVIC M, STREJILEVICH S A, GILDENGERS A G, et al. A report on older-age bipolar disorder from the International Society for Bipolar Disorders Task Force［J］. Bipolar Disord, 2015, 17（7）: 689-704.

［552］MALLU A, CHAN C K, EYLER L T, et al. Demographic and clinical associations to employment status in older-age bipolar disorder: analysis from the GAGE-BD database project［J］. Bipolar Disord, 2023, 25（8）: 637-647.

［553］LAVIN P, BUCK G, ALMEIDA O P, et al. Clinical correlates of late-onset versus early-onset bipolar disorder in a global sample of older adults［J］. Int J Geriatr Psychiatry, 2022, 37（12）10. 1002/gps. 5833.

［554］MONTEJO L, SOLE B, MARTINEZ-ARAN A, et al. Higher genetic burden for bipolar disorder in early onset bipolar disorder（EOBD）patients in an older adults bipolar disorder（OABD）sample［J］. Eur Neuropsychopharmacol, 2022, 63: e253.

［555］GARCIA-LOPEZ A, EZQUIAGA E, DE DIOS C, et al. Depressive symptoms in early-and late-onset older bipolar patients compared with younger ones［J］. Int J Geriatr Psychiatry, 2017, 32（2）: 201-207.

［556］BEUNDERS A, KOK A, KOSMAS P C, et al. Physical comorbidity in older-age bipolar disorder（OABD）compared to the general population-a 3-year longitudinal prospective cohort study［J］. J Affect Disord, 2021, 288: 83-91.

［557］BEUNDERS A, ORHAN M, DOLS A. Older age bipolar disorder［J］. Curr Opin Psychiatry, 2023, 36（5）: 397-404.

［558］OLAGUNJU A T, MORGAN J A, AFTAB A, et al. A review of the evidence base for nutrition and nutritional supplements in older adults with bipolar disorder: a report from the OABD task force［J］. J Frailty Aging, 2021, 10（3）: 241-246.

［559］WARNER A, HOLLAND C, LOBBAN F, et al. Physical health comorbidities in older adults with bipolar disorder: a systematic review［J］. J Affect Disord, 2023, 326: 232-242.

［560］BLANKEN M, OUDEGA M L, ALMEIDA O P, et al. Sex Differences among older adults with bipolar disorder: results from the Global Aging & Geriatric Experiments in Bipolar Disorder（GAGE-BD）project［J］. Am J Geriatr Psychiatry, 2024, 32（3）: 326-338.

［561］CHEN P, DOLS A, REJ S, et al. Update on the epidemiology, diagnosis, and treatment of mania in older-age bipolar disorder［J］. Curr Psychiatry Rep, 2017, 19（8）: 46.

［562］CRUZ-SANABRIA F, REYES P A, TRIVINO-MARTINEZ C, et al. Exploring signatures of neurodegeneration in early-onset older-age bipolar disorder and behavioral variant frontotemporal dementia［J］. Front Neurol, 2021, 12: 713388.

［563］ORHAN M, KORTEN N, KUPKA R, et al. Reliability and validity of the functioning assessment short test for older adults with bipolar disorder（FAST-O）[J]. Int J Bipolar Disord, 2020, 8（1）: 28.

[564] MONTEJO L, ORHAN M, CHEN P, et al. Functioning in older adults with bipolar disorder: A report on recommendations by the International Society of bipolar disorder （ISBD）older adults with bipolar disorder（OABD）task force[J]. Bipolar Disord, 2023, 25 （6）: 457-468.

[565] YOUNG R C, MULSANT B H, SAJATOVIC M, et al. GERI-BD: a randomized double-blind controlled trial of lithium and divalproex in the treatment of mania in older patients with bipolar disorder[J]. Focus（Am Psychiatr Publ）, 2019, 17（3）: 314-321.

[566] SHULMAN K I, ALMEIDA O P, HERRMANN N, et al. Delphi survey of maintenance lithium treatment in older adults with bipolar disorder: an ISBD task force report [J]. Bipolar Disord, 2019, 21（2）: 117-123.

[567] SAJATOVIC M, CALABRESE J R, MULLEN J. Quetiapine for the treatment of bipolar mania in older adults[J]. Bipolar Disord, 2008, 10（6）: 662-671.

[568] BARUCH Y, TADGER S, PLOPSKI I, et al. Asenapine for elderly bipolar manic patients[J]. J Affect Disord, 2013, 145（1）: 130-132.

[569] VÁZQUEZ E R, MESEGUER C C, VALERA G G, et al. A first manic episode in an elderly patient[J]. Eur psychiatry, 2021, 64（S1）: S618-S619.

[570] SAJATOVIC M, COCONCEA N, IGNACIO R V, et al. Aripiprazole therapy in 20 older adults with bipolar disorder: a 12-week, open-label trial[J]. J Clin Psychiatry, 2008, 69（1）: 41-46.

[571] MADHUSOODANAN S, BRENNER R, ARAUJO L, et al. Efficacy of risperidone treatment for psychoses associated with schizophrenia, schizoaffective disorder, bipolar disorder, or senile dementia in 11 geriatric patients: a case series[J]. J Clin Psychiatry, 1995, 56（11）: 514-518.

[572] VANCAMPFORT D, STUBBS B, MITCHELL A J, et al. Risk of metabolic syndrome and its components in people with schizophrenia and related psychotic disorders, bipolar disorder and major depressive disorder: a systematic review and meta-analysis[J]. World Psychiatry, 2015, 14（3）: 339-347.

[573] FOUNTOULAKIS K N, VIETA E. Treatment of bipolar disorder: a systematic review of available data and clinical perspectives[J]. Int J Neuropsychopharmacol, 2008, 11 （7）: 999-1029.

[574] MUNEER A. Pharmacotherapy of bipolar disorder with quetiapine: a recent literature review and an update[J]. Clin Psychopharmacol Neurosci, 2015, 13（1）: 25-35.

［575］SAJATOVIC M, FORESTER B P, TSAI J, et al. Efficacy of lurasidone in adults aged 55 years and older with bipolar depression: post hoc analysis of 2 double-blind, placebo-controlled studies［J］. J Clin Psychiatry, 2016, 77（10）: e1324-e1331.

［576］FORESTER B P, SAJATOVIC M, TSAI J, et al. Safety and effectiveness of long-term treatment with lurasidone in older adults with bipolar depression: post-hoc analysis of a 6-month, open-label study［J］. Am J Geriatr Psychiatry, 2018, 26（2）: 150-159.

［577］SAJATOVIC M, GILDENGERS A, AL J R, et al. Multisite, open-label, prospective trial of lamotrigine for geriatric bipolar depression: a preliminary report［J］. Bipolar Disord, 2011, 13（3）: 294-302.

［578］ROBILLARD M, CONN D K. Lamotrigine use in geriatric patients with bipolar depression［J］. Can J Psychiatry, 2002, 47（8）: 767-770.

［579］MELLEN E J, HARPER D G, RAVICHANDRAN C, et al. Lamotrigine therapy and biomarkers of cerebral energy metabolism in older age bipolar depression［J］. Am J Geriatr Psychiatry, 2019, 27（8）: 783-793.

［580］KETTER T A, MILLER S, DELL'OSSO B, et al. Balancing benefits and harms of treatments for acute bipolar depression［J］. J Affect Disord, 2014, 169（Suppl 1）: S24-S33.

［581］CULLEN M, MITCHELL P, BRODATY H, et al. Carbamazepine for treatment-resistant melancholia［J］. J Clin Psychiatry, 1991, 52（11）: 472-476.

［582］AL J R, MARANGELL L B, PETERSEN N J, et al. Prescription patterns of psychotropic medications in elderly compared with younger participants who achieved a "recovered" status in the systematic treatment enhancement program for bipolar disorder ［J］. Am J Geriatr Psychiatry, 2008, 16（11）: 922-933.

［583］SAJATOVIC M, GYULAI L, CALABRESE J R, et al. Maintenance treatment outcomes in older patients with bipolar I disorder［J］. Am J Geriatr Psychiatry, 2005, 13（4）: 305-311.

［584］GEDDES J R, GOODWIN G M, RENDELL J, et al. Lithium plus valproate combination therapy versus monotherapy for relapse prevention in bipolar I disorder （BALANCE）: a randomised open-label trial［J］. Lancet, 2010, 375（9712）: 385-395.

［585］SILVA M T, ZIMMERMANN I R, GALVAO T F, et al. Olanzapine plus fluoxetine for bipolar disorder: a systematic review and meta-analysis［J］. J Affect Disord, 2013, 146（3）: 310-318.

［586］TOURNIER M, NEUMANN A, PAMBRUN E, et al. Conventional mood stabilizers and/or second-generation antipsychotic drugs in bipolar disorders: a population-based comparison of risk of treatment failure[J]. J Affect Disord, 2019, 257: 412-420.

[587] LJUBIC N, UEBERBERG B, GRUNZE H, et al. Treatment of bipolar disorders in older adults: a review[J]. Annals of general psychiatry, 2021, 20(1): 1-45.

[588] LEOPOLD S, QUANTE A. Effects of lithium, valproic acid, carbamazepine and antipsychotic agents on cognition in bipolar disorders-a systematic review[J]. Nervenarzt, 2023, 94(5): 417-424.

[589] FOTSO SOH J, KLIL-DRORI S, REJ S. Using lithium in older age bipolar disorder: special considerations[J]. Drugs & aging, 2019, 36(2): 147-154.

[590] 尹冬青, 贾竑晓. 双相情感障碍中医证候辨证分型标准专家共识[J]. 现代中医临床, 2021, 28(6): 1-8.

[591] 贾竑晓, 李雪. 中医药在精神心理健康防治中的作用[J]. 医学综述, 2020, 26(20): 3953-3958, 3963.

[592] VALDIVIESO-JIMENEZ G. Efficacy of cognitive behavioural therapy for bipolar disorder: a systematic review[J]. Rev Colomb Psiquiatr(Engl Ed), 2023, 52(3): 213-224.

[593] 杨德森, 张亚林, 肖水源, 等. 中国道家认知疗法介绍[J]. 中国神经精神疾病杂志, 2002, 28(2): 152-154.

[594] VIGUERA A C, TONDO L, KOUKOPOULOS A E, et al. Episodes of mood disorders in 2, 252 pregnancies and postpartum periods[J]. Am J Psychiatry, 2011, 168(11): 1179-1185.

[595] STEWART D E, VIGOD S N. Postpartum depression: pathophysiology, treatment, and emerging therapeutics[J]. Annu Rev Med, 2019, 70: 183-196.

[596] National Collaborating Centre for Mental Health. Antenatal and postnatal mental health: clinical management and service guidance[M]. Updated edition. Leicester(UK): British Psychological Society, 2014.

[597] VIGUERA A C, WHITFIELD T, BALDESSARINI R J, et al. Risk of recurrence in women with bipolar disorder during pregnancy: prospective study of mood stabilizer discontinuation[J]. Am J Psychiatry, 2007, 164(12): 1817-1824.

[598] KHAN S J, FERSH M E, ERNST C, et al. Bipolar disorder in pregnancy and postpartum: principles of management[J]. Curr Psychiatry Rep, 2016, 18(2): 13.

[599] STEVENS A W M M, GOOSSENS P J J, KNOPPERT-VAN DER KLEIN E A M, et al. Risk of recurrence of mood disorders during pregnancy and the impact of medication: a systematic review[J]. J Affect Disord, 2019, 249: 96-103.

[600] PERRY A, GORDON-SMITH K, DI FLORIO A, et al. Mood episodes in

pregnancy and risk of postpartum recurrence in bipolar disorder: the bipolar disorder research network pregnancy study[J]. J Affect Disord, 2021, 294: 714-722.

[601] BLOCH M, SCHMIDT P J, DANACEAU M, et al. Effects of gonadal steroids in women with a history of postpartum depression[J]. Am J Psychiatry, 2000, 157(6): 924-930.

[602] OWEN D, ANDREWS M H, MATTHEWS S G. Maternal adversity, glucocorticoids and programming of neuroendocrine function and behaviour[J]. Neurosci Biobehav Rev, 2005, 29(2): 209-226.

[603] MURRAY R M, BHAVSAR V, TRIPOLI G, et al. 30 years on: how the neurodevelopmental hypothesis of schizophrenia morphed into the developmental risk factor model of psychosis[J]. Schizophr Bull, 2017, 43(6): 1190-1196.

[604] PUGLIESE V, BRUNI A, CARBONE E A, et al. Maternal stress, prenatal medical illnesses and obstetric complications: risk factors for schizophrenia spectrum disorder, bipolar disorder and major depressive disorder[J]. Psychiatry Res, 2019, 271: 23-30.

[605] BROWN A S, VAN OS J, DRIESSENS C, et al. Further evidence of relation between prenatal famine and major affective disorder[J]. Am J Psychiatry, 2000, 157(2): 190-195.

[606] PARBOOSING R, BAO Y, SHEN L, et al. Gestational influenza and bipolar disorder in adult offspring[J]. JAMA Psychiatry, 2013, 70(7): 677-685.

[607] HAMDANI N, DABAN-HUARD C, LAJNEF M, et al. Relationship between toxoplasma gondii infection and bipolar disorder in a French sample[J]. J Affect Disord, 2013, 148(2/3): 444-448.

[608] MUNK-OLSEN T, LAURSEN T M, PEDERSEN C B, et al. New parents and mental disorders: a population-based register study[J]. JAMA, 2006, 296(21): 2582-2589.

[609] WALD M F, MUZYK A J, CLARK D. Bipolar depression: pregnancy, postpartum, and lactation[J]. Psychiatr Clin North Am, 2016, 39(1): 57-74.

[610] STEWART D E, VIGOD S. Postpartum depression[J]. N Engl J Med, 2016, 375(22): 2177-2186.

[611] KENDELL R E, CHALMERS J C, PLATZ C. Epidemiology of puerperal psychoses[J]. Br J Psychiatry, 1987, 150: 662-673.

[612] CLARK C T, WISNER K L. Treatment of peripartum bipolar disorder[J]. Obstet Gynecol Clin North Am, 2018, 45(3): 403-417.

[613] WISNER K L, PEINDL K, HANUSA B H. Symptomatology of affective and psychotic illnesses related to childbearing[J]. J Affect Disord, 1994, 30(2): 77-87.

［614］O'HARA M W, WISNER K L. Perinatal mental illness: definition, description and aetiology［J］. Best Pract Res Clin Obstet Gynaecol, 2014, 28（1）: 3-12.

［615］BAUMAN B L, KO J Y, COX S, et al. Vital signs: postpartum depressive symptoms and provider discussions about perinatal depression: United States, 2018［J］. MMWR Morb Mortal Wkly Rep, 2020, 69（19）: 575-581.

［616］MARTIN J A, HAMILTON B E, OSTERMAN M J K, et al. Births: final data for 2018［J］. Natl Vital Stat Rep, 2019, 68（13）: 1-47.

［617］MARTIN J A, HAMILTON B E, OSTERMAN M. Births in the United States, 2020［J］. NCHS Data Brief, 2021（418）: 1-8.

［618］JONES I, CHANDRA P S, DAZZAN P, et al. Bipolar disorder, affective psychosis, and schizophrenia in pregnancy and the post-partum period［J］. Lancet, 2014, 384（9956）: 1789-1799.

［619］WANG Z, WONG I C K, MAN K K C, et al. The use of antipsychotic agents during pregnancy and the risk of gestational diabetes mellitus: a systematic review and meta-analysis［J］. Psychol Med, 2021, 51（6）: 1028-1037.

［620］MASTERS G A, HUGUNIN J, XU L, et al. Prevalence of bipolar disorder in perinatal women: a systematic review and meta-analysis［J］. J Clin Psychiatry, 2022, 83（5）: 21r14045.

［621］PAYNE J L. Psychopharmacology in pregnancy and breastfeeding［J］. Med Clin North Am, 2019, 103（4）: 629-650.

［622］HOGAN C S, FREEMAN M P. Adverse effects in the pharmacologic management of bipolar disorder during pregnancy［J］. Psychiatr Clin North Am, 2016, 39（3）: 465-475.

［623］COHEN L S, WANG B, NONACS R, et al. Treatment of mood disorders during pregnancy and postpartum［J］. Psychiatr Clin North Am, 2010, 33（2）: 273-293.

［624］MCALLISTER-WILLIAMS R H, BALDWIN D S, CANTWELL R, et al. British Association for Psychopharmacology consensus guidance on the use of psychotropic medication preconception, in pregnancy and postpartum 2017［J］. J Psychopharmacol, 2017, 31（5）: 519-552.

［625］GRAHAM R K, TAVELLA G, PARKER G B. Is there consensus across international evidence-based guidelines for the psychotropic drug management of bipolar disorder during the perinatal period?［J］. J Affect Disord, 2018, 228: 216-221.

［626］JONES S C, JONES I. Pharmacological management of bipolar disorder in pregnancy［J］. CNS Drugs, 2017, 31（9）: 737-745.

［627］DELIGIANNIDIS K M, BYATT N, FREEMAN M P. Pharmacotherapy for mood disorders in pregnancy: a review of pharmacokinetic changes and clinical recommendations for therapeutic drug monitoring［J］. J Clin Psychopharmacol, 2014, 34（2）: 244-255.

［628］COHEN L S, FRIEDMAN J M, JEFFERSON J W, et al. A reevaluation of risk of in utero exposure to lithium［J］. JAMA, 1994, 271（2）: 146-150.

［629］NEWPORT D J, STOWE Z N, VIGUERA A C, et al. Lamotrigine in bipolar disorder: efficacy during pregnancy［J］. Bipolar Disord, 2008, 10（3）: 432-436.

［630］DIAV-CITRIN O, SHECHTMAN S, TAHOVER E, et al. Pregnancy outcome following in utero exposure to lithium: a prospective, comparative, observational study［J］. Am J Psychiatry, 2014, 171（7）: 785-794.

［631］SAGUE-VILAVELLA M, SOLE E, PINZON-ESPINOSA J, et al. Obstetric outcomes regarding the use of lithium in pregnant women with bipolar disorders: a prospective cohort study［J］. Arch Womens Ment Health, 2022, 25（4）: 729-737.

［632］VAN DER LUGT N M, VAN DE MAAT J S, VAN KAMP I L, et al. Fetal, neonatal and developmental outcomes of lithium-exposed pregnancies［J］. Early Hum Dev, 2012, 88（6）: 375-378.

［633］FORNARO M, MARITAN E, FERRANTI R, et al. Lithium exposure during pregnancy and the postpartum period: a systematic review and meta-analysis of safety and efficacy outcomes［J］. Am J Psychiatry, 2020, 177（1）: 76-92.

［634］KALLEN A J. Maternal carbamazepine and infant spina bifida［J］. Reprod Toxicol, 1994, 8（3）: 203-205.

［635］ROSA F W. Spina bifida in infants of women treated with carbamazepine during pregnancy［J］. N Engl J Med, 1991, 324（10）: 674-677.

［636］TOMSON T, BATTINO D. Antiepileptic treatment in pregnant women: morphological and behavioural effects［J］. Handb Exp Pharmacol, 2011, 205: 295-315.

［637］HARDEN C L, HOPP J, TING T Y, et al. Practice parameter update: management issues for women with epilepsy: focus on pregnancy（an evidence-based review）: obstetrical complications and change in seizure frequency: report of the Quality Standards Subcommittee and Therapeutics and Technology Assessment Subcommittee of the American Academy of Neurology and American Epilepsy Society［J］. Neurology, 2009, 73（2）: 126-132.

［638］HERNANDEZ-DIAZ S, SMITH C R, SHEN A, et al. Comparative safety of antiepileptic drugs during pregnancy［J］. Neurology, 2012, 78（21）: 1692-1699.

［639］CAMPBELL E, KENNEDY F, RUSSELL A, et al. Malformation risks of antiepileptic drug monotherapies in pregnancy: updated results from the UK and Ireland epilepsy and pregnancy registers [J]. J Neurol Neurosurg Psychiatry, 2014, 85 (9): 1029-1034.

[640] CLARK C T, KLEIN A M, PEREL J M, et al. Lamotrigine dosing for pregnant patients with bipolar disorder [J]. Am J Psychiatry, 2013, 170 (11): 1240-1247.

[641] MOUSSA H N, HOSSEINI NASAB S, HAIDAR Z A, et al. Folic acid supplementation: what is new? fetal, obstetric, long-term benefits and risks [J]. Future Sci OA, 2016, 2 (2): FSO116.

[642] HABERMANN F, FRITZSCHE J, FUHLBRUCK F, et al. Atypical antipsychotic drugs and pregnancy outcome: a prospective, cohort study [J]. J Clin Psychopharmacol, 2013, 33 (4): 453-462.

[643] POELS E M P, SCHRIJVER L, KAMPERMAN A M, et al. Long-term neurodevelopmental consequences of intrauterine exposure to lithium and antipsychotics: a systematic review and meta-analysis [J]. Eur Child Adolesc Psychiatry, 2018, 27 (9): 1209-1230.

[644] REIS M, KALLEN B. Maternal use of antipsychotics in early pregnancy and delivery outcome [J]. J Clin Psychopharmacol, 2008, 28 (3): 279-288.

[645] MCKENNA K, KOREN G, TETELBAUM M, et al. Pregnancy outcome of women using atypical antipsychotic drugs: a prospective comparative study [J]. J Clin Psychiatry, 2005, 66 (4): 444-449.

[646] ANDRADE C. Gestational and neurodevelopmental outcomes associated with antipsychotic drug exposure during pregnancy [J]. J Clin Psychiatry, 2021, 82 (5): 21f14265.

[647] STRAUB L, HERNANDEZ-DIAZ S, BATEMAN B T, et al. Association of antipsychotic drug exposure in pregnancy with risk of neurodevelopmental disorders: a national birth cohort study [J]. JAMA Intern Med, 2022, 182 (5): 522-533.

[648] DESAUNAY P, EUDE L G, DREYFUS M, et al. Benefits and risks of antidepressant drugs during pregnancy: a systematic review of meta-analyses [J]. Paediatr Drugs, 2023, 25 (3): 247-265.

[649] HUYBRECHTS K F, PALMSTEN K, AVORN J, et al. Antidepressant use in pregnancy and the risk of cardiac defects [J]. N Engl J Med, 2014, 370 (25): 2397-2407.

[650] KAUTZKY A, SLAMANIG R, UNGER A, et al. Neonatal outcome and adaption after in utero exposure to antidepressants: a systematic review and meta-analysis [J]. Acta Psychiatr Scand, 2022, 145 (1): 6-28.

［651］SMITH S, MARTIN F, RAI D, et al. Association between antidepressant use during pregnancy and miscarriage: a systematic review and meta-analysis［J］. BMJ Open, 2024, 14(1): e074600.

［652］FURU K, KIELER H, HAGLUND B, et al. Selective serotonin reuptake inhibitors and venlafaxine in early pregnancy and risk of birth defects: population based cohort study and sibling design［J］. BMJ, 2015, 350: h1798.

［653］ORNOY A, WEINSTEIN-FUDIM L, ERGAZ Z. Antidepressants, antipsychotics, and mood stabilizers in pregnancy: what do we know and how should we treat pregnant women with depression［J］. Birth Defects Res, 2017, 109(12): 933-956.

［654］SHARMA V, SHARMA P, SHARMA S. Managing bipolar disorder during pregnancy and the postpartum period: a critical review of current practice［J］. Expert Rev Neurother, 2020, 20(4): 373-383.

［655］DELIGIANNIDIS K M, MELTZER-BRODY S, GUNDUZ-BRUCE H, et al. Effect of zuranolone vs placebo in postpartum depression: a randomized clinical trial［J］. JAMA Psychiatry, 2021, 78(9): 951-959.

［656］DELIGIANNIDIS K M, MELTZER-BRODY S, MAXIMOS B, et al. Zuranolone for the treatment of postpartum depression［J］. Am J Psychiatry, 2023, 180(9): 668-675.

［657］PACCHIAROTTI I, LEON-CABALLERO J, MURRU A, et al. Mood stabilizers and antipsychotics during breastfeeding: focus on bipolar disorder［J］. Eur Neuropsychopharmacol, 2016, 26(10): 1562-1578.

［658］RAMOS SANTOS W J, Jr., DE MARTINIS B S. Psychoactive substances in human breast milk: a review of analytical strategies for their investigation［J］. Bioanalysis, 2020, 12(17): 1263-1274.

［659］SPRAGUE J, WISNER K L, BOGEN D L. Pharmacotherapy for depression and bipolar disorder during lactation: a framework to aid decision making［J］. Semin Perinatol, 2020, 44(3): 151224.

［660］KAMIŃSKA-SOBCZAK A, GAWLIK-KOTELNICKA O, STRZELECKI D. Use of psychotropic medications during lactation-practical guidelines for psychiatrists［J］. Psychiatr Pol, 2022, 56(3): 493-508.

［661］UGUZ F. A new safety scoring system for the use of psychotropic drugs during lactation［J］. Am J Ther, 2021, 28(1): e118-e126.

［662］VIGUERA A C, VANDERKRUIK R, GACCIONE P, et al. Breastfeeding practices among women taking second-generation antipsychotics: findings from the national pregnancy registry for atypical antipsychotics[J]. Arch Womens Ment Health,2022,25(2): 511-516.

[663] IMAZ M L, TORRA M, SOY D, et al. Clinical lactation studies of lithium: a systematic review[J]. Front Pharmacol, 2019, 10: 1005.

[664] HEINONEN E, TOTTERMAN K, BACK K, et al. Lithium use during breastfeeding was safe in healthy full-term infants under strict monitoring[J]. Acta Paediatr, 2022, 111(10): 1891-1898.

[665] IMAZ M L, LANGOHR K, TORRA M, et al. Neonatal feeding trajectories in mothers with bipolar disorder taking lithium: pharmacokinetic data[J]. Front Pharmacol, 2021, 12: 752022.

[666] NEWMARK R L, BOGEN D L, WISNER K L, et al. Risk-benefit assessment of infant exposure to lithium through breast milk: a systematic review of the literature[J]. Int Rev Psychiatry, 2019, 31(3): 295-304.

[667] HERMANN A, GORUN A, BENUDIS A. Lithium use and non-use for pregnant and postpartum women with bipolar disorder[J]. Curr Psychiatry Rep, 2019, 21(11): 114.

[668] MEADOR K J, BAKER G A, BROWNING N, et al. Fetal antiepileptic drug exposure and cognitive outcomes at age 6 years(NEAD study): a prospective observational study[J]. Lancet Neurol, 2013, 12(3): 244-252.

[669] MEADOR K J, BAKER G A, BROWNING N, et al. Effects of breastfeeding in children of women taking antiepileptic drugs[J]. Neurology, 2010, 75(22): 1954-1960.

[670] KACIROVA I, GRUNDMANN M, BROZMANOVA H. Valproic acid concentrations in nursing mothers, mature milk, and breastfed infants in monotherapy and combination therapy[J]. Epilepsy Behav, 2019, 95: 112-116.

[671] KACIROVA I, GRUNDMANN M, BROZMANOVA H. Therapeutic monitoring of carbamazepine and its active metabolite during the 1st postnatal month: Influence of drug interactions[J]. Biomed Pharmacother, 2021, 137: 111412.

[672] BIRNBAUM A K, MEADOR K J, KARANAM A, et al. Antiepileptic drug exposure in infants of breastfeeding mothers with epilepsy[J]. JAMA Neurol,2020,77(4): 441-450.

[673] STOWE Z N. The use of mood stabilizers during breastfeeding[J]. J Clin Psychiatry, 2007, 68(Suppl 9): 22-28.

[674] KACIROVA I, GRUNDMANN M, BROZMANOVA H. Monitoring of lamotrigine concentrations in mothers, colostrum, and breastfed newborns during the early postpartum period[J]. Biomed Pharmacother, 2022, 151: 113167.

［675］YASHIMA K, OBARA T, MATSUZAKI F, et al. Evaluation of the safety of taking lamotrigine during lactation period[J]. Breastfeed Med, 2021, 16(5): 432-438.

［676］LUTZ U C, WIATR G, GAERTNER H J, et al. Oxcarbazepine treatment during breast-feeding: a case report[J]. J Clin Psychopharmacol, 2007, 27(6): 730-732.

［677］OHMAN I, TOMSON T. Pharmacokinetics of oxcarbazine in neonatal period and during lactation[J]. Epilepsia, 2009, 50(Suppl. 4): 2-262.

［678］BULAU P, PAAR W D, VON UNRUH G E. Pharmacokinetics of oxcarbazepine and 10-hydroxy-carbazepine in the newborn child of an oxcarbazepine-treated mother[J]. Eur J Clin Pharmacol, 1988, 34(3): 311-313.

［679］GENTILE S. Oxcarbazepine in pregnancy and lactation[J]. Clin Drug Investig, 2003, 23(10): 687.

［680］EISENSCHENK S. Treatment with oxcarbazepine during pregnancy[J]. Neurologist, 2006, 12(5): 249-254.

［681］LARSEN E R, DAMKIER P, PEDERSEN L H, et al. Use of psychotropic drugs during pregnancy and breast-feeding[J]. Acta Psychiatr Scand Suppl, 2015, 132(445): 1-28.

［682］UGUZ F. Second-generation antipsychotics during the lactation period: a comparative systematic review on infant safety[J]. J Clin Psychopharmacol, 2016, 36(3): 244-252.

［683］BRUNNER E, FALK D M, JONES M, et al. Olanzapine in pregnancy and breastfeeding: a review of data from global safety surveillance[J]. BMC Pharmacol Toxicol, 2013, 14(1): 38.

［684］GILAD O, MERLOB P, STAHL B, et al. Outcome of infants exposed to olanzapine during breastfeeding[J]. Breastfeed Med, 2011, 6(2): 55-58.

［685］SINHA S K, KISHORE M T, THIPPESWAMY H, et al. Adverse effects and short-term developmental outcomes of infants exposed to atypical antipsychotics during breastfeeding[J]. Indian J Psychiatry, 2021, 63(1): 52-57.

［686］NORDENG H, GJERDALEN G, BREDE W R, et al. Transfer of aripiprazole to breast milk: a case report[J]. J Clin Psychopharmacol, 2014, 34(2): 272-275.

［687］LUTZ UC, HIEMKE C, WIATR G, et al. Aripiprazole in pregnancy and lactation: a case report[J]. J Clin Psychopharmacol, 2010, 30(2): 204-205.

［688］FERNÁNDEZ-ABASCAL B, RECIO-BARBERO M, SAENZ-HERRERO M, et al. Long-acting injectable aripiprazole in pregnant women with schizophrenia: a case-series report[J]. Ther Adv Psychopharmacol, 2021, 11: 2045125321991277.

［689］UGUZ F. Breastfed infants exposed to combined antipsychotics: two case reports

［J］. Am J Ther, 2016, 23（6）: e1962-e1964.

［690］ORSOLINI L, BELLANTUONO C. Serotonin reuptake inhibitors and breastfeeding: a systematic review［J］. Hum Psychopharmacol, 2015, 30（1）: 4-20.

［691］PINHEIRO E, BOGEN D L, HOXHA D, et al. Sertraline and breastfeeding: review and meta-analysis［J］. Arch Womens Ment Health, 2015, 18（2）: 139-146.

［692］MOLENAAR N M, KAMPERMAN A M, BOYCE P, et al. Guidelines on treatment of perinatal depression with antidepressants: an international review［J］. Aust N Z J Psychiatry, 2018, 52（4）: 320-327.

［693］MISRI S, SIVERTZ K. Tricyclic drugs in pregnancy and lactation: a preliminary report［J］. Int J Psychiatry Med, 1991, 21（2）: 157-171.

［694］NULMAN I, ROVET J, STEWART D E, et al. Child development following exposure to tricyclic antidepressants or fluoxetine throughout fetal life: a prospective, controlled study［J］. Am J Psychiatry, 2002, 159（11）: 1889-1895.

［695］KRONENFELD N, ZIV BARAN T, BERLIN M, et al. Chronic use of psychotropic medications in breastfeeding women: is it safe?［J］. PLoS One, 2018, 13（5）: e0197196.

［696］SMIT M, DOLMAN K M, HONIG A. Mirtazapine in pregnancy and lactation: a systematic review［J］. Eur Neuropsychopharmacol, 2016, 26（1）: 126-135.

［697］SMIT M, WENNINK H, HERES M, et al. Mirtazapine in pregnancy and lactation: data from a case series［J］. J Clin Psychopharmacol, 2015, 35（2）: 163-167.

［698］SCHMIDT F M, LICHTBLAU N, URIBE M M, et al. Agomelatine in breast milk［J］. Int J Neuropsychopharmacol, 2013, 16（2）: 497-499.

［699］XIAO L. Agomelatine for postpartum depression and breastfeeding［J］. Ther Adv Psychopharmacol, 2021, 11: 20451253211022172.

［700］KWOK S, CUPITT D, KENNEDY D. Breastfeeding exposure to agomelatine: preliminary findings from an Australian observational cohort study［J］. Neurotoxicol Teratol, 2023, 98: 107222.

［701］YONKERS K A, WISNER K L, STEWART D E, et al. The management of depression during pregnancy: a report from the American Psychiatric Association and the American College of Obstetricians and Gynecologists［J］. Gen Hosp Psychiatry, 2009, 31（5）: 403-413.

［702］RABIE N, SHAH R, RAY-GRIFFITH S, et al. Continuous fetal monitoring during electroconvulsive therapy: a prospective observation study［J］. Int J Womens Health, 2021, 13: 1-7.

[703] BHASIN A, SAINI R, VERMA R, et al. Effectiveness of electroconvulsive therapy in acute management of delirious mania in COVID-19 positive woman in second trimester pregnancy[J]. Asian J Psychiatr, 2022, 76: 103230.

[704] PATEL A, SAUCIER A C, HOBDAY C, et al. Safety and efficacy of ketamine-augmented electroconvulsive therapy in third trimester pregnancy complicated by COVID-19 [J]. Proc (Bayl Univ Med Cent), 2022, 35 (6): 874-875.

[705] RAY-GRIFFITH S L, COKER J L, RABIE N, et al. Pregnancy and electroconvulsive therapy: a multidisciplinary approach[J]. J ECT, 2016, 32 (2): 104-112.

[706] BALKI M, CASTRO C, ANANTHANARAYAN C. Status epilepticus after electroconvulsive therapy in a pregnant patient[J]. Int J Obstet Anesth, 2006, 15 (4): 325-328.

[707] PINETTE M G, SANTARPIO C, WAX J R, et al. Electroconvulsive therapy in pregnancy[J]. Obstet Gynecol, 2007, 110 (2 Pt 2): 465-466.

[708] BULBUL F, COPOGLU U S, ALPAK G, et al. Electroconvulsive therapy in pregnant patients[J]. Gen Hosp Psychiatry, 2013, 35 (6): 636-639.

[709] BAIS B, KAMPERMAN A M, VAN DER ZWAAG M D, et al. Bright light therapy in pregnant women with major depressive disorder: study protocol for a randomized, double-blind, controlled clinical trial[J]. BMC Psychiatry, 2016, 16 (1): 381.

[710] TAKESHIMA M, UTSUMI T, AOKI Y, et al. Efficacy and safety of bright light therapy for manic and depressive symptoms in patients with bipolar disorder: a systematic review and meta-analysis[J]. Psychiatry Clin Neurosci, 2020, 74 (4): 247-256.

[711] CUOMO A, CARMELLINI P, GARO M L, et al. Effectiveness of light therapy as adjunctive treatment in bipolar depression: a pilot study[J]. J Affect Disord, 2023, 321: 102-107.

[712] PALLANTI S. Neuromodulation; TMS (Transcranial Magnetic Stimulation) and the other Non Invasive Brain Stimulation (NIBS) in the era of brain connectivity[J]. Eur Neuropsychopharmacol, 2021, 45: 38.

[713] PALLANTI S, MARRAS A, DICKSON S L, et al. Manifesto for an ECNP Neuromodulation Thematic Working Group (TWG): non-invasive brain stimulation as a new super-subspecialty[J]. Eur Neuropsychopharmacol, 2021, 52: 72-83.

[714] HSU C W, CHOU P H, BRUNONI A R, et al. Comparing different non-invasive brain stimulation interventions for bipolar depression treatment: a network meta-analysis of randomized controlled trials[J]. Neurosci Biobehav Rev, 2024, 156: 105483.

[715] YANG Y B, CHAN P, RAYANI K, et al. Comparative effectiveness of repetitive

transcranial magnetic stimulation in unipolar and bipolar depression［J］. Can J Psychiatry, 2021, 66(3): 313-315.

［716］FOUNTOULAKIS K N, YATHAM L N, GRUNZE H, et al. The CINP guidelines on the definition and evidence-based interventions for treatment-resistant bipolar disorder［J］. Int J Neuropsychopharmacol, 2020, 23（ 4 ）: 230-256.

［717］HEBEL T, SCHECKLMANN M, LANGGUTH B. Transcranial magnetic stimulation in the treatment of depression during pregnancy: a review［J］. Arch Womens Ment Health, 2020, 23（ 4 ）: 469-478.

［718］VIGOD S N, MURPHY K E, DENNIS C L, et al. Transcranial direct current stimulation（ tDCS ）for depression in pregnancy: a pilot randomized controlled trial［J］. Brain Stimul, 2019, 12（ 6 ）: 1475-1483.

［719］ROSE S, DOTTERS-KATZ S K, KULLER J A. Electroconvulsive therapy in pregnancy: safety, best practices, and barriers to care［J］. Obstet Gynecol Surv, 2020, 75（ 3 ）: 199-203.

［720］MCMAHON K, HERR N R, ZERUBAVEL N, et al. Psychotherapeutic treatment of bipolar depression［J］. Psychiatr Clin North Am, 2016, 39（ 1 ）: 35-56.

［721］LIU X, WANG G, CAO Y. Physical exercise interventions for perinatal depression symptoms in women: a systematic review and meta-analysis［J］. Front Psychol, 2022, 13: 1022402.

［722］PHILLIPS C. Physical activity modulates common neuroplasticity substrates in major depressive and bipolar disorder［J］. Neural Plast, 2017, 2017: 7014146.

［723］ERICKSON K I, VOSS M W, PRAKASH R S, et al. Exercise training increases size of hippocampus and improves memory［J］. Proc Natl Acad Sci U S A, 2011, 108（ 7 ）: 3017-3022.

［724］SACCARO L F, GAVIRIA J, VILLE D V, et al. Dynamic functional hippocampal markers of residual depressive symptoms in euthymic bipolar disorder［J］. Brain Behav, 2023, 13（ 6 ）: e3010.

［725］SACCARO L F, SCHILLIGER Z, DAYER A, et al. Inflammation, anxiety, and stress in bipolar disorder and borderline personality disorder: a narrative review［J］. Neurosci Biobehav Rev, 2021, 127: 184-192.

［726］SACCARO L F, GASPARINI S, RUTIGLIANO G. Applications of Mendelian randomization in psychiatry: a comprehensive systematic review［J］. Psychiatr Genet, 2022, 32（ 6 ）: 199-213.

［727］SACCARO L F, CROKAERT J, PERROUD N, et al. Structural and functional

MRI correlates of inflammation in bipolar disorder: a systematic review[J]. J Affect Disord, 2023, 325: 83-92.

[728] WIUM-ANDERSEN M K, ØRSTED D D, NORDESTGAARD B G. Elevated C-reactive protein and late-onset bipolar disorder in 78 809 individuals from the general population[J]. Br J Psychiatry, 2016, 208(2): 138-145.

[729] ARONICA R, ENRICO P, SQUARCINA L, et al. Association between diffusion tensor imaging, inflammation and immunological alterations in unipolar and bipolar depression: a review[J]. Neurosci Biobehav Rev, 2022, 143: 104922.

[730] MELO M C, DAHER EDE F, ALBUQUERQUE S G, et al. Exercise in bipolar patients: a systematic review[J]. J Affect Disord, 2016, 198: 32-38.

[731] HUNT G E, MALHI G S, CLEARY M, et al. Comorbidity of bipolar and substance use disorders in national surveys of general populations, 1990—2015: systematic review and meta-analysis[J]. J Affect Disord, 2016, 206: 321-330.

[732] KEMP D E, GAO K, GANOCY S J, et al. A 6-month, double-blind, maintenance trial of lithium monotherapy versus the combination of lithium and divalproex for rapid-cycling bipolar disorder and co-occurring substance abuse or dependence[J]. J Clin Psychiatry, 2009, 70(1): 113-121.

[733] SALLOUM I M, CORNELIUS J R, DALEY D C, et al. Efficacy of valproate maintenance in patients with bipolar disorder and alcoholism: a double-blind placebo-controlled study[J]. Arch Gen Psychiatry, 2005, 62(1): 37-45.

[734] NAGLICH A, ADINOFF B, BROWN E S. Pharmacological treatment of bipolar disorder with comorbid alcohol use disorder[J]. CNS Drugs, 2017, 31(8): 665-674.

[735] JONAS D E, AMICK H R, FELTNER C, et al. Pharmacotherapy for adults with alcohol use disorders in outpatient settings: a systematic review and meta-analysis[J]. JAMA, 2014, 311(18): 1889-1900.

[736] BROWN E S, TODD J P, HU L T, et al. A randomized, double-blind, placebo-controlled trial of citicoline for cocaine dependence in bipolar I disorder[J]. Am J Psychiatry, 2015, 172(10): 1014-1021.

[737] BROWN E S, GORMAN A R, HYNAN L S. A randomized, placebo-controlled trial of citicoline add-on therapy in outpatients with bipolar disorder and cocaine dependence [J]. J Clin Psychopharmacol, 2007, 27(5): 498-502.

[738] PERUGI G, TONI C, FRARE F, et al. Effectiveness of adjunctive gabapentin in resistant bipolar disorder: is it due to anxious-alcohol abuse comorbidity?[J]. J Clin Psychopharmacol, 2002, 22(6): 584-591.

［739］SCHAFFER A, MCINTOSH D, GOLDSTEIN B I, et al. The CANMAT task force recommendations for the management of patients with mood disorders and comorbid anxiety disorders［J］. Ann Clin Psychiatry, 2012, 24（1）: 6-22.

［740］MCELROY S L, WEISLER R H, CHANG W, et al. A double-blind, placebo-controlled study of quetiapine and paroxetine as monotherapy in adults with bipolar depression（EMBOLDEN Ⅱ）［J］. J Clin Psychiatry, 2010, 71（2）: 163-174.

［741］MUCCI F, TONI C, FAVARETTO E, et al. Obsessive-compulsive disorder with comorbid bipolar disorders: clinical features and treatment implications［J］. Curr Med Chem, 2018, 25（41）: 5722-5730.

［742］SHASHIDHARA M, SUSHMA B R, VISWANATH B, et al. Comorbid obsessive compulsive disorder in patients with bipolar-Ⅰ disorder［J］. J Affect Disord, 2015, 174: 367-371.

［743］OZDEMIROGLU F, SEVINCOK L, SEN G, et al. Comorbid obsessive-compulsive disorder with bipolar disorder: a distinct form?［J］. Psychiatry Res, 2015, 230（3）: 800-805.

［744］RAJA M, AZZONI A. Clinical management of obsessive-compulsive-bipolar comorbidity: a case series［J］. Bipolar Disord, 2004, 6（3）: 264-270.

［745］BISOL L W, LARA D R. Improvement of obsessive-compulsive disorder with divalproex and lamotrigine in two patients with bipolar Ⅱ disorder［J］. Pharmacopsychiatry, 2009, 42（1）: 37-39.

［746］MARAZZITI D, PFANNER C, DELL'OSSO B, et al. Augmentation strategy with olanzapine in resistant obsessive compulsive disorder: an Italian long-term open-label study［J］. J Psychopharmacol, 2005, 19（4）: 392-394.

［747］ALBANESE M J, CLODFELTER R C, Jr., KHANTZIAN E J. Divalproex sodium in substance abusers with mood disorder［J］. J Clin Psychiatry, 2000, 61（12）: 916-921.

［748］GAO K, MUZINA D, GAJWANI P, et al. Efficacy of typical and atypical antipsychotics for primary and comorbid anxiety symptoms or disorders: a review［J］. J Clin Psychiatry, 2006, 67（9）: 1327-1340.

［749］UGUZ F. Successful treatment of comorbid obsessive-compulsive disorder with aripiprazole in three patients with bipolar disorder［J］. Gen Hosp Psychiatry, 2010, 32（5）: 556-558.

［750］AMERIO A, STUBBS B, ODONE A, et al. Bipolar Ⅰ and Ⅱ disorders; A systematic review and meta-analysis on differences in comorbid obsessive-compulsive disorder[J]. Iran J Psychiatry Behav Sci, 2016, 10(3): e3604.

[751] JEON S, BAEK J H, YANG S Y, et al. Exploration of comorbid obsessive-compulsive disorder in patients with bipolar disorder: the clinic-based prevalence rate, symptoms nature and clinical correlates[J]. J Affect Disord, 2018, 225: 227-233.

[752] LAI J, LU Q, ZHANG P, et al. Aripiprazole augmentation in managing comorbid obsessive-compulsive disorder and bipolar disorder: a case with suicidal attempts [J]. Neuropsychiatr Dis Treat, 2017, 13: 87-90.

[753] BÜLBÜL F, COPOGLU U S, ALPAK G, et al. Maintenance therapy with electroconvulsive therapy in a patient with a codiagnosis of bipolar disorder and obsessive-compulsive disorder[J]. J ECT, 2013, 29(2): e21-e22.

[754] SAHRAIAN A, BIGDELI M, GHANIZADEH A, et al. Topiramate as an adjuvant treatment for obsessive compulsive symptoms in patients with bipolar disorder: a randomized double blind placebo controlled clinical trial[J]. J Affect Disord, 2014, 166: 201-205.

[755] ROSENBLUTH M, MACQUEEN G, MCINTYRE R S, et al. The Canadian Network for Mood and Anxiety Treatments(CANMAT)task force recommendations for the management of patients with mood disorders and comorbid personality disorders[J]. Ann Clin Psychiatry, 2012, 24(1): 56-68.

[756] FRANKENBURG F R, ZANARINI M C. Divalproex sodium treatment of women with borderline personality disorder and bipolar II disorder: a double-blind placebo-controlled pilot study[J]. J Clin Psychiatry, 2002, 63(5): 442-446.

[757] ALESIANI R, BOCCALON S, GIAROLLI L, et al. Systems Training for Emotional Predictability and Problem Solving(STEPPS): program efficacy and personality features as predictors of drop-out--an Italian study[J]. Compr Psychiatry, 2014, 55(4): 920-927.

[758] COLOM F, VIETA E, SÁNCHEZ-MORENO J, et al. Psychoeducation in bipolar patients with comorbid personality disorders[J]. Bipolar Disord, 2004, 6(4): 294-298.

[759] PRESTON G A, MARCHANT B K, REIMHERR F W, et al. Borderline personality disorder in patients with bipolar disorder and response to lamotrigine[J]. J Affect Disord, 2004, 79(1/2/3): 297-303.

[760] VAN DIJK S, JEFFREY J, KATZ M R. A randomized, controlled, pilot study of dialectical behavior therapy skills in a psychoeducational group for individuals with bipolar disorder[J]. J Affect Disord, 2013, 145(3): 386-393.

［761］SALCEDO S, GOLD A K, SHEIKH S, et al. Empirically supported psychosocial interventions for bipolar disorder: current state of the research［J］. J Affect Disord, 2016, 201: 203-214.

［762］BRUS M J, SOLANTO M V, GOLDBERG J F. Adult ADHD vs. bipolar disorder in the DSM-5 era: a challenging differentiation for clinicians［J］. J Psychiatr Pract, 2014, 20（6）: 428-437.

［763］BOND D J, HADJIPAVLOU G, LAM R W, et al. The Canadian Network for Mood and Anxiety Treatments（CANMAT）task force recommendations for the management of patients with mood disorders and comorbid attention-deficit/hyperactivity disorder［J］. Ann Clin Psychiatry, 2012, 24（1）: 23-37.

［764］SCHEFFER R E, KOWATCH R A, CARMODY T, et al. Randomized, placebo-controlled trial of mixed amphetamine salts for symptoms of comorbid ADHD in pediatric bipolar disorder after mood stabilization with divalproex sodium［J］. Am J Psychiatry, 2005, 162（1）: 58-64.

［765］FINDLING R L, SHORT E J, MCNAMARA N K, et al. Methylphenidate in the treatment of children and adolescents with bipolar disorder and attention-deficit/hyperactivity disorder［J］. J Am Acad Child Adolesc Psychiatry, 2007, 46（11）: 1445-1453.

［766］VIKTORIN A, LICHTENSTEIN P, THASE M E, et al. The risk of switch to mania in patients with bipolar disorder during treatment with an antidepressant alone and in combination with a mood stabilizer［J］. Am J Psychiatry, 2014, 171（10）: 1067-1073.

［767］CHANG K, NAYAR D, HOWE M, et al. Atomoxetine as an adjunct therapy in the treatment of co-morbid attention-deficit/hyperactivity disorder in children and adolescents with bipolar I or II disorder［J］. J Child Adolesc Psychopharmacol, 2009, 19（5）: 547-551.

［768］WILENS T E, PRINCE J B, SPENCER T, et al. An open trial of bupropion for the treatment of adults with attention-deficit/hyperactivity disorder and bipolar disorder［J］. Biol Psychiatry, 2003, 54（1）: 9-16.

［769］WILENS T E, PRINCE J B, WAXMONSKY J, et al. An open trial of sustained release bupropion for attention-deficit/hyperactivity disorder in adults with ADHD plus substance use disorders［J］. J ADHD Relat Disord, 2010, 1（3）: 25-35.

［770］MCINTYRE R S, ALSUWAIDAN M, SOCZYNSKA J K, et al. The effect of lisdexamfetamine dimesylate on body weight, metabolic parameters, and attention deficit hyperactivity disorder symptomatology in adults with bipolar I/II disorder［J］. Hum Psychopharmacol, 2013, 28（5）: 421-427.

［771］LEO R J, SINGH J. Migraine headache and bipolar disorder comorbidity: a systematic review of the literature and clinical implications [J]. Scand J Pain, 2016, 11: 136-145.

[772] SEKULA N M, YOCUM A K, ANDERAU S, et al. Lithium use associated with symptom severity in comorbid bipolar disorder I and migraine [J]. Brain Behav, 2022, 12 (6): e32585.

[773] HIRSCHFELD R M, CALABRESE J R, WEISSMAN M M, et al. Screening for bipolar disorder in the community [J]. J Clin Psychiatry, 2003, 64 (1): 53-59.

[774] SAUNDERS E F, NAZIR R, KAMALI M, et al. Gender differences, clinical correlates, and longitudinal outcome of bipolar disorder with comorbid migraine [J]. J Clin Psychiatry, 2014, 75 (5): 512-519.

[775] PEIXOTO M F, CESARETTI M, HOOD S D, et al. Effects of SSRI medication on heart rate and blood pressure in individuals with hypertension and depression [J]. Clin Exp Hypertens, 2019, 41 (5): 428-433.

[776] 高瑜, 张佩生, 梁雪. 舍曲林对高血压伴焦虑抑郁患者血压昼夜节律及心率变异性的影响 [J]. 临床荟萃, 2011, 26 (1): 6-9.

[777] 王福军, 向红菊, 石翔, 等. 氟西汀对高血压伴焦虑抑郁患者治疗效果和生活质量的影响 [J]. 中华高血压杂志, 2012, 20 (8): 781-783.

[778] 韩辉. 盐酸氟西汀联合氨氯地平治疗高血压伴焦虑抑郁的临床效果 [J]. 吉林医学, 2022, 43 (1): 203-205.

[779] WŁODARCZYK A, CUBAŁA W J. Safety and tolerability of ketamine use in treatment-resistant bipolar depression patients with regard to central nervous system symptomatology: literature review and analysis [J]. Medicina (Kaunas), 2020, 56 (2): 67.

[780] KILBOURNE A M, GOODRICH D E, LAI Z, et al. Randomized controlled trial to assess reduction of cardiovascular disease risk in patients with bipolar disorder: the Self-Management Addressing Heart Risk Trial (SMAHRT) [J]. J Clin Psychiatry, 2013, 74 (7): e655-e662.

[781] 谭艳杰. 生活方式干预在双相情感障碍合并代谢综合征患者中的应用 [J]. 中国实用乡村医生杂志, 2021, 28 (2): 50-52.

[782] CALKIN C V, CHENGAPPA K N R, CAIRNS K, et al. Treating insulin resistance with metformin as a strategy to improve clinical outcomes in treatment-resistant bipolar depression (the TRIO-BD Study): a randomized, quadruple-masked, placebo-controlled clinical trial [J]. J Clin Psychiatry, 2022, 83 (2): 21m14022.

[783] ZEINODDINI A, SORAYANI M, HASSANZADEH E, et al. Pioglitazone adjunctive therapy for depressive episode of bipolar disorder: a randomized, double-blind,

placebo-controlled trial［J］. Depress Anxiety, 2015, 32（3）: 167-173.

［784］MANSUR R B, AHMED J, CHA D S, et al. Liraglutide promotes improvements in objective measures of cognitive dysfunction in individuals with mood disorders: a pilot, open-label study［J］. J Affect Disord, 2017, 207: 114-120.

［785］YOUMSHAJEKIAN L. Evidence weighed for suicide/self-harm with obesity drugs［EB/OL］.（2023-07-12）［2025-06-15］. https://www.medscape.com/viewarticle/994266.

［786］SCHORETSANITIS G, WEILER S, BARBUI C, et al. Disproportionality analysis from World Health Organization data on semaglutide, liraglutide, and suicidality［J］. JAMA Netw Open, 2024, 7（8）: e2423385.

［787］TOCCO M, NEWCOMER J W, MAO Y, et al. Lurasidone and risk of metabolic syndrome: results from short and long-term studies in patients with bipolar depression［J］. CNS Spectr, 2023, 28（6）: 680-687.

［788］FADEN J, SERDENES R, CITROME L. Olanzapine-samidorphan combination tablets for the treatment of schizophrenia and bipolar I disorder-what is it, and will it be used?［J］. Expert Rev Neurother, 2022, 22（5）: 365-376.

［789］SUPPES T, DURGAM S, KOZAUER S G, et al. Adjunctive lumateperone（ITI-007）in the treatment of bipolar depression: results from a randomized placebo-controlled clinical trial［J］. Bipolar Disord, 2023, 25（6）: 478-488.

［790］NUÑEZ N A, FRYE M A. Adjunctive thyroid hormone treatment in rapid cycling bipolar disorder: a double-blind placebo-controlled trial of levothyroxine（L-T_4）and triiodothyronine（T_3）［J］. Bipolar Disord, 2019, 21（8）: 684-685.

［791］BAUER M, BERMAN S, STAMM T, et al. Levothyroxine effects on depressive symptoms and limbic glucose metabolism in bipolar disorder: a randomized, placebo-controlled positron emission tomography study［J］. Mol Psychiatry, 2016, 21（2）: 229-236.

［792］MALHI G S, BELL E, HAMILTON A, et al. Lithium mythology［J］. Bipolar Disord, 2021, 23（1）: 7-10.

［793］MALHI G S, GERSHON S, OUTHRED T. Lithiumeter: version 2.0［J］. Bipolar Disord, 2016, 18（8）: 631-641.

［794］张晓东, 王琛瑀, 宋和勇, 等. 碳酸锂在双相障碍患者中个体化给药的研究进展［J］. 中国药房, 2022, 33（20）: 2551-2555.

［795］MISSIO G, MORENO D H, DEMETRIO F N, et al. A randomized controlled trial comparing lithium plus valproic acid versus lithium plus carbamazepine in young patients with type 1 bipolar disorder: the LICAVAL study［J］. Trials, 2019, 20（1）: 608.

［796］ARMAN S, HAGHSHENAS M. Metabolic effects of adding topiramate on aripiprazole in bipolar patients aged between 6-18 years, a randomized, double-blind, placebo-controlled trial［J］. J Res Med Sci, 2022, 27: 23.

［797］DELBELLO M P, BRUNS K M, BLOOM T, et al. A double-blind placebo-controlled pilot study of topiramate in manic adolescents treated with olanzapine［J］. J Child Adolesc Psychopharmacol, 2023, 33（4）: 126-133.

［798］. SOLMI M, MIOLA A, CAPONE F, et al. Risk factors, prevention and treatment of weight gain associated with the use of antidepressants and antipsychotics: a state-of-the-art clinical review［J］. Expert Opin Drug Saf, 2024, 23（10）: 1249-1269.

［799］张松, 吴宇, 李慧, 等. 阿托伐他汀对双相障碍伴有代谢综合征患者代谢指标的影响［J］. 临床精神医学杂志, 2021, 31（6）: 478-481.

［800］BAUER I E, GALVEZ J F, HAMILTON J E, et al. Lifestyle interventions targeting dietary habits and exercise in bipolar disorder: a systematic review［J］. J Psychiatr Res, 2016, 74: 1-7.

［801］SYLVIA L G, PEGG S L, DUFOUR S C, et al. Pilot study of a lifestyle intervention for bipolar disorder: nutrition exercise wellness treatment（NEW Tx）［J］. J Affect Disord, 2019, 250: 278-283.

［802］LUCIANO M, SAMPOGNA G, D'AMBROSIO E, et al. One-year efficacy of a lifestyle behavioural intervention on physical and mental health in people with severe mental disorders: results from a randomized controlled trial［J］. Eur Arch Psychiatry Clin Neurosci, 2024, 274（4）: 903-915.

［803］ALEXANDER E, MCGINTY E E, WANG N Y, et al. Effects of a behavioural weight loss intervention in people with serious mental illness: subgroup analyses from the ACHIEVE trial［J］. Obes Res Clin Pract, 2019, 13（2）: 205-210.

［804］CHEN W Y, LIU H C, CHENG Y C, et al. Effect of pharmacological and neurostimulation interventions for cognitive domains in patients with bipolar disorder: a systematic review and network meta-analysis of randomized controlled trials［J］. Clin Epidemiol, 2021, 13: 1039-1049.

［805］XU N, HUGGON B, SAUNDERS K E A. Cognitive impairment in patients with bipolar disorder: impact of pharmacological treatment［J］. CNS Drugs, 2020, 34（1）: 29-46.

［806］金华. 临床神经认知及社会功能评估手册［M］. 北京: 人民卫生出版社, 2023.

［807］MISKOWIAK K W, YALIN N, SEEBERG I, et al. Can magnetic resonance imaging enhance the assessment of potential new treatments for cognitive impairment in mood disorders? A systematic review and position paper by the International Society for Bipolar Disorders Targeting Cognition Task Force[J]. Bipolar Disord, 2022, 24 (6): 615-636.

[808] NOVAES DE OLIVEIRA ROLDAN A C, FERNANDES JUNIOR L C C, DE OLIVEIRA C E C, et al. Impact of ZNF804A rs1344706 or CACNA1C rs1006737 polymorphisms on cognition in patients with severe mental disorders: a systematic review and meta-analysis[J]. World J Biol Psychiatry, 2023, 24 (3): 195-208.

[809] KERAMATIAN K, TORRES I J, YATHAM L N. Neurocognitive functioning in bipolar disorder: what we know and what we don't[J]. Dialogues Clin Neurosci, 2021, 23 (1): 29-38.

[810] TAMAYO J M, ZARATE C A, Jr., VIETA E, et al. Level of response and safety of pharmacological monotherapy in the treatment of acute bipolar I disorder phases: a systematic review and meta-analysis[J]. Int J Neuropsychopharmacol, 2010, 13 (6): 813-832.

[811] CIPRIANI A, BARBUI C, SALANTI G, et al. Comparative efficacy and acceptability of antimanic drugs in acute mania: a multiple-treatments meta-analysis[J]. Lancet, 2011, 378 (9799): 1306-1315.

[812] STOROSUM J G, WOHLFARTH T, SCHENE A, et al. Magnitude of effect of lithium in short-term efficacy studies of moderate to severe manic episode[J]. Bipolar Disord, 2007, 9 (8): 793-798.

[813] VIETA E, LOCKLEAR J, GÜNTHER O, et al. Treatment options for bipolar depression: a systematic review of randomized, controlled trials[J]. J Clin Psychopharmacol, 2010, 30 (5): 579-590.

[814] YOUNG A H. Review: lithium reduces the risk of suicide compared with placebo in people with depression and bipolar disorder[J]. Evid Based Ment Health, 2013, 16 (4): 112.

[815] OQUENDO M A, GALFALVY H C, CURRIER D, et al. Treatment of suicide attempters with bipolar disorder: a randomized clinical trial comparing lithium and valproate in the prevention of suicidal behavior[J]. Am J Psychiatry, 2011, 168 (10): 1050-1056.

[816] TAKESHIMA M. Treating mixed mania/hypomania: a review and synthesis of the evidence[J]. CNS Spectr, 2017, 22 (2): 177-185.

[817] CHAKRABARTY T, KERAMATIAN K, YATHAM L N. Treatment of mixed features in bipolar disorder: an updated view[J]. Curr Psychiatry Rep, 2020, 22 (3): 15.

[818] BETZLER F, STÖVER L A, STERZER P, et al. Mixed states in bipolar disorder: changes in DSM-5 and current treatment recommendations[J]. Int J Psychiatry

Clin Pract, 2017, 21（4）: 244-258.

［819］MILLER J N, BLACK D W. Bipolar disorder and suicide: a review［J］. Curr Psychiatry Rep, 2020, 22（2）: 6.

［820］NOLEN W A, WEISLER R H. The association of the effect of lithium in the maintenance treatment of bipolar disorder with lithium plasma levels: a post hoc analysis of a double-blind study comparing switching to lithium or placebo in patients who responded to quetiapine（trial 144）［J］. Bipolar Disord, 2013, 15（1）: 100-109.

［821］GEDDES J R, BURGESS S, HAWTON K, et al. Long-term lithium therapy for bipolar disorder: systematic review and meta-analysis of randomized controlled trials［J］. Am J Psychiatry, 2004, 161（2）: 217-222.

［822］SUPPES T, MARANGELL L B, BERNSTEIN I H, et al. A single blind comparison of lithium and lamotrigine for the treatment of bipolar II depression［J］. J Affect Disord, 2008, 111（2/3）: 334-343.

［823］AMSTERDAM J D, WANG C H, SHWARZ M, et al. Venlafaxine versus lithium monotherapy of rapid and non-rapid cycling patients with bipolar II major depressive episode: a randomized, parallel group, open-label trial［J］. J Affect Disord, 2009, 112（1/2/3）: 219-230.

［824］ROOSEN L, SIENAERT P. Evidence-based treatment strategies for rapid cycling bipolar disorder, a systematic review［J］. J Affect Disord, 2022, 311: 69-77.

［825］FOUNTOULAKIS K N, TOHEN M, ZARATE C A, Jr. Lithium treatment of bipolar disorder in adults: a systematic review of randomized trials and meta-analyses［J］. Eur Neuropsychopharmacol, 2022, 54: 100-115.

［826］NIERENBERG A A, FRIEDMAN E S, BOWDEN C L, et al. Lithium treatment moderate-dose use study（LiTMUS）for bipolar disorder: a randomized comparative effectiveness trial of optimized personalized treatment with and without lithium［J］. Am J Psychiatry, 2013, 170（1）: 102-110.

［827］ELSAYED O H, PAHWA M, EL-MALLAKH R S. Pharmacologic treatment and management of bipolar disorder in adolescents［J］. Expert Opin Pharmacother, 2022, 23（10）: 1165-1179.

［828］FINDLING R L, KAFANTARIS V, PAVULURI M, et al. Dosing strategies for lithium monotherapy in children and adolescents with bipolar I disorder［J］. J Child Adolesc Psychopharmacol, 2011, 21（3）: 195-205.

［829］YOUNG R C, GYULAI L, MULSANT B H, et al. Pharmacotherapy of bipolar disorder in old age: review and recommendations［J］. Am J Geriatr Psychiatry, 2004, 12（4）:

342-357.

［830］COLES A S, SASIADEK J, GEORGE T P. Pharmacotherapies for co-occurring substance use and bipolar disorders: a systematic review［J］. Bipolar Disord, 2019, 21(7): 595-610.

［831］HAYES J, PRAH P, NAZARETH I, et al. Prescribing trends in bipolar disorder: cohort study in the United Kingdom THIN primary care database 1995-2009［J］. PLoS One, 2011, 6(12): e28725.

［832］BOWDEN C, GÖĞÜŞ A, GRUNZE H, et al. A 12-week, open, randomized trial comparing sodium valproate to lithium in patients with bipolar I disorder suffering from a manic episode［J］. Int Clin Psychopharmacol, 2008, 23(5): 254-262.

［833］MOSOLOV S N, KOSTIUKOVA E G, KAPILETTI S G, et al. Open randomized comparative twelve-week study of lithium and valproate in manic episode［J］. Zh Nevrol Psikhiatr Im S S Korsakova, 2009, 109(11): 47-52.

［834］BOWDEN C L, MOSOLOV S, HRANOV L, et al. Efficacy of valproate versus lithium in mania or mixed mania: a randomized, open 12-week trial［J］. Int Clin Psychopharmacol, 2010, 25(2): 60-67.

［835］ROSA A R, FOUNTOULAKIS K, SIAMOULI M, et al. Is anticonvulsant treatment of mania a class effect? Data from randomized clinical trials［J］. CNS Neurosci Ther, 2011, 17(3): 167-177.

［836］HSIAO M H, TAI Y M, MAO W C, et al. Valproic acid in the treatment of secondary mania caused by metastatic brain tumors［J］. Am J Ther, 2020, 27(4): e405-e406.

［837］HIRSCHFELD R M, BOWDEN C L, VIGNA N V, et al. A randomized, placebo-controlled, multicenter study of divalproex sodium extended-release in the acute treatment of mania［J］. J Clin Psychiatry, 2010, 71(4): 426-432.

［838］MCELROY S L, MARTENS B E, CREECH R S, et al. Randomized, double-blind, placebo-controlled study of divalproex extended release loading monotherapy in ambulatory bipolar spectrum disorder patients with moderate-to-severe hypomania or mild mania［J］. J Clin Psychiatry, 2010, 71(5): 557-565.

［839］SMITH L A, CORNELIUS V R, AZORIN J M, et al. Valproate for the treatment of acute bipolar depression: systematic review and meta-analysis［J］. J Affect Disord, 2010, 122(1/2): 1-9.

［840］DAVIS L L, BARTOLUCCI A, PETTY F. Divalproex in the treatment of bipolar depression: a placebo-controlled study［J］. J Affect Disord, 2005, 85(3): 259-266.

［841］GHAEMI S N, GILMER W S, GOLDBERG J F, et al. Divalproex in the treatment of acute bipolar depression: a preliminary double-blind, randomized, placebo-controlled pilot study［J］. J Clin Psychiatry, 2007, 68（12）: 1840-1844.

［842］CIPRIANI A, REID K, YOUNG A H, et al. Valproic acid, valproate and divalproex in the maintenance treatment of bipolar disorder［J］. Cochrane Database Syst Rev, 2013, 2013（10）: Cd003196.

［843］HAYES J F, MARSTON L, WALTERS K, et al. Lithium vs. valproate vs. olanzapine vs. quetiapine as maintenance monotherapy for bipolar disorder: a population-based UK cohort study using electronic health records［J］. World Psychiatry, 2016, 15（1）: 53-58.

［844］REVICKI D A, HIRSCHFELD R M, AHEARN E P, et al. Effectiveness and medical costs of divalproex versus lithium in the treatment of bipolar disorder: results of a naturalistic clinical trial［J］. J Affect Disord, 2005, 86（2-3）: 183-193.

［845］BOWDEN C L, GRUNZE H, MULLEN J, et al. A randomized, double-blind, placebo-controlled efficacy and safety study of quetiapine or lithium as monotherapy for mania in bipolar disorder［J］. J Clin Psychiatry, 2005, 66（1）: 111-121.

［846］ROSSO G, BERTETTO N, COPPOLA I, et al. Mood stabilizers in the treatment of bipolar disorder mixed states［J］. Riv Psichiatr, 2012, 47（4）: 281-293.

［847］FOUNTOULAKIS K N, KONTIS D, GONDA X, et al. Treatment of mixed bipolar states［J］. Int J Neuropsychopharmacol, 2012, 15（7）: 1015-1026.

［848］ROSENBLAT J D, MCINTYRE R S. Treatment of mixed features in bipolar disorder［J］. CNS Spectr, 2017, 22（2）: 141-146.

［849］毛希祥, 陈强, 柏彩云, 等. 丙戊酸钠静脉滴注治疗双相障碍混合发作急性期的临床观察［J］. 临床精神医学杂志, 2020, 30（4）: 227-229.

［850］MUZINA D J, GAO K, KEMP D E, et al. Acute efficacy of divalproex sodium versus placebo in mood stabilizer-naive bipolar I or II depression: a double-blind, randomized, placebo-controlled trial［J］. J Clin Psychiatry, 2011, 72（6）: 813-819.

［851］陈婷婷, 丁凡, 刘毅, 等. 丙戊酸镁缓释片在双相情感障碍和焦虑障碍共病治疗中的应用［J］. 中国医院用药评价与分析, 2020, 20（4）: 432-434, 437.

［852］ICHIM L, BERK M, BROOK S. Lamotrigine compared with lithium in mania: a double-blind randomized controlled trial［J］. Ann Clin Psychiatry, 2000, 12（1）: 5-10.

［853］PARKER G, RICCIARDI T, TAVELLA G, et al. A single-blind randomized comparison of lithium and lamotrigine as maintenance treatments for managing bipolar II disorder［J］. J Clin Psychopharmacol, 2021, 41（4）: 381-388.

［854］SCHAFFER A, ZUKER P, LEVITT A. Randomized, double-blind pilot trial comparing lamotrigine versus citalopram for the treatment of bipolar depression［J］. J Affect Disord, 2006, 96（1/2）: 95-99.

［855］CALABRESE J R, SUPPES T, BOWDEN C L, et al. A double-blind, placebo-controlled, prophylaxis study of lamotrigine in rapid-cycling bipolar disorder. Lamictal 614 Study Group［J］. J Clin Psychiatry, 2000, 61（11）: 841-850.

［856］CALABRESE J R, BOWDEN C L, SACHS G, et al. A placebo-controlled 18-month trial of lamotrigine and lithium maintenance treatment in recently depressed patients with bipolar I disorder［J］. J Clin Psychiatry, 2003, 64（9）: 1013-1024.

［857］BOWDEN C L, CALABRESE J R, SACHS G, et al. A placebo-controlled 18-month trial of lamotrigine and lithium maintenance treatment in recently manic or hypomanic patients with bipolar I disorder［J］. Arch Gen Psychiatry, 2003, 60（4）: 392-400.

［858］ZHANG L, ZHANG H, LV L X, et al. A randomised, double-blind, placebo-controlled study to evaluate the safety and efficacy of lamotrigine in the maintenance treatment of Chinese adult patients with bipolar I disorder［J］. Int J Bipolar Disord, 2022, 10（1）: 20.

［859］BOWDEN C L, SINGH V, WEISLER R, et al. Lamotrigine vs. lamotrigine plus divalproex in randomized, placebo-controlled maintenance treatment for bipolar depression［J］. Acta Psychiatr Scand, 2012, 126（5）: 342-350.

［860］KUMAR R G J, YURUK D. Lamotrigine vs. lamotrigine plus divalproex in randomized, placebo-controlled maintenance treatment for bipolar depression［J］. Acta Psychiatr Scand, 2023, 147（3）: 248-256.

［861］PETERS E M, ZHANG Y, LODHI R, et al. Melancholic features in bipolar depression and response to lamotrigine: a pooled analysis of five randomized placebo-controlled trials［J］. J Clin Psychopharmacol, 2021, 41（3）: 315-319.

［862］GOLDBERG J F, BOWDEN C L, CALABRESE J R, et al. Six-month prospective life charting of mood symptoms with lamotrigine monotherapy versus placebo in rapid cycling bipolar disorder［J］. Biol Psychiatry, 2008, 63（1）: 125-130.

［863］ZHIHAN G, FENGLI S, WANGQIANG L, et al. Lamotrigine and lithium combination for treatment of rapid cycling bipolar disorder: results from meta-analysis［J］. Front Psychiatry, 2022, 13: 913051.

［864］WEISLER R H, HIRSCHFELD R, CUTLER A J, et al. Extended-release carbamazepine capsules as monotherapy in bipolar disorder: pooled results from two randomised, double-blind, placebo-controlled trials [J]. CNS Drugs, 2006, 20 (3): 219-231.

[865] EL-MALLAKH R S, SALEM M R, CHOPRA A, et al. A blinded, randomized comparison of immediate-release and extended-release carbamazepine capsules in manic and depressed bipolar subjects [J]. Ann Clin Psychiatry, 2010, 22 (1): 3-8.

[866] KLEINDIENST N, GREIL W. Differential efficacy of lithium and carbamazepine in the prophylaxis of bipolar disorder: results of the MAP study [J]. Neuropsychobiology, 2000, 42 (Suppl 1): 2-10.

[867] MOSOLOV S N, KOSTIUKOVA E G, LADYZHENSKIĬ M. Comparative efficacy and tolerability of carbamazepine and oxcarbazepine during long therapy of patients with bipolar and schizoaffective disorders [J]. Zh Nevrol Psikhiatr Im S S Korsakova, 2009, 109 (10): 36-41.

[868] WEISLER R H, KECK P E, Jr., SWANN A C, et al. Extended-release carbamazepine capsules as monotherapy for acute mania in bipolar disorder: a multicenter, randomized, double-blind, placebo-controlled trial [J]. J Clin Psychiatry, 2005, 66 (3): 323-330.

[869] WEISLER R H, KALALI A H, KETTER T A, et al. A multicenter, randomized, double-blind, placebo-controlled trial of extended-release carbamazepine capsules as monotherapy for bipolar disorder patients with manic or mixed episodes [J]. J Clin Psychiatry, 2004, 65 (4): 478-484.

[870] KETTER T A, KALALI A H, WEISLER R H, et al. A 6-month, multicenter, open-label evaluation of beaded, extended-release carbamazepine capsule monotherapy in bipolar disorder patients with manic or mixed episodes [J]. J Clin Psychiatry, 2004, 65 (5): 668-673.

[871] CUOMO A, NIKOLOVA V L, YALIN N, et al. Pharmacological treatment of mixed states [J]. CNS Spectr, 2017, 22 (2): 186-195.

[872] KOWATCH R A, SUPPES T, CARMODY T J, et al. Effect size of lithium, divalproex sodium, and carbamazepine in children and adolescents with bipolar disorder [J]. J Am Acad Child Adolesc Psychiatry, 2000, 39 (6): 713-720.

[873] JOSHI G, WOZNIAK J, MICK E, et al. A prospective open-label trial of extended-release carbamazepine monotherapy in children with bipolar disorder [J]. J Child Adolesc Psychopharmacol, 2010, 20 (1): 7-14.

[874] KUSHNER S F, KHAN A, LANE R, et al. Topiramate monotherapy in the management of acute mania: results of four double-blind placebo-controlled trials [J].

Bipolar Disord, 2006, 8 (1): 15-27.

[875] VIETA E, SÁNCHEZ-MORENO J, GOIKOLEA J M, et al. Adjunctive topiramate in bipolar II disorder [J]. World J Biol Psychiatry, 2003, 4 (4): 172-176.

[876] MCELROY S L, FRYE M A, ALTSHULER L L, et al. A 24-week, randomized, controlled trial of adjunctive sibutramine versus topiramate in the treatment of weight gain in overweight or obese patients with bipolar disorders [J]. Bipolar Disord, 2007, 9 (4): 426-434.

[877] CHENGAPPA K N, GERSHON S, LEVINE J. The evolving role of topiramate among other mood stabilizers in the management of bipolar disorder [J]. Bipolar Disord, 2001, 3 (5): 215-232.

[878] MCINTYRE R S, MANCINI D A, MCCANN S, et al. Topiramate versus bupropion SR when added to mood stabilizer therapy for the depressive phase of bipolar disorder: a preliminary single-blind study [J]. Bipolar Disord, 2002, 4 (3): 207-213.

[879] DELBELLO M P, FINDLING R L, KUSHNER S, et al. A pilot controlled trial of topiramate for mania in children and adolescents with bipolar disorder [J]. J Am Acad Child Adolesc Psychiatry, 2005, 44 (6): 539-547.

[880] TRAMONTINA S, ZENI C P, PHEULA G, et al. Topiramate in adolescents with juvenile bipolar disorder presenting weight gain due to atypical antipsychotics or mood stabilizers: an open clinical trial [J]. J Child Adolesc Psychopharmacol, 2007, 17 (1): 129-134.

[881] SYLVIA L G, GOLD A K, STANGE J P, et al. A randomized, placebo-controlled proof-of-concept trial of adjunctive topiramate for alcohol use disorders in bipolar disorder [J]. Am J Addict, 2016, 25 (2): 94-98.

[882] PANDE A C, CROCKATT J G, JANNEY C A, et al. Gabapentin in bipolar disorder: a placebo-controlled trial of adjunctive therapy. Gabapentin Bipolar Disorder Study Group [J]. Bipolar Disord, 2000, 2 (3 Pt 2): 249-255.

[883] VIETA E, MANUEL GOIKOLEA J, MARTÍNEZ-ARÁN A, et al. A double-blind, randomized, placebo-controlled, prophylaxis study of adjunctive gabapentin for bipolar disorder [J]. J Clin Psychiatry, 2006, 67 (3): 473-477.

[884] ASTANEH A N, REZAEI O. Adjunctive treatment with gabapentin in bipolar patients during acute mania [J]. Int J Psychiatry Med, 2012, 43 (3): 261-271.

[885] KESHAVARZI A, SHARIFI A, JAHANGARD L, et al. Levetiracetam as an adjunctive treatment for mania: a double-blind, randomized, placebo-controlled trial [J]. Neuropsychobiology, 2022, 81 (3): 192-203.

［886］DATTO C, POTTORF W J, FEELEY L, et al. Bipolar II compared with bipolar I disorder: baseline characteristics and treatment response to quetiapine in a pooled analysis of five placebo-controlled clinical trials of acute bipolar depression［J］. Ann Gen Psychiatry, 2016, 15: 9.

［887］HWANG J Y, CHOI J W, KANG S G, et al. Comparison of the effects of quetiapine xr and lithium monotherapy on actigraphy-measured circadian parameters in patients with bipolar II depression［J］. J Clin Psychopharmacol, 2017, 37（3）: 351-354.

［888］YOUNG A H, CALABRESE J R, GUSTAFSSON U, et al. Quetiapine monotherapy in bipolar II depression: combined data from four large, randomized studies［J］. Int J Bipolar Disord, 2013, 1: 10.

［889］PORCELLI S, BALZARRO B, DE RONCHI D, et al. Quetiapine extended release: preliminary evidence of a rapid onset of the antidepressant effect in bipolar depression ［J］. J Clin Psychopharmacol, 2014, 34（3）: 303-306.

［890］CHIESA A, CHIERZI F, DE RONCHI D, et al. Quetiapine for bipolar depression: a systematic review and meta-analysis［J］. Int Clin Psychopharmacol, 2012, 27 （2）: 76-90.

［891］MASI G, MILONE A, VELTRI S, et al. Use of quetiapine in children and adolescents［J］. Paediatr Drugs, 2015, 17（2）: 125-140.

［892］PATHAK S, FINDLING R L, EARLEY W R, et al. Efficacy and safety of quetiapine in children and adolescents with mania associated with bipolar I disorder: a 3-week, double-blind, placebo-controlled trial［J］. J Clin Psychiatry, 2013, 74（1）: e100-e109.

［893］SAHRAIAN A, GHAHREMANPOURI B, MOWLA A. Is quetiapine effective for obsessive and compulsive symptoms in patients with bipolar disorder? A randomized, double-blind, placebo-controlled clinical trial［J］. CNS Spectrums, 2022, 27（5）: 634-638.

［894］GAO K, WU R, KEMP D E, et al. Efficacy and safety of quetiapine-XR as monotherapy or adjunctive therapy to a mood stabilizer in acute bipolar depression with generalized anxiety disorder and other comorbidities: a randomized, placebo-controlled trial ［J］. J Clin Psychiatry, 2014, 75（10）: 1062-1068.

［895］GEDDES J R, GARDINER A, RENDELL J, et al. Comparative evaluation of quetiapine plus lamotrigine combination versus quetiapine monotherapy（and folic acid versus placebo）in bipolar depression（CEQUEL）: a 2 × 2 factorial randomised trial［J］. Lancet Psychiatry, 2016, 3（1）: 31-39.

［896］LOEBEL A, XU J, HSU J, et al. The development of lurasidone for bipolar depression [J]. Ann N Y Acad Sci, 2015, 1358 (1): 95-104.

[897] SUPPES T, MCELROY S L, SHEEHAN D V, et al. A randomized, double-blind, placebo-controlled study of ziprasidone monotherapy in bipolar disorder with co-occurring lifetime panic or generalized anxiety disorder [J]. J Clin Psychiatry, 2014, 75 (1): 77-84.

[898] POMPILI M, VERZURA C, TROVINI G, et al. Lurasidone: efficacy and safety in the treatment of psychotic and mood disorders [J]. Expert Opin Drug Saf, 2018, 17 (2): 197-205.

[899] KATO M, MASUDA T, SANO F, et al. The efficacy and safety of lurasidone in bipolar I depression with and without rapid cycling: a pooled post-hoc analysis of two randomized, placebo-controlled trials [J]. J Affect Disord, 2023, 337: 150-158.

[900] TOHEN M, VIETA E, CALABRESE J, et al. Efficacy of olanzapine and olanzapine-fluoxetine combination in the treatment of bipolar I depression [J]. Arch Gen Psychiatry, 2003, 60 (11): 1079-1088.

[901] TOHEN M, MCDONNELL D P, CASE M, et al. Randomised, double-blind, placebo-controlled study of olanzapine in patients with bipolar I depression [J]. Br J Psychiatry, 2012, 201 (5): 376-382.

[902] BOBO W V, EPSTEIN R A, SHELTON R C. Olanzapine monotherapy for acute depression in patients with bipolar I or II disorder: results of an 8-week open label trial [J]. Hum Psychopharmacol, 2010, 25 (1): 30-36.

[903] WANG M, TONG J H, HUANG D S, et al. Efficacy of olanzapine monotherapy for treatment of bipolar I depression: a randomized, double-blind, placebo controlled study [J]. Psychopharmacology (Berl), 2014, 231 (14): 2811-2818.

[904] CRUZ N, SANCHEZ-MORENO J, TORRES F, et al. Efficacy of modern antipsychotics in placebo-controlled trials in bipolar depression: a meta-analysis [J]. Int J Neuropsychopharmacol, 2010, 13 (1): 5-14.

[905] DETKE H C, DELBELLO M P, LANDRY J, et al. Olanzapine/Fluoxetine combination in children and adolescents with bipolar I depression: a randomized, double-blind, placebo-controlled trial [J]. J Am Acad Child Adolesc Psychiatry, 2015, 54 (3): 217-224.

[906] BROWN E, DUNNER D L, MCELROY S L, et al. Olanzapine/fluoxetine combination vs. lamotrigine in the 6-month treatment of bipolar I depression [J]. Int J Neuropsychopharmacol, 2009, 12 (6): 773-782.

[907] BROWN E B, MCELROY S L, KECK P E, Jr., et al. A 7-week, randomized,

double-blind trial of olanzapine/fluoxetine combination versus lamotrigine in the treatment of bipolar I depression [J]. J Clin Psychiatry, 2006, 67 (7): 1025-1033.

[908] KUTZELNIGG A, KOPEINIG M, CHEN C K, et al. Compliance as a stable function in the treatment course of bipolar disorder in patients stabilized on olanzapine: results from a 24-month observational study [J]. Int J Bipolar Disord, 2014, 2 (1): 13.

[909] BEYNON S, SOARES-WEISER K, WOOLACOTT N, et al. Pharmacological interventions for the prevention of relapse in bipolar disorder: a systematic review of controlled trials [J]. J Psychopharmacol, 2009, 23 (5): 574-591.

[910] CIPRIANI A, RENDELL J, GEDDES J R. Olanzapine in the long-term treatment of bipolar disorder: a systematic review and meta-analysis [J]. J Psychopharmacol, 2010, 24 (12): 1729-1738.

[911] GONZALEZ-PINTO A, VIETA E, REED C, et al. Effectiveness of olanzapine monotherapy and olanzapine combination treatment in the long term following acute mania: results of a two year observational study in bipolar disorder (EMBLEM) [J]. J Affect Disord, 2011, 131 (1/2/3): 320-329.

[912] TAMAYO J M, SUTTON V K, MATTEI M A, et al. Effectiveness and safety of the combination of fluoxetine and olanzapine in outpatients with bipolar depression: an open-label, randomized, flexible-dose study in Puerto Rico [J]. J Clin Psychopharmacol, 2009, 29 (4): 358-361.

[913] MAHAJAN V, ARORA M, TANDON V R, et al. Efficacy and safety of asenapine versus olanzapine in combination with divalproex for acute mania: a randomized controlled trial [J]. J Clin Psychopharmacol, 2019, 39 (4): 305-311.

[914] WOZNIAK J, MICK E, WAXMONSKY J, et al. Comparison of open-label, 8-week trials of olanzapine monotherapy and topiramate augmentation of olanzapine for the treatment of pediatric bipolar disorder [J]. J Child Adolesc Psychopharmacol, 2009, 19 (5): 539-545.

[915] 李亚坤, 刘芬. 丙戊酸钠联合奥氮平治疗青少年双相情感障碍的效果评价 [J]. 上海医药, 2022, 43 (16): 26-28, 41.

[916] HOBBS E, REED R, LORBERG B, et al. Psychopharmacological treatment algorithms of manic/mixed and depressed episodes in pediatric bipolar disorder [J]. J Child Adolesc Psychopharmacol, 2022, 32 (10): 507-521.

[917] WALKER D J, DELBELLO M P, LANDRY J, et al. Quality of life in children and adolescents with bipolar I depression treated with olanzapine/fluoxetine combination [J]. Child Adolesc Psychiatry Ment Health, 2017, 11: 34.

［918］MOSTAFAVI S A, SOLHI M, MOHAMMADI M R, et al. Melatonin for reducing weight gain following administration of atypical antipsychotic olanzapine for adolescents with bipolar disorder: a randomized, double-blind, placebo-controlled trial［J］. J Child Adolesc Psychopharmacol, 2017, 27（5）: 440-444.

［919］RENDELL J M, GIJSMAN H J, BAUER M S, et al. Risperidone alone or in combination for acute mania［J］. Cochrane Database Syst Rev, 2006, 2006（1）: Cd004043.

［920］SACHS G S, GUILLE C, MCMURRICH S L. A clinical monitoring form for mood disorders［J］. Bipolar Disord, 2002, 4（5）: 323-327.

［921］SHELTON R C, STAHL S M. Risperidone and paroxetine given singly and in combination for bipolar depression［J］. J Clin Psychiatry, 2004, 65（12）: 1715-1719.

［922］WOO Y S, BAHK W M, JON D I, et al. Risperidone in the treatment of mixed state bipolar patients: results from a 24-week, multicenter, open-label study in Korea［J］. Psychiatry Clin Neurosci, 2010, 64（1）: 28-37.

［923］BERWAERTS J, XU H, NUAMAH I, et al. Evaluation of the efficacy and safety of paliperidone extended-release in the treatment of acute mania: a randomized, double-blind, dose-response study［J］. J Affect Disord, 2012, 136（1/2）: e51-e60.

［924］MACFADDEN W, ALPHS L, HASKINS J T, et al. A randomized, double-blind, placebo-controlled study of maintenance treatment with adjunctive risperidone long-acting therapy in patients with bipolar I disorder who relapse frequently［J］. Bipolar Disord, 2009, 11（8）: 827-839.

［925］VIETA E, MONTGOMERY S, SULAIMAN A H, et al. A randomized, double-blind, placebo-controlled trial to assess prevention of mood episodes with risperidone long-acting injectable in patients with bipolar I disorder［J］. Eur Neuropsychopharmacol, 2012, 22（11）: 825-835.

［926］BOARATI M A, WANG Y P, FERREIRA-MAIA A P, et al. Six-month open-label follow-up of risperidone long-acting injection use in pediatric bipolar disorder［J］. Prim Care Companion CNS Disord, 2013, 15（3）: PCC. 12m01368.

［927］LÄHTEENVUO M, TANSKANEN A, TAIPALE H, et al. Comparative effectiveness of pharmacologic treatments in preventing rehospitalization for bipolar disorder: a nationwide finnish cohort study［J］. JAMA Psychiatry, 2018, 75（4）: 347-355.

［928］MACMILLAN C M, WITHNEY J E, KORNDÖRFER S R, et al. Comparative clinical responses to risperidone and divalproex in patients with pediatric bipolar disorder［J］. J Psychiatr Pract, 2008, 14（3）: 160-169.

［929］NEJTEK V A, AVILA M, CHEN L A, et al. Do atypical antipsychotics effectively treat co-occurring bipolar disorder and stimulant dependence? A randomized, double-blind trial[J]. J Clin Psychiatry, 2008, 69(8): 1257-1266.

［930］SHEEHAN D V, MCELROY S L, HARNETT-SHEEHAN K, et al. Randomized, placebo-controlled trial of risperidone for acute treatment of bipolar anxiety[J]. J Affect Disord, 2009, 115(3): 376-385.

［931］BOBO W V, EPSTEIN R A, LYNCH A, et al. A randomized open comparison of long-acting injectable risperidone and treatment as usual for prevention of relapse, rehospitalization, and urgent care referral in community-treated patients with rapid cycling bipolar disorder[J]. Clin Neuropharmacol, 2011, 34(6): 224-233.

［932］BERWAERTS J, LANE R, NUAMAH I F, et al. Paliperidone extended-release as adjunctive therapy to lithium or valproate in the treatment of acute mania: a randomized, placebo-controlled study[J]. J Affect Disord, 2011, 129(1/2/3): 252-260.

［933］CHANG H Y, TSENG P T, STUBBS B, et al. The efficacy and tolerability of paliperidone in mania of bipolar disorder: a preliminary meta-analysis[J]. Exp Clin Psychopharmacol, 2017, 25(5): 422-433.

［934］JOSHI G, PETTY C, WOZNIAK J, et al. A prospective open-label trial of paliperidone monotherapy for the treatment of bipolar spectrum disorders in children and adolescents[J]. Psychopharmacology, 2013, 227(3): 449-458.

［935］CUOMO A, BECCARINI CRESCENZI B, GORACCI A, et al. Drug safety evaluation of aripiprazole in bipolar disorder[J]. Expert Opin Drug Saf, 2019, 18(6): 455-463.

［936］KANBA S, KAWASAKI H, ISHIGOOKA J, et al. A placebo-controlled, double-blind study of the efficacy and safety of aripiprazole for the treatment of acute manic or mixed episodes in Asian patients with bipolar I disorder(the AMAZE study)[J]. World J Biol Psychiatry, 2014, 15(2): 113-121.

［937］EL-MALLAKH R S, MARCUS R, BAUDELET C, et al. A 40-week double-blind aripiprazole versus lithium follow-up of a 12-week acute phase study(total 52 weeks) in bipolar I disorder[J]. J Affect Disord, 2012, 136(3): 258-266.

［938］CARLSON B X, KETTER T A, SUN W, et al. Aripiprazole in combination with lamotrigine for the long-term treatment of patients with bipolar I disorder(manic or mixed): a randomized, multicenter, double-blind study(CN138-392)[J]. Bipolar Disord, 2012, 14(1): 41-53.

［939］FINDLING R L, CORRELL C U, NYILAS M, et al. Aripiprazole for the treatment of pediatric bipolar I disorder: a 30-week, randomized, placebo-controlled study

［J］. Bipolar Disord, 2013, 15（2）: 138-149.

［940］AFTAB R, PEREIRA M, HEWITT J, et al. Effectiveness and predictors of discontinuation of aripiprazole long-acting injection: a 12-month naturalistic cohort study［J］. J Clin Psychopharmacol, 2021, 41（4）: 478-483.

［941］CALABRESE J R, SANCHEZ R, JIN N, et al. The safety and tolerability of aripiprazole once-monthly as maintenance treatment for bipolar I disorder: a double-blind, placebo-controlled, randomized withdrawal study［J］. J Affect Disord, 2018, 241: 425-432.

［942］MCINTYRE R S, SUCH P, YILDIRIM M, et al. Safety and efficacy of aripiprazole 2-month ready-to-use 960 mg: secondary analysis of outcomes in adult patients with bipolar I disorder in a randomized, open-label, parallel-arm, pivotal study［J］. Curr Med Res Opin, 2023, 39（7）: 1021-1030.

［943］HARLIN M, YILDIRIM M, SUCH P, et al. A randomized, open-label, multiple-dose, parallel-arm, pivotal study to evaluate the safety, tolerability, and pharmacokinetics of aripiprazole 2-month long-acting injectable in adults with schizophrenia or bipolar I disorder ［J］. CNS Drugs, 2023, 37（4）: 337-350.

［944］WARRINGTON L, LOMBARDO I, LOEBEL A, et al. Ziprasidone for the treatment of acute manic or mixed episodes associated with bipolar disorder［J］. CNS Drugs, 2007, 21（10）: 835-849.

［945］KECK P E, Jr., VERSIANI M, WARRINGTON L, et al. Long-term safety and efficacy of ziprasidone in subpopulations of patients with bipolar mania［J］. J Clin Psychiatry, 2009, 70（6）: 844-851.

［946］SACHS G S, ICE K S, CHAPPELL P B, et al. Efficacy and safety of adjunctive oral ziprasidone for acute treatment of depression in patients with bipolar I disorder: a randomized, double-blind, placebo-controlled trial［J］. J Clin Psychiatry, 2011, 72（10）: 1413-1422.

［947］BOWDEN C L, KARAYAL O N, SCHWARTZ J H, et al. Characterizing relapse prevention in bipolar disorder with adjunctive ziprasidone: clinical and methodological implications［J］. J Affect Disord, 2013, 144（1/2）: 171-175.

［948］SUPPES T, RUSH A J. Medication optimization during clozapine treatment［J］. J Clin Psychiatry, 1996, 57（7）: 307-308.

［949］KILINÇEL O, KILINÇEL Ş, GÜNDÜZ C, et al. The role of clozapine as a mood regulator in the treatment of rapid cycling bipolar affective disorder［J］. Turk Psikiyatri Derg, 2019, 30（4）: 268-271.

［950］LANDBLOOM R L, MACKLE M, WU X, et al. Asenapine: efficacy and safety of 5 and 10mg bid in a 3-week, randomized, double-blind, placebo-controlled trial in adults with a manic or mixed episode associated with bipolar Ⅰ disorder [J]. J Affect Disord, 2016, 190: 103-110.

[951] VIETA E, MONTES J M. A review of asenapine in the treatment of bipolar disorder [J]. Clin Drug Investig, 2018, 38 (2): 87-99.

[952] MARAZZITI D, MUCCI F, FALASCHI V, et al. Asenapine for the treatment of bipolar disorder [J]. Expert Opin Pharmacother, 2019, 20 (11): 1321-1330.

[953] KETTER T A, DURGAM S, LANDBLOOM R, et al. Long-term safety and tolerability of asenapine: a double-blind, uncontrolled, long-term extension trial in adults with an acute manic or mixed episode associated with bipolar Ⅰ disorder [J]. J Affect Disord, 2017, 207: 384-392.

[954] SAJATOVIC M, DINES P, FUENTES-CASIANO E, et al. Asenapine in the treatment of older adults with bipolar disorder [J]. Int J Geriatr Psychiatry, 2015, 30 (7): 710-719.

[955] BAHJI A, ERMACORA D, STEPHENSON C, et al. Comparative efficacy and tolerability of pharmacological treatments for the treatment of acute bipolar depression: a systematic review and network meta-analysis [J]. J Affect Disord, 2020, 269: 154-184.

[956] SACHS G S, GREENBERG W M, STARACE A, et al. Cariprazine in the treatment of acute mania in bipolar Ⅰ disorder: a double-blind, placebo-controlled, phase Ⅲ trial [J]. J Affect Disord, 2015, 174: 296-302.

[957] VIETA E, DURGAM S, LU K, et al. Effect of cariprazine across the symptoms of mania in bipolar Ⅰ disorder: analyses of pooled data from phase Ⅱ/Ⅲ trials [J]. Eur Neuropsychopharmacol, 2015, 25 (11): 1882-1891.

[958] DO A, KERAMATIAN K, SCHAFFER A, et al. Cariprazine in the treatment of bipolar disorder: within and beyond clinical trials [J]. Front Psychiatry, 2021, 12: 769897.

[959] TORRES R, CZEISLER E L, CHADWICK S R, et al. Efficacy and safety of iloperidone in bipolar mania: a double-blind, placebo-controlled study [J]. J Clin Psychiatry, 2024, 85 (1): 23m14966.

[960] MCINTYRE R S, DURGAM S, KOZAUER S G, et al. The efficacy of lumateperone on symptoms of depression in bipolar Ⅰ and bipolar Ⅱ disorder: secondary and post hoc analyses [J]. Eur Neuropsychopharmacol, 2023, 68: 78-88.

[961] LI S, XU C, HU S, et al. Efficacy and tolerability of FDA-approved atypical antipsychotics for the treatment of bipolar depression: a systematic review and network meta-analysis [J]. Eur Psychiatry, 2024, 67 (1): e29.

［962］CORRELL C U, SKUBAN A, O'GORMAN C, et al. Brexpiprazole in the treatment of schizophrenia and as adjunctive therapy in major depressive disorder: a comprehensive review［J］. CNS Drugs, 2016, 30（11）: 1031-1048.

［963］VIETA E, SACHS G, CHANG D, et al. Two randomized, double-blind, placebo-controlled trials and one open-label, long-term trial of brexpiprazole for the acute treatment of bipolar mania［J］. J Psychopharmacol, 2021, 35（8）: 971-982.

［964］OKUMA T, INANAGA K, OTSUKI S, et al. Comparison of the antimanic efficacy of carbamazepine and chlorpromazine: a double-blind controlled study［J］. Psychopharmacology（Berl）, 1979, 66（3）: 211-217.

［965］JANICAK P G, BRESNAHAN D B, SHARMA R, et al. A comparison of thiothixene with chlorpromazine in the treatment of mania［J］. J Clin Psychopharmacol, 1988, 8（1）: 33-37.

［966］GOIKOLEA J M, COLOM F, CAPAPEY J, et al. Faster onset of antimanic action with haloperidol compared to second-generation antipsychotics. A meta-analysis of randomized clinical trials in acute mania［J］. Eur Neuropsychopharmacol, 2013, 23（4）: 305-316.

［967］KHAN N, ZUBAIR U B, KHAN S A, et al. Comparison of effectiveness between haloperidol and quetiapine in acute manic episode［J］. J Pak Med Assoc, 2022, 72（8）: 1629-1631.

［968］VIETA E, RAMEY T, KELLER D, et al. Ziprasidone in the treatment of acute mania: a 12-week, placebo-controlled, haloperidol-referenced study［J］. J Psychopharmacol, 2010, 24（4）: 547-558.

［969］DUBOVSKY S L. Rapid cycling bipolar disease: new concepts and treatments［J］. Curr Psychiatry Rep, 2001, 3（6）: 451-462.

［970］PILHATSCH M, J STAMM T, STAHL P, et al. Treatment of bipolar depression with supraphysiologic doses of levothyroxine: a randomized, placebo-controlled study of comorbid anxiety symptoms［J］. Int J Bipolar Disord, 2019, 7（1）: 21.

［971］ZHAO S, ZHANG X, ZHOU Y, et al. Thyroid dysfunction across mood states in drug-naïve bipolar disorder: implications for treatment selection［J］. BMC Endocr Disord, 2021, 21（1）: 210.

［972］ZAMAR A C, KOUIMTSIDIS C, LULSEGGED A, et al. A new treatment protocol of combined high-dose levothyroxine and repetitive transcranial magnetic stimulation for the treatment of rapid-cycling bipolar spectrum disorders: a cohort evaluation of 55 patients［J］. J Clin Med, 2022, 11（19）: 5830.

［973］CARVALHO A F, CAVALCANTE J L, CASTELO M S, et al. Augmentation strategies for treatment-resistant depression: a literature review［J］. J Clin Pharm Ther, 2007, 32（5）: 415-428.

［974］APPELBERG B G, SYVALAHTI E K, KOSKINEN T E, et al. Patients with severe depression may benefit from buspirone augmentation of selective serotonin reuptake inhibitors: results from a placebo-controlled, randomized, double-blind, placebo wash-in study［J］. J Clin Psychiatry, 2001, 62（6）: 448-452.

［975］GERETSEGGER C, BITTERLICH W, STELZIG R, et al. Paroxetine with pindolol augmentation: a double-blind, randomized, placebo-controlled study in depressed in-patients［J］. Eur Neuropsychopharmacol, 2008, 18（2）: 141-146.

［976］MALHI G S, TANIOUS M, BERK M. Mania: diagnosis and treatment recommendations［J］. Curr Psychiatry Rep, 2012, 14（6）: 676-686.

［977］HWANG G, KIM H R, PARK S H, et al. Do benzodiazepines extend the duration of follow-up treatment in patients with bipolar disorder?［J］. Hum Psychopharmacol, 2006, 21（5）: 319-325.

［978］PERLIS R H, OSTACHER M J, MIKLOWITZ D J, et al. Benzodiazepine use and risk of recurrence in bipolar disorder: a STEP-BD report［J］. J Clin Psychiatry, 2010, 71（2）: 194-200.

［979］BOBO W V, REILLY-HARRINGTON N A, KETTER T A, et al. Effect of adjunctive benzodiazepines on clinical outcomes in lithium-or quetiapine-treated outpatients with bipolar I or II disorder: results from the bipolar CHOICE trial［J］. J Affect Disord, 2014, 161: 30-35.

［980］SCHAFFER A, SINYOR M, HOWLETT A, et al. P-208-Suicide by overdose in a bipolar disorder cohort［J］. Eur Psychiatry, 2012, 27（S1）: 1.

［981］LIU B, ZHANG Y, FANG H, et al. Efficacy and safety of long-term antidepressant treatment for bipolar disorders: a meta-analysis of randomized controlled trials［J］. J Affect Disord, 2017, 223: 41-48.

［982］BROWN E S, GARZA M, CARMODY T J. A randomized, double-blind, placebo-controlled add-on trial of quetiapine in outpatients with bipolar disorder and alcohol use disorders［J］. J Clin Psychiatry, 2008, 69（5）: 701-705.

［983］TAYLOR D M, CORNELIUS V, SMITH L, et al. Comparative efficacy and acceptability of drug treatments for bipolar depression: a multiple-treatments meta-analysis［J］. Acta Psychiatr Scand, 2014, 130（6）: 452-469.

［984］FORNARO M, STUBBS B, DE BERARDIS D, et al. Atypical antipsychotics in the treatment of acute bipolar depression with mixed features: a systematic review and exploratory meta-analysis of placebo-controlled clinical trials[J]. Int J Mol Sci, 2016, 17 (2): 241.

[985] SIDOR M M, MACQUEEN G M. Antidepressants for the acute treatment of bipolar depression: a systematic review and meta-analysis[J]. J Clin Psychiatry, 2011, 72 (2): 156-167.

[986] SEPEDE G, DI LORIO G, LUPI M, et al. Bupropion as an add-on therapy in depressed bipolar disorder type I patients with comorbid cocaine dependence[J]. Clin Neuropharmacol, 2014, 37(1): 17-21.

[987] CALABRESE J R, GUELFI J D, PERDRIZET-CHEVALLIER C, et al. Agomelatine adjunctive therapy for acute bipolar depression: preliminary open data[J]. Bipolar Disord, 2007, 9(6): 628-635.

[988] FORNARO M, MARTINO M, DE PASQUALE C, et al. The argument of antidepressant drugs in the treatment of bipolar depression: mixed evidence or mixed states? [J]. Expert Opin Pharmacother, 2012, 13(14): 2037-2051.

[989] AMSTERDAM J D, SHULTS J. Efficacy and mood conversion rate of short-term fluoxetine monotherapy of bipolar II major depressive episode[J]. J Clin Psychopharmacol, 2010, 30(3): 306-311.

[990] AMSTERDAM J D, SHULTS J. Fluoxetine monotherapy of bipolar type II and bipolar NOS major depression: a double-blind, placebo-substitution, continuation study[J]. Int Clin Psychopharmacol, 2005, 20(5): 257-264.

[991] AMSTERDAM J D, SHULTS J. Efficacy and safety of long-term fluoxetine versus lithium monotherapy of bipolar II disorder: a randomized, double-blind, placebo-substitution study[J]. Am J Psychiatry, 2010, 167(7): 792-800.

[992] AMSTERDAM J D, LUO L, SHULTS J. Efficacy and mood conversion rate during long-term fluoxetine v. lithium monotherapy in rapid-and non-rapid-cycling bipolar II disorder[J]. Br J Psychiatry, 2013, 202(4): 301-306.

[993] POST R M, ALTSHULER L L, LEVERICH G S, et al. Mood switch in bipolar depression: comparison of adjunctive venlafaxine, bupropion and sertraline[J]. Br J Psychiatry, 2006, 189: 124-131.

[994] LEVERICH G S, ALTSHULER L L, FRYE M A, et al. Risk of switch in mood polarity to hypomania or mania in patients with bipolar depression during acute and continuation trials of venlafaxine, sertraline, and bupropion as adjuncts to mood stabilizers [J]. Am J Psychiatry, 2006, 163(2): 232-239.

［995］FONSECA M, SOARES J C, HATCH J P, et al. An open trial of adjunctive escitalopram in bipolar depression［J］. J Clin Psychiatry, 2006, 67（1）: 81-86.

［996］ÇIRAY R O, HALAÇ E, TURAN S, et al. Selective serotonin reuptake inhibitors and manic switch: a pharmacovigilance and pharmacodynamical study［J］. Asian J Psychiatr, 2021, 66: 102891.

［997］AMERIO A, TONNA M, ODONE A. Clinical management of comorbid bipolar disorder and obsessive-compulsive disorder: a case series［J］. Acta Biomed, 2018, 89（4）: 581-584.

［998］AMERIO A, TONNA M, ODONE A, et al. The Osler's view: treating comorbid bipolar disorder and obsessive-compulsive disorder［J］. Aust N Z J Psychiatry, 2017, 51（9）: 944-945.

［999］CASTBERG I, SKOGVOLL E, SPIGSET O. Quetiapine and drug interactions: evidence from a routine therapeutic drug monitoring service［J］. J Clin Psychiatry, 2007, 68（10）: 1540-1545.

［1000］SACHS G S, NIERENBERG A A, CALABRESE J R, et al. Effectiveness of adjunctive antidepressant treatment for bipolar depression［J］. N Engl J Med, 2007, 356（17）: 1711-1722.

［1001］MCELROY S L, WEISLER R H, CHANG W, et al. A double-blind, placebo-controlled study of quetiapine and paroxetine as monotherapy in adults with bipolar depression（EMBOLDEN Ⅱ）［J］. J Clin Psychiatry, 2010, 71（2）: 163-174.

［1002］ANTOSIK-WÓJCIŃSKA A Z, STEFANOWSKI B, ŚWIĘCICKI Ł. Efficacy and safety of antidepressant's use in the treatment of depressive episodes in bipolar disorder-review of research［J］. Psychiatria Polska, 2015, 49（6）: 1223-1239.

［1003］DAI C, FU Y, LI X, et al. Clinical efficacy and safety of vortioxetine as an adjuvant drug for patients with bipolar depression［J］. J Zhejiang Univ Sci B, 2025, 26（1）: 26-38.

［1004］SIWEK M, CHROBAK A, SOŁTYS Z, et al. A naturalistic, 24-week, open-label, add-on study of vortioxetine in bipolar depression［J］. Psychiatria Polska, 2022, 56（3）: 509-522.

［1005］ELIAS A, THOMAS N, SACKEIM H A. Electroconvulsive therapy in mania: a review of 80 years of clinical experience［J］. Am J Psychiatry, 2021, 178（3）: 229-239.

［1006］DIERCKX B, HEIJNEN W T, VAN DEN BROEK W W, et al. Efficacy of electroconvulsive therapy in bipolar versus unipolar major depression: a meta-analysis［J］. Bipolar Disord, 2012, 14（2）: 146-150.

［1007］BAHJI A, HAWKEN E R, SEPEHRY A A, et al. ECT beyond unipolar major depression: systematic review and meta-analysis of electroconvulsive therapy in bipolar depression［J］. Acta Psychiatr Scand, 2019, 139（3）: 214-226.

［1008］SCHOEYEN H K, KESSLER U, ANDREASSEN O A, et al. Treatment-resistant bipolar depression: a randomized controlled trial of electroconvulsive therapy versus algorithm-based pharmacological treatment［J］. Am J Psychiatry, 2015, 172（1）: 41-51.

［1009］KESSLER U, SCHOEYEN H K, ANDREASSEN O A, et al. The effect of electroconvulsive therapy on neurocognitive function in treatment-resistant bipolar disorder depression［J］. J Clin Psychiatry, 2014, 75（11）: e1306-e1313.

［1010］BAILINE S, FINK M, KNAPP R, et al. Electroconvulsive therapy is equally effective in unipolar and bipolar depression［J］. Acta Psychiatr Scand, 2010, 121（6）: 431-436.

［1011］PERUGI G, MEDDA P, BARBUTI M, et al. The role of electroconvulsive therapy in the treatment of severe bipolar mixed state［J］. Psychiatr Clin North Am, 2020, 43（1）: 187-197.

［1012］MEDDA P, MAURI M, FRATTA S, et al. Long-term naturalistic follow-up of patients with bipolar depression and mixed state treated with electroconvulsive therapy［J］. J ECT, 2013, 29（3）: 179-188.

［1013］MEDDA P, BARBUTI M, NOVI M, et al. Naturalistic follow-up in bipolar patients after successful electroconvulsive therapy［J］. J Affect Disord, 2020, 271: 152-159.

［1014］FINK M, KELLNER C H, MCCALL W V. The role of ECT in suicide prevention［J］. J ECT, 2014, 30（1）: 5-9.

［1015］LUCCARELLI J, HUMPHREY D, MCCOY T H, Jr., et al. Changes in self-reported suicidal ideation during treatment with electroconvulsive therapy: a retrospective cohort study［J］. Acta Psychiatr Scand, 2023, 148（6）: 553-560.

［1016］LIANG C S, CHUNG C H, HO P S, et al. Superior anti-suicidal effects of electroconvulsive therapy in unipolar disorder and bipolar depression［J］. Bipolar Disord, 2018, 20（6）: 539-546.

［1017］ARNOLD I, DEHNING J, GRUNZE A, et al. Old age bipolar disorder-epidemiology, aetiology and treatment［J］. Medicina（Kaunas）, 2021, 57（6）: 587.

［1018］CIPOLLA S, CATAPANO P, MESSINA M, et al. Safety of electroconvulsive therapy（ECT）in pregnancy: a systematic review of case reports and case series［J］. Arch Womens Ment Health, 2024, 27（2）: 157-178.

［1019］RACHID F. Repetitive transcranial magnetic stimulation and treatment-emergent mania and hypomania: a review of the literature[J]. J Psychiatr Pract, 2017, 23 (2): 150-159.

[1020] MCGIRR A, KARMANI S, ARSAPPA R, et al. Clinical efficacy and safety of repetitive transcranial magnetic stimulation in acute bipolar depression[J]. World Psychiatry, 2016, 15(1): 85-86.

[1021] GOLDWASER E L, DADDARIO K, AARONSON S T. A retrospective analysis of bipolar depression treated with transcranial magnetic stimulation[J]. Brain Behav, 2020, 10(12): e01805.

[1022] TEE M M K, AU C H. A systematic review and meta-analysis of randomized sham-controlled trials of repetitive transcranial magnetic stimulation for bipolar disorder[J]. Psychiatr Q, 2020, 91(4): 1225-1247.

[1023] GRISARU N, CHUDAKOV B, YAROSLAVSKY Y, et al. Transcranial magnetic stimulation in mania: a controlled study[J]. Am J Psychiatry, 1998, 155(11): 1608-1610.

[1024] KAPTSAN A, YAROSLAVSKY Y, APPLEBAUM J, et al. Right prefrontal TMS versus sham treatment of mania: a controlled study[J]. Bipolar Disord, 2003, 5(1): 36-39.

[1025] PALLANTI S, GRASSI G, ANTONINI S, et al. rTMS in resistant mixed states: an exploratory study[J]. J Affect Disord, 2014, 157: 66-71.

[1026] D'URSO G, TOSCANO E, BARONE A, et al. Transcranial direct current stimulation for bipolar depression: systematic reviews of clinical evidence and biological underpinnings[J]. Prog Neuropsychopharmacol Biol Psychiatry, 2023, 121: 110672.

[1027] SAMPAIO-JUNIOR B, TORTELLA G, BORRIONE L, et al. Efficacy and safety of transcranial direct current stimulation as an add-on treatment for bipolar depression: a randomized clinical trial[J]. JAMA Psychiatry, 2018, 75(2): 158-166.

[1028] MARDANI P, ZOLGHADRIHA A, DADASHI M, et al. Effect of medication therapy combined with transcranial direct current stimulation on depression and response inhibition of patients with bipolar disorder type I: a clinical trial[J]. BMC Psychiatry, 2021, 21(1): 579.

[1029] SCHESTATSKY P, JANOVIK N, LOBATO M I, et al. Rapid therapeutic response to anodal tDCS of right dorsolateral prefrontal cortex in acute mania[J]. Brain Stimul, 2013, 6(4): 701-703.

[1030] KALLESTAD H, WULLUM E, SCOTT J, et al. The long-term outcomes of an effectiveness trial of group versus individual psychoeducation for bipolar disorders[J]. J

Affect Disord, 2016, 202: 32-38.

[1031] TAN M K, CHIA E C, TAM W W, et al. A meta-analysis of group cognitive behavioral therapy and group psychoeducation for treating symptoms and preventing relapse in people living with bipolar disorder[J]. Healthcare (Basel), 2022, 10(11): 2288.

[1032] PARIKH S V, ZARETSKY A, BEAULIEU S, et al. A randomized controlled trial of psychoeducation or cognitive-behavioral therapy in bipolar disorder: a Canadian Network for Mood and Anxiety Treatments (CANMAT) study[CME][J]. J Clin Psychiatry, 2012, 73(6): 803-810.

[1033] YE B Y, JIANG Z Y, LI X, et al. Effectiveness of cognitive behavioral therapy in treating bipolar disorder: an updated meta-analysis with randomized controlled trials[J]. Psychiatry Clin Neurosci, 2016, 70(8): 351-361.

[1034] CHIANG K J, TSAI J C, LIU D, et al. Efficacy of cognitive-behavioral therapy in patients with bipolar disorder: a meta-analysis of randomized controlled trials[J]. PLoS One, 2017, 12(5): e0176849.

[1035] JONES S H, SMITH G, MULLIGAN L D, et al. Recovery-focused cognitive-behavioural therapy for recent-onset bipolar disorder: randomised controlled pilot trial[J]. Br J Psychiatry, 2015, 206(1): 58-66.

[1036] MACPHERSON H A, WEINSTEIN S M, HENRY D B, et al. Mediators in the randomized trial of child-and family-focused cognitive-behavioral therapy for pediatric bipolar disorder[J]. Behav Res Ther, 2016, 85: 60-71.

[1037] LEOPOLD K, BAUER M, BECHDOLF A, et al. Efficacy of cognitive-behavioral group therapy in patients at risk for serious mental illness presenting with subthreshold bipolar symptoms: results from a prespecified interim analysis of a multicenter, randomized, controlled study[J]. Bipolar Disord, 2020, 22(5): 517-529.

[1038] VAN DEN BERG K C, HENDRICKSON A T, HALES S A, et al. Comparing the effectiveness of imagery focussed cognitive therapy to group psychoeducation for patients with bipolar disorder: a randomised trial[J]. J Affect Disord, 2023, 320: 691-700.

[1039] PERLICK D A, MIKLOWITZ D J, LOPEZ N, et al. Family-focused treatment for caregivers of patients with bipolar disorder[J]. Bipolar Disord, 2010, 12(6): 627-637.

[1040] KAVITHA R R, KAMALAM S, RAJKUMAR R P. Effectiveness of family-focused nurse-led intervention on functional improvement of patients with bipolar disorder at a tertiary hospital in South India: a randomized controlled trial[J]. Indian J Psychol Med, 2022, 44(2): 152-159.

[1041] MIKLOWITZ D J, WEINTRAUB M J, WALSHAW P D, et al. Early family intervention for youth at risk for bipolar disorder: psychosocial and neural mediators of outcome[J]. Curr Neuropharmacol, 2023, 21 (6): 1379-1392.

[1042] CROWE M, PORTER R, INDER M, et al. Clinical effectiveness trial of adjunctive interpersonal and social rhythm therapy for patients with bipolar disorder[J]. Am J Psychother, 2020, 73 (3): 107-114.

[1043] GOLDSTEIN T R, MERRANKO J, KRANTZ M, et al. Early intervention for adolescents at-risk for bipolar disorder: a pilot randomized trial of Interpersonal and Social Rhythm Therapy (IPSRT) [J]. J Affect Disord, 2018, 235: 348-356.

[1044] QUILES C, RENELLEAU C, DOURIEZ E, et al. Effectiveness of peer helper interventions for people with schizophrenia or bipolar disorder: a literature review[J]. Encephale, 2022, 48 (6): 674-681.

[1045] MAHLKE C I, PRIEBE S, HEUMANN K, et al. Effectiveness of one-to-one peer support for patients with severe mental illness-a randomised controlled trial[J]. Eur Psychiatry, 2017, 42: 103-110.

[1046] SAMAMÉ C, DURANTE P, CATTANEO B, et al. Efficacy of cognitive remediation in bipolar disorder: systematic review and meta-analysis of randomized controlled trials[J]. Psychol Med, 2023, 53 (12): 5361-5373.

[1047] SARABI R, EBNEHOSEINI Z, SARAFINEJAD A, et al. The investigation of the effectiveness of mobile-based psychoeducation in patients with bipolar disorder: a randomized control trail (RCT) [J]. Shiraz E Medical Journal, 2021, 22 (7): 1-8.

[1048] FAURHOLT-JEPSEN M, FROST M, MARTINY K, et al. Reducing the rate and duration of re-ADMISsions among patients with unipolar disorder and bipolar disorder using smartphone-based monitoring and treatment-the RADMIS trials: study protocol for two randomized controlled trials[J]. Trials, 2017, 18 (1): 277.

[1049] CELANO C M, GOMEZ-BERNAL F, MASTROMAURO C A, et al. A positive psychology intervention for patients with bipolar depression: a randomized pilot trial [J]. J Ment Health, 2020, 29 (1): 60-68.

[1050] TSENG P T, CHEN Y W, TU K Y, et al. Light therapy in the treatment of patients with bipolar depression: a meta-analytic study[J]. Eur Neuropsychopharmacol, 2016, 26 (6): 1037-1047.

[1051] DALLASPEZIA S, BENEDETTI F. Antidepressant light therapy for bipolar patients: a meta-analyses[J]. J Affect Disord, 2020, 274: 943-948.

[1052] RAMIREZ-MAHALUF J P, ROZAS-SERRI E, IVANOVIC-ZUVIC F, et al. Effectiveness of sleep deprivation in treating acute bipolar depression as augmentation

strategy: a systematic review and meta-analysis[J]. Front Psychiatry, 2020, 11: 70.

[1053] BENEDETTI F, DALLASPEZIA S, MELLONI E M T, et al. Effective antidepressant chronotherapeutics(sleep deprivation and light therapy)normalize the IL-1β: IL-1ra ratio in bipolar depression[J]. Front Physiol, 2021, 12: 740686.

[1054] HENRIKSEN T E G, GRONLI J, ASSMUS J, et al. Blue-blocking glasses as additive treatment for mania: effects on actigraphy-derived sleep parameters[J]. J Sleep Res, 2020, 29(5): e12984.

[1055] CLARK D M. Implementing NICE guidelines for the psychological treatment of depression and anxiety disorders: the IAPT experience[J]. Int Rev Psychiatry, 2011, 23(4): 318-327.

[1056] YILDIZ M. Psychosocial rehabilitation interventions in the treatment of schizophrenia and bipolar Disorder[J]. Noro Psikiyatr Ars, 2021, 58(Suppl 1): S77-S82.

[1057] NASRALLAH H A. Consequences of misdiagnosis: inaccurate treatment and poor patient outcomes in bipolar disorder[J]. J Clin Psychiatry, 2015, 76(10): e1328.

[1058] 赵国庆, 粟幼嵩, 张晨, 等. 以抑郁为首次发作的双相障碍临床表型分析 [J]. 中华精神科杂志, 2020, 53(6): 473-478.

[1059] MCINTYRE R S, ZIMMERMAN M, GOLDBERG J F, et al. Differential diagnosis of major depressive disorder versus bipolar disorder: current status and best clinical practices[J]. J Clin Psychiatry, 2019, 80(3): ot18043ah2.

[1060] GHAEMI S N, KO J Y, GOODWIN F K. "Cade's disease" and beyond: misdiagnosis, antidepressant use, and a proposed definition for bipolar spectrum disorder[J]. Can J Psychiatry, 2002, 47(2): 125-134.

[1061] 段艳平, 刘艳红, 陈林, 等. 双相障碍与复发性抑郁障碍患者前驱症状临床特点分析[J]. 中华精神科杂志, 2015, 48(5): 260-265.

[1062] MIKLOWITZ D J, SCHNECK C D, WALSHAW P D, et al. Effects of family-focused therapy vs enhanced usual care for symptomatic youths at high risk for bipolar disorder: a randomized clinical trial[J]. JAMA Psychiatry, 2020, 77(5): 455-463.

[1063] ASARNOW J R, TOMPSON M C, KLOMHAUS A M, et al. Randomized controlled trial of family-focused treatment for child depression compared to individual psychotherapy: one-year outcomes[J]. J Child Psychol Psychiatry, 2020, 61(6): 662-671.

[1064] COTTON S, KRAEMER K M, SEARS R W, et al. Mindfulness-based cognitive therapy for children and adolescents with anxiety disorders at-risk for bipolar disorder: a psychoeducation waitlist controlled pilot trial[J]. Early Interv Psychiatry, 2020, 14(2): 211-219.

［1065］WOLTMANN E, GROGAN-KAYLOR A, PERRON B, et al. Comparative effectiveness of collaborative chronic care models for mental health conditions across primary, specialty, and behavioral health care settings: systematic review and meta-analysis［J］. Am J Psychiatry, 2012, 169（8）: 790-804.

［1066］辜晓惠, 马丽, 杨凌婧, 等. 互联网＋人工智能赋能全病程管理解决方案探讨［J］. 中国卫生产业, 2021, 18（35）: 110-114.

［1067］WITTCHEN H U. Reliability and validity studies of the WHO--Composite International Diagnostic Interview（CIDI）: a critical review［J］. J Psychiatr Res, 1994, 28（1）: 57-84.

［1068］LU J, HUANG Y Q, LIU Z R, et al. Validity of Chinese version of the Composite International Diagnostic Interview-3. 0 in psychiatric settings［J］. Chin Med J（Engl）, 2015, 128（18）: 2462-2466.

［1069］双梅, 党为民, 郝晓楠, 等. 中文版神经精神病学评定表2. 1的信效度［J］. 中国心理卫生杂志, 2013, 27（12）: 890-895.

［1070］司天梅, 舒良, 党卫民, 等. 简明国际神经精神访谈中文版的临床信效度［J］. 中国心理卫生杂志, 2009, 23（7）: 493-497, 503.

［1071］FRIST M B, WILLIAMS J B W, KARG R S, et al. Structured Clinical Interview for DSM-5 disorders: clinician version［M］. Washington: American Psychiatric Association, 2015.

［1072］SBRANA A, DELL'OSSO L, BENVENUTI A, et al. The psychotic spectrum: validity and reliability of the Structured Clinical Interview for the psychotic spectrum［J］. Schizophr Res, 2005, 75（2/3）: 375-387.

［1073］ENDICOTT J, SPITZER R L. A diagnostic interview: the schedule for affective disorders and schizophrenia［J］. Arch Gen Psychiatry, 1978, 35（7）: 837-844.

［1074］CHAMBERS W J, PUIG-ANTICH J, HIRSCH M, et al. The assessment of affective disorders in children and adolescents by semistructured interview. Test-retest reliability of the schedule for affective disorders and schizophrenia for school-age children, present episode version［J］. Arch Gen Psychiatry, 1985, 42（7）: 696-702.

［1075］KAUFMAN J, BIRMAHER B, BRENT D, et al. Schedule for Affective Disorders and Schizophrenia for School-Age Children-Present and Lifetime Version（K-SADS-PL）: initial reliability and validity data［J］. J Am Acad Child Adolesc Psychiatry, 1997, 36（7）: 980-988.

［1076］DUN Y, LI Q R, YU H, et al. Reliability and validity of the Chinese version of the Kiddie-Schedule for Affective Disorders and Schizophrenia-Present and Lifetime Version

DSM-5（K-SADS-PL-C DSM-5）[J]. J Affect Disord, 2022, 317: 72-78.

[1077] FAGIOLINI A, DELL'OSSO L, PINI S, et al. Validity and reliability of a new instrument for assessing mood symptomatology: the Structured Clinical Interview for Mood Spectrum（SCI-MOODS）[J]. Int J Meth Psych Res, 1999, 8（2）: 71-82.

[1078] RATZKE R, MORENO D H, GORENSTEIN C, et al. Validity and reliability of the Structured Clinical Interview for Mood Spectrum: Brazilian version（SCIMOODS-VB）[J]. Braz J Psychiatry, 2011, 33（1）: 64-67.

[1079] CORRELL C U, OLVET D M, AUTHER A M, et al. The Bipolar Prodrome Symptom Interview and Scale-Prospective（BPSS-P）: description and validation in a psychiatric sample and healthy controls [J]. Bipolar Disord, 2014, 16（5）: 505-522.

[1080] YALIN SAPMAZ S, ERMIS C, CAKIR B, et al. Reliability and validity of the Bipolar Prodrome Symptom Interview and scale-full prospective in its Turkish translation [J]. J Child Adolesc Psychopharmacol, 2022, 32（3）: 178-186.

[1081] NASSIR GHAEMI S, MILLER C J, BERV D A, et al. Sensitivity and specificity of a new bipolar spectrum diagnostic scale [J]. J Affect Disord, 2005, 84（2/3）: 273-277.

[1082] CHU H, LIN C J, CHIANG K J, et al. Psychometric properties of the Chinese version of the Bipolar Spectrum Diagnostic Scale [J]. J Clin Nurs, 2010, 19（19/20）: 2787-2794.

[1083] 老帼慧, 关力杰, 李小岳, 等. 双相谱系诊断量表在鉴别单相抑郁和双相抑郁中的应用研究 [J]. 中国神经精神疾病杂志, 2020, 46（9）: 513-516.

[1084] 曾志强, 李娟, 杨海晨, 等. 中文版双相谱系诊断量表效度与信度研究 [J]. 中国临床心理学杂志, 2014, 22（3）: 475-479.

[1085] ANGST J, ADOLFSSON R, BENAZZI F, et al. The HCL-32: towards a self-assessment tool for hypomanic symptoms in outpatients [J]. J Affect Disord, 2005, 88（2）: 217-233.

[1086] YANG H C, YUAN C M, LIU T B, et al. Validity of the 32-item Hypomania Checklist（HCL-32）in a clinical sample with mood disorders in China [J]. BMC Psychiatry, 2011, 11: 84.

[1087] HIRSCHFELD R M, WILLIAMS J B, SPITZER R L, et al. Development and validation of a screening instrument for bipolar spectrum disorder: the Mood Disorder Questionnaire [J]. Am J Psychiatry, 2000, 157（11）: 1873-1875.

[1088] YANG H C, LIU T B, RONG H, et al. Evaluation of Mood Disorder Questionnaire（MDQ）in patients with mood disorders: a multicenter trial across China [J].

PLoS One, 2014, 9 (4): e91895.

[1089] GONZALEZ J M, BOWDEN C L, KATZ M M, et al. Development of the Bipolar Inventory of Symptoms Scale: concurrent validity, discriminant validity and retest reliability[J]. Int J Methods Psychiatr Res, 2008, 17 (4): 198-209.

[1090] YOUNG R C, BIGGS J T, ZIEGLER V E, et al. A rating scale for mania: reliability, validity and sensitivity[J]. Br J Psychiatry, 1978, 133: 429-435.

[1091] BECH P, RAFAELSEN O J, KRAMP P, et al. The mania rating scale: scale construction and inter-observer agreement[J]. Neuropharmacology, 1978, 17 (6): 430-431.

[1092] PAVULURI M N, HENRY D B, DEVINENI B, et al. Child mania rating scale: development, reliability, and validity[J]. J Am Acad Child Adolesc Psychiatry, 2006, 45 (5): 550-560.

[1093] HENRY D B, PAVULURI M N, YOUNGSTROM E, et al. Accuracy of brief and full forms of the Child Mania Rating Scale[J]. J Clin Psychol, 2008, 64 (4): 368-381.

[1094] HAMILTON M. Development of a rating scale for primary depressive illness [J]. Br J Soc Clin Psychol, 1967, 6 (4): 278-296.

[1095] ZHENG Y P, ZHAO J P, PHILLIPS M, et al. Validity and reliability of the Chinese Hamilton Depression Rating Scale[J]. Br J Psychiatry, 1988, 152: 660-664.

[1096] MONTGOMERY S A, ASBERG M. A new depression scale designed to be sensitive to change[J]. Br J Psychiatry, 1979, 134: 382-389.

[1097] LIU J, XIANG Y T, LEI H, et al. Guidance on the conversion of the Chinese versions of the Quick Inventory of Depressive Symptomatology-Self-Report (C-QIDS-SR) and the Montgomery-Asberg Scale (C-MADRS) in Chinese patients with major depression [J]. J Affect Disord, 2014, 152-154: 530-533.

[1098] BERK M, MALHI G S, CAHILL C, et al. The Bipolar Depression Rating Scale (BDRS): its development, validation and utility[J]. Bipolar Disord, 2007, 9 (6): 571-579.

[1099] 魏艳艳, 尹璐, 徐海婷, 等. 中文版双相抑郁评估量表信效度及最佳界值 [J]. 中国神经精神疾病杂志, 2021, 47 (12): 710-715.

[1100] CHEN J X, YIN L, XU H T, et al. Psychometric properties of the Chinese version of the Bipolar Depression Rating Scale for Bipolar Disorder[J]. Neuropsychiatr Dis Treat, 2021, 17: 787-795.

[1101] ZIMMERMAN M, CHELMINSKI I, YOUNG D, et al. A clinically useful self-report measure of the DSM-5 anxious distress specifier for major depressive disorder[J]. J Clin Psychiatry, 2014, 75 (6): 601-607.

[1102] AOKI Y, TAKAESU Y, MATSUMOTO Y, et al. A psychometric analysis of the Japanese version of the clinically useful depression outcome scale supplemented with questions for the DSM-5 anxious distress specifier(CUDOS-A)［ J ］. Neuropsychopharmacol Rep, 2024, 44(3): 526-533.

［1103］PARKER G, MCCRAW S, BLANCH B, et al. Discriminating melancholic and non-melancholic depression by prototypic clinical features［ J ］. J Affect Disord, 2013, 144 (3): 199-207.

［1104］HERGUETA T, WEILLER E. Evaluating depressive symptoms in hypomanic and manic episodes using a structured diagnostic tool: validation of a new Mini International Neuropsychiatric Interview(M. I. N. I.)module for the DSM-5 'with mixed features' specifier［ J ］. Int J Bipolar Disord, 2013, 1(1): 21.

［1105］费玥, 黄乐萍, 王宇, 等 . 简明国际神经精神访谈躁狂发作伴混合特征问卷中文版信效度研究［ J ］. 中华精神科杂志, 2020, 53(6): 501-507.

［1106］ZIMMERMAN M, CHELMINSKI I, YOUNG D, et al. A clinically useful self-report measure of the DSM-5 mixed features specifier of major depressive disorder［ J ］. J Affect Disord, 2014, 168: 357-362.

［1107］FEI Y, LIU L, ZHENG D, et al. Reliability and validity of the Chinese version of the CUDOS-M in patients with mood disorders: a multicenter study across China［ J ］. J Affect Disord, 2021, 294: 723-729.

［1108］BUSH G, FINK M, PETRIDES G, et al. Catatonia. I. Rating scale and standardized examination［ J ］. Acta Psychiatr Scand, 1996, 93(2): 129-136.

［1109］NORTHOFF G, KOCH A, WENKE J, et al. Catatonia as a psychomotor syndrome: a rating scale and extrapyramidal motor symptoms［ J ］. Mov Disord, 1999, 14 (3): 404-416.

［1110］RUSH A J, GILES D E, SCHLESSER M A, et al. The Inventory for Depressive Symptomatology(IDS): preliminary findings［ J ］. Psychiatry Res, 1986, 18(1): 65-87.

［1111］BOYCE P, PARKER G. Development of a scale to measure interpersonal sensitivity［ J ］. Aust N Z J Psychiatry, 1989, 23(3): 341-351.

［1112］YOU Z, LIU Y, TAN Q, et al. Development and validation of the Chinese Version of Short-Form of Interpersonal Sensitivity Measure(IPSM)［ J ］. Community Ment Health J, 2021, 57(2): 277-284.

［1113］POSNER K, BROWN G K, STANLEY B, et al. The Columbia-Suicide Severity Rating Scale: initial validity and internal consistency findings from three multisite studies with adolescents and adults［ J ］. Am J Psychiatry, 2011, 168(12): 1266-1277.

［1114］JI Y, LIU X, ZHENG S, et al. Validation and application of the Chinese version of the Columbia-Suicide Severity Rating Scale: suicidality and cognitive deficits in patients with major depressive disorder[J]. J Affect Disord, 2023, 342: 139-147.

［1115］李献云,费立鹏,童永胜,等. Beck 自杀意念量表中文版在社区成年人群中应用的信效度[J]. 中国心理卫生杂志, 2010, 24（4）: 6.

［1116］NOCK M K, HOLMBERG E B, PHOTOS V I, et al. Self-Injurious Thoughts and Behaviors Interview: development, reliability, and validity in an adolescent sample[J]. Psychol Assess, 2007, 19（3）: 309-317.

［1117］张芳,程文红,肖泽萍,等. 渥太华自我伤害调查表中文版信效度研究[J]. 上海交通大学学报（医学版）, 2015, 35（3）: 460-464.

［1118］GRATZ K L. Measurement of deliberate self-harm: preliminary data on the deliberate self-harm inventory[J]. J Psychopathol Behav, 2001, 23（4）: 253-263.

［1119］QU D, WANG Y, ZHANG Z, et al. Psychometric properties of the Chinese Version of the Functional Assessment of Self-Mutilation（FASM）in Chinese clinical adolescents[J]. Front Psychiatry, 2021, 12: 755857.

［1120］SWIFT R H, HARRIGAN E P, CAPPELLERI J C, et al. Validation of the Behavioural Activity Rating Scale（BARS）: a novel measure of activity in agitated patients [J]. J Psychiatr Res, 2002, 36（2）: 87-95.

［1121］STROUT T D. Psychometric testing of the Agitation Severity Scale for acute presentation behavioral management patients in the emergency department[J]. Adv Emerg Nurs J, 2014, 36（3）: 250-270.

［1122］YUDOFSKY S C, SILVER J M, JACKSON W, et al. The Overt Aggression Scale for the objective rating of verbal and physical aggression[J]. Am J Psychiatry, 1986, 143（1）: 35-39.

［1123］HUANG H C, WANG Y T, CHEN K C, et al. The reliability and validity of the Chinese version of the Modified Overt Aggression Scale[J]. Int J Psychiatry Clin Pract, 2009, 13（4）: 303-306.

［1124］HUANG H C, WANG Y T, CHEN K C, et al. The reliability and validity of the Chinese version of the Modified Overt Aggression Scale[J]. Int J Psychiatry Clin Pract. 2009; 13（4）: 303-306.

［1125］BAUER I E, KEEFE R S, SANCHES M, et al. Evaluation of cognitive function in bipolar disorder using the Brief Assessment of Cognition in Affective Disorders（BAC-A） [J]. J Psychiatr Res, 2015, 60: 81-86.

［1126］KEEFE R S E, FOX K H, DAVIS V G, et al. The Brief Assessment of Cognition In Affective Disorders（BAC-A）: performance of patients with bipolar depression and healthy controls[J]. J Affect Disord, 2014, 166: 86-92.

[1127] SUOMINEN K, SALMINEN E, LÄHTEENMÄKI S, et al. Validity and reliability of the Finnish version of the Functioning Assessment Short Test (FAST) in bipolar disorder[J]. Int J Bipolar Disord, 2015, 3: 10.

[1128] ZHANG Y, LONG X, MA X, et al. Psychometric properties of the Chinese version of the Functioning Assessment Short Test (FAST) in bipolar disorder[J]. J Affect Disord, 2018, 238: 156-160.

[1129] MALHI GS, BELL E, BASSETT D, et al. The 2020 Royal Australian and New Zealand College of Psychiatrists clinical practice guidelines for mood disorders[J]. Aust N Z J Psychiatry, 2021, 55 (1): 7-117.

[1130] KATO T, OGASAWARA K, MOTOMURA K, et al. Practice Guidelines for Bipolar Disorder by the JSMD (Japanese Society of Mood Disorders) [J]. Psychiatry & Clinical Neurosciences, 2024, 78 (11): 633-645.

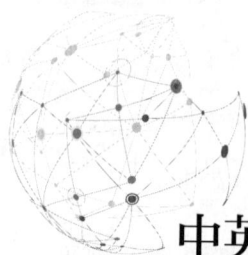

中英文词汇对照

中文全称	英文全称	英文缩写
5- 甲基胞嘧啶	5-methylcytosine	5mC
5- 羟甲基胞嘧啶	5-hydroxymethycytosine	5hmC
C 反应蛋白	C-reactive protein	CRP
OABD 功能评估短期测试	the functioning assessment short test for OABD	FAST-O
澳大利亚与新西兰皇家精神科医师学会	Royal Australian and New Zealand College of Psychiatrists	RANZCP
背外侧前额叶皮质	dorsolateral prefrontal cortex	DLPFC
布瑞哌唑（依匹哌唑）	brexpiprazole	
重复经颅磁刺激	repetitive transcranial magnetic stimulation	rTMS
促甲状腺激素	thyroid-stimulating hormone	TSH
促甲状腺激素释放激素	thyrotropin-releasing hormone	TRH
代谢综合征	metabolic syndrome	MetS
单相	unipolar	
电休克治疗	electroconvulsive therapy	ECT
儿童和家庭聚焦的认知行为治疗	child-and family-focused cognitive behavioral therapy	CFF-CBT
改良电休克治疗	modified electroconvulsive therapy	MECT
个体心理教育	individual psychoeducation	IP
功能修复	functional remediation	FR
观察医疗结局伙伴	the Observational Medical Outcomes Partnership	OMOP

中文全称	英文全称	英文缩写
光照治疗	light therapy	LT
国际双相障碍学会	International Society for Bipolar Disorders	ISBD
汉密尔顿抑郁评定量表	Hamilton Depression Rating Scale	HAMD/HDRS
肌内注射剂型	intramuscular injection	I.M.
基于互联网的认知行为治疗	internet-based cognitive behavioral therapy	iCBT
激越	agitation	
季节性情感障碍	seasonal affective disorder	SAD
简明国际神经精神访谈	Mini International Neuropsychiatric Interview	MINI
简明精神病评定量表	Brief Psychiatric Rating Scale	BPRS
焦虑障碍	anxiety disorder	AD
经颅微电流刺激	cranial electrotherapy stimulation	CES
经颅直流电刺激	transcranial direct current stimulation	tDCS
聚焦表象的认知治疗	imagery focused cognitive therapy	ImCT
口服分散片	orally disintegrating tablets	ODT
快速视觉信息处理	Rapid Visual Processing	RVP
快速循环	rapid cycling	
老年双相障碍	older-age bipolar disorder	OABD
临床总体印象量表	Clinical Global Impression	CGI
卢美哌隆	lumateperone	
美国精神病学协会	American Psychiatric Association	APA
蒙哥马利抑郁评定量表	Montgomery-Asberg Depression Rating Scale	MADRS
脑源性神经营养因子	brain-derived neurotrophic factor	BDNF

中文全称	英文全称	英文缩写
难治性抑郁症	treatment resistant depression	TRD
哌罗匹隆	perospirone	
破坏性心境失调障碍	disruptive mood dysregulation disorder	DMDD
强光疗法	bright light therapy	BLT
轻躁狂	hypomania	
情感性精神病	affective psychosis	
情感障碍	affective disorder	
群体遗传结构分析	admixture analyses	
人际和社会节律治疗	interpersonal and social rhythm therapy	IPSRT
认知行为治疗	cognitive behavioral therapy	CBT
软双相	soft bipolarity	
社区精神康复	community psychiatric rehabilitation	
生活记录量表	Life Chart Method	LCM
世界生物精神病学学会联合会	World Federation of Societies of Biological Psychiatry	WFSBP
双相	bipolar	
双相风险	Bipolar at Risk	BAR
双相及相关障碍	bipolar or related disorders	
双相谱系障碍	bipolar spectrum disorders	
双相前驱症状回顾性量表	Bipolar Prodrome Symptom Scale-Retrospective	BPSS-R
双相情感障碍	bipolar affective disorder	
双相障碍	bipolar disorder	BD
双相障碍临床总体印象量表-修订版	Modified Version of the Clinical Global Impression for Bipolar Disorder	CGI-BP-M
双相障碍早期阶段清单	Early Phase Inventory for Bipolar Disorder	EPI bipolar

中文全称	英文全称	英文缩写
睡眠剥夺	total sleep deprivation	TSD
随机对照试验	randomized clinical trial	RCT
听觉稳态反应	auditory steady-state response	ASSR
团体认知行为治疗	group cognitive behavioral therapy	GCBT
团体心理教育	group psychoeducation	GP
晚发双相障碍	late-onset bipolar disorder	LOBD
物质使用障碍	substance use disorders	SUD
下丘脑 - 垂体 - 肾上腺	hypothalamic-pituitary-adrenal	HPA
协作性慢性疾病管理模式	collaborative chronic care models	CCMs
心境障碍	mood disorder	
心境障碍问卷	Mood Disorder Questionnaire	MDQ
心理教育	psychoeducation	PE
心理教育家庭干预	psychoeducational family intervention	PFI
杨氏躁狂评定量表	Young Mania Rating Scale	YMRS
药物滥用筛查测试	Drug Abuse Screening Test	DAST
一触式剑桥袜	One-touch Stockings of Cambridge	OTS
伊潘立酮	iloperidone	
胰岛素样生长因子	insulin-like growth factor-1	IGF-1
以家庭为中心的护士主导干预	family-focused nurse-led intervention	FFNI
以家庭为中心的治疗	family-focused treatment	FFT
抑郁症	major depressive disorder	MDD
抑郁症状快速评定量表	Quick Inventory of Depressive Symptomatology	QIDS
阈下轻躁狂发作	subthreshold hypomanic episode	

续表

中文全称	英文全称	英文缩写
阈下双相障碍	subthreshold bipolar disorder	
在线认知行为治疗	online cognitive behavioral therapy	eCBT
早发双相障碍	early-onset bipolar disorder	EOBD
躁狂症	mania	
肿瘤坏死因子 -α	tumor necrosis factor-α	TNF-α

（洪武）